急危重症诊疗与护理

主编 吴建霞 石惠姗 韩 亮 刘 婧
　　 郝 敏 刘爱花 李 政

黑龙江科学技术出版社

图书在版编目（CIP）数据

急危重症诊疗与护理／吴建霞等主编. -- 哈尔滨：黑龙江科学技术出版社，2024.2
ISBN 978-7-5719-2281-8

Ⅰ．①急… Ⅱ．①吴… Ⅲ．①急性病－诊疗②险症－诊疗③急性病－护理④险症－护理 Ⅳ．①R459.7 ②R472.2

中国国家版本馆CIP数据核字（2024）第046201号

急危重症诊疗与护理

JIWEIZHONGZHENG ZHENLIAO YU HULI

主　　编	吴建霞　石惠姗　韩　亮　刘　婧　郝　敏　刘爱花　李　政
责任编辑	陈兆红
封面设计	宗　宁
出　　版	黑龙江科学技术出版社
	地址：哈尔滨市南岗区公安街70-2号　邮编：150007
	电话：（0451）53642106　传真：（0451）53642143
	网址：www.lkcbs.cn
发　　行	全国新华书店
印　　刷	山东麦德森文化传媒有限公司
开　　本	787 mm×1092 mm　1/16
印　　张	22.75
字　　数	573千字
版　　次	2024年2月第1版
印　　次	2024年2月第1次印刷
书　　号	ISBN 978-7-5719-2281-8
定　　价	238.00元

【版权所有，请勿翻印、转载】

编/委/会

主 编

吴建霞 石惠姗 韩 亮 刘 婧
郝 敏 刘爱花 李 政

副主编

邹爱霞 陈 园 马 强 郑 娇
孙彦奇 高 雪

编 委（按姓氏笔画排序）

马 强（河北省秦皇岛市青龙满族自治县医院）
石惠姗（青岛市中医医院/青岛市海慈医院）
冉园园（东营市胜利油田中心医院）
刘 婧（山东省公共卫生临床中心）
刘爱花（乐陵市人民医院）
孙彦奇（滕州市中心人民医院）
李 政（广州中医药大学顺德医院附属勒流医院）
李国强（东营市胜利油田中心医院）
吴建霞（聊城市眼科医院）
邹爱霞（烟台市烟台山医院）
陈 园（临沂市第三人民医院）
郑 娇（陆军第八十集团军医院）
郝 敏（诸城市中医医院）
高 雪（山东颐养健康集团淄博医院）
韩 亮（兖矿新里程总医院）

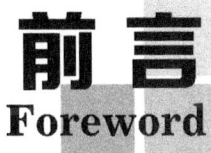

前言

急诊与重症医学是一门跨专业的新兴学科，它的任务是研究急危重症的发生和发展规律。临床上急危重症多起病急骤、进展迅速、病情严重，若不采取紧急救治措施，可导致患者残疾甚至死亡。在面对急危重症患者时，能否及时准确地作出判断并采取有效的救护措施是临床医护人员综合能力强弱的具体体现。加强对急诊科与重症医学科医护人员的专科技能培训，提高临床医护人员的救护水平，不仅是当今医学和护理学专科化发展的需要，也是社会形势发展的必然需要。鉴于此，我们特组织从事急危重症工作的专业人员编写了《急危重症诊疗与护理》一书。

本书坚持以服务临床为宗旨，分为诊疗篇和护理篇。诊疗篇主要介绍了临床常见急危重症的诊疗方法，护理篇详细阐述了临床常见急危重症的护理措施。本书强调内容的先进性，在编写过程中使用了最新的评估工具和评估手法，汇集了最新的操作技术和护理常规。另外，本书注重基础理论与临床实践相结合，集前瞻性、权威性和专业性于一体。本书内容丰富、资料新颖、语言流畅，有助于医护人员更好地掌握临床急救与护理技能，提高抢救成功率，可作为急诊科、重症医学科等临床医护人员日常工作的参考书，同时也可供医学院校学生学习参考。

本书在编撰过程中参阅了大量相关专业文献，但由于编者的编写经验有限、编写风格不同，书中疏漏之处在所难免，望广大同道予以指正，以便再版时修改完善。

《急危重症诊疗与护理》编委会
2023 年 11 月

目 录 Contents

诊疗篇

第一章 急危重症的临床表现 …………………………………………………… (3)
 第一节 发绀 ……………………………………………………………………… (3)
 第二节 咯血 ……………………………………………………………………… (5)
 第三节 呼吸困难 ………………………………………………………………… (8)

第二章 神经内科急危重症诊疗 ……………………………………………… (11)
 第一节 开放性颅脑损伤 ………………………………………………………… (11)
 第二节 急性颅内压增高 ………………………………………………………… (17)
 第三节 原发性脑出血 …………………………………………………………… (19)
 第四节 自发性蛛网膜下腔出血 ………………………………………………… (28)
 第五节 缺血性脑卒中 …………………………………………………………… (35)

第三章 心内科急危重症诊疗 ………………………………………………… (48)
 第一节 心包积液与心脏压塞 …………………………………………………… (48)
 第二节 急性心力衰竭 …………………………………………………………… (51)

第四章 消化内科急危重症诊疗 ……………………………………………… (64)
 第一节 急性重症胆管炎 ………………………………………………………… (64)
 第二节 急性肠梗阻 ……………………………………………………………… (74)

护理篇

第五章　常用的急救护理技术 (87)
　第一节　紧急开放气道 (87)
　第二节　机械通气 (99)
　第三节　心肺脑复苏技术 (111)
　第四节　多功能监护仪的使用 (122)
　第五节　电除颤仪的使用 (125)
　第六节　心电图机的使用 (129)

第六章　神经内科急危重症护理 (132)
　第一节　脑卒中 (132)
　第二节　癫痫持续状态 (153)
　第三节　重症肌无力危象 (155)

第七章　呼吸内科急危重症护理 (159)
　第一节　重症肺炎 (159)
　第二节　重症哮喘 (169)
　第三节　肺血栓栓塞症 (177)
　第四节　急性呼吸窘迫综合征 (184)

第八章　心内科急危重症护理 (191)
　第一节　急性冠状动脉综合征 (191)
　第二节　心源性猝死 (200)
　第三节　心源性休克 (204)
　第四节　心力衰竭 (208)
　第五节　高血压急症 (214)
　第六节　重症心律失常 (222)
　第七节　主动脉夹层动脉瘤 (244)

第九章　消化内科急危重症护理 (253)
　第一节　上消化道出血 (253)
　第二节　急性出血性坏死性肠炎 (263)

第三节　肝性脑病 …………………………………………………………………… (266)

　　第四节　重型病毒性肝炎 ………………………………………………………… (270)

　　第五节　急性胰腺炎 ……………………………………………………………… (274)

第十章　内分泌科急危重症护理 ………………………………………………………… (282)

　　第一节　高血糖危象 ……………………………………………………………… (282)

　　第二节　低血糖危象 ……………………………………………………………… (290)

　　第三节　甲状腺功能亢进危象 …………………………………………………… (292)

　　第四节　垂体危象 ………………………………………………………………… (296)

第十一章　肿瘤科急危重症护理 ………………………………………………………… (298)

　　第一节　食管癌 …………………………………………………………………… (298)

　　第二节　肺癌 ……………………………………………………………………… (304)

　　第三节　乳腺癌 …………………………………………………………………… (311)

　　第四节　胃癌 ……………………………………………………………………… (317)

　　第五节　原发性肝癌 ……………………………………………………………… (320)

　　第六节　胰腺癌 …………………………………………………………………… (326)

　　第七节　肾肿瘤 …………………………………………………………………… (330)

第十二章　眼科急危重症护理 …………………………………………………………… (335)

　　第一节　视神经炎 ………………………………………………………………… (335)

　　第二节　视盘水肿 ………………………………………………………………… (339)

　　第三节　玻璃体积血 ……………………………………………………………… (342)

　　第四节　视网膜脱离 ……………………………………………………………… (344)

　　第五节　视网膜动脉阻塞 ………………………………………………………… (346)

　　第六节　视网膜静脉阻塞 ………………………………………………………… (347)

　　第七节　视网膜母细胞瘤 ………………………………………………………… (348)

参考文献 …………………………………………………………………………………… (350)

诊疗篇

第一章 急危重症的临床表现

第一节 发绀

一、概念

狭义发绀是指血液中还原血红蛋白增多，致皮肤、黏膜呈青紫颜色；广义上还包括少数因异常血红蛋白所致青紫。可通过观察皮肤较薄、色素较少和血流丰富处进行判断，如唇、舌、颊部、鼻尖与甲床。

二、发生机制

无论何种原因导致气体交换障碍，致血红蛋白氧合作用减低或心内及大血管之间存在右向左分流，使动脉血中还原血红蛋白含量增多，>50 g/L(50 g/100 mL)；或末梢血流缓慢、淤滞，使氧合血红蛋白被组织过多摄氧，还原血红蛋白增多，均可出现青紫。因此，重度及极重度贫血（血红蛋白<60 g/L）者，即使重度缺氧，亦难见发绀。具体分度见表1-1。

表1-1 贫血分度

项目	轻度贫血	中度贫血	重度贫血	极重度贫血
血红蛋白(g/L)	>90	90~60	59~30	<30
红细胞($\times 10^{15}$/L)	4.0~3.0	3.0~2.0	2.0~1.0	<1.0

三、分类与临床表现

（一）血液中还原血红蛋白增多

1. 中心性发绀

中心性发绀的特点是发绀分布于周身皮肤黏膜，皮肤温暖，又可分为两种。

（1）心性混血性发绀：见于有右向左分流的先天性心脏病，如法洛四联症，其发生机制是静脉血未经肺氧合即经异常通道分流混入体循环动脉血中。

（2）肺性发绀：见于各种严重呼吸系统疾病，如呼吸道（喉、气管、支气管）阻塞、肺实质与间质疾病（肺炎、阻塞性肺气肿、弥漫性肺间质纤维化和心源性与非心源性肺淤血、肺水肿）、胸膜疾病

(大量胸腔积液、气胸、严重胸膜肥厚)及肺血管疾病(如原发性肺动脉高压)等。其发生机制是肺活量降低,肺泡通气减少,肺通气/血流比例失调与弥散功能障碍,使肺氧合作用不足。

2.周围性发绀

周围性发绀的特点是发绀见于肢体末梢与下垂部位(如肢端、耳垂、鼻尖)、皮温低,经按摩、加温可消失。又可分为两种。

(1)淤血性发绀(体循环淤血):见于右心衰竭、缩窄性心包炎、局部静脉病变(上腔静脉综合征、血栓性静脉炎、下肢静脉曲张)等,发生机制是体循环(静脉)淤血、周围血流缓慢,氧被过多摄取。

(2)缺血性发绀:动脉供血不足见于严重休克,或血栓闭塞性脉管炎、雷诺病、肢端发绀症、严重受寒等。其发生机制,前者为心排血量减少,有效循环血容量不足,周围血管收缩、组织血流灌注不足、缺氧;后者为肢体动脉阻塞或小动脉强烈痉挛收缩。

3.混合性发绀

混合性发绀是中心性发绀与周围性发绀两类发绀并存,见于全心衰竭。

(二)异常血红蛋白

1.高铁血红蛋白血症

患血红蛋白血症者血红蛋白分子中的二价铁被三价铁取代即失去氧合能力,当血中高铁蛋白量达 30 g/L(3.0 g/100 mL)时,即可发绀,其特点是急骤出现,暂时性,病情严重,氧疗无效,静脉血深棕色,接触空气不能转为鲜红,而静脉注射亚甲蓝或大量维生素 C 可使发绀消退。

该症发生原因:①多为药物或化学物质(如伯氨喹碱式、碱式硝酸铋、磺胺类、苯丙矾、硝基苯、苯胺等)中毒,"肠源性发绀症"即是因大量进食含有工业亚硝酸盐的变质蔬菜所致。②先天性高铁血红蛋白血症,患者自幼即有发绀,而无心、肺疾病及引起异常血红蛋白的其他原因。

2.硫化血红蛋白血症

硫化血红蛋白血症很少见,硫化血红蛋白不存在于正常红细胞中。在便秘(因屁中含有硫化物)或服用硫化物条件下,凡能引起高铁血红蛋白血症的药物或化学物质,均能引起本症。该病特点是发绀持续时间长达数月或更长,血液呈蓝褐色,通过分光镜检查可以确定。

四、伴随症状及临床意义

(1)发绀伴呼吸困难:见于重症心肺疾病、急性呼吸道阻塞和大量气胸等。高铁血红蛋白血症和硫化血红蛋白血症虽有明显发绀,但无呼吸困难。

(2)发绀伴杵状指(趾):见于发绀型先天性心脏病和重症肺化脓症。

(3)急速发生的发绀伴意识障碍:见于药物或化学物质中毒休克和急性重症肺部感染。

五、鉴别诊断

(一)中心性发绀

中心性发绀的特点表现为全身性,除四肢及颜面外,也累及躯干和黏膜、皮肤,但受累部位的皮肤是温暖的。发绀多由心、肺疾病引起呼吸功能衰竭、通气与换气功能障碍、肺氧合作用不足导致 SaO_2 降低所致。一般可分为:①肺性发绀,即由于呼吸功能不全、肺氧合作用不足所致。常见于各种严重的呼吸系统疾病,如喉、气管、支气管的阻塞、肺炎、阻塞性肺气肿、弥漫性肺间质纤维化、肺淤血、肺水肿、急性呼吸窘迫综合征、肺栓塞、原发性肺动脉高压等。②心性混合性发绀,由于异常通道分流,使部分静脉血未通过肺循环进行氧合作用而进入人体循环动脉,如分流量超过心排血量的 1/3,即可出现发绀。常见于发绀型先天性心脏病,如法洛四联症等。

(二)周围性发绀

周围性发绀常由周围循环血流障碍所致。其特点表现在发绀常出现于肢体的末端与下垂部位。这些部位的皮肤是冷的,但若给予按摩或加温,使皮肤转暖,发绀可消退。此特点亦可作为与中心性发绀的鉴别点。此型发绀可分为:①淤血性周围性发绀,常见于引起体循环淤血、周围血流缓慢的疾病,如右心衰竭、渗出性心包炎心包填塞、缩窄性心包炎、血栓性静脉炎、上腔静脉阻塞综合征、下肢静脉曲张等。②缺血性周围性发绀,常见于引起心排血量减少的疾病和局部血流障碍性疾病,如严重休克、暴露于寒冷中和血栓闭塞性脉管炎、雷诺病、肢端发绀症、冷球蛋白血症等。

(三)混合性发绀

中心性发绀与周围性发绀症状同时存在,可见于心力衰竭等。

六、处理

发绀患者要迅速找出发绀的病因,及时给予治疗。对发绀本身的治疗方法有以下几种。

(1)可注射呼吸中枢兴奋药,以提高呼吸功能,如山莨菪碱 5.0～10.0 mg、野靛碱 1.5 mg 或二甲弗林 8.0 mg 肌内注射。

(2)给患者吸氧以促进血红蛋白的氧合功能。

(3)保持患者呼吸畅通,使空气能够进入肺里和血红蛋白接触。如用支气管扩张药,氨茶碱 0.1 g,3 次/天、麻黄素 25 mg,3 次/天或异丙肾上腺素 10 mg 舌下含服,3 次/天,吸除痰液等,必要时进行人工呼吸、气管插管术或气管切开术抢救。

(4)变性血红蛋白病的发绀可用 1% 亚甲蓝溶液静脉注射(剂量是每千克体质量用 1～2 mg)或静脉注射维生素 C。

(马　强)

第二节　咯　　血

一、定义

咯血是指喉以下呼吸道任何部位的出血,经口排出。需与呕血相区别,呕血是上消化道疾病(指屈氏韧带以上的消化器官,包括食管、胃、十二指肠、空肠上段、肝、胆、胰疾病)或全身性疾病所致的急性上消化道出血,血液经胃从口腔呕出。鼻腔、口腔、咽喉等部位出血吞咽后呕出或呼吸道疾病引起的咯血,不属呕血,应当加以区别。

二、病因

咯血一般由呼吸系统和循环系统疾病引起。

(一)支气管疾病

引起咯血的支气管疾病多见于支气管扩张症、支气管肺癌、支气管内膜结核、慢性支气管炎等;少见的有支气管腺瘤、支气管结石等。

(二)肺部疾病

引起咯血的肺部疾病常见于肺结核、肺炎、肺脓肿等;其次是肺梗死、肺吸虫等。肺结核咯血原因有毛细血管通透性增高、血液渗出,空洞内小动脉瘤破裂或继发的结核性支气管扩张形成的小动静脉瘘破裂。前者咯血较少,后者可引起致命性大咯血。

(三)循环系统疾病

导致咯血的循环系统疾病主要有二尖瓣狭窄,其次为房间隔缺损、动脉导管未闭等先天性心脏病并发肺动脉高压。二尖瓣狭窄咯血原因有肺淤血致肺泡壁或支气管内膜毛细血管破裂,黏膜下层支气管静脉曲张破裂,肺水肿致血液渗漏到肺泡腔或并发出血性肺梗死。其咯血各有特点:小量咯血或痰中带血、大咯血、咳粉红色浆液泡沫样血痰或黏稠暗红色血痰。

(四)其他

血液病(如血小板减少性紫癜、白血病、再生障碍性贫血)、急性传染病(如流行性出血热、肺型钩端螺旋体病)、风湿病(如贝赫切特病、结节性多动脉炎、韦格氏肉芽肿)、肺出血肾炎综合征等均可因出凝血功能障碍与血管炎性损坏而有咯血。子宫内膜异位症则因异位子宫内膜周期性增生脱落,定期咯血。

三、临床表现、伴随症状及临床意义

(一)临床表现

(1)年龄:青壮年咯血多见于肺结核、支气管扩张症与风心病二尖瓣狭窄,40岁以上有长期大量吸烟史者,应高度警惕肺癌。

(2)咯血量:每天咯血量<100 mL者为小量,每天咯血量100~500 mL为中等量,每天咯血量>500 mL(或一次300~500 mL)为大量。大量咯血主要见于肺结核空洞、支气管扩张症和慢性肺脓肿,肺癌咯血特点是持续或间断痰中带血;慢性支气管炎咳嗽剧烈时,可偶有血性痰。

(二)伴随症状及临床意义

遇咯血患者时应注意询问是否伴有发热、胸痛、咳痰情况和其他部位出血倾向等以助诊断。

(1)咯血伴发热:见于肺结核、肺炎、肺脓肿、流行性出血热等。

(2)咯血伴胸痛:见于肺炎球菌肺炎、肺梗死等。

(3)咯血伴脓痰:见于肺脓肿、支气管扩张症、空洞性肺结核并发感染等;部分支气管扩张症表现为反复咯血而无脓痰,称干性支气管扩张。

(4)痰血伴剧烈呛咳:见于肺癌、支原体肺炎。

(5)咯血伴皮肤黏膜出血:应考虑血液病、流行性出血热、肺型钩端螺旋体病、肺血管炎等。

四、鉴别诊断

临床诊断时需将咯血与口腔、鼻、咽部出血或消化道出血所致呕血进行区别,鉴别要点详见表1-2。

表 1-2　咯血与呕血的鉴别要点

项目	咯血	呕血
病因	肺结核、支气管扩张症、肺炎、肺脓肿、肺癌、二尖瓣狭窄	消化性溃疡、肝硬化、急性糜烂性胃炎、胆管出血
出血前症状	咽喉痒、胸闷、咳嗽	上腹不适、恶心、呕吐
出血方式	咯出	呕出、可喷吐而出
血色	鲜红	棕黑、暗红、有时鲜血
血中混合物	泡沫、痰	胃液、食物残渣
酸碱性	碱性	酸性
黑便	除非咽下,否则没有	有,量多则为柏油样,呕血停止后仍持续数天
出血后痰性状	痰血数天	无痰

五、治疗

咯血急诊治疗的目的:①制止出血。②预防气道阻塞。③维持患者的生命功能。

(一)一般疗法

(1)嘱患者镇静、休息,并对症治疗。

(2)对咯血者对症治疗:①对中量咯血者,应定时测量血压、脉搏、呼吸。鼓励患者轻微咳嗽,将血液咯出,以免滞留于呼吸道内。为防止患者用力大便,加重咯血,应保持大便通畅。②对大咯血伴有休克的患者,应注意保温。③对有高热患者,胸部或头部可置冰袋,有利降温止血。需要注意患者是否存在早期窒息迹象,做好抢救窒息的准备。大咯血窒息时,应立即体位引流,尽量倒出积血,或用吸引器将喉或气管内的积血吸出。

(二)大咯血的紧急处理

(1)保证气道开放。

(2)安排实验室检查项目:包括全血计数、分类及血小板计数,血细胞容积测定,动脉血气分析,凝血酶原时间和不完全促凝血激酶时间测定,胸部 X 线检查。

(3)配血:在适当时间用新鲜冰冻血浆纠正基础凝血病。

(4)适当应用止咳、镇静剂:如用硫酸可待因,每次 30.0 mg,肌内注射,每 3～6 小时 1 次,以减少咳嗽。用地西泮以减少焦虑,每次 10.0 mg,肌内注射。

(5)应用静脉注射药物:慢性阻塞性肺疾病者用支气管扩张剂;如有指征,用抗生素。

(三)止血药的应用

(1)垂体后叶素是大咯血的常用药。

(2)普鲁卡因用于大量咯血不能使用垂体后叶素者。

(3)卡巴克洛。

(4)维生素 K。

(四)紧急外科手术治疗

如遇咯血患者病情危急,应及时安排外科手术治疗。

(五)支气管镜止血

按照咯血者具体症状,如有必要可使用支气管镜止血。

(李　政)

第三节 呼吸困难

一、定义

呼吸困难是指患者主观上有氧气不足或呼吸费力的感觉,而客观上表现为呼吸频率、深度及节律的改变,患者用力呼吸,可见辅助呼吸肌参与呼吸运动,严重者可呈端坐呼吸甚至发绀。

二、常见原因

呼吸运动的任何一个环节发生障碍都会导致呼吸困难,具体原因如下。

(一)呼吸系统疾病

(1)气道阻塞:支气管哮喘、慢性阻塞性肺气肿,以及喉和气管与支气管的炎症、水肿、肿瘤或异物所致狭窄或梗阻。

(2)肺脏疾病:如肺炎、肺脓肿、肺淤血、肺水肿、弥漫性肺间质纤维化、肺不张、肺栓塞、细支气管肺泡癌、急性呼吸窘迫综合征等。

(3)胸廓疾病:如严重胸廓畸形、气胸、大量胸腔积液和胸部外伤等。

(4)神经肌肉疾病:如脊髓灰质炎病变及颈髓、急性炎症性脱髓鞘性多发性神经病(吉兰-巴雷综合征)和重症肌无力累及呼吸肌、药物导致呼吸肌麻痹等。

(5)膈运动障碍:如膈麻痹、高度鼓肠、大量腹水、腹腔巨大肿瘤、胃扩张和妊娠末期。

(二)循环系统疾病

导致呼吸困难的循环系统疾病包括各种原因所致的心力衰竭、心包积液。

(三)中毒

包括尿毒症、糖尿病酮症酸中毒、吗啡中毒、亚硝酸盐中毒和一氧化碳中毒等症状,也会导致呼吸困难。

(四)血液病

包括重度贫血、高铁血红蛋白血症和硫化血红蛋白血症等,也会导致呼吸困难。

(五)神经精神因素

如颅脑外伤、脑出血、脑肿瘤、脑及脑膜炎症致呼吸中枢功能障碍,精神因素所致呼吸困难如癔症。

三、临床常见类型与特点

(一)肺源性呼吸困难

肺源性呼吸困难是指呼吸系统疾病引起的通气、换气功能障碍,导致缺氧和二氧化碳潴留。临床上分为两种类型。

1.吸气性呼吸困难

吸气性呼吸困难的特点是吸气费力,重者由于呼吸肌极度用力,胸腔负压增大,吸气时胸骨上窝、锁骨上窝和肋间隙明显凹陷,称"三凹征"。常伴有干咳及高调吸气性喉鸣。其发生机制是各种原因引起的喉、气管、大支气管的狭窄与梗阻,如急性喉炎、喉水肿、喉痉挛、白喉、喉癌、气管肿瘤、气管异物或气管受压(甲状腺肿大、淋巴结肿大或主动脉瘤压迫)等。

2.呼气性呼吸困难

呼气性呼吸困难的特点是呼气费力,呼气时间延长而缓慢,常伴有哮鸣音。其发生机制是肺泡弹性减弱和小支气管狭窄阻塞。常见于支气管哮喘、喘息型慢性支气管炎、慢性阻塞性肺气肿等。

(二)心源性呼吸困难

心源性呼吸困难主要由左心衰竭和/或右心衰竭引起,两者发生机制不同,左心衰竭所致呼吸困难较为严重。

1.左心衰竭

左心衰竭所致呼吸困难的发生机制:①肺淤血使气体弥散功能降低。②肺泡张力增高,刺激牵张感受器,通过迷走神经反射兴奋呼吸中枢。③肺泡弹性减退,扩张与收缩能力降低,肺活量减少。④肺循环压力升高对呼吸中枢的反射性刺激。

左心衰竭所致呼吸困难的特点是活动时出现或加重,休息时减轻或缓解,仰卧加重,坐位减轻。因坐位时下半身回心血量减少,减轻肺淤血的程度;同时坐位时膈位置降低,运动加强,肺活量可增加(10%~30%),因此病情较重患者,常被迫采取端坐呼吸体位。

急性左心衰竭时,常出现阵发性夜间呼吸困难。其发生机制:①睡眠时迷走神经兴奋性增高,冠状动脉收缩,心肌供血减少,心功能降低。②仰卧位时肺活量减少,下半身静脉回心血量增多,致肺淤血加重。发作时,患者突感胸闷气急而惊醒,被迫坐起,惊恐不安。轻者数分钟至数十分钟后症状逐渐消失,重者气喘、发绀、出汗,有哮鸣音,咳粉红色泡沫样痰,两肺底部有湿啰音,心率加快。此种呼吸困难又称为心源性哮喘,常见于高血压性心脏病、冠心病、风湿性心脏瓣膜病、心肌炎、心肌病等。

2.右心衰竭

右心衰竭所致呼吸困难的发生机制:①右心房与上腔静脉压升高,刺激压力感受器兴奋呼吸中枢。②血氧含量减少,酸性代谢产物增多,刺激呼吸中枢。③淤血性肝大、腹水和胸腔积液,使呼吸运动受限。临床上主要见于慢性肺心病。

(三)中毒性呼吸困难

在尿毒症、糖尿病酮症酸中毒和肾小管性酸中毒时,血液中酸性代谢产物增多,强烈刺激呼吸中枢,出现深而规则的呼吸,可伴有鼾声,称为酸中毒大呼吸(库斯莫尔呼吸)。急性感染和急性传染病时,体温升高及毒性代谢产物可刺激呼吸中枢,使呼吸频率增加。某些药物和化学物质中毒如吗啡类、巴比妥类药物、有机磷中毒时,呼吸中枢受抑制,致呼吸变缓慢,可表现为呼吸节律异常和潮氏呼吸或比奥呼吸。

(四)血源性呼吸困难

患重度贫血、高铁血红蛋白血症或硫化血红蛋白血症等疾病时,因红细胞携氧量减少,血氧含量降低,致呼吸变快,同时心率加速。大出血或休克时,因缺血与血压下降,刺激呼吸中枢,也可使呼吸加速。

(五)神经精神性(呼吸中枢性)呼吸困难

重症颅脑患者如颅脑外伤、脑出血、脑炎、脑膜炎、脑脓肿及脑肿瘤等,呼吸中枢因受增高的颅内压和供血减少的刺激而导致呼吸变慢而深,并伴有呼吸节律的异常,如呼吸遏制、双吸气等。

叹息样呼吸患者自述呼吸困难,但并无呼吸困难的客观表现,偶然出现一次深大吸气,伴有叹息样呼气,在叹息之后自觉轻快,属于神经症表现。

四、呼吸困难的临床意义

呼吸困难涉及多种病因,诊断时需详细询问病史,进行全面查体,同时进行必要的化验检查及特殊器械检查。呼吸困难的伴随症状对于病因诊断具有较大价值。

(1)发作性呼吸困难伴有哮鸣音:见于支气管哮喘、心源性哮喘。

(2)骤然发生的严重呼吸困难:见于急性喉水肿、气管异物、大块肺栓塞、自发性气胸等。

(3)呼吸困难伴一侧胸痛:见于大叶性肺炎、急性渗透性胸膜炎、肺梗死、自发性气胸、急性心肌梗死、支气管肺癌等。

(4)呼吸困难伴发热:见于肺炎、肺脓肿、肺结核、胸膜炎、急性心包炎、神经系统疾病(炎症、出血)、咽后壁脓肿等。

(5)呼吸困难伴有咳嗽、脓痰:见于慢性支气管炎、阻塞性肺气肿并发感染、化脓性肺炎、肺脓肿等;伴大量泡沫样痰,见于急性左心衰竭和有机磷中毒。

(6)呼吸困难伴昏迷:见于脑出血、脑膜炎、休克型肺炎、尿毒症、糖尿病酮症酸中毒、肺性脑病、急性中毒等。

五、治疗方法

(1)治疗呼吸困难的根本在于治疗原发病。发生严重急性呼吸困难以致危及生命时,应首先保持患者气道通畅,并且给予吸氧,尽量保证机体的氧气供应。

(2)病因治疗:积极的病因治疗是综合治疗的基础,如肺炎、肺脓肿等应积极抗感染治疗;心力衰竭时应积极强心、利尿、扩张血管治疗;严重贫血时可以输血和改善血液的携氧能力,根据病情合理纠正酸中毒等。

(3)去除诱因:慢性阻塞性肺疾病患者应控制呼吸道感染,由体力活动引起心力衰竭发作的患者则要限制活动强度,必要时卧床休息,根据患者的心肾功能调整输液速度和输液量。

(4)通畅气道:采取祛痰、吸痰等措施清除气道分泌物,去除气管内异物,解除呼吸困难。

(韩　亮)

第二章 神经内科急危重症诊疗

第一节 开放性颅脑损伤

开放性颅脑损伤是颅脑各层组织开放伤的总称,它包括头皮裂伤、开放性颅骨骨折及开放性脑损伤,而不是开放性脑损伤的同义词。硬脑膜是保护脑组织的一层坚韧纤维膜屏障,此层破裂与否是区分脑损伤为闭合性或开放性的分界线。

开放性颅脑损伤的原因很多,大致划为两大类,即非火器伤与火器伤。

一、非火器性颅脑损伤

各种造成闭合性颅脑损伤的原因都可造成头皮、颅骨及硬脑膜的破裂,造成开放性颅脑损伤,在和平时期的颅脑损伤中,以闭合伤居多,开放性伤约占16.8%,而后者中又以非火器颅脑损伤居多。

(一)临床表现

1.创伤的局部表现

开放性颅脑伤的伤因、暴力大小不一,产生损伤的程度与范围差别极大。创伤多位于前额、额眶部,亦可发生于其他部位,可为单发或多发,伤口整齐或参差不齐,有时沾有头发、泥沙及其他污物,有时骨折片外露,也有时致伤物如钉、锥、铁杆嵌顿于骨折处或颅内。头皮血运丰富,出血较多,当大量出血时,需考虑是否存在静脉窦破裂。

2.脑损伤症状

患者常有不同程度的意识障碍与脑损伤表现,脑损伤症状取决于损伤的部位、范围与程度。其临床表现同闭合性颅脑损伤部分。

3.颅内压改变

开放性脑损伤时,因颅骨缺损,血液、脑脊液及破碎液化坏死的脑组织可经伤口流出,或为脑膨出,颅内压力在一定程度上可得到缓冲。如伴脑脊液大量流失,可出现低颅压状态。创口小时可与闭合性脑损伤一样,出现脑受压征象。

4.全身症状

开放性颅脑损伤时出现休克的机会较多,不仅因外出血造成失血性休克,还可由于颅腔呈开放性,脑脊液与积血外溢,使颅内压力得到缓解,从而导致颅内压引起的代偿性血压升高效应减弱。同时伴有的脊柱、四肢及胸腹伤可有相应的症状及体征。

(二)辅助检查

1.X线平片

颅骨的X线平片检查有助于对骨折的范围、骨碎片与异物在颅内的存留情况的了解。

2.颅脑CT扫描

颅脑CT扫描可显示颅骨、脑组织的损伤情况,能够对碎骨片及异物定位,发现颅内或脑内血肿等继发性改变。CT较X线平片更能清楚地显示X线吸收系数低的非金属异物。

(三)诊断

开放性颅脑损伤一般易于诊断,根据病史、检查伤口内有无脑脊液或脑组织,即可确定开放性损伤的情况。X线平片及CT扫描更有利于伤情的诊断。少数情况下,硬脑膜裂口很小,可无脑脊液漏,初诊时难以确定是否为开放性脑损伤,往往手术探查时才能明确。

(四)救治原则与措施

1.治疗措施

首先做创口止血、包扎,纠正休克,患者入院后有外出血时,应采取临时性止血措施,同时检查患者的周身情况,有无其他部位严重合并伤,是否存在休克或处于潜在休克状态。当患者出现休克或处于休克前期时,最重要的是先采取恢复血压的有力措施,加快输液、输血,不必顾虑因此加重脑水肿的问题,当生命体征趋于平稳时,才适于进行脑部清创。

2.手术原则

(1)早期清创:按一般创伤处理的要求,尽早在伤后6小时内进行手术。在目前有力的抗生素防治感染的条件下,可延长时限至伤后48小时。

(2)彻底清创手术的要求:早期行彻底清创手术,应一期缝合脑膜,将开放性脑损伤转为闭合性,经清创手术,脑水肿仍严重者,则不宜缝合硬脑膜,而需进行减压术,避免发生脑疝。

(3)并存脏器伤时,应在输血保证下,第一步迅速处理内脏伤,第二步行脑清创术。这时如有颅内血肿,脑受压情况危险,伤情特别急,需有良好的麻醉处理,并输血、输液稳定血压,迅速应用简捷的方法,制止颅内出血,解除脑受压。

(4)颅骨缺损一般在伤口愈合后3~4个月进行修补为宜,感染伤口修补颅骨至少在愈合半年后进行。

3.手术方法

应注意的是,术中如发现硬脑膜颜色发蓝、颅内压增高,疑有硬膜下血肿,应切开硬脑膜探查处理。脑动脉搏动正常时,表明脑内无严重伤情,无必要切开探查,以免将感染物带入脑部。开放性脑损伤的清创应在直视下进行,逐层由外及里冲净伤口,去除污物、血块,摘除碎骨片与异物,仔细止血,吸去糜烂失活的脑组织,同时要珍惜脑组织,不做过多的切除。保留一切可以保留的脑血管,避免因不必要的电凝或夹闭脑的主要供血动脉及回流静脉引起或加重脑水肿、脑坏死及颅内压增高。脑挫裂伤较严重,颅内压增高,虽经脱水仍无缓解,可容许做颅内减压术。清创完毕,所见脑组织已趋回缩、颅内压已降低的情况下,缝合硬脑膜及头皮。

钢杆、钉、锥等较粗大锐器刺入颅内,有时伤器为颅骨骨折处所嵌顿。如伤员一般情况好,无明显颅内出血症状者,不宜立即拔出,特别是位于动脉干与静脉窦所在处和鞍区的创伤。应摄头颅X线片了解颅内伤器的大小、形态和方位,如异物靠近大血管时,应进一步行脑血管造影,查明异物与血管等邻近结构的关系,据此制订手术方案,术前做好充分的输血准备。行开颅手术时,先切除金属异物四周的颅骨进行探查,若未伤及静脉,扩大硬脑膜破口,在直视下,缓缓将异物退出,随时观察伤道深处有无大出血,然后冲洗伤道、止血,放置引流管,缝合修补硬脑膜,闭合伤口,术后24～36小时拔除引流管。

颅面伤所致开放性脑损伤,常涉及颌面、鼻窦、眼部及脑组织。

清创术的要求:①做好脑部清创与脑脊液漏的修补处理。②清除可能引起感染的因素。③兼顾功能与整容的目的。手术时要先扩大额部伤口或采用冠状切口,翻开额部皮瓣,完成脑部清创与硬膜修补术,然后对鼻窦做根治性处理。最后处理眼部及颌面伤。

脑挫裂伤、脑水肿及感染的综合治疗同闭合性颅脑外伤。

二、火器性颅脑损伤

火器性颅脑损伤是神经外科的一个重要课题。战争时期,火器性颅脑损伤是一种严重战伤,尤其是火器性颅脑穿通伤,处理复杂,死亡率高。在和平时期也仍然是棘手的问题。创伤医学及急救医学的发展虽使火器性颅脑损伤的病理生理过程得到进一步阐明,火器性颅脑损伤的抢救速度、诊疗条件也有了很大的提高,但其死亡率仍高。

(一)分类

目前按硬脑膜是否破裂将火器性颅脑损伤简化分为非穿通伤和穿通伤两类。

1.非穿通伤

常有局部软组织或颅骨损伤,但硬脑膜尚完整,创伤局部与对冲部位可能有脑挫裂伤,或形成血肿。此类多为轻、中型伤,少数可为重型。

2.穿通伤

穿通伤即开放性脑损伤。颅内多有碎骨片、弹片或枪弹存留,伤区脑组织有不同程度的破坏,并发弹道血肿的机会多,属重型伤,通常将穿通伤又分为以下几种。

(1)盲管伤:只有入口而无出口,在颅内入口附近常有碎骨片与异物,存留在颅内的金属异物多位于伤道的最远端,局部脑挫裂伤较严重。

(2)贯通伤:有入口和出口,入口小,出口大。颅内入口及颅外皮下出口附近有碎骨片,脑挫裂伤严重,若伤及生命中枢,伤员多在短时间内死亡。

(3)切线伤:头皮、颅骨和脑呈沟槽状损伤或缺损,碎骨片多在颅内或颅外。

(4)反跳伤:弹片穿入颅内,受到入口对侧颅骨的抵抗,变换方向反弹停留在脑组织内,构成复杂伤道。

此外按投射物的种类又可分为弹片伤、枪弹伤,也可按照损伤部位来分类,以补充上述的分类法。

(二)损伤机制与病理

火器性颅脑损伤的病理改变与非火器伤有所不同,伤道脑的病理改变分为三个区域。

1.原发伤道区

原发伤道区是反映伤道的中心部位,内含毁损液化的脑组织,与出血和血块交融,杂有颅骨碎片、头发、布片、泥沙及弹片或枪弹等。伤道的近侧可由碎骨片造成支道,间接增加脑组织损伤范围,远侧则形成贯通伤、盲管或反跳伤。脑膜与脑的出血容易在伤道内聚积形成硬膜外、硬膜下、脑内或脑室内血肿。伤道内的血肿可位于近端、中段与远端。

2.挫裂伤区

在原发伤道的周围，脑组织呈点状出血和脑水肿，神经细胞、少突胶质细胞及星形细胞肿胀或崩解。致伤机制是由于高速投射物穿入密闭颅腔后的瞬间在脑内形成暂时性空腔，产生超压现象，冲击波向周围脑组织传递，使脑组织顿时承受高压及相继的负压作用而引起脑挫裂伤。

3.震荡区

震荡区位于脑挫裂区周围，是空腔作用的间接损害，伤后数小时逐渐出现血液循环障碍、充血、淤血、外渗及水肿等，但尚为可逆性。

另外，脑部可能伴有冲击伤，为爆炸引起的高压冲击波所致，脑部可发生点状出血、脑挫裂伤和脑水肿。

脑部的病理变化可随创伤类型、伤后时间、初期外科处理及后期治疗情况而有所不同。脑组织的血液循环与脑脊液循环障碍，颅内继发性出血与血肿形成，急性脑水肿，并发感染等，皆可使病理改变复杂化。

(三)临床表现

1.意识障碍

伤后意识水平是判断火器性颅脑损伤轻重的最重要指标，是手术指征和预后估计的主要依据。但颅脑穿通伤有时局部有较重的脑损伤，可不出现昏迷。应强调连续观察神志变化过程，如伤员在伤后出现中间清醒期或好转期，或受伤当时无昏迷随后转入昏迷，或意识障碍呈进行性加重，都反映伤员存在急性脑受压征象。在急性期，应警惕创道或创道邻近的血肿，慢性期的变化可能为脓肿。

2.生命体征的变化

重型颅脑伤员，伤后多数立即出现呼吸、脉搏、血压的变化。伤及脑干部位重要生命中枢者，可早期发生呼吸紧迫、缓慢或间歇性呼吸，脉搏转为徐缓或细远，脉律不整与血压下降等中枢性衰竭征象。呼吸深而慢，脉搏慢而有力，血压升高的进行变化是颅内压增高、脑受压和脑疝的危象，常指示颅内血肿。开放伤引起外出血，大量脑脊液流失，可引起休克和衰竭。出现休克时应注意查明有无胸、腹伤，大的骨折等严重合并伤。

3.脑损伤症状

伤员可因脑挫裂伤、血肿、脑膨出而出现相应的症状和体征。蛛网膜下腔出血可引起脑膜刺激征。下丘脑损伤可引起中枢性高热。

4.颅内压增高

火器伤急性期并发颅内血肿的机会较多，但弥散性脑水肿更使人担忧，主要表现为头痛、恶心、呕吐及脑膨出。慢性期常由于颅内感染、脑水肿，表现为脑突出，意识转坏和视盘水肿，到一定阶段，体现出生命体征变化，并最终出现脑疝体征。

5.颅内感染

穿通伤的初期处理不彻底或过迟，易引起颅内感染。主要表现为高热、颈强直、脑膜刺激征。

6.颅脑创口的检查

颅脑创口的检查在颅脑火器伤是一项特别重要的检查。出入口的部位、数目、形态、出血、污染情况均很重要，出入口的连线有助于判断穿通伤是否横过重要结构。

(四)辅助检查

1. 颅骨 X 线平片

对颅脑火器伤应争取在清除表面砂质等污染后常规拍摄颅骨 X 线平片。拍片不仅可以明确是盲管伤还是贯通伤,颅内是否留有异物,并了解确切位置,对指导清创手术有重要作用。

2. 脑超声波检查

以中线波有无移位作为参考。二维及三维超声有助于颅内血肿、脓肿,脑水肿等继发性改变的判断。

3. 脑血管造影

在无 CT 设备的情况下,脑血管造影有很大价值,可以提供血肿的部位和大小的有关信息。脑血管造影还有助于外伤性颅内动脉瘤的诊断。

4. CT 扫描

颅脑 CT 扫描对颅骨碎片、弹片、创道、颅内积气、颅内血肿、弥散性脑水肿和脑室扩大等情况的诊断,既准确又迅速,对内科疗效的监护也有特殊价值。

(五)诊断

作战时,因伤员多,检查要求简捷扼要,迅速明确颅脑损伤的性质和有无其他部位合并伤。早期强调头颅 X 线平片检查,对明确诊断及指导手术有重要意义。晚期存在的并发症、后遗症可根据具体情况选择诊断检查方法:脑超声、脑血管造影及 CT 扫描等。在和平时期,火器性颅脑损伤伤员如能及时被送往有条件的医院,早期进行包括 CT 扫描在内的各种检查,可使诊断确切,以利早期治疗。

(六)救治原则与措施

1. 急救

(1)保持呼吸道通畅:简单的方法是把下颌向前推拉,侧卧,吸除呼吸道分泌物和呕吐物,也可插管过度换气。

(2)抢救休克:早期足量的输血、输液和保持呼吸道通畅是战争与和平时期枪伤治疗的两大原则。

(3)严重脑受压的急救:伤员在较短时间内出现单侧瞳孔散大或很快的双瞳变化,呼吸转慢,估计不能转送至手术医院时,则应迅速扩大穿通伤入口,创道浅层血肿常可涌出而使部分伤员获救,然后再考虑转送。

(4)创伤包扎:现场抢救只做伤口简单包扎,以减少出血,有脑膨出时,用敷料绕其周围,保护脑组织以免污染和增加损伤。强调直接送专科处理,但已出现休克或已有中枢衰竭征象者,应就地急救,不宜转送。尽早开始大剂量抗生素治疗,应用 TAT。

2. 优先手术次序

大量伤员到达时,伤员手术的顺序大致如下。

(1)有颅内血肿等脑受压征象者,或伤道有活动性出血者,优先手术。

(2)颅脑穿通伤优先于非穿通伤手术,其中脑室伤体伴有大量脑脊液漏及颅后窝伤者也应尽早处理。

(3)同类型伤,先到达者,先做处理。

(4)危及生命的胸、腹伤优先处理,然后再处理颅脑伤;如同时已有脑疝征象,伤情极重,在良好的麻醉与输血保证下,两方面手术可同时进行。

3.创伤的分期处理

(1)早期处理(伤后72小时以内):早期彻底清创应于24小时以内完成,但由于近代有效抗生素的发展,对于转送较迟,垂危或其他合并伤需要紧急处理时,脑部的清创可以推迟至72小时。一般认为伤后3～8小时最易形成创道血肿,故最好在此期或更早期清创。

(2)延期处理(伤后3～6天):伤口如尚未感染,也可以清创,术后缝合伤口,置橡皮引流,或两端部分缝合或不缝合依具体情况而定。伤口若已感染,则可扩大伤口和骨孔,使脓液引流通畅,此时不宜脑内清创,以免感染扩散,待感染局限后晚期清创。

(3)晚期处理(伤后7天以上):未经处理的晚期伤口感染较重,应先以药物控制感染,若创道浅部有碎骨片,妨碍脓液引流,也可以扩大伤口,去除异物,待后择期进一步手术。

(4)二期处理(再次清创术):颅脑火器伤可由于碎骨片、金属异物的遗留、脑脊液漏及术后血肿等情况进行二次手术。

(七)清创术原则与方法

麻醉、术前准备、一般清创原则基本上与平时开放性颅脑损伤的处理相同,开颅可用骨窗法和骨瓣法,彻底的颅脑清创术要求修整严重污染或已失活的头皮、肌肉及硬脑膜,摘尽碎骨片,确保止血。对过深难以达到的金属异物不强求在一期清创中摘除。清创术后,颅内压下降,脑组织下塌,脑动脉搏动良好,冲净伤口,缝合修补硬脑膜,缝合头皮,硬脑膜外可置引流1～2天。

对于脑室伤,要求将脑室中的血块及异物彻底清创,充分止血,术毕用含抗生素的生理盐水冲净伤口,对预防感染有一定作用,同时可做脑室引流。摘出的碎骨片数目要与X线平片所示的数目核对,避免残留骨片形成颅内感染的隐患。新鲜伤道中深藏的磁性金属异物和弹片,可应用磁性导针伸入伤道吸出。颅脑贯通伤出口常较大,出口的皮肤血管也易于损伤,故清创常先从出口区进行。若入口处有脑膨出或血块涌出,则入口清创优先进行。

下列情况需行减压术,硬脑膜可不予缝合修补:①清创不彻底。②脑挫裂伤严重,清创后脑组织仍肿胀或膨出。③已化脓的创伤,清创后仍需创道引流。④止血不彻底。

(八)术后处理

脑穿通伤清创术后,需定时观察生命体征、意识、瞳孔的变化,观察有无颅内继发出血、脑脊液漏等。加强抗脑水肿、抗感染、抗休克治疗。保持呼吸道通畅,吸氧。躁动、癫痫高热时,酌情使用镇静药,冬眠药和采用物理方法降温,昏迷瘫痪伤员,定时翻身,预防肺炎、压力性损伤和泌尿系统感染。

(九)颅内异物存留

开放性颅脑损伤,特别是火器伤常有金属弹片及碎骨片、草木、泥沙、头发等异物进入颅内。当早期清创不彻底或因异物所处部位较深难以取出时,异物则存留于颅内。异物存留有可能导致颅内感染,其中碎骨片易伴发脑脓肿,而且可促使局部脑组织退行性改变,极少数金属异物尚可有位置的变动,从而加重脑损伤,所以需手术取出异物。摘除金属异物的手术指征:①直径大于1cm的金属异物因易诱发颅内感染而需手术。②位于非功能区、易于取出且手术创伤及危险性小。③出现颅内感染征象或顽固性癫痫及其他较严重的临床症状者。④合并外伤性动脉瘤者。⑤脑室穿通伤。异物进入脑室时,由于极易引起脑室内出血及感染,且异物在脑室内移动可以损伤脑室壁,常需手术清除异物。手术方法可分为骨窗或骨瓣开颅直接手术取除异物及采用立体定向技术用磁性导针或异物钳取除异物。前者有造成附加脑损伤而加重症状的危险,手术宜沿原创道口进入,避开重要功能区,可应用于表浅部位及脑室内异物取除。近年来,由于立体定向技术的发展,在 X 线颅骨正侧位片及头部 CT 扫描的准确定位及监控下,颅骨钻孔后,精确地将磁导针插入脑内而吸出弹片;或利用异物钳夹出颅内存留的异物。此种方法具有手术简便、易于接受、附加损伤少等优点,但当吸出或钳夹异物有困难时,需谨慎操作,以免损伤异物附近的血管而并发出血。手术前后需应用抗生素预防感染,并需重复注射 TAT。

(刘 婧)

第二节 急性颅内压增高

急性颅内压增高是多种疾病共有的一种症候群。正常成人侧卧时颅内压力经腰椎穿刺测定为 0.69~0.78 kPa(7~8 cmH$_2$O),若超过 1.96 kPa(20 cmH$_2$O)为颅内压增高。

一、颅内压的生理调节

颅腔除了血管与外界相通外,基本上可看作是一个不可伸缩的容器,其总容积是不变的。颅腔内的3种内容物——脑、血液及脑脊液,它们都是不能被压缩的。但脑脊液与血液在一定范围内是可以被置换的。所以颅腔内任何一种内容物的体积增大时,必然导致其他两种内容物的体积代偿性减少来相适应。如果调节作用失效,或颅内容物体积增长过多过速,超出调节功能所能够代偿时,就出现颅内压增高。

脑脊液从侧脑室内脉络丛分泌产生,经室间孔入第三脑室,再经大脑导水管到第四脑室,然后经侧孔和正中孔进入蛛网膜下腔。主要经蛛网膜颗粒吸收入静脉窦,小部分由软脑膜或蛛网膜的毛细血管所吸收。

脑血流量是保证脑正常功能所必需的,它取决于脑动脉灌注压(脑血流的输入压与输出压之差)。当脑动脉血压升高时,血管收缩,限制过多的血液进入颅内。当脑动脉压力下降时,血管扩张,使脑血流量不致有过多的下降。当颅内压增高时,脑灌注压降低,因而脑血流量减少。一般认为颅内压增高需要依靠减少脑血流量来调节时,说明脑代偿功能已达到衰竭前期了。

在3种内容物中,脑实质的体积变动很少,而脑血流量的相对稳定状态在一定范围内是由脑血管的自动调节反应而保持的。所以,颅内压主要是依靠脑脊液量的变化来调节。

颅内压的调节很大程度取决于机体本身的生理和病理情况。调节有一定的限度,超过这个限度就引起颅内压增高。

二、颅内压增高的病理生理

临床常见有下列几种情况:①颅内容物的体积增加超过了机体生理代偿的限度,如颅内肿瘤、脓肿、急性脑水肿等。②颅内病变破坏了生理调节功能,如严重脑外伤、脑缺血、缺氧等。③病变发展过于迅速,使脑的代偿功能来不及发挥作用,如急性颅内大出血、急性颅脑外伤等。④病变引起脑脊液循环通路阻塞。⑤全身情况差使颅内压调节作用衰竭,如毒血症和缺氧状态。

颅内压增高有2种类型:①弥漫性增高,如脑膜脑炎、蛛网膜下腔出血、全脑水肿等。②先有局部的压力增高,通过脑的移位及压力传送到别处才使整个颅内压升高,如脑瘤、脑出血等。

三、诊断

(一)临床表现特点

在极短的时间内发生的颅内压增高称为急性颅内压增高。可见于脑外伤引起的硬膜外血肿、脑内血肿、脑挫裂伤等或急性脑部感染、脑炎、脑膜炎等引起的严重脑水肿;脑室出血或近脑室系统的肿瘤或脑脓肿等。

1.头痛

急性颅内压增高意识丧失之前,头痛剧烈,常伴喷射性呕吐。头痛常在前额与双颞,头痛与病变部位常不相关。

2.视盘水肿

急性颅内压增高可在数小时内见视盘水肿,视盘周围出血。但急性颅内压增高不一定都呈现视盘水肿。因而视盘水肿是颅内压增高的重要体征,但无确切的意义。

3.意识障碍

意识障碍是急性颅内压增高的最重要症状之一,可以为嗜睡、昏迷等不同程度的意识障碍。

4.脑疝

整个颅腔被大脑镰和天幕分成3个相通的腔,并以枕骨大孔与脊髓腔相通。当颅内某一分腔有占位病变时,压力高、体积大的部分就向其他分腔挤压、推移而形成脑疝。由于脑疝压迫,使血液循环及脑脊液循环受阻,进一步加剧颅内高压,最终危及生命。常见的脑疝有2类:小脑幕切迹疝和枕骨大孔疝。

(1)小脑幕切迹疝:通常由一侧大脑半球占位性病变所致,由于颞叶海马沟回疝入小脑幕切迹孔,压迫同侧动眼神经和中脑,患者呈进行性意识障碍,病变侧瞳孔扩大,对光反射消失,病情进一步恶化时双侧瞳孔散大、去大脑强直,最终呼吸、心跳停止。

(2)枕骨大孔疝:主要见于颅后窝病变。由于小脑扁桃体疝入枕骨大孔,导致延髓受压。临床表现为突然昏迷、呼吸停止、双瞳孔散大,随后心跳停止而死亡。

5.其他症状

可有头晕、耳鸣、烦躁不安、展神经麻痹、复视、抽搐等。儿童患者常有头围增大、颅缝分离、头皮静脉怒张等。颅内压增高严重时,可有生命体征变化,血压升高、脉搏变慢及呼吸节律趋慢。生命体征变化是颅内压增高的危险征象。

(二)诊断要点

1.是否为急性颅内压增高

急性发病的头痛、呕吐、视盘水肿及很快出现意识障碍、抽搐等则应考虑有急性颅内压增高。应做颅脑CT或MRI检查并密切观察临床症状、体征的变化。

2.颅内压增高的程度

颅内压增高程度可分3级:压力在1.96~2.55 kPa(20~26 cmH$_2$O)为轻度增高;压力在2.55~5.30 kPa(26~54 cmH$_2$O)为中度增高;超过5.30 kPa(54 cmH$_2$O)为重度增高。如出现以下情况说明颅内压增高已达严重程度。

(1)头痛发作频繁、反复呕吐、眼底检查发现视盘水肿进行性加重者。

(2)意识障碍逐渐加深者。

(3)血压上升、脉搏减慢、呼吸节律变慢者提示颅内压增高较严重。

(4)观察过程中出现瞳孔大小不等者。

3.颅内压增高的原因

应详细询问病史并嘱患者做体检和有关的实验室检查,同时做脑脊液检查,脑 CT、MRI、脑电图、脑血管造影等辅助检查可提供重要的诊断资料,从而采取相应的治疗措施。

四、治疗

降低颅内压。

(一)脱水治疗

1.高渗性脱水

20%甘露醇每次 250 mL 静脉滴注,于 20～40 分钟滴完,每 6 小时 1 次,作用迅速,可以维持 4～8 小时,为目前首选的降颅内压药物。甘油可以口服,剂量为每天 1～2 g/kg;也可静脉滴注,剂量为每天 0.7～1.0 g/kg。成人可用 10%甘油每天 500 mL,滴注速度应慢,以防溶血。同时应限制液体入量和钠盐摄入量,并注意电解质平衡,有心功能不全者应预防因血容量突然增加而致急性左侧心力衰竭及肺水肿。

2.利尿剂

可利尿脱水,常用呋塞米和依他尼酸,其脱水作用不及高渗脱水剂,但与甘露醇合用可减少其用量。用法:成人一般剂量为每次 20～40 mg,每天 1～6 次,肌内注射或静脉注射。

3.血清蛋白

每次 50 mL,每天 1 次,连续用 2～3 天。应注意心功能。

4.激素

作用机制尚未十分肯定,主要在于改善血-脑屏障功能及降低毛细血管通透性。常用地塞米松,每天 10～20 mg,静脉滴注或肌内注射。

(二)减少脑脊液容量

对阻塞性或交通性脑积水患者可做脑脊液分流手术,对紧急患者可做脑室穿刺引流术,暂时缓解颅内高压。也可以口服碳酸酐酶抑制剂,如乙酰唑胺,可抑制脑脊液生成,剂量为 250 mg,每天 2～3 次。

(三)其他

对严重脑水肿伴躁动、发热、抽搐或去大脑强直者,可采用冬眠低温治疗,充分供氧,必要时可切开气管以改善呼吸道阻力。有条件时可使用颅内压监护仪,有利于指导脱水剂的应用和及时抢救。

(四)病因治疗

当颅内高压危象改善后,应及时明确病因,以便进行病因治疗。

(刘 婧)

第三节 原发性脑出血

原发性脑出血(ICH)是指原发性非外伤性脑实质和脑室内出血,占全部脑卒中的 20%～

30%。从受损破裂的血管可分为动脉、静脉及毛细血管出血,但以深部穿通支小动脉出血为最多见。常见于高血压伴发的脑小动脉病变在血压骤升时破裂,称为高血压性脑出血。

一、临床表现

(一)脑出血共有的临床表现

(1)高血压性脑出血多见于 50～70 岁的高血压患者,男性略多见,冬春季发病较多。多有高血压病史。

(2)多在动态下发病,如情绪激动、过度兴奋、排便用力过猛时等。

(3)发病多突然急骤,一般均无明显的前驱症状表现。常在数分钟或数小时内发展到高峰。

(4)发病时常突然感到头痛剧烈,并伴频繁呕吐,重症者呕吐物呈咖啡色。继而表现意识模糊不清,很快出现昏迷。

(5)呼吸不规则或呈潮式呼吸,伴有鼾声,面色潮红、脉搏缓慢有力、血压升高、大汗淋漓、大小便失禁,偶见抽搐发作。

(6)若患者昏迷加深、脉搏快、体温升高、血压下降,则表示病情危重,生命危险。

(二)基底节区出血

约占全部脑出血的 70%,壳核出血最常见。由于出血常累及内囊,并以内囊损害体征为突出表现,又称内囊区出血;壳核出血又称为内囊外侧型,丘脑出血又称内囊内侧型。本症除具有以上脑出血的一般表现外,患者的头和眼转向病灶侧凝视和偏瘫、偏身感觉障碍及偏盲。病损如在主侧半球可有运动性失语。个别患者可有癫痫发作。三偏的体征多见于发病早期或轻型患者,如病情严重意识呈深昏迷状,则无法测得偏盲,仔细检查可能发现偏瘫及偏身感觉障碍。因此,临床一定要结合其他症状与体征,切不可拘泥于三偏的表现。

(三)脑桥出血

约占脑出血的 10%,多由基底动脉脑桥支破裂所致。出血灶多位于脑桥基底与被盖部之间。大量出血(血肿>5 mL)累及双侧被盖和基底部,常破入第四脑室。

(1)若开始于一侧脑桥出血,则表现为交叉性瘫痪,即病变侧面瘫和对侧偏瘫。头和双眼同向凝视病变对侧。

(2)脑桥出血常迅速波及双侧,四肢弛缓性瘫痪(休克期)和双侧面瘫。个别病例有去脑强直的表现。

(3)因双侧脑桥出血,头和双眼回到正中位置,双侧瞳孔极度缩小、呈针尖状是脑桥出血的特征之一。此是脑桥内交感神经纤维受损所致。

(4)脑桥出血因阻断了丘脑下部的正常体温调节功能,而使体温明显升高,呈持续高热状态,此是脑桥出血的又一特征。

(5)双侧脑桥出血由于破坏或阻断了上行网状结构激活系统,患者常在数分钟内进入深昏迷。

(6)由于脑干呼吸中枢受到影响,表现为呼吸不规则或呼吸困难。

(7)脑桥出血后,如出现两侧瞳孔散大、对光反射消失、脉搏血压失调、体温不断上升或突然下降、呼吸不规则等为病情危重的表现。

(四)小脑出血

小脑出血的临床表现较复杂,临床症状和体征多种多样,因此,常依其出血部位、出血量、出血速度,以及对邻近脑组织的影响来判断。小脑出血的临床特点如下。

(1)患者多有高血压、动脉硬化史,部分患者有卒中史。

(2)起病凶猛,首发症状多为眩晕、头痛、呕吐、步态不稳等小脑共济失调的表现,可有垂直性或水平性眼球震颤。

(3)早期患者四肢常无明显瘫痪,或有的患者仅感到肢体软弱无力,可有一侧或双侧肢体肌张力低下。

(4)双侧瞳孔缩小或不等大,双侧眼球不同轴,早期角膜反射消失,展神经和面神经麻痹。

(5)脑脊液可为血性,脑膜刺激征较明显。

(6)多数患者发病初期并无明显的意识障碍,随着病情的加重而出现不同程度的意识障碍,甚至迅速昏迷、瞳孔散大、眼-前庭反射消失、呼吸功能障碍、高热、强直性或痉挛性抽搐。

根据小脑出血的临床表现将其分为3型:①暴发型(闪电型或突然死亡型)。约占20%,患者暴发起病,呈闪电样经过,常为小脑蚓部出血破入第四脑室,并以手抓头或颈部,表示头痛严重剧烈,意识随即丧失而昏迷,亦常出现双侧脑干受压的表现,如出现四肢瘫、肌张力低下、双侧周围性面瘫、发绀、脉细、呼吸节律失调、瞳孔散大、对光反射消失。由于昏迷深,不易发现其他体征。可于2小时内死亡,病程最长不超过24小时。②恶化型(渐进型或逐渐恶化型或昏迷型)。此型约占60%,是发病最多的一型。常以严重头痛、不易控制的呕吐、眩晕等症状开始,一般均不能站立行走,逐渐出现脑干受压三联征:瞳孔明显缩小,时而又呈不等大,对光反射存在;双眼偏向病灶对侧凝视;周期性异常呼吸。更有临床意义的三联征:肢体共济失调;双眼向病灶侧凝视麻痹;周围性面瘫。患者可迅速发生不同程度的意识障碍,直至昏迷。此时患者瞳孔散大、去大脑强直,常在48小时或数天内死亡。③良性型(缓慢进展型)。此型约占20%,多数为小脑半球中心部少量出血,病情进展缓慢,早期小脑体征表现突出,如头痛、眩晕、呕吐、共济失调、眼震、角膜反射早期消失,如出血停止,血液可逐渐被吸收,使之完全恢复,或遗留一定程度的后遗症;如继续出血病情发展转化为恶化型。

自从CT和MRI检查技术问世以来,该病的病死率明显下降,尤其以上前二型,如能及时就诊并做影像学检查,经手术治疗常能挽救生命。

(五)脑室出血

一般为脑实质内的出血灶破入脑室,引起继发性脑室出血。由脑室内脉络丛血管破裂引起的原发性脑室出血非常罕见,较常见的是由内囊、基底节出血破入侧脑室或第三脑室。脑干或小脑出血则可破入第四脑室。出血可限于一侧脑室,但以双侧侧脑室及第三、第四脑室即整个脑室系统都充满了血液者多见。脑室出血的临床表现通常是在原发出血的基础上突然昏迷加深,阵发性四肢强直,脑膜刺激征阳性,高热、呕吐、呼吸不规则,或呈潮式呼吸,脉弱且速,眼球固定,四肢瘫,肌张力增高或减低,腱反射亢进或引不出,浅反射消失,双侧病理反射阳性,脑脊液为血性。如仅一侧脑室出血,临床症状缓慢或较轻。

二、辅助检查

(一)腰椎穿刺

如依据临床表现患者脑出血诊断明确,或疑有小脑出血者,均不宜做腰椎穿刺检查脑脊液,以防由穿刺引发脑疝。如出血与缺血性疾病难以鉴别时,应慎重地进行腰椎穿刺(此时如有条件最好做CT检查)。多数病例脑压升高2 kPa(200 mmH$_2$O)以上,并含有数量不等的红细胞和蛋白质。

(二)颅脑 CT 检查

CT 检查可以直接显示脑内血肿的部位、大小、数量、占位征象,以及破入脑室与否。从而为治疗方案的制订、疗效的观察和预后的判断等提供直观的证据。脑出血的不同时期 CT 表现如下。

1. 急性期(血肿形成期)

发病后 1 周以内。血液溢出血管外形成血肿,其内含有大量的血红蛋白,血红蛋白对 X 线吸收系数高于脑组织,故 CT 呈现高密度阴影,CT 值达 60~80 HU。

2. 血肿吸收期

此期从发病第 2 周到 2 个月。自第 2 周起血肿周围的血红蛋白逐渐破坏,纤维蛋白溶解,使其周围低密度带逐渐加宽,血肿高密度影像呈向心性缩小,边缘模糊,一般于第 4 周变为等密度或低密度区。在此期若给予增强检查,约有 90% 的血肿周围可显示环状强化。此环可直接反映原血肿的大小和形状。

3. 囊腔形成期

发病 2 个月后血肿一般完全吸收,周围水肿消失,不再有占位表现,呈低密度囊腔,其边缘清楚。

关于脑出血病因诊断问题:临床上最多见的病因是动脉硬化、高血压,但还应考虑到除高血压以外的其他一些不太常见的病因。尤其对 50 岁以下发病的青壮年患者,更应仔细地考虑有无其他病因。如脑实质内小型动静脉畸形或先天性动脉瘤破裂;结节性动脉周围炎或病毒、细菌、立克次体等感染引起的动脉炎,导致血管壁坏死、破裂;维生素 C 和 B 族维生素缺乏、砷中毒、血液病;颅内肿瘤侵犯脑血管或肿瘤内新生血管破裂,抗凝治疗过程中等病因。

三、诊断与鉴别诊断

(一)诊断要点

典型的脑出血诊断并不困难。一般发病在 50 岁以上,有高血压、动脉硬化史,在活动状态时急骤发病,病情迅速进展,早期有头痛、呕吐、意识障碍等颅内压增高症状,短时内即出现严重的神经系统症状如偏瘫、失语及脑膜刺激征等,应考虑为脑出血。

腰椎穿刺脑脊液呈血性或经颅脑 CT 检查即可确诊。当小量脑出血时,特别是出血位置未累及运动与感觉传导束时,症状轻微,常需要进行颅脑 CT 检查方能明确诊断。

(二)鉴别诊断

对于迅速发展为偏瘫的患者,首先要考虑为脑血管疾病;以昏迷、发热为主要症状者应注意与脑部炎症相鉴别;若无发热而有昏迷等神经症状,应与某些内科系统疾病相鉴别。

1. 脑出血与其他脑血管疾病的鉴别

(1)脑血栓形成:本病多在低血压状态如休息过程中发病。症状出现较迅速且有进展性,常在数小时至 2 天内达到高峰。意识多保持清晰。如过去有过短暂性脑缺血发作,本次发作又在同一血管供应区,尤应考虑本病。若临床血管定位诊断可局限在一个血管供应范围之内(如大脑中动脉或小脑后下动脉等)或既往有过心肌梗死、高脂血症也有助于血栓形成的诊断。本症患者脑脊液肉眼观察大多数皆为无色透明,少数患者检有红细胞$(10\sim100)\times10^6$/L,可能是出血性梗死的结果。脑血管造影可显示血管主干或分支闭塞,脑 CT 显示受累脑区出现界限清楚的楔形或不规则状的低密度区。

(2)脑栓塞:多见于有风湿性瓣膜病的年轻患者,也可见于有严重全身性动脉粥样硬化的老年人。发病急骤,多无前驱症状即出现偏瘫等神经症状,意识障碍较轻,眼底有时可见栓子,脑脊液正常,脑 CT 表现和脑血栓形成引起的脑梗死相同。

(3)蛛网膜下腔出血:多见于青壮年因先天性动脉瘤破裂致病。老年人则先有严重的动脉硬化,受损的动脉(多为脑实质外面的中等粗细动脉)形成动脉瘤,一旦此瘤破裂可导致本病。起病急骤,常由情绪激动或用力诱发,表现为头部剧痛、喷射性呕吐及颈项强直。意识障碍一般较轻。多数无局限性体征而以脑膜刺激征为主。由于流出的血液直接进入蛛网膜下腔,故皆可引起血性脑脊液。CT 显示蛛网膜下腔,尤其外侧沟及环池中出现高密度影可以确诊。

(4)急性硬膜外血肿:本病有头部外伤史,多在伤后 48 小时内进行性出现偏瘫,常有典型的"昏迷→清醒→再昏迷"的中间清醒期。仔细观察,患者在第 2 次昏迷前,往往有头痛、呕吐及烦躁不安等症状。随偏瘫的发展可有颅内压迅速升高现象,甚至出现脑疝。脑 CT 多在颞部显示周边锐利的梭形致密血肿阴影。脑血管造影在正位片上,可见颅骨内板与大脑皮质间形成一无血管区,并呈月牙状,可确诊。

2.当脑出血患者合并高热时,应注意和下列脑部炎症相鉴别

(1)急性病毒性脑炎:本病患者先有高热、头痛,然后陷入昏迷,常有抽搐发作。查体可有颈项强直及双侧病理征阳性,腰椎穿刺查脑脊液,多数有白细胞(尤其单核白细胞)计数升高。如患者有疱疹性皮肤损害,更应考虑本病的可能。

(2)结核性脑膜炎:少数患者因结核性脑血管内膜炎引起小动脉栓塞或因脑底部蛛网膜炎而导致偏瘫,临床颇似脑出血。但患者多先有发热、头痛、脑脊液白细胞计数增多、氯化物及糖含量降低可助鉴别。

3.当脑出血患者已处于昏迷状态,尤其老年人应与下列疾病相鉴别

(1)糖尿病性昏迷:患者有糖尿病病史,常在饮食不加控制或停止胰岛素注射时发病。临床出现酸中毒表现如恶心、呕吐、呼吸深而速,呼吸有酮体味,血糖>33.6 mmol/L,尿糖及酮体呈强阳性,因无典型的偏瘫及血性脑脊液可与脑出血鉴别。

(2)低血糖性昏迷:常因应用胰岛素过量或严重饥饿引起。除昏迷外,尚有面色苍白、脉速而弱、瞳孔散大、血压下降、出汗不止及局部或全身抽搐发作,可伴有陈施呼吸。血糖在 3.4 mmol/L 以下,又无显著的偏瘫及血性脑脊液,可以排除脑出血。

(3)尿毒症:患者有肾脏病史,昏迷多呈渐进性,皮肤黏膜干燥呈慢性病容及失水状态,可有酸中毒表现。眼底动脉痉挛,可在黄斑区见有棉絮状弥散样白色渗出物。血压多升高,呼吸有尿味,血 BUN 及 CR 明显升高,无显著偏瘫可以鉴别。

(4)肝性昏迷:有严重的肝病史或因药物中毒引起,可伴黄疸、腹水及肝大,可出现病理反射,但偏瘫症状不明显,可有抽搐,多为全身性。根据血黄疸指数增高、肝功能异常及血氨增高、脑脊液无色透明不难鉴别。

(5)一氧化碳中毒性昏迷:老年患者常出现轻偏瘫,但有明确的一氧化碳接触史,体温升高,皮肤及黏膜呈樱桃红色,检测血中碳氧血红蛋白明显升高可助鉴别。

四、治疗与预后

在急性期,特别是对已昏迷的危重患者应采取积极的抢救措施,其中主要是控制脑水肿、调整血压、防止内脏综合征及考虑是否采取手术消除血肿。采取积极合理的治疗以挽救患者的生

命,减少神经功能残废程度和降低复发率。

(一)稳妥运送

发病后应绝对休息,保持安静,避免频繁搬运。在送往医院途中,可轻搬动,头部适当抬高15°,有利于缓解脑水肿及保持呼吸道通畅,并利于口腔和呼吸道分泌物的流出。患者可仰卧在担架上,也可视情况使患者头稍偏一侧,使呕吐物及分泌物易于流出,途中避免颠簸,并注意观察患者的一般状况包括呼吸、脉搏、血压及瞳孔等变化,视病情采取应急处理。

(二)能否控制脑水肿,常为抢救能否成功的主要环节

由于血肿在颅内占一定的空间,其周围脑组织又因受压及缺氧而迅速发生水肿,致颅内压急剧升高,甚至引起脑疝,因此,控制脑水肿成为治疗关键。常用的脱水药为甘露醇、呋塞米及皮质激素等。临床上为加强脱水效果,减少药物的不良反应,一般均采取上述药物联合应用。常用为甘露醇+激素、甘露醇+呋塞米或甘露醇+呋塞米+激素等方式,但用量及用药间隔时间均应视病情轻重及全身情况,尤其是心脏功能及有无高血糖等而定。20%甘露醇为高渗脱水药,体内不易代谢且不能进入细胞,其降颅内压作用迅速,一般用量成人为 1 g/kg 体重,每 6 小时静脉快速滴注 1 次。呋塞米有渗透性利尿作用,可减少循环血容量,对心功能不全者可改善后负荷,用量每次 20～40 mg,每天静脉注射 1 次或 2 次。皮质激素多用地塞米松,用量 15～20 mg 静脉滴注,每天 1 次。有糖尿病史或高血糖反应和严重胃出血者不宜使用激素。激素除能协助脱水外,还可改善血管通透性,防止受压组织在缺氧下自由基的连锁反应,保护细胞膜免受过氧化损害。在发病最初几天脱水过程中,因颅内压力可急速波动上升,密切观察瞳孔变化及昏迷深度非常重要,遇有脑疝前期表现如一侧瞳孔散大或角膜反射突然消失,或脑干受压症状明显加剧,可及时静脉滴注 1 次甘露醇,一般滴后 20 分钟左右即可见效,故初期不可拘泥于常规使用时间。一般水肿于 7 天内达高峰,多持续 2 周至 1 个月方能完全消散,故脱水药的应用要根据病情逐渐减量,再减少用药次数,最后终止,由于高渗葡萄糖溶液静脉注射降颅内压的时间短,反跳现象重,注入高渗糖对缺血的脑组织有害,故目前已不再使用。

(三)调整血压

脑出血后,常发生血压骤升或降低的表现,这是由于直接或间接损害丘脑下部等处所致。此外,低氧血症也可引起脑血管自动调节障碍,导致脑血流减少,使症状加重。临床上观察血压,常采用平均动脉压,即收缩压加舒张压之和的半数(或舒张压加 1/3 脉压)来计算。正常人动脉压的上限是 20.0～26.9 kPa(150～200 mmHg),下限为 8.0 kPa(60 mmHg),只要在这个范围内波动,脑血管的自动调节功能正常,脑血流量基本稳定。如果平均动脉压降到 6.7 kPa(50 mmHg),脑血流就降至正常时的 60%,出现脑缺血缺氧的症状。对高血压患者来讲,如果平均动脉压降到平常的 30%,就会引起脑血流的减少;如血压太高,上限虽可上移,但同样破坏自动调节,引起血管收缩,出现缺血现象。发病后血压过高或过低,均提示预后不良,故调整血压尤为重要。一般可将发病后的血压控制在发病前血压数值略高一些的水平。如原有高血压,发病后血压又上升至更高水平者,所降低的数值也可按上升数值的 30% 左右控制。常用的降压药物如利血平每次 0.5～1.0 mg 肌内注射或 25% 硫酸镁每次 10～20 mg 肌内注射。注意不应使血压降得太快和过低,血压过低者可适量用间羟胺或多巴胺静脉滴注,使之缓慢回升。

(四)肾上腺皮质激素的应用

脑出血患者应用激素治疗,其价值除前述可有改善脑水肿作用外,还可增加脑脊液的吸收,减少脑脊液的生成,对细胞内溶酶体有稳定作用,能抑制抗利尿激素的分泌,促进利尿作用,具有

抗脂过氧化反应,而减少自由基的生成。此外,激素尚有改善细胞内外离子通透性的作用,故激素已普遍用于临床治疗脑出血。但也有人认为激素不利于破裂血管的修复,可诱发感染、加重消化道出血及引起血糖升高,而这些因素均可促使病情加重或延误恢复时间。故激素应用与否,应视患者具体情况而定。如无显著消化道出血、高血糖及血压过高,可在急性期及早应用。常用的激素有地塞米松静脉滴注10～20 mg,1次/天;或氢化可的松静脉滴注100～200 mg,1次/天。一般应用2周左右,视病情好转程度而逐渐减量和终止。

(五)关于止血药的应用

由于脑出血是血管破裂所致,凝血机制并无障碍,且多种止血药可以诱发心肌梗死,甚至弥漫性血管内凝血。另外,实验室研究发现高血压性脑出血患者凝血、抗凝及纤溶系统的变化与脑梗死患者无差异,均呈高凝状态;再者,高血压性脑出血血管破裂出血一般在6小时内停止,几乎没有超过24小时者;还有研究发现应用止血药者,血肿吸收比不用者慢,故目前多数学者不同意用止血药。

(六)急性脑出血致内脏综合征的处理

包括脑心综合征、急性消化道出血、中枢性呼吸形式异常、中枢性肺水肿及中枢性呃逆等。这些综合征的出现,常常直接影响预后,甚至导致患者死亡。综合征的发生原因主要是由于脑干或丘脑下部发生原发性或继发性损害。脑出血后急性脑水肿而使颅压迅速增高,压力经小脑幕中央游离所形成的"孔道"而向颅后窝传导,此时,脑干背部被迫向尾椎推移,但脑干腹侧,由于基底动脉上端的两侧大脑后动脉和Willis动脉环相互联结而难以移动,致使脑干向后呈弯曲状态。如果同时还有颞叶钩回疝存在,则将脑干上部的丘脑下部向对侧推移。继而中脑水管也被挤压变窄,引起脑脊液循环受阻,加重脑积水,使颅内压进一步增高,这样颅压升高形成恶性循环,脑干也随之不断加重扭曲而受到严重损害。可导致脑干内继发性出血或梗死,引起一系列严重的内脏综合征。

1.脑心综合征

发病后1周内做心电图检查,常发现ST段延长或下移,T波低平倒置,以及QT间期延长等缺血性变化。此外,也可出现室性期前收缩,窦性心动过缓、过速或心律不齐以及房室传导阻滞等改变。这种异常可以持续数周之久,有人称作"脑源性"心电图变化。其性质是功能性的还是器质性的,医师对此尚有不同的认识,临床上最好按器质性病变处理,应根据心电图变化,给予氧气吸入,服用异山梨酯、门冬酸钾镁、毛花苷C及利多卡因等治疗,同时密切随访观察心电图的变化,以便及时处理。

2.急性消化道出血

经胃镜检查,半数以上出血来自胃部,其次为食管,少数为十二指肠或小肠。胃部病变呈急性溃疡,多发性糜烂及黏膜下点状出血。损害多见于胃窦部、胃底腺区或幽门腺区。临床上出血多见于发病后1周之内,重者可在发病后数小时内就发生大量呕血,呈咖啡样液体。为了了解胃内情况,对昏迷患者应在发病后24～48小时置胃管,每天定时观察胃液酸碱度及有无潜血。若胃液酸碱度在5以下,即给予氢氧化铝凝胶15～20 mL,使酸碱度保持在6～7,此外,给予西咪替丁鼻饲或静脉滴注,以减少胃酸分泌。如已发生胃出血,应局部止血,可给予卡巴克洛每次20～30 mL与氯化钠溶液50～80 mL,3次/天,此外,云南白药也可应用。大量出血者应及时输血或补液,以防发生贫血及休克。

3.中枢性呼吸异常

中枢性呼吸异常多见于昏迷患者。呼吸快、浅、弱及呼吸节律不规则,潮式呼吸,中枢性过度换气和呼吸暂停。应及时给予氧气吸入,并以人工呼吸器进行辅助呼吸。可适量给予呼吸兴奋剂如洛贝林或二甲弗林等,一般从小剂量开始静脉滴注。为观察有无酸碱平衡紊乱及电解质紊乱,应及时送检血气分析,若有异常,即应纠正。

4.中枢性肺水肿

中枢性肺水肿多见于严重患者的急性期,在发病后36小时内即可出现,少数发生较晚。肺水肿常随脑部变化加重或减轻,常为判断病情轻重的重要标志。应及时吸出呼吸道中的分泌物,情况危重者行气管切开,以便给氧和保持呼吸通畅。部分患者可酌情给予强心药物。此类患者呼吸道易继发感染,故可给予抗生素,并注意呼吸道的雾化和湿化。

5.中枢性呃逆

呃逆可见于病程的急性期或慢性期,轻者偶尔发生几次,并可自行缓解;重者可呈顽固持续性发作,后者干扰患者的呼吸节律,消耗体力,以致影响预后。一般可采用针灸处理,药物可肌内注射哌甲酯,每次10~20 mg,也可试服奋乃静,氯硝西泮每次1~2 mg也有一定的作用,但可使患者睡眠加深或影响对昏迷患者的观察。膈神经刺激常对顽固性呃逆有缓解作用。部分患者可试用中药治疗如柿蒂、丁香及代硝石等。

近来又发现脑出血患者可引起肾脏损害,多表现为血中尿素氮升高等,甚至可引起肾衰竭。脑出血患者出现两种以上内脏功能衰竭又称为多器官功能衰竭,常为导致死亡的重要原因。

(七)维持营养

注意酸碱平衡及水、电解质平衡及防治高渗性昏迷。初期脱水治疗时就应考虑这些问题,特别对昏迷患者,发病后24~48小时即可置鼻饲以便补充营养及液体。在脱水过程中,每天入量一般控制在1 000~2 000 mL,其中包括从静脉给予的液体。因需要脱水,故每天应是负平衡,一般水分以负500~800 mL为宜,初期每天热量至少为6 276 kJ(1 500 kcal),以后逐渐增至每天8 368 kJ(2 000 kcal)以上,且脂肪、蛋白质及糖等应配比合理,必要时应及时补充复合氨基酸、人血清蛋白及冻干血浆等。对于高热者尚应适当提高入水量。由于初期加强脱水治疗,或同时有呼吸功能障碍,多数严重患者可出现酸碱平衡紊乱及水、电解质失衡,常见者为酸中毒、低钾及高钠血症等,均应及时纠正。应用大量脱水药和皮质激素,特别是对有糖尿病者应防止诱发高渗性昏迷,表现为意识障碍程度加重、血压下降、有不同程度的脱水症,可出现癫痫发作。高渗性昏迷的确诊还要检查是否有血浆渗透压增高提示血液浓缩。此外,高血糖、尿素氮及血清钠升高、尿比重增加均提示有高渗性昏迷的可能。另外,低渗液不宜输入过多、过快;有高血糖者应尽早应用胰岛素,避免静脉注射高渗葡萄糖溶液。此外,应经常观察血浆渗透压及水、电解质的变化。

(八)手术治疗

当确诊为脑出血后,应根据血肿的大小、部位及患者的全身情况,尽早考虑是否需要外科手术治疗。如需要手术治疗,又应考虑采用何种手术方法为宜,常用的手术方法有开颅血肿清除术、立体定向血肿清除术以及脑室血液引流术等。关于手术的适应证、手术时机及选用的手术方式目前尚无统一意见,但在下述情况,多考虑清除血肿:①发病之初病情尚轻,但逐步恶化,并有显著的颅压升高症状,几乎出现脑疝,如壳核出血、血肿向内囊后肢及丘脑进展者。②血肿较大,估计应用内科治疗难以奏效者,如小脑半球出血,血肿直径>3 cm;或小脑中线血肿,估计将压迫脑干者。③患者全身状况能耐受脑部手术操作者。

关于脑出血血肿清除治疗的适应证如下。

1.非手术治疗的适应证

(1)清醒伴小血肿(血肿直径<3 cm 或出血量<20 mL),常无手术治疗的必要。

(2)少量出血的患者,或较少神经缺损。

(3)格拉斯哥昏迷指数(GCS)≤4 分的患者,手术后无一例外的死亡或手术结果非常差,手术不能改变临床结局。但是,GCS≤4 分的小脑出血患者伴有脑干受压,在特定的情况下,手术仍有挽救患者生命的可能。

2.手术治疗的适应证

(1)手术的最佳适应证是清醒的患者,中至大的血肿。

(2)小脑出血量>3 mL,神经功能恶化、脑干受压和梗阻性脑积水的患者,尽可能快地清除血肿或行脑室引流,可以挽救生命,预后良好。即使昏迷的患者也应如此。

(3)脑出血合并动脉瘤、动静脉畸形或海绵状血管瘤,如果患者有机会获得良好的预后并且手术能达到血管部位,应当行手术治疗。

(4)年轻人中等到大量的脑叶出血,临床恶化的应积极行手术治疗。

立体定向血肿清除术与以往开颅血肿清除术比较更有优越性。采用CT 引导立体定向技术将血肿排空器置入血肿腔内,采用各种方法将血肿粉碎并吸出体外。该方法定位准确,减少脑组织损伤,对急性期患者也适用。立体定向血肿抽吸术治疗壳核血肿效果较好。对于位于大脑深部的血肿,包括基底节及丘脑部位的血肿,手术虽可挽救生命,但后遗瘫痪较重。脑干及丘脑出血也可手术治疗,但危险性较大。脑叶及尾状核区域出血,手术治疗效果较佳。

血肿清除后临床效果不理想的原因很多,但目前注意到脑出血后引起的脑缺血体积可以超过血肿体积的几倍,可能是重要原因之一,缺血机制包括直接机械压迫、血液中血管收缩物质的参与及出血后血液呈高凝状态等。因此,血肿清除后应同时应用神经保护药、钙通道阻滞剂等,以提高临床疗效。

(九)康复治疗

脑出血后生存的患者,多数遗留瘫痪及失语等症状,重者不能起床或站立。如何最大限度地恢复其运动及语言等功能,物理及康复治疗起着重要作用。一般主张尽早进行,诸如瘫肢按摩、被动运动、针灸及语言训练等。有一定程度运动功能者,应鼓励其主动锻炼和训练,直到患者功能恢复到最好的状态。失语患者训练语言功能应有计划,由简单词汇开始逐渐进行训练。感觉缺失障碍者,看似难康复,但症状仍随全身的康复而逐渐好转。

病程依出血的多少、部位、脑水肿的程度及有否并发内脏综合征而各不相同。发病后生存时间可自数小时至几个月,除非大的动脉瘤破裂引起的脑出血,一般不会发生猝死。丘脑及脑干部位出血,出血量虽少,但容易波及丘脑下部及生命中枢,故生存时间短。脑内出血量、脑室内出血量和发病后格拉斯哥昏迷指数(GCS)是预测脑出血病死率的重要因素。CT 显示出血量≥60 cm^3,GCS≤8,30 天死亡的可能性为91%,而CT 显示出血量≤30 cm^3,GCS≥9 的患者,死亡的可能性为19%。平均动脉压与皮质下、小脑、脑桥出血的预后无相关性;但影响壳核、丘脑出血的预后,平均动脉压越高,预后越差,血肿破入脑室有利于丘脑出血的恢复,但不利于脑叶出血的恢复。

(刘　婧)

第四节　自发性蛛网膜下腔出血

自发性蛛网膜下腔出血（spontaneous subarachnoid hemorrhage, SSAH）是指各种非外伤性原因引起的脑血管破裂，血液流入蛛网膜下腔的统称。它不是一种独立的疾病，而是某些疾病的临床表现，占急性脑血管疾病的10%～20%。

一、病因

最常见的病因为颅内动脉瘤，占自发性蛛网膜下腔出血的75%～80%，其次为脑血管畸形（10%～15%），高血压性动脉硬化、动脉炎、烟雾病、脊髓血管畸形、结缔组织病、血液病、颅内肿瘤卒中、抗凝治疗并发症等为少见原因。

二、临床表现

(一)性别、年龄

男女比例为1:(1.3～1.6)。可发生在任何年龄，发病率随年龄增长而增加，并在60岁左右达到高峰，以后随年龄增大反而下降。各种常见病因的自发性蛛网膜下腔出血的好发年龄见本节鉴别诊断部分。

(二)起病形式

绝大部分在情绪激动或用力等情况下急性发病。

(三)症状、体征

1.出血症状

表现为突然发病，剧烈头痛、恶心呕吐、面色苍白、全身冷汗。半数患者可出现精神症状，如烦躁不安、意识模糊、定向力障碍等。意识障碍多为一过性的，严重者呈昏迷状态，甚至发生脑疝而死亡。20%可出现抽搐发作。有的还可出现眩晕、项背痛或下肢疼痛，脑膜刺激征明显。

2.颅神经损害

6%～20%的患者出现一侧动眼神经麻痹，提示存在同侧颈内动脉后交通动脉动脉瘤或大脑后动脉动脉瘤。

3.偏瘫

20%的患者出现轻偏瘫。

4.视力、视野障碍

发病后1小时内即可出现玻璃体膜下片状斑，引起视力障碍。10%～20%的患者有视盘水肿。当视交叉、视束或视放射受累时产生双颞偏盲或同向偏盲。

5.其他

约1%的颅内动静脉畸形和颅内动脉瘤出现颅内杂音。部分蛛网膜下腔出血发病后可有发热。

(四)并发症

1.再出血

以出血后5～11天为再出血高峰期,80%发生在1个月内。颅内动脉瘤初次出血后的24小时内再出血率最高,为4.1%,第2次再出血的发生率为每天1.5%,到第14天时累计为19%。表现为在经治疗病情稳定好转的情况下,突然再次发生剧烈头痛、恶心呕吐、意识障碍加重、原有局灶症状和体征重新出现等。

2.血管痉挛

通常发生在出血后第1～2周,表现为病情稳定后再出现神经系统定位体征和意识障碍。腰椎穿刺或头颅CT检查无再出血表现。

3.急性非交通性脑积水

常发生在出血后1周内,主要为脑室内积血所致,临床表现为头痛、呕吐、脑膜刺激征、意识障碍等,复查头颅CT可以诊断。

4.正常颅压脑积水

正常颅压脑积水多出现在蛛网膜下腔出血的晚期,表现为精神障碍、步态异常和尿失禁。

三、辅助检查

(一)CT

颅脑CT是诊断蛛网膜下腔出血的首选方法,诊断急性蛛网膜下腔出血的准确率几乎达到100%,主要表现为蛛网膜下腔内高密度影,即脑沟与脑池内高密度影(图2-1)。动态CT检查有助于了解出血的吸收情况、有无再出血、继发脑梗死、脑积水及其程度等。强化CT还显示脑血管畸形和直径大于0.8 cm的动脉瘤。

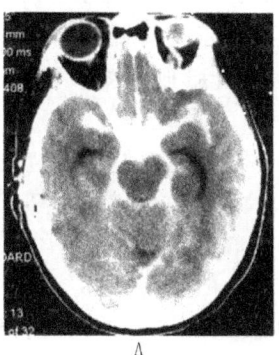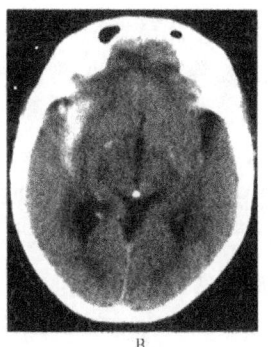

图2-1 自发性蛛网膜下腔出血CT表现

A.自发性蛛网膜下腔出血(鞍上池与环池)的CT表现;B.自发性蛛网膜下腔出血(外侧裂池)的CT表现

蛛网膜下腔出血的CT分级(Fisher)见表2-1。

表2-1 蛛网膜下腔出血的CT分级(Fisher法)

级别	CT发现
Ⅰ级	无出血所见
Ⅱ级	蛛网膜下腔一部分存在弥漫性薄层出血(1 mm)

级别	CT发现
Ⅲ级	蛛网膜下腔有较厚(1 mm以上)出血或局限性血肿
Ⅳ级	伴脑实质或脑室内积血

由于脑动脉瘤占自发性蛛网膜下腔出血原因一半以上,因此,可根据CT显示的蛛网膜下腔出血的部位初步判断或提示颅内动脉瘤的位置。如颈内动脉动脉瘤破裂出血常是鞍上池不对称积血,大脑中动脉动脉瘤破裂出血多见外侧裂积血,前交通动脉动脉瘤破裂出血则是纵裂池、基底部积血,而出血在脚间池和环池者,一般不是动脉瘤破裂引起。

(二)脑脊液检查

通常CT检查已确诊者,腰椎穿刺不作为临床常规检查。如果出血量较少或者距起病时间较长,CT检查无阳性发现时,需要行腰椎穿刺检查脑脊液。蛛网膜下腔的新鲜出血,脑脊液检查的特征性表现为均匀血性脑脊液;脑脊液变黄或发现了含有红细胞、含铁血黄素或胆红素结晶的吞噬细胞等,则提示为陈旧性出血。

(三)脑血管影像学检查

1.DSA

DSA即血管造影的影像通过数字化处理,把不需要的组织影像删除掉,只保留血管影像,这种技术称为数字减影技术。其特点是图像清晰,分辨率高,对观察血管病变、血管狭窄的定位测量、诊断及介入治疗提供了真实的立体图像,为脑血管内介入治疗提供了必备条件(图2-2)。主要适用于全身血管性疾病、肿瘤的检查及治疗。是确定自发性蛛网膜下腔出血病因的首选方法,也是诊断动脉瘤、血管畸形、烟雾病等颅内血管性病变的最有价值的方法。DSA不仅能及时明确动脉瘤大小、部位、单发或多发、有无血管痉挛,而且还能显示脑动静脉畸形的供应动脉和引流静脉,以及侧支循环情况。对怀疑脊髓动静脉畸形者还应行脊髓动脉造影。脑血管造影可加重脑缺血、引起动脉瘤再次破裂等,因此,造影时机宜避开脑血管痉挛和再出血的高峰期,即出血3天内或3周后进行为宜。

旋转DSA及三维重建技术的应用,使其能在三维空间内做任意角度的观察,从而清晰地显露出动脉瘤体、瘤颈、载瘤动脉及与周围血管解剖关系;有效地避免了邻近血管重叠或掩盖。此项技术突破了常规DSA一次造影只能显示一个角度和图像后处理手段少等局限性,极大地方便了介入诊疗操作,对脑血管病变的诊断和治疗具有很大的应用价值。

由于DSA显示的是造影剂充盈的血管管腔的空间结构,因此,目前仍被公认为是血管性疾病的诊断"金标准",诊断颅内动脉瘤的准确率达95%以上。但是,随着CTA、MRA技术的迅速发展,在某些方面大有取代DSA之势。

2.CT血管成像(CTA)

CTA检查经济、快速、无创,可同时显示颈内动脉系、椎动脉系和Willis环血管全貌,因此,是筛查颅内血管性疾病的首选影像学诊断方法之一。由于CTA受患者病情因素限制少,急性脑出血或蛛网膜出血患者,当临床怀疑动脉瘤或脑动静脉畸形可能为出血原因时,DSA检查受限,CTA可作为早期检查的可靠方法(图2-3)。

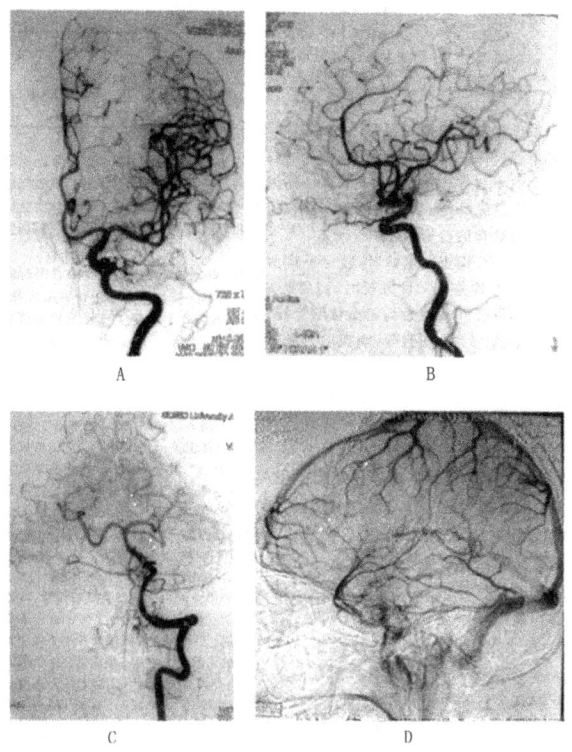

图 2-2 脑血管 DSA 表现

A.正常一侧颈内动脉 DSA 表现（正位片动脉期）；B.正常一侧颈内动脉 DSA 表现（侧位片动脉期）；C.正常椎-基底动脉 DSA 表现（动脉期）；D.正常一侧颈内动脉 DSA 表现（侧位片静脉期）

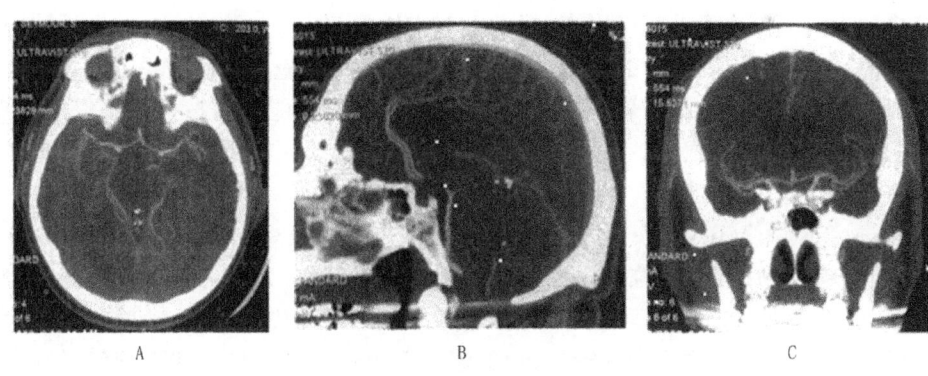

图 2-3 正常 CTA 表现

A.轴位；B.矢状位；C.冠状位

由于脑血流循环时间短,脑动脉 CTA 容易产生静脉污染,且颅底骨质难以彻底清除,Willis 动脉环近段动脉重建效果欠佳,血管性病变漏诊率高。但是,近年来,64 层螺旋 CT 的扫描速度已超越动脉血流速度,因此,无论是小剂量造影剂团注测试技术还是增强扫描智能触发技术,配合 64 层螺旋 CT 扫描,纯粹的脑动脉期图像的获取已不成问题,尤其是数字减影 CTA (Subtraction CT Angiography, DSCTA)技术基本上去除了颅底骨骼对 CTA 的影响。超薄的扫描层厚使其能最大限度地消除常规头部 CT 扫描时颅底骨质伪影,显著地提高 Willis 动脉环近段动脉 CTA 图像质量,真正地使其三维及二维处理图像绝对无变形、失真,能最真实地显示脑血管病变及其邻近结构的解剖关系,图像质量媲美DSA,提供的诊断信息量超越DSA。表面遮盖法(SSD)及最大密度投影法(MIP)是最常用的三维重建方法,容积显示法(VR)是最高级的三维成像方法。DSCTA对脑动脉瘤诊断的特异性和敏感性与DSA一致,常规CTA组诊断Willis动脉环及其远段脑动脉瘤的特异性和敏感性亦与DSA一致,但对Willis动脉环近段动脉瘤有漏诊的情况,敏感性仅为71.4%。但是,DSCTA也存在一定局限性,基础病变如血肿、钙化、动脉支架及动脉银夹等被减影导致漏诊,或轻微运动可致减影失败,患者照射剂量增加及图像噪声增加等也是问题。近期临床上应用的320层螺旋CT更显示出了其优越性。

目前,CTA主要用于诊断脑动脉瘤、脑动静脉畸形、闭塞性脑血管病、静脉窦闭塞和脑出血等。CTA能清晰观察到脑动脉瘤的瘤体大小、瘤颈宽度及与载瘤动脉的关系;能清晰观察到脑动静脉畸形血管团大小、形态及供血动脉和引流静脉;能清晰观察到脑血管狭窄或闭塞部位、形态及血管壁硬、软斑块。64层螺旋CTA对脑动脉瘤检查有较高的敏感性和特异性,诊断附和率达100%,能查出约1.7 mm大小的动脉瘤。采用多层面重建(MPR)、曲面重建(CPR)、容积显示(VR)和最大密度投影(MIP)等技术可清楚地显示动脉瘤的瘤体大小、瘤颈宽度及与载瘤动脉的关系;并可任意旋转图像,多角度观察,能获得完整的形态及与邻近血管、颅骨的空间解剖关系,为制订治疗方案和选择手术入路提供可靠依据。CTA可显示畸形脑动静脉的供血动脉、病变血管团和引流静脉的立体结构,有助于临床医师选择手术入路,以避开较大脑血管和分支处进行定位和穿刺治疗。脑动静脉畸形出血急性期的DSA检查,其显示受血肿影响,而CTA三维图像能以任意角度观察,显示病灶与周围结构关系较DSA更清晰。CTA诊断颈内动脉狭窄的附和率为95%,最大密度投影法可更好地显示血管狭窄程度。在脑梗死早期显示动脉闭塞,指导溶栓治疗。CTA可清晰显示静脉窦是否通畅。CTA显示造影剂外溢的患者,往往血肿增大。

总之,CT血管造影(CTA)与数字减影血管造影(DSA)相比,最大优势是快速和无创伤,并可多方位、多角度观察脑血管及病变形态,提供近似实体的解剖概念,对筛查自发性蛛网膜下腔出血的病因和诊断某些脑血管疾病不失为一种重要而有效的检查方法。但是,CTA的不足之处在于造影剂用量大,需掌握注射药物与扫描的最佳时间间隔,不能显示扫描范围以外的病变,可能漏诊。并且对侧支循环的血管、直径小于1.2 mm的动脉、动脉的硬化改变及血管痉挛的显示不如DSA。

3.磁共振血管成像(MRA)

包括时间飞越法MRA及相位对比法MRA,其具有无创伤、无辐射、不用对比剂的特点,被广泛应用于血管性病变的诊断中,可显示颈内动脉狭窄、颅内动静脉畸形、动脉瘤等疾病。主要用于有动脉瘤家族史或破裂先兆者的筛查、动脉瘤患者的随访以及急性期不能耐受脑血管造影检查的患者。不足之处是由于扫描时间长及饱和效应,使得血流信号下降,血管分支显示不佳,大大降低了图像的效果及诊断的准确性(图2-4)。

MRA探测脑动脉瘤有很高的敏感性,特别是探测没有伴发急性蛛网膜下腔出血的动脉瘤。MRA能完全无创伤性地显示血管解剖和病变及血流动力学信息,能清楚地显示瘤巢的供血动脉和引流静脉的走行、数量、形态等。另外,MRI可通过其直接征象(流空信号簇)对脑动静脉畸形做出明确的诊断。因此,MRI与MRA的联合应用,作为一种完全无创伤性的血管检查方法,在临床症状不典型或临床症状与神经系统定位不相符时,可以大大提高脑血管畸形的发现率和确诊率。

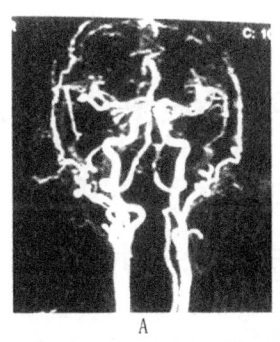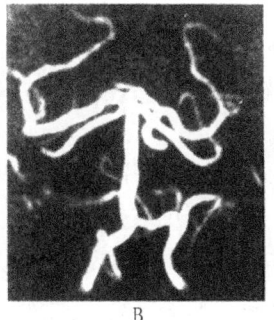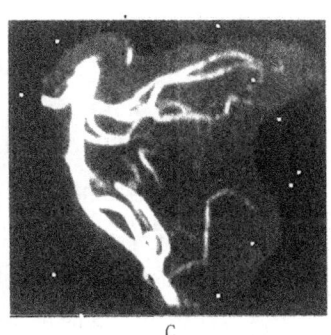

图 2-4 正常 MRA 表现

A.全脑；B.椎-基底动脉正位片；C.椎-基底动脉侧位片

四、诊断与鉴别诊断

(一)诊断

根据急性发病方式、剧烈头痛、恶心、呕吐等临床症状和体征，结合 CT 检查，确诊蛛网膜下腔出血并不困难。进一步寻找蛛网膜下腔出血的原因，即病因诊断更为重要，尤其是确定外科疾病引起蛛网膜下腔出血的原因。因此，对于自发性蛛网膜下腔出血患者，若无明显的血液病史、抗凝治疗等病史，均要常规行脑血管造影和/或 CTA、MRA 检查，以寻找出血原因，明确病因。

(二)病因鉴别诊断

临床上常见的自发性蛛网膜下腔出血的病因鉴别诊断见表 2-2。

表 2-2 自发性蛛网膜下腔出血的病因鉴别诊断

病因	动脉瘤	动静脉畸形	高血压	烟雾病	脑瘤出血
发病年龄	40～60岁	35岁以下	50岁以上	青少年多见	30～60岁
出血前症状	无症状，少数动眼神经麻痹	常见癫痫发作	高血压史	可见偏瘫	颅内压高和病灶症状
出血	正常或增多	正常	增多	正常	正常
复发出血	常见且有规律	年出血率2%	可见	可见	少见
意识障碍	多较严重	较重	较重	有轻有重	较重
颅神经麻痹	第2～6对颅神经	无	少见	少见	颅底肿瘤常见
偏瘫	少见	较常见	多见	常见	常见
眼部症状	可见玻璃体出血	可见同向偏盲	眼底动脉硬化	少见	视盘水肿
CT 表现	蛛网膜下腔高密度	增强可见 AVM 影	脑萎缩或梗死灶	脑室出血铸型或梗死灶	增强后可见肿瘤影
脑血管造影	动脉瘤和血管痉挛	动静脉畸形	脑动脉粗细不均	脑底动脉异常血管团	有时可见肿瘤染色

五、治疗

(一)急性期治疗

1.一般处理

(1)密切观察：生命体征监测；密切观察神经系统体征的变化；保持呼吸道通畅，维持稳定的呼吸循环系统功能。

(2)降低颅内压:常用的有甘露醇、呋塞米、甘油果糖或甘油氯化钠,也可以酌情选用清蛋白。

(3)纠正水、电解质平衡紊乱:记录液体出入量;注意维持液体出入量平衡。适当补液、补钠、补钾,调整饮食可以有效预防低钠血症。

(4)对症治疗:烦躁者给予镇静药,头痛给予镇痛药,禁用吗啡、哌替啶等镇痛药。癫痫发作,可采用抗癫痫药物,如地西泮、卡马西平或者丙戊酸钠。

(5)加强护理:卧床休息,给予高纤维、高能量饮食,保持尿便通畅。意识障碍者可放置鼻胃管,预防窒息和吸入性肺炎。尿潴留者,给予导尿并膀胱冲洗,预防尿路感染。采取定时翻身,局部按摩、被动活动肢体、应用气垫床等措施预防压力性损伤、肺不张和深静脉血栓形成等并发症。

2.防治再出血

(1)安静休息:绝对卧床4~6周,镇静、镇痛,避免用力和情绪激动。

(2)控制血压:如果平均动脉压>16.7 kPa(125 mmHg)或收缩压>24.0 kPa(180 mmHg),可在血压监测下使用降压药物,保持血压稳定在正常或者起病前水平。可选用钙通道阻滞剂、β受体阻滞剂等。

(3)抗纤溶药物:常用6-氨基己酸(EACA)、止血芳酸(PAMBA)或止血环酸(氨甲环酸)。抗纤溶治疗可以降低再出血的发生率,但同时也会增加脑动脉痉挛和脑梗死的发生率,建议与钙通道阻滞剂同时使用。

(4)外科手术:已经确诊为动脉瘤性蛛网膜下腔出血者,应根据病情,及早行动脉瘤夹闭术或介入栓塞治疗。

3.防治并发症

(1)脑动脉痉挛及脑缺血。①维持正常血压和血容量:保持有效的血液循环量,给予胶体溶液(清蛋白、血浆等)扩容升压。②早期使用尼莫地平:常用剂量10~20 mg/d,静脉滴注1 mg/h,共10~14天,注意其低血压的不良反应。③腰椎穿刺放液:发病后1~3天行腰椎穿刺释放适量的脑脊液,有利于预防脑血管痉挛,减轻脑膜刺激征等,但有诱发颅内感染、再出血及脑疝的危险。

(2)脑积水。①药物治疗:轻度脑积水可先行乙酰唑胺等药物治疗,酌情选用甘露醇、呋塞米等。②脑室穿刺脑脊液外引流术:蛛网膜下腔出血后脑室内积血性扩张或出现急性脑积水,经内科治疗后症状仍进行性加重者,可行脑室穿刺外引流术。但增加再出血的概率。③脑脊液分流术:对于出血病因处理后,出现慢性交通性脑积水,经内科治疗仍进行性加重者,可行脑室-腹腔分流术。

(二)病因治疗

(1)手术治疗:对于出血病因明确者,应及时进行病因手术治疗,如开颅动脉瘤夹闭术、脑动静脉畸形或脑肿瘤切除术等。

(2)血管内介入治疗:适合血管内介入治疗的动脉瘤、颅内动静脉畸形患者,也可采用动脉瘤或动静脉畸形栓塞术。

(3)立体定向放射治疗:主要用于小型动静脉畸形及栓塞或手术后残余病灶的治疗。

六、预后

自发性蛛网膜下腔出血的预后与病因、治疗等诸多因素相关,脑动静脉畸形引起的蛛网膜下腔出血预后最佳,血液病引起的蛛网膜下腔出血效果最差。动脉瘤第 1 次破裂后,死亡率高达 30%～40%,其中半数在发病后 48 小时内死亡,5 年内死亡率为 51%;存活的病例中,1/3 生活不能自理,1/3 可再次发生出血,发生再次出血者的死亡率高达 60%～80%。脑动静脉畸形初次出血死亡率在 10% 左右。80% 的血管造影阴性的蛛网膜下腔出血患者能恢复正常工作,而动脉瘤破裂引起的蛛网膜下腔出血患者只有 50% 能恢复健康。

(刘　婧)

第五节　缺血性脑卒中

缺血性脑卒中是脑血管狭窄或闭塞等各种原因使颅内动脉血流量减少,造成脑实质缺血的一类疾病,包括短暂性脑缺血发作、可逆性缺血性神经功能缺损,进展性卒中和完全性卒中。

一、病理生理

(一)脑血流量和脑缺血阈

正常成人在休息状态下脑血流量(CBF)为 50～55 mL/(100 g·min),脑白质的脑血流量为 25 mL/(100 g·min),脑灰质的血流量为 75 mL/(100 g·min)。某区域的脑血流量,称为局部脑血流量(rCBF)。

正常时,脑动、静脉之间的氧含量差约为 7% 容积,称为脑的氧抽取量,用以维持氧代谢率在正常水平。当脑血流量不能维持正常水平时,为了维持氧代谢率,必须加大氧抽取量,在脑血流量降到 20 mL/(100 g·min)时,氧抽取量增至最高限度,如脑血流量继续下降,脑的氧需求不再能满足,氧代谢率即会降低,脑组织就会发生缺氧。

当脑血流量降到 20 mL/(100 g·min)时,脑皮层的诱发电位和脑电波逐渐减弱,降到 15～18 mL/(100 g·min)时,脑皮层诱发电位和脑电波消失。此时神经轴突间的传导中断,神经功能丧失,该脑血流量阈值称为"轴突传导衰竭阈"。脑血流量降到 10 mL/(100 g·min)以下时,细胞膜的离子泵功能衰弱,此时细胞内 K^+ 逸出于细胞外,Na^+ 和 Ca^{2+} 进入细胞内,细胞的完整性发生破坏,此脑血流量阈值称为"细胞膜衰竭阈"或"离子泵衰竭阈"。

脑血流量降低到缺血阈值以下时并非立即发生脑梗死,决定缺血后果的关键因素是缺血的程度与缺血持续时间。在脑血流量降低到 18 mL/(100 g·min)以下时,经过一定的时间即可发生不可逆转的脑梗死,脑血流量水平越低,脑梗死发生越快。在脑血流量为 12 mL/(100 g·min)时,仍可维持 2 小时以上不致发生梗死。在 18～20 mL/(100 g·min)时,虽然神经功能不良,但仍可长时期不发生梗死。

在缺血性梗死中心的周边地带,由于邻近侧支循环的灌注,存在一个虽无神经功能,但神经细胞仍然存活的缺血区,称为缺血半暗区。如果在一定的时限内提高此区的脑血流量,则有可能使神经功能恢复。

(二)脑缺血的病理生理变化

脑血流量下降导致脑的氧代谢率降低,当脑血流量降到离子泵衰竭阈以下时,如不能在短时间内增加脑血流量,即可发生一系列继发性病理改变,称为"缺血瀑布"。"缺血瀑布"一旦启动,即一泻而下,最终导致脑梗死。

脑缺血引起的脑水肿先是细胞毒性水肿,以后发展为血管源性水肿,此过程在脑梗死后数小时至数天内完成,称为脑水肿的成熟。

二、病因

(一)脑动脉狭窄或闭塞

颅内脑组织由两侧颈内动脉和椎动脉供血,其中两侧颈内动脉供血占脑的总供血量的80%~90%,椎动脉占10%~20%。由于存在颅底动脉环和良好的侧支循环,在其中一条动脉发生狭窄或闭塞时,不一定出现临床缺血症状;若侧支循环不良或有多条动脉发生狭窄,使局部或全脑的脑血流量减少到脑缺血的临界水平[18~20 mL/(100 g/min)]以下时,就会产生临床脑缺血症状。全脑组织缺血的边缘状态的血流量为31 mL/(100 g/min),此时如有全身性血压波动,即可引发脑缺血。

脑动脉粥样硬化是造成脑动脉狭窄或闭塞的主要原因,并且绝大多数累及颅外段大动脉和颅内的中等动脉,其中以颈动脉和椎动脉起始部受累的机会最多。

一般认为必须缩窄原有管腔横断面积的80%以上才足以使血流量减少。由于在脑血管造影片上无法测出其横断面积,只能测量其内径,所以,当动脉内径狭窄超过其原有管径的50%,即相当于管腔面积缩窄75%时,才具有外科治疗意义。

(二)脑动脉栓塞

动脉粥样硬化斑块上的溃疡面上常附有血小板凝块、附壁血栓和胆固醇碎片。这些附着物被血流冲刷脱落后即可形成栓子,被血流带入颅内动脉时,就会发生脑栓塞,引起供血区脑缺血。

最常见的栓子来自颈内动脉起始部的动脉粥样硬化斑块,也是短暂性脑缺血发作的最常见的原因。

风湿性心瓣膜病、亚急性细菌性心内膜炎、先天性心脏病、人工瓣膜和心脏手术等形成的心源性栓子是脑动脉栓塞的另一个主要原因。少见的栓子如脓毒性栓子、脂肪栓子、空气栓子等也可造成脑栓塞。

(三)血流动力学因素

低血压、心肌梗死、严重心律失常、休克、颈动脉窦过敏、直立性低血压、锁骨下动脉盗血综合征等影响血流动力学的因素均可造成脑缺血,尤其是存在脑血管的严重狭窄或多条脑动脉狭窄时。

(四)血液学因素

口服避孕药物、妊娠、产妇、手术后和血小板增多症引起的血液高凝状态,红细胞增多症、镰状细胞贫血、巨球蛋白血症引起的血黏稠度增高均可造成脑缺血。

(五)其他因素

各种炎症、外伤、颅内压增高、脑血管本身病变、局部占位性病变、全身结缔组织疾病、变态反应及某些遗传疾病等均可影响脑血管供血,出现脑组织缺血。

三、临床分类与临床表现

(一)短暂性脑缺血发作(TIA)

短暂性脑缺血发作为脑缺血引起的短暂性神经功能缺失。特征:①发病突然。②局灶性脑或视网膜功能障碍的症状。③持续时间短暂,一般 10~15 分钟,多在 1 小时内,最长不超过 24 小时。④恢复完全,不遗留神经功能缺损体征。⑤多有反复发作的病史。⑥症状多种多样,取决于受累血管的分布。短暂性脑缺血发作是脑卒中的重要危险因素和即将发生脑梗死的警告。未经治疗的短暂性脑缺血发作患者约有 1/3 在数年内有发生完全性脑梗死的可能,1/3 由于短暂性脑缺血反复发作而损害脑功能,另 1/3 可能出现自然缓解。TIA 发作后一个月内发生卒中的机会是 4%~8%;在第一年内发生的机会是 12%~13%;以后 5 年则高达 24%~29%。

1.颈动脉系统短暂性脑缺血发作

主要表现为颈动脉供血区的神经功能障碍。以突然发作性的一侧肢体无力或瘫痪、感觉障碍、失语和偏盲为特点,可反复发作;有的出现一过性黑矇,表现为突然单眼失明,持续 2~3 分钟,很少超过 5 分钟,然后视力恢复。有时发生一过性黑矇伴有对侧肢体运动和感觉障碍。

2.椎-基底动脉系统短暂性脑缺血发作

椎-基底动脉系统短暂性脑缺血发作的症状比颈动脉系统短暂性脑缺血发作复杂。发作性眩晕是最常见的症状,其他依次为共济失调、视力障碍、运动感觉障碍、吞咽困难、面部麻木等。有的患者还可发生"跌倒发作",即在没有任何先兆的情况下突然跌倒,无意识丧失,患者可很快自行站起来。

(二)脑血栓形成

本病好发于中年以后,50 岁以上有脑动脉硬化、高脂血症和糖尿病者最易发生。男性多于女性。占全部脑血管病的 30%~50%。部分患者起病前多有前驱症状如头晕、头痛、一过性肢体麻木无力,25%左右的患者有 TIA 病史。起病较缓慢,多在安静休息状态或夜间睡眠中发病,清晨或夜间醒来时发现偏瘫、失语等;部分患者白天发病,常先有短暂性脑缺血发作症状,以后进展为偏瘫。脑血栓患者多数发病时无意识障碍,无头痛、恶心、呕吐等症状,局灶症状可在数小时或数天内进行性加重。大面积脑梗死患者或椎-基底动脉血栓形成者因累及脑干网状结构,则可出现不同程度的意识障碍,如同时合并严重脑水肿,也可伴有颅内压增高症状。

1.临床类型

临床中脑血栓形成的临床表现各异,按病程常可分为以下临床类型。

(1)可逆性缺血性神经功能缺损(reversible ischemic neurologic deficits,RIND):患者的神经症状和体征在发病后 3 周内完全缓解,不遗留后遗症,常因侧支循环代偿完善和迅速,血栓溶解或伴发的血管痉挛解除等原因未导致神经细胞严重损害。

(2)稳定型:神经症状和体征在几小时或 2~3 天达到高峰,以后不再发展,病情稳定,病初可有短暂性意识丧失。以后由于侧支循环建立,梗死区周围脑水肿消退,症状可减轻。

(3)缓慢进展型:由于血栓逐渐发展,脑缺血、水肿的范围继续扩大,症状逐渐加重,历时数天甚至数周,直到出现完全性卒中,常见于颈内动脉颅外段及颈内动脉的进行性血栓。

(4)急性暴发型:发病急骤,往往累及颈内动脉或大脑中动脉主干或多根大动脉造成大面积脑梗死,脑组织广泛水肿伴有头痛、呕吐等颅内高压症状及不同程度意识障碍、偏瘫完全、失语等,症状和体征很像脑出血,CT 扫描常有助于鉴别。

2.不同血管闭塞的临床特征

脑血栓形成的临床表现常与闭塞血管的供血状况直接有关,不同的脑动脉血栓形成可有不同临床症状和定位体征。

(1)颈内动脉:颈内动脉血栓的发病形式、临床表现及病程经过,取决于血管闭塞的部位、程度及侧支循环的情况。有良好的侧支循环,可不出现任何临床症状,偶尔在脑血管造影或尸检时发现。脑底动脉环完整,眼动脉与颈外动脉分支间的吻合良好,颈内动脉闭塞时临床上可无任何症状;若突然发生闭塞,则可出现患侧视力障碍和Horner综合征,以及病变对侧肢体瘫痪、对侧感觉障碍及对侧同向偏盲,主侧半球受累尚可出现运动性失语。检查可见患者颈内动脉搏动减弱或消失,局部可闻及收缩期血管杂音,同侧视网膜动脉压下降,颞浅动脉额支充血搏动增强。多普勒超声示颈内动脉狭窄或闭塞外,还可见颞浅动脉血流呈逆向运动,这对诊断本病有较大意义,脑血管造影可明确颈内动脉狭窄或闭塞。

(2) 大脑中动脉:大脑中动脉主干或Ⅰ级分支闭塞,出现对侧偏瘫、偏身感觉障碍和同向性偏盲,优势半球受累时还可出现失语、失读、失算、失写等语言障碍。梗死面积大,症状严重者可引起头痛、呕吐等颅高压症状及昏迷等。大脑中动脉深穿支闭塞,出现对侧偏瘫(上下肢瘫痪程度相同),一般无感觉障碍及偏盲,优势半球受损时可有失语。大脑中动脉皮质支闭塞:出现偏瘫(上肢重于下肢)及偏身感觉,优势半球受累可有失语,非优势半球受累可出现对侧偏侧复视症等体象障碍。

(3) 大脑前动脉:大脑前动脉主干闭塞,如果发生在前交通动脉之前,因病侧大脑前动脉远端可通过前交通动脉代偿供血,可没有任何症状和体征;如血栓发生在前交通动脉之后的主干,则出现对侧偏瘫和感觉障碍(以下肢为重),可伴有排尿障碍(旁中央小叶受损),亦可出现反应迟钝、情感淡漠、欣快等精神症状,以及强握、吸吮反射,在优势半球者可有运动性失语。大脑前动脉皮质支闭塞常可引起对侧下肢的感觉和运动障碍,并伴有排尿障碍(旁中央小叶),亦可出现情感淡漠、欣快等精神症状,以及强握、吸吮反射。深穿支闭塞:由于累及纹状体内侧动脉——Huebner动脉,内囊前支和尾状核缺血,出现对侧中枢性面舌瘫及上肢瘫痪。

(4) 大脑后动脉:主要供应枕叶、颞叶底部、丘脑及上部脑干。主干闭塞常引起对侧偏盲和丘脑综合征。皮质支闭塞时常可引起对侧偏盲,但有黄斑回避现象;优势半球可有失读及感觉性失语,一般无肢体瘫痪和感觉障碍。深穿支包括丘脑穿通动脉、丘脑膝状体动脉,丘脑穿通动脉闭塞由于累及丘脑后部和侧部,表现为对侧肢体舞蹈样运动,不伴偏瘫及感觉障碍。丘脑膝状体动脉闭塞时常可引起丘脑综合征,表现为对侧偏身感觉障碍,如感觉异常、感觉过度、丘脑痛,轻瘫,对侧肢体舞蹈手足徐动症,半身投掷症,还可出现动眼神经麻痹、小脑性共济失调。

(5) 基底动脉:基底动脉分支较多,主要分支包括小脑前下动脉、内听动脉、旁正中动脉、小脑上动脉等,该动脉闭塞临床表现较复杂。基底动脉主干闭塞可引起广泛脑桥梗死,出现四肢瘫痪,瞳孔缩小,多数脑神经麻痹及小脑症状等,严重者可迅速昏迷、高热以至死亡。脑桥基底部梗死可出现闭锁综合征,患者意识清楚,因四肢瘫、双侧面瘫、延髓性麻痹、不能言语、不能进食、不能做各种动作,只能以眼球上下运动来表达自己的意愿。基底动脉的一侧分支闭塞,可因脑干受损部位不同而出现相应的综合征。Weber综合征,因中脑穿动脉闭塞,病侧动眼神经麻痹,对侧偏瘫,Ciaude综合征,同侧动眼神经麻痹,对侧肢体共济失调。Millard-Gubler综合征,因脑桥旁中央支动脉闭塞,出现病侧外展神经和面神经麻痹,对侧肢体瘫痪。Foville综合征,因内侧纵束及外展神经受损,出现病侧外展和面神经麻痹,双眼向病灶侧水平凝视麻痹,对侧肢体瘫痪。内听动脉闭塞,则常引起眩晕发作,伴有恶心、呕吐、耳鸣、耳聋等症状。小脑上动脉闭塞,因累及小脑半球外侧面、小脑蚓部和中脑四叠体及背外侧,可引起同侧小脑性共济失调,对侧痛温觉减退,听力减退。

(6) 椎动脉:此处闭塞为小脑后下动脉损害,典型为延髓外侧综合征或Wallenberg

syndrome 综合征。临床表现为突然眩晕、恶心、呕吐、眼球震颤(前庭外侧核及内侧纵束受刺激),病灶侧软腭及声带麻痹(舌咽、迷走神经疑核受损),共济失调(前庭小脑纤维受损),面部痛觉、温觉障碍(三叉神经脊束核受损),Horner 综合征(延髓网状结构下行交感神经下行纤维受损),对侧半身偏身痛、温觉障碍(脊髓丘脑束受损)。偶或表现为对侧延髓综合征,因锥体梗死而发生对侧上下肢瘫痪,可有病侧吞咽肌麻痹和对侧身体的深感觉障碍。

(7)小脑梗死:表现为眩晕、恶心、呕吐、头痛、共济失调。患者有明显运动障碍而无肌力减退或锥体束征,大面积梗死可压迫脑干而出现外展麻痹、同向凝视、面瘫、锥体束征。严重颅压增高可引起呼吸麻痹,昏迷。

(三)脑栓塞

(1)任何年龄均可发病,但以青壮年多见。多在活动中突然发病,常无前驱症状,局限性神经缺失症状多在数秒至数分钟内发展到高峰,是发病最急的脑卒中,且多表现为完全性卒中。个别病例因栓塞反复发生或继发出血,于发病后数天内呈进行性加重,或局限性神经功能缺失症状,一度好转或稳定后又加重。

(2)大多数患者意识清楚或仅有轻度意识模糊,颈内动脉或大脑中动脉主干的大面积栓塞者可发生严重脑水肿、颅内压增高、昏迷及抽搐发作,病情危重;椎-基底动脉系统栓塞也可发生昏迷。

(3)局限性神经缺失症状与栓塞动脉供血区的功能相对应。约 4/5 脑栓塞累及 Willis 环部,多为大脑中动脉主干及其分支,出现失语、偏瘫、单瘫、偏身感觉障碍和局限性癫痫发作等,偏瘫,多以面部和上肢为主,下肢较轻;约 1/5 发生在 Willis 环后部,即椎基底动脉系统,表现眩晕、复视、共济失调、交叉瘫、四肢瘫、发音与吞咽困难等;栓子进入一侧或两侧大脑后动脉可导致同侧偏盲或皮层盲;较大栓子偶可栓塞在基底动脉主干,造成突然昏迷、四肢瘫或基底动脉尖综合征。

(4)大多数患者有栓子来源的原发疾病,如风湿性心脏病、冠心病和严重心律失常等;部分病例有心脏手术史、长骨骨折史、血管内治疗史等;部分患者有脑外多处栓塞证据如皮肤、球结膜、肺、肾、脾、肠系膜等栓塞和相应的临床症状和体征,肺栓塞常有气急、发绀、胸痛、咯血和胸膜摩擦音等,肾栓塞常有腰痛、血尿等,其他如皮肤出血或形成瘀斑、球结膜出血、腹痛、便血等。

(四)腔隙性脑梗死

老年人多见,60 岁左右。常有高血压、高血脂和糖尿病。症状突然或隐袭发生,约 30% 患者症状可在 36 小时内逐渐加重。也有部分患者可以没有任何症状,仅在影像学检查时发现,所以有人又将其归类为无症状性脑梗死。临床上常见的腔隙综合征有纯运动卒中、纯感觉卒中、感觉运动卒中、构音障碍-手笨拙综合征、共济失调轻偏瘫综合征。

1.纯运动卒中

纯运动卒中约占腔隙性脑梗死的 50%,有偏身运动障碍,表现为对侧面、舌瘫和肢体瘫。也可为单纯的面舌瘫或单肢瘫痪,常不伴有失语、感觉障碍或视野缺损。病灶主要在内囊、脑桥基底部,有时在放射冠或大脑脚处。

2.纯感觉卒中

纯感觉卒中约占腔隙性脑梗死的 5%,主要表现为一侧颜面、上肢和下肢感觉异常或感觉减退。病灶主要位于丘脑腹后核,也可在放射冠后方、内囊后肢、脑干背外侧部分等。

3.感觉运动卒中

感觉运动卒中约占腔隙性脑梗死的35%,累及躯体和肢体部分的纯运动卒中伴有感觉障碍。病变部位累及内囊和丘脑,由大脑后动脉的丘脑穿通支或脉络膜动脉病变所致。

4.构音障碍-手笨拙综合征

构音障碍-手笨拙综合征约占腔隙性脑梗死的10%,其临床特征为突然说话不清,一侧中枢性面舌瘫(常为右侧)伴有轻度吞咽困难以及手动作笨拙,共济失调(指鼻试验欠稳),但无明显肢体瘫痪。病灶位于脑桥基底部上1/3和2/3交界处或内囊膝部上方。

5.共济失调轻偏瘫

约占腔隙性脑梗死的10%,常表现为突然一侧轻偏瘫,下肢比上肢重,伴有同侧肢体明显共济失调。病损通常在放射冠及脑桥腹侧。

此外,腔隙脑梗死还可引起许多其他临床综合征,如偏侧舞蹈性综合征、半身舞动性综合征、闭锁综合征、中脑丘脑综合征、丘脑性痴呆等。

(五)基底动脉尖综合征(TOB综合征)

本病以老年人发病为多,发病年龄23~82岁,平均为59~76岁。症状可有眩晕、恶心、呕吐、头痛、耳鸣、视物不清、复视、肢体无力、嗜睡、意识障碍、尿失禁等。

神经系统查体可见以下表现。

1.中脑和丘脑受损的脑干首端栓塞表现

(1)双侧动眼神经瘫痪——出现眼球运动及瞳孔异常:一侧或双侧动眼神经部分或全部麻痹、眼球上视不能(上丘受累),瞳孔反应迟钝而调节反应存在,类似Argyu-Robertson瞳孔(顶盖前区病损)。

(2)意识障碍,注意行为的异常:一过性或持续数天,或反复发作(中脑及/或丘脑网状激活系统受累)。

(3)异常运动与平身投掷、偏瘫、共济运动障碍及步态不稳,癫痫发作,淡漠,记忆力和定向力差(丘脑受损)。

2.大脑后动脉区梗死(枕叶、颞叶内侧面梗死)表现

视物不清,同向象限性盲或偏盲,皮质盲(双侧枕叶视区受损),Balint综合征(注视不能症、视物失认症、视觉失用症),严重记忆障碍(颞叶内侧等)。

四、辅助检查

(一)脑血管造影

脑血管造影是诊断缺血性脑血管疾病的重要辅助检查,尤其是外科治疗中最基本的检查评估措施,它不仅能提供脑血管是否存在狭窄、部位、程度、粥样斑块、局部溃疡、侧支循环等情况,而且还可发现其他病变以及评估手术疗效等。

如狭窄程度达到50%,表示管腔横断面积减少75%;狭窄度达到75%,管腔面积已减少90%;如狭窄处呈现"细线征"(图2-5),则管腔面积已减少90%~99%。

动脉粥样硬化上的溃疡形态可表现为:①动脉壁上有边缘锐利的下陷。②突出的斑块中有基底不规则的凹陷。③当造影剂流空后在不规则基底中有造影剂残留。

颈动脉狭窄程度(%)=(1-狭窄动脉内径/正常颈内动脉管径)×100%。颈动脉狭窄可分为轻度狭窄(<30%)、中度狭窄(30%~69%)、重度狭窄(70%~99%)和完全闭塞。

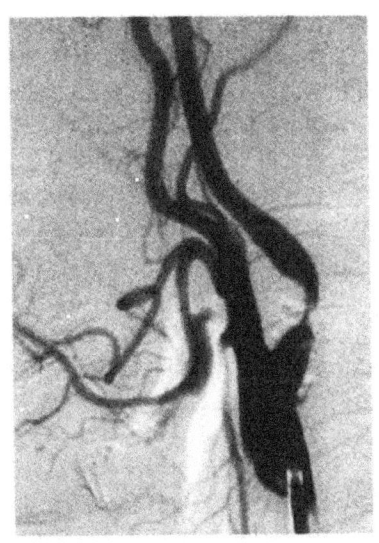

图 2-5　DSA 显示颈内动脉重度狭窄(细线征)

(二)经颅多普勒超声(TCD)

多普勒超声可测定颈部动脉内的峰值频率和血流速度,可借以判断颈内动脉狭窄的程度。残余管腔越小其峰值频率越高,血流速度也越快。根据颈动脉峰值流速判断狭窄程度的标准见表 2-3。

表 2-3　多普勒超声探测颈内动脉狭窄程度

狭窄百分比(%)	颈内动脉/颈总动脉峰值收缩期流速比率	峰值收缩期流速(cm/s)
41~50	<1.8	>125
60~79	>1.8	>130
80~99	>3.7	>250 或<25(极度狭窄)

颈动脉指数等于颈总动脉的峰值收缩期频率除以颈内动脉的峰值收缩期频率。根据颈动脉指数也可判断颈内动脉狭窄的程度(表 2-4)。

表 2-4　颈动脉指数与颈内动脉狭窄

狭窄程度	狭窄百分比(%)	残余管径(mm)	颈动脉指数
轻度	<40	>4	2.5~4.0
中度	40~60	2~4	4.0~6.9
重度	>60	<2	7.0~15

经颅多普勒超声(TCD)可探测颅内动脉的狭窄,如颈内动脉颅内段、大脑中动脉、大脑前动脉和大脑后动脉主干的狭窄。

(三)磁共振血管造影(MRA)

MRA 是一种无创检查方法,可显示颅内外脑血管影像。管腔狭窄 10%~69% 者为轻度和中度狭窄,此时 MRA 片上显示动脉管腔虽然缩小,但血流柱的连续性依然存在。管腔狭窄 70%~95% 者为重度狭窄,血流柱的信号有局限性中断,称为"跳跃征"。管腔狭窄 95%~99% 者为极度狭窄,在信号局限性中断中,若血流柱很纤细甚至不能显示,称为"纤细征"。目前在

MRA像中尚难可靠地区分极度狭窄和闭塞,MRA的另一缺点是难以显示粥样硬化的溃疡。与脑血管造影相比,MRA对狭窄的严重性常估计过度,因此,最好与超声探测结合起来分析,可提高与脑血管造影的附和率。

(四)CT脑血管造影(CTA)

CT脑血管造影是另一种非侵袭性检查脑血管的方法。先静脉推注100~150 mL含碘造影剂,然后进行扫描和重建。与脑血管造影的诊断附和率可达90%。其缺点是难以区分血管腔内的造影剂与血管壁的钙化,因此,对狭窄程度的估计不够准确。

(五)正电子发射计算机断层扫描(PET)

PET即派特,在短暂性脑缺血发作(TIA)与急性脑梗死的早期定位诊断、疗效评价及是否需做血管重建手术及其评价等方面具有重要的诊断价值。派特主要测量的指标是局部脑血容量(CBV)、局部脑血流量(rCBF)和脑血流灌注量(PR)。在脑缺血早期的1小时到数天内形态学发生变化之前,派特图像表现为病灶区低灌注,脑血流量减少,大脑氧摄取量增加,脑血容量增加,这在一过性脑缺血发作和半暗区组织表现非常明显;脑缺血进一步发展,脑血流量会降低,图像表现为放射性缺损。

五、诊断

缺血性脑血管疾病要根据病史、起病形式、症状持续的时间与发作频率、神经系统查体以及辅助检查进行综合分析,作出诊断。依据脑血管造影、经颅多普勒超声、MRA、CTA及PET检查,不仅可对缺血性脑血管疾病作出定性、定量诊断,还可指导选择治疗方案与判断疗效。

诊断要点:①年龄在50岁以上存在动脉硬化、糖尿病、高血脂者。②既往有短暂性脑缺血发作史。③多在安静状态下发病,起病缓慢。④意识多清楚,较少头痛、呕吐,有局限性神经系统体征。⑤神经影像学检查显示有脑缺血表现。

六、治疗

(一)TIA

应针对能引起TIA的病因与危险因素进行积极治疗,如高血压、高脂血症、糖尿病、心脏病等。

1.抗血小板聚集治疗

研究表明,抗血小板聚集能有效地防止血栓形成和微栓子的形成,减少TIA发作,常用:①阿司匹林,可抑制环氧化酶,抑制血小板内花生四烯酸转化为血栓素A_2,故能抑制血小板的释放和聚集。但使用阿司匹林剂量不宜过大,否则同时亦抑制血管内皮细胞中的前列环素的合成,不利于对血栓素A_2作用的对抗与平衡。阿司匹林的剂量为每天口服50~300 mg为益,有消化道溃疡病及出血性疾患者慎用。②双嘧达莫可通过抑制磷酸二酯酶,阻止环磷酸腺苷(CAMP)的降解,抑制ADP诱发血小板聚集的敏感性,而有抗血小板聚集作用。常用剂量25~50 g,3次/天,可与阿司匹林合用。急性心梗时忌用。③盐酸噻氯匹定是一新型有效的抗血小板聚集药物,疗效优于阿司匹林,常用剂量为125~250 mg,1次/天。

2.抗凝治疗

对TIA发作频繁、程度严重、发作症状逐渐加重、或存在进展性卒中的可能性时,尤其是椎-基底动脉系统的TIA,如无明显的抗凝禁忌证,应在明确诊断后及早进行抗凝治疗。

常用药物:①肝素。在体内外均有迅速抗凝作用,静脉注射10分钟即可延长血液的凝血时间。方法:将肝素100 mg(12 500 U)加入10% GS 1 000 mL中,缓慢静脉滴注(20滴/分)维持治疗7~10天。定期监测凝血时间,并根据其凝血时间调整滴速,使凝血酶原时间保持在正常值的2.0~2.5倍,凝血酶原活动度在20%~30%。维持24~48小时。②口服抗凝剂。病情较轻或肝素治疗控制病情后可用此法,华法林片首剂4~6 mg,以后2~4 mg/d维持。醋硝香豆素首剂为8 mg,以后2.5~5 mg/d维持。双香豆素乙酯,首剂300 mg,维持量为150 g/d。口服抗凝药一般要连用半年至1年,用药期间应及时查出凝血时间。抗凝治疗的禁忌证:70岁以上者出血性疾病、血液病创口未愈、消化道溃疡活动期、严重肝肾疾病及颅内出血、妊娠者。③低分子肝素。这是通过化学解聚或酶解聚生成的肝素片等,其大小相当于普通肝素的1/3,其出血不良反应小,同时有促纤溶作用,增强血管内皮细胞的抗血栓作用而不干扰血管内皮细胞的其他功能。因此低分子肝素比其他肝素更安全,用法:低分子肝素5 000 U,腹部皮下垂直注射,1~2次/天,7~10天为一疗程。

3.手术治疗

经检查明确短暂性脑缺血发作是由于该部大动脉病变如动脉粥样硬化斑块致严重动脉狭窄致闭塞所引起时,为了消除微栓子来源、恢复和改善脑血流、建立侧支循环,对颈动脉粥样硬化颈动脉狭窄>70%者,可考虑手术治疗。常用方法有颈动脉内膜剥离术,颅外-颅内血管吻合术,及近年来发展起来的颈动脉支架成形术。

4.血管扩张药物

能增加全脑的血流量,扩张脑血管,促进侧支循环。引用罂粟碱30~60 mg,加入5% GS液体滴或在川芎嗪80~160 mg中加入5% GS液体滴,14天为一疗程,其他如丹参、烟酸等。

(二)脑血栓形成

脑血栓形成急性期治疗原则:①要特别重视超早期和急性期处理,要注意整体综合治疗与个体化治疗相结合,针对不同病情、不同病因采取针对性措施。②尽早溶解血栓及增加侧支循环,恢复缺血区的血液供应、改善微循环,阻断脑梗死的病理生理。③重视缺血性细胞的保护治疗,应尽早应用脑细胞保护剂。④积极防治缺血性脑水肿,适时应用脱水降颅内压药物。⑤要加强监护和护理,预防和治疗并发症。⑥尽早进行康复治疗,促进神经功能恢复。⑦针对致病危险因素进行治疗,预防复发。

1.一般治疗

一般治疗是急性缺血性脑血管病的基础治疗,不可忽视,否则可发生并发症导致死亡。意识障碍患者应予气道支持及辅助呼吸,定期监测PaO_2和$PaCO_2$。注意防治压力性损伤及呼吸道或泌尿系统感染,维持水、电解质平衡及心肾功能,预防肺栓塞、下肢深静脉血栓形成等并发症。

2.调整血压

对急性脑梗死后高血压的治疗一直存在争议,应慎用降血压药。急性脑卒中时血管自主调节功能受损,脑血流很大程度取决于动脉压,明显降低平均动脉压可能对缺血脑组织产生不利影响。Yamagnchi提出缺血性脑卒中急性期的血压只有在平均动脉压超过17.3 kPa(130 mmHg)或收缩压超过29.3 kPa(220 mmHg)时才需降压,降压幅度一般降到比卒中前稍高的水平。急性缺血性脑血管病患者很少有低血压。如血压过低,应查明原因,及时给予补液或给予适当的升压药物如多巴胺、间羟胺等以升高血压。

3.防治脑水肿

脑血栓形成后,因脑缺血、缺氧而出现脑水肿,在半小时内即可出现细胞毒性水肿,继而在3~5天出现血管源性水肿,7~10天后水肿开始消退,2~3周时水肿消失。大面积脑梗死或小脑梗死可致广泛而严重的脑水肿,如不及时处理,可并发脑疝死亡。常用有效降颅内压药物为甘露醇、呋塞米、甘油果糖和清蛋白。甘露醇快速静脉注射后,因其不易从毛细血管外渗入组织,从而能迅速提高血浆渗透压,使组织间液水分向血管内转移,达到脱水作用,同时增加尿量及尿 Na^+、K^+的排出,尚有清除自由基的作用。通常选用20%甘露醇125 mL静脉快速滴注,1次/6~12小时,直至脑水肿减轻。主要不良反应有循环负担而致心力衰竭或急性肺水肿,剂量过大,应用时间长可出现肾脏损害。为减少上述不良反应,可配合呋塞米使用,呋塞米常用剂量为20~40 mL/次静脉滴注,2~4次/天。用药过程中注意水电解质平衡。甘油果糖具有良好的降颅内压作用,常用量250 mL静脉滴注,1~2次/天;清蛋白具有提高血浆胶体渗透压作用,与甘露醇合用,取长补短,可明显提高脱水效果。用法2~10 g/次,静脉滴注,1次/天或1次/2天,连用7~10天。

4.溶栓治疗

适用于超早期(发病6小时以内)及进展型卒中。应用溶栓治疗应严格掌握溶栓治疗的适应证与禁忌证。

(1)适应证:①年龄小于75岁。②颈动脉梗死无意识障碍者及椎基底动脉梗死者本身预后极差,对昏迷较深者也不必禁忌,而且治疗开始时间也可延长。③头颅CT排除颅内出血和神经功能缺损相应的低密度影者。④可在发病6小时内完成溶栓。⑤患者或家属同意。

(2)禁忌证:①溶栓治疗之前瘫痪肢体肌力已出现改善。②活动性内出血和已知出血倾向。③脑出血史,近6个月脑梗死史及颅内、脊柱手术外伤史。④近半年内活动性消化性溃疡或胃肠出血。⑤严重心、肝、肾功能不全。⑥正在使用抗凝剂。⑦未控制的高血压,收缩压高于26.7 kPa(200 mmHg),或舒张压高于14.7 kPa(110 mmHg)。⑧收缩压低于13.3 kPa(100 mmHg),年龄小于60岁。

(3)血栓溶解的原理:血栓溶解主要是指溶解血栓内的纤维蛋白。纤维蛋白降解主要依靠纤溶酶,它产生于纤溶酶原被一系列活化因子激活时。纤溶酶原是一种相对分子质量为92 000的糖蛋白,由790个氨基酸组成,分为谷氨酸纤溶酶原和赖氨酸纤溶酶原,这两种酶原可被内源性的t-PA和外源性的尿激酶和链激酶所激活,在溶栓过程中,给予患者某些药物(如尿激酶、链激酶、t-PA等)可以促进血栓溶解,将血栓分解为可溶性纤维蛋白降解产物。

(4)常用溶栓剂及作用机制:共3代溶栓剂。①第一代:非选择性溶栓剂——链激酶(SK)、尿激酶(UK)。SK是国外应用最早、最广的一种溶栓剂,它通过与血中纤维蛋白原形成1∶1复合物,再促进游离的纤溶酶原转化为纤溶酶,因此它是间接的纤溶酶激活剂。链激酶由于抗原性较强,易引起变态反应,溶栓同时也易引起高纤溶血症,目前临床上较少使用。欧洲几项大规模临床研究结果证实,SK溶栓死亡率及出血发生率高,效果不明显,不推荐使用。UK是一种丝氨酸蛋白酶,它可使纤溶酶原中的精氨酸560-缬氨酸561化学键断裂,直接使纤溶酶原转变为纤溶酶,由于其无抗原性、无热源性、毒副反应小,且来源丰富等特点,至今仍是亚洲一些国家(如中国和日本)临床应用的主要药物。②第二代:选择性溶栓剂——重组组织型纤溶酶原激活剂(rt-PA)、重组单链尿激酶型纤溶酶原激活剂(rscu-PA)ort-PA分子上有纤维蛋白结合点,故能选择性地和血栓表层的纤维蛋白结合,所形成的复合物对纤溶酶有很高的亲和力及触酶活性,使纤溶酶原在局部转变为纤溶酶,从而溶解血栓,而很少产生全身抗凝、纤溶状态。但它的价格非常昂贵,大剂量使用也会增加出血的可能性,同时由于其半衰期更短,因此有一定的血管再闭塞,使其临床应用受到一定的限制。Rscu-PA 是人血、尿中天然存在的一种蛋白质,其激活与纤维蛋白结合的纤溶酶原比激活血循环中游离的纤溶酶原容易。③第三代:试图用基因工程选择技术改良天然溶栓药物的结构,以提高选择性溶栓剂效果,延长半衰期,减少剂量,这类药物有嵌合型溶栓剂(将 t-PA、scu-PA 二级结构进行基因工程杂交而得)单克隆抗体导向溶栓。

(5)溶栓剂量:脑梗死溶栓治疗剂量尚无统一标准,由于人体差异、给药途径的不同,剂量波动范围也较大。通常静脉溶栓剂量大,SK 150 000～500 000 U,UK 1 000 000～1 500 000 U,rt-PA 10～100 mg;动脉用药 SK 6 000～250 000 U,UK 100 000～300 000 U,rt-PA 20～100 mg。

(6)溶栓治疗时间:Astrup 根据动物试验首次提出了"缺血半暗带"的概念,表明缺血半暗带仅存在 3～4 小时,因此大多数临床治疗时间窗定在症状出现后 6 小时内。美国食品与药物管理局(FDA)批准在发病 3 小时内应用 rt-PA。尿激酶一般在发病 6 小时内应用。近来有学者提出 6 小时的治疗时间窗也绝不是僵化的,有些患者卒中发病超过 6 小时,如果侧支循环好,仍可考虑延迟性溶栓。

(7)溶栓治疗的途径:溶栓治疗的途径主要有静脉和动脉用药两种。在 DSA 下行动脉内插管,于血栓附近注入溶栓药,可增加局部的药物浓度,减少用药剂量,直接观察血栓崩解,一旦再通即刻停止用药,便于掌握剂量,但它费时(可能延误治疗时间)、费用昂贵,需要造影仪器及训练有素的介入放射人员。因而受到技术及设备的限制。相反静脉溶栓简便易行,费用低。近来有一些学者提出将药物注入 ICA,而不花更多时间将导管插入 MCA 或在血栓近端注药。至于何种用药途径更佳,尚未定论,Racke 认为动脉、静脉用药两者疗效无明显差异。

(8)溶栓治疗脑梗死的并发症。①继发脑出血:多数文献报告,经 CT 证实的脑梗死后出血性梗死的自然发生率为 5%～10%;脑实质出血约为 5%。WardLaw 等综述的 30 多篇文献的 1 573 例应用 UK、SK、rt-PA 经静脉或动脉途径溶栓治疗中,出血性脑梗死发生率为 10%。1 781 例溶栓治疗继发脑实质出血发生率为 5%。当然给药方法和时机不同,出血的发生率不同,据现有资料颅内出血的发生率为 4%～26%。最主要危险因素如下。溶栓治疗时机:高血压,溶栓开始前收缩压超过 26.7 kPa 或舒张压超过 16.0 kPa。溶栓药物的剂量:脑水肿,早期脑 CT 检查有脑水肿或占位效应患者可增加出血性梗死的发生率。潜在的危险因素:年龄(70 岁以上)、病前神经状况、联合用药(如肝素、阿司匹林等)。可能发生机制:继发性纤溶亢进和凝血障碍;长期缺血的血管壁已经受损,在恢复血供后由于通透性高而血液渗出;血流再灌注后可能因反射而使灌注压增高。②再灌注损伤:再灌注早期,脑组织氧利用率低,而过氧化脂质含量高,过剩氧很容易形成活性氧,与细胞膜脂质发生反应,使脑细胞损害加重。通常脑梗死发病 12 小时以内缺血脑组织再灌注损伤不大,脑水肿较轻,但发病 12 小时以后则可能出现缺血脑组织过度灌注,加重脑水肿。③血管再闭塞:脑梗死溶栓后血管再闭塞发生率为 10%～20%,其发生原因目前尚不十分清楚,可能与溶栓药物的半衰期较短有关,尿激酶的半衰期为 16 分钟,PA 仅为 7 分钟;溶栓治疗可能伴有机体凝血活性增高。

5.抗凝治疗

临床表现为进展型卒中的患者,可有选择地应用抗凝治疗。但有引起颅内和全身出血的危险,必须严格掌握适应证和禁忌证。抗凝治疗包括肝素和口服抗凝剂。肝素:12 500 U 加入 10%葡萄糖 1 000 mL 中,缓慢静脉滴注(每分钟 20 滴),仅用 1～2 天,凝血酶原时间保持在正常值的 2.0～2.5 倍,凝血酶原活动度在 20%～30%。但有关其疗效及安全性的确切资料有限,结果互有分歧。低分子肝素安全性增加,但其治疗急性缺血性脑血管病的疗效尚待评估,目前已有的资料难以作出肯定结论。用法:速避凝 3 000～5 000 U,腹部皮下垂直注射,1～2 次/天。口服抗凝剂:双香豆素乙酯 300 mg,双香豆素 100～200 mg 或华法林 4～6 mg,刚开始时每天检查凝血酶原时间及活动度,待稳定后可每周查 1 次,以便调整口服药物剂量。治疗期间应注意出血并发症,如有出血情况立即停用。

6. 降纤治疗

降解血栓纤维蛋白原、增加纤溶系统活性及抑制血栓形成或帮助溶解血栓。适用于脑血栓形成早期,特别是合并高纤维蛋白血症患者。常用药物有巴曲酶、蛇毒降纤酶等。

7. 抗血小板凝集药物

抗血小板凝集药物能降低血小板聚集和血黏度。目前常用有阿司匹林和盐酸噻氯匹定。阿司匹林以小剂量为宜,一般 50～100 mg/d,盐酸噻氯匹定 125～250 mg/d。

8. 血液稀释疗法

稀释血液和扩充血容量可以降低血液黏稠度,改善局部微循环。常用右旋糖酐-40 或羧甲淀粉 500 mL,静脉滴注,1 次/天,10～14 天为 1 个疗程。心肾功能不全者慎用。

9. 脑保护剂

目前临床上常用的制剂如下:①钙通道阻滞剂。能阻止脑缺血、缺氧后神经细胞内钙超载,解除血管痉挛,增加血流量,改善微循环。常用的药物有尼莫地平、盐酸氟桂利嗪等。②胞磷胆碱。它是合成磷脂胆碱的前体,胆碱在磷脂酰胆碱生物合成中具有重要作用,而磷脂酰胆碱是神经膜的重要组成部分,因此具有稳定神经细胞膜的作用。胞磷胆碱还参与细胞核酸、蛋白质和糖的代谢,促进葡萄糖合成乙酰胆碱,防治脑水肿。用法:胞磷胆碱 500～750 mg 加入 5% 葡萄糖液 250 mL。静脉滴注,1 次/天,10～15 天为 1 个疗程。③脑活素。主要成分为精制的必需氨基酸和非必需氨基酸、单胺类神经介质、肽类激素和酶前体,它能通过血-脑屏障,直接进入神经细胞,影响细胞呼吸链,调节细胞神经递质,激活腺苷酸环化酶,参与细胞内蛋白质合成等。用法:脑活素 20～50 mL 加入生理盐水 250 mL,静脉滴注,1 次/天,10～15 天为 1 个疗程。

10. 外科治疗和介入治疗

半球大面积脑梗死压迫脑干,危及生命时,若应用甘露醇无效,应积极进行去骨瓣手术减压和坏死脑组织吸出术。对急性大面积小脑梗死产生明显肿胀及脑积水者,可行脑室引流术或去除坏死组织以挽救生命。对颈动脉粥样硬化、颈动脉狭窄>70%者,可考虑手术治疗。常用的手术方法有颈动脉内膜剥离修补术、颅外-颅内血管吻合术及近年来发展起来的颈动脉支架成形术。

11. 康复治疗

主张早期进行系统、规范及个体化的康复治疗。急性期一旦病情平稳,应立即进行肢体功能锻炼和语言康复训练,降低致残率。

(三)脑栓塞

(1)发生在颈内动脉前端或大脑中动脉主干的大面积脑栓塞患者,以及小脑梗死患者可发生严重的脑水肿,继发脑疝,应积极进行脱水、降颅内压治疗,必要时需要进行大颅瓣切除减压。大脑中动脉主干栓塞可立即施行栓子摘除术,据报道 70% 可取得较好疗效,亦应争取在时间窗内试验溶栓治疗,但由于出血性梗死更多见,溶栓适应证更应严格掌握。

(2)由于脑栓塞有很高的复发率,有效的预防很重要。心房颤动患者可采用抗心律失常药物或电复律,如果复律失败,应采取预防性抗凝治疗。由于个体对抗凝药物的敏感性和耐受性有很大差异,治疗中要定期监测凝血功能,并随时调整剂量。在严格掌握适应证并进行严格监测的条件下,适宜的抗凝治疗能显著改善脑栓塞患者的长期预后。

(3)部分心源性脑栓塞患者发病后 3 小时内,用较强的血管扩张剂如罂粟碱点滴或吸入亚硝酸异戊酯,可收到较满意疗效,亦可用烟酸羟丙茶碱治疗发病 1 周内的轻中度脑梗死病例收到较满意疗效者。

(4)对于气体栓塞的处理应采取头低位,左侧卧位。如系减压病应立即行高压氧治疗,可使气体栓塞减少,脑含氧量增加气体栓塞常引起癫痫发作,应严密观察,及时进行抗癫痫治疗。脂肪栓的处理可用血管扩张剂,5%硫酸氢钠注射液 250 mL 静脉滴注,2 次/天。感染性栓塞需选用有效足量的抗生素来进行抗感染治疗。

(四)腔隙性脑梗死

该病无特异治疗,其关键在于防治高血压动脉粥样硬化和糖尿病等。急性期适当的康复措施是必要的。纯感觉卒中主要病理是血管壁玻璃样变性,巨噬细胞内充满含铁血黄素,提示红细胞外渗,因此禁用肝素等抗凝剂,但仍可试用阿司匹林、双嘧达莫;纯运动较少发生血管脂肪变性,可以应用肝素、东菱精纯克栓酶及蝮蛇抗栓酶,但应警惕出血倾向。腔隙梗死后常有器质性重型抑郁,抗抑郁药物患者常不易耐受,最近有人推荐选择性 5-羟色胺重摄取抑制剂 Ciralopram 10~14 mg/d,治疗卒中后重型抑郁安全有效,无明显不良反应。无症状型腔隙性脑梗死主要针对其危险因素:高血压、糖尿病、心律失常、高脂血症、高黏血症及颈动脉狭窄等,进行积极有效的治疗,对降低其复发率至关重要,对本病的预防也有极其重要的意义。

(刘　婧)

第三章 心内科急危重症诊疗

第一节 心包积液与心脏压塞

一、心包积液

心包积液可出现于所有急性心包炎中,为壁层心包受损的表现。临床上可无症状,但如果液体积聚导致心包腔内压升高而产生心脏压迫则可出现心脏压塞。继发于心包积液的心包腔内压力升高与以下几个因素有关:①绝对的积液量。②积液产生的速度。③心包本身的特性。正常人心包腔容纳 15~50 mL 液体,如液体积聚缓慢,心包伸展,心包腔内可适应多达 2 L 液体而不出现心包腔内压升高。然而,正常未伸展的心包腔能适应液体快速增长而仍能维持心包腔内压力-容量曲线在平坦部分的液量仅 80~200 mL。如液体迅速增加超过 200 mL,则心包腔内压力会显著上升。如心包因纤维化或肿瘤浸润而异常僵硬,则很少量的积液也会使心包腔内压力显著升高。

(一)无心脏压塞的心包积液

无论何种心包积液,它的临床重要性依赖于:①是否出现因心包腔内压力升高而致的血流动力学障碍。②全身性病变的存在及其性质。对疑有急性心包炎患者使用超声心动图来确定心包积液是相当可靠的,因为存在心包积液即使不能诊断也提示心包有炎症。除非有心脏压塞或因诊断需要分析心包积液如急性细菌性心包炎,否则无指征行心包穿刺术。

(二)慢性心包积液

为积液存在 6 个月以上,可出现在各类型的心包疾病中。通常患者可有惊人的耐受力而无心脏受压的症状,常在常规胸部 X 线检查中发现心影异常增大。慢性心包积液尤其好发于以往有特发性病毒性心包炎、尿毒症性心包炎和继发于黏液水肿或肿瘤的心包炎患者中。慢性心包积液也可发生在慢性心力衰竭,肾病综合征和肝硬化等各种原因引起的水钠潴留时且可与腹水及胸腔积液同时出现。有报道,3%原发性心包疾病患者的初始表现为大量特发性慢性心包积液,其中女性更多见。慢性心包积液的处理,部分依赖于其病因且必须除外隐匿性甲状腺功能减退。无症状、稳定的且是特发性积液的患者,除避免抗凝外常不需要特异性治疗。

二、心脏压塞

心脏压塞是由于心包腔内液体积聚引起心包内压力增加所致。特征:①心包腔内压力升高。

②进行性限制了心室舒张期充盈。③每搏量和心排血量降低。

（一）心导管检查

心导管检查在确定心包积液时的血流动力学变化的重要性中是非常有价值的。除非患者处于垂危的紧急状况，医师倾向于在右心结合心包穿刺术在心包腔内插入导管。心导管检查有以下作用：①提供心脏压塞绝对肯定的诊断。②测定血流动力学的受损情况。③通过心包抽液血流动力学改善的证据来指导心包穿刺抽液。④可以测定同时并存的血流动力学异常，包括左心衰竭、渗出-缩窄性心包炎和在恶性积液的患者中未料到的肺动脉高压。

心导管检查一般均显示：右心房压升高伴特征性的持续收缩期 X 倾斜而无或仅有一小的舒张期 Y 倾斜。若同步记录心包内压力和右心房压力，显示二者压力几乎一致升高。吸气时二者压力同时下降，在 X 倾斜的收缩期射血时间里，心包内压力略低于右心房压力。如果心包内的压力不高或右心房和心包内压力不一致，则必须重新考虑心脏压塞的诊断。

右心室舒张中期压力是升高的，与右心房和心包内压力相等，但没有缩窄性心包炎的"下陷-高平原"的特征性表现。因为右心室和肺动脉的收缩压等于右心室和心包内压力之和，故右心室和肺动脉收缩压常有中等度升高，其范围为 4.7～6.7 kPa（35～50 mmHg）。在心脏严重受压的病例中，右心室收缩压可以下降，仅略高于右心室舒张压。

通常肺嵌压和左心室舒张压是升高的，若同步记录心包内压力，则三者压力相等。呼气时肺嵌压常略高于心包内压力，所形成的压力阶差可促进左心充盈。呼气时肺嵌压暂时降低超出心包内压力的下降，则肺静脉循环和左心之间的压力阶差降低或消失。在严重左心室功能减退或左心室肥厚和左室舒张压升高的患者中，在心包内和右心房压力相等但低于左心室舒张压时即可发生心脏压塞。根据心脏受压的严重程度，左心室收缩压和主动脉压力可以正常或降低。

通过动脉内插管和压力测定可以很容易地证明有奇脉。同步记录体动脉和右心室压力显示，二者在吸气的变化是超出时相范围的。每搏量通常有明显降低，由于心动过速的代偿作用，心排血量可以正常，但在严重心脏压塞时可以明显降低。体循环阻力常常是升高的。

如果在心导管检查前，超声心动图已显示心脏压塞的图像，则心血管造影检查对诊断无特殊意义。在心脏不很正常的病例中，右心室和左心室的舒张末期容量通常是降低的，而射血分数是正常或升高的。

心包抽液后的最初结果是心包内、右心房、右心室和左心室舒张压一致降低，然后心包内压力再低于右心房压。右心房压力波形重新出现 Y 倾斜，继续抽液可以使心包内压力降至零点水平并随胸腔内压力的变化而波动。由于心包的压力容量曲线很陡直，心包液体只要抽取 50～100 mL 就可使心包内压力直线下降，以及体动脉压力和心排血量改善，奇脉消失。随心包内压力下降通常伴尿量增多，这与增加心排血量和心房钠尿肽的释放有关。

如果心包内压力降至零或负值而右心房压力仍升高，则应高度考虑到渗出-缩窄性心包炎，尤其是肿瘤或曾放疗过的患者。在成功心包穿刺抽液后右心房压持续升高的其他原因依次为心脏压塞伴以往有左心室功能减退、肺高压和右心房高压、三尖瓣病变及限制型心肌病。在怀疑有恶性病变的患者中，源于肺微血管肿瘤的肺动脉高压是右心房压持续升高的一个重要原因，并且在心包积液完全引流后气急症状亦不能缓解。在肿瘤病变的患者中，必须对心脏压塞和上腔静脉综合征加以区别。因为在肿瘤患者中，以上病变可单独存在，亦可并存。在上腔静脉梗阻的患者中存在颈静脉压力升高和由呼吸窘迫造成的奇脉者，可能疑有心脏压塞。在这种情况（不伴有心脏压塞）下，上腔静脉压显著升高，超过右心房和下腔静脉压伴搏动减弱。由于心脏压塞及其他引起中心静脉压升高的原因同样可以改变呼吸对腔静脉内血流的波动,故二维和多普勒超声心动图不能鉴别这些情况。如果肿瘤患者心脏压塞缓解后颈静脉压力持续升高,反映出上腔静脉和右心房之间有压力阶差,应考虑上腔静脉梗阻,用放射治疗可能有效。

(二)心包穿刺术

当为患者做心包穿刺或行心包切开术时,所做的血流动力学支持准备中应包括静脉补充血液、血浆或盐水。已证明,扩容的理论基础是能延缓右心室舒张塌陷和血流动力学恶化的出现。在试验性心脏压塞中给予去甲肾上腺素和多巴酚丁胺能显著促使心排血量和氧的传递大量增加,从而延缓组织缺氧的出现。也曾在试验性心脏压塞中使用过血管扩张药、肼屈嗪和硝普钠,通过降低增高的体循环阻力来促使心排血量增加。给心脏压塞患者应用血管扩张药的同时给予扩容必须非常谨慎,因为对处于临界状态或明显低血压的患者可能有危险。β受体阻滞剂应避免使用,因为提高肾上腺素活性能帮助维持心排血量。尽可能避免正压通气,因已证实它能进一步降低心脏压塞患者的心排血量。

已达压塞压力的心包渗液可采用以下方法清除:①用针头或导管经皮心包穿刺。②经剑突下切开心包。③部分或广泛的外科心包切除。自维也纳内科医师Franz Schuh首次演示了心包穿刺术以来,该手术虽已普遍运用,但有关其确切的指征尚存在相当大的争议。心包穿刺术的益处在于能迅速缓解心脏压塞和有机会获得心包抽液前后准确的血流动力学监测。经皮心包穿刺术的主要危险是可戳破心脏、动脉或肺。以前的心包穿刺通常是在床边用尖针盲目进行的,没有血流动力学或超声心动图的监测,死亡或危及生命的并发症发生率高达20%。

(三)心包穿刺术的危险性和并发症

目前心包穿刺术远较10年前安全,由有经验的手术者完成时,产生危及生命并发症的可能性一般<5%。当患者有大量渗液时,超声心动图显示轮廓清晰,前心包有10 mm以上的清晰腔隙,穿刺极易成功,且无并发症。近年来的一些心包穿刺经验指出,操作通常应在有血流动力学监测下进行,包括右心及心包腔内压。由此可:①提供在做心包穿刺术前存在心脏压塞的生理改变证据。②排除其他能同时引起颈静脉压力升高的重要原因,诸如渗出-缩窄改变、上腔静脉梗阻、左心室衰竭。在缺乏理想的血流动力学监测或术前超声心动图证实存在大量前后心包渗液的情况下,很少有理由可在床边盲目地用针头行心包穿刺术。

心包穿刺术在下列患者中不能改善血流动力学,甚至可使病情恶化:①急性创伤性心包出血,血液流进心包腔与被抽吸出的速度相同。②少量心包渗出,估计积液量<20 mL。③超声心动图示前心包无渗液。④包裹性渗液。⑤手术后除液体外血凝块和纤维蛋白充满了纵隔或心包腔。继发于撕裂、心脏刺伤、左心室壁或主动脉瘤裂缝的急性心包出血,在心包放液后是会迅速复发。这种操作应仅作为对需做心脏或主动脉修补的外科心包探查术之前急诊拖延时间的方法。对由化脓性心包炎引起的压塞患者常可采用外科引流,以便能大量地引流,另可用于怀疑或已确认的结核性心包炎患者,以便能将心包活检标本做细菌学和组织学检查。在缓解心脏压塞后一个可能很少发生但又重要的并发症是突然发生心室扩张和急性肺水肿,其机制可能是在心室功能障碍的情况下,随着心包压塞的缓解,突然增加了肺静脉血流所致。

(四)心包扩开术和心包切除术

1.经皮球囊心包扩开

经皮球囊心包扩开技术由Palacios等提出,且对在多中心登记这一操作的最初50例经验作了报道,这一组病例或是大量心包积液或是心脏压塞,大部分(88%)有恶性肿瘤史。球囊心包扩开术作为经皮心包穿刺抽液术的一部分与之同时进行,在做心包积液测量、取样做细胞学检查,以及其他研究之后,留约 200 mL 的液体在心包腔内。在将进入心包的通道进一步扩张后,将一直径 20 mm、长 3 cm 的扩张球囊(Mansfield)沿导引钢丝送入,骑跨在心包壁层,手动扩张球囊,造成心包撕裂("开窗")。有时候另做一心包穿刺行球囊撕裂。在心包扩开后,心包导管重新沿着导引钢丝插入,引流所有剩余液体。应在手术后 24 小时内做超声心动图和胸部 X 线检查监测左侧胸腔积液情况,并每月随访 1 次。

对 46 例(92%)心包扩开术后压塞缓解成功的患者做了 3 个月的短期随访,其中由于压塞复发,2 例需要早期手术,2 例需后期手术。并发症包括冠状动脉撕裂,占 2%;发热,占 12%;以及产生胸腔积液(推测是与心包引流有关的)在 30 天内需要胸前穿刺或放置胸管者,占 16%。因此,认为这是一种对大量心包渗出伴有压塞的新颖而有前途的处理方法。然而,心包扩开术后早期的发病率明显高于前面所述的前瞻性观察 50 例做心包穿刺抽液辅以真空吸引完全引流的方法。对处理伴有血流动力学损害的大量心包渗出,经皮导管心包穿刺术、球囊心包扩开术及外科剑突下心包切开术三者之间的长期疗效尚未在前瞻性试验中进行过比较。

经皮导管心包穿刺术、球囊心包扩开术及外科剑突下心包切开术三者之间的长期疗效尚未在前瞻性实验中进行过比较。

2.外科心包切开术

对不需要做广泛心包切除的患者可在剑突下做一小的心包切口,在加压下完成外科心包排液。剑突下心包切开常可在局麻下完成。在并非呼吸窘迫的患者中,手术通常在事先未做过姑息性心包抽液下进行,因此时心包腔是扩张的。在剑突下由腹白线做一纵行小切口后,将横膈和心包与胸骨分离,横膈向下回缩使前心包直接暴露。可看到具张力的壁层心包,在心包上做一小切口,切除一小片心包以便引流,将引流管插入心包腔做胸腔外引流,随重力流入无菌容器中。

对以上描述的手术应避免剑突下心包开窗这个名词,因为它易与小块心包切除术相混淆,它常是指胸膜心包窗或心包窗。经左胸腔做小块心包切除术使心包腔向左侧胸腔引流,不切除所有接触到的心包组织。完全心包切除术是从右侧膈神经到左侧肺静脉(剩下左侧膈神经),再从大血管到纵隔的心包全部被切除,而部分心包切除术则是限于大血管部分。

(郝　敏)

第二节　急性心力衰竭

急性心力衰竭(acute heart failure,AHF)又称急性心衰综合征,是指心力衰竭的症状和/或体征的急剧发作或在平时症状、体征的基础上急剧恶化,常危及生命、需要立即予以评估和治疗,甚至急诊入院。AHF 既可以是急性起病(先前不知有心功能不全的病史)、也可以表现为慢性心力衰竭急性失代偿(acute decompensated heart failure,ADHF),其中后者更为多见,约占 80%。临床上最为常见的 AHF 是急性左心衰竭,而急性右心衰竭较少见。

急性左心衰竭是指急性发作或加重的左心功能异常所致的心肌收缩力明显降低、心脏负荷加重,造成急性心排血量骤降、肺循环压力突然升高、周围循环阻力增加,从而引起肺循环充血而出现急性肺淤血、肺水肿,以及伴组织器官灌注不足的心源性休克的一种临床综合征。急性右心衰竭是指某些原因使右心室心肌收缩力急剧下降或右心室的前后负荷突然加重,从而引起右心排血量急剧减低的临床综合征。

AHF已成为年龄>65岁患者住院的主要原因,严重威胁生命,需紧急医疗干预;AHF预后很差,住院病死率为3%,6个月后再住院率约50%。

一、病因和诱因

AHF一般为原处于代偿阶段的心脏由某种或某些诱因引起突然恶化,或原有不同程度心功能不全者病情突然加重,但原来心功能正常者亦可以突然发生(如首次发生大面积急性心肌梗死、急性重症心肌炎、外科手术后等)。急性右心衰竭的常见病因为急性右心室梗死或急性肺栓塞。

(一)感染

AHF的常见诱发因素包括感染、心律失常、输液过多或过快、过度体力活动、情绪激动、治疗不当或依从性不好、贫血、妊娠与分娩等。感染是最常见的诱发因素,其中以肺部感染尤为多见,这不仅由于呼吸道感染是多发病,更由于多数充血性心力衰竭患者有程度不同的肺淤血,易于发生肺部感染。

(二)心律失常

心房颤动是慢性心脏瓣膜病、冠心病等器质性心脏病最常见的并发症之一,而快速心房颤动同时也是诱发心力衰竭或使充血性心力衰竭急性加重的重要因素,这不仅因为心室率增快,心室充盈不足,也由于心房失去规律性收缩,从而失去对心脏排血量贡献的20%~30%血量。其他快速性心律失常由于心率突然加快,使心脏的负荷、心肌的耗氧量急剧增加,心排血量减少。严重的缓慢心律失常如二度或三度房室传导阻滞,心排血量也有明显下降,均可诱发或加重心衰。

(三)血容量增加

由于对患者潜在的心脏病或其边缘心功能状态认识不足,在治疗其他疾病时,静脉输入液体过多、过快,使心脏在短时间内接受高容量负荷的冲击,易于诱发或加重心力衰竭甚至出现急性肺水肿。饮食中盐量的增加不适当,摄入钠盐过多,也是增加血容量的原因。

(四)过度体力活动或情绪激动

过度体力活动是常见的突然发生心力衰竭的诱因,这种情况多发生在原来不知道自己有心脏病或者虽然知道有心脏病但平时症状不多的患者。

情绪激动致交感神经兴奋性增高,心率增快,心肌耗氧增加,也是并不少见的诱因。停用洋地黄是充血性心力衰竭反复或加重的常见原因之一,这种情况多见于出现洋地黄毒性反应,停服后未能及时恢复应用。停用抗高血压药更是高血压治疗中存在的常见且重要的问题,高血压心脏病或伴有心力衰竭者,不恰当停用治疗药物可使血压重新升高,心脏负担加重。

(五)治疗不当或依从性不好

原有心脏病变加重如慢性风湿性心脏瓣膜病出现风湿活动,或并发其他疾病如甲状腺功能亢进、贫血等。妊娠与分娩也是重要的诱发因素。

二、分类

既往根据临床表现将AHF分成六类。此外,Alexandre等人根据靶器官的病理生理改变和

AHF 的初始临床表现,分为"血管性"和"心脏性"AHF。

2016 欧洲心脏病学会(ESC)《急、慢性心力衰竭诊断和治疗指南》(简称 2016 ESC 指南)给出 AHF 的主要分类方法:①根据血压水平分类,大多数 AHF 患者表现为收缩压正常[12.0～18.7 kPa(90～140 mmHg)]或升高[>18.7 kPa(140 mmHg),高血压性 AHF],仅有 5%～8% 患者表现为低收缩压[<12.0 kPa(90 mmHg),低血压性 AHF],该类患者预后不良,特别是同时伴有组织低灌注者。②根据需要紧急干预的病因分类,如急性冠脉综合征、高血压急症、心律失常、急性机械性因素及急性肺栓塞。③AHF 的临床分级,主要基于床旁对于充血(即"干"或"湿")和/或外周组织低灌注(即"暖"或"冷")相关症状和体征的综合评估,共分四组:暖/湿(最常见)、冷/湿、暖/干、冷/干,该分类有助于指导 AHF 的早期治疗及预后评估。④急性心肌梗死合并心力衰竭可采用 Killip 分级方法。

2016 ESC 指南重新强调以 AHF 的症状和体征等临床资料来定义和分类,未重申"伴血浆脑钠肽(BNP)水平的升高",这提示在 AHF 的诊断中要重视患者的临床症状和体征,迅速给予初步诊断和分类,以指导早期治疗及预后评估。

三、病理生理

正常心脏有丰富的储备力,使之能充分适应机体代谢状态的各种需要。当心肌收缩力减低和/或负荷过重、心肌顺应性降低时,心脏储备力明显下降,此时机体首先通过代偿机制,包括 Frank-Starling 机制(增加心脏前负荷,回心血量增多,心室舒张末容积增加,从而增加心排血量及提高心脏做功量)、心肌肥厚、神经体液系统的代偿(包括交感-肾上腺素能神经兴奋性增强和肾素-血管紧张素-醛固酮系统激活)等,从而增加心肌收缩力和心率来维持心排血量。此外心房利钠肽(ANP)和脑利钠肽(BNP)、精氨酸加压素和内皮素等细胞因子也参与了心力衰竭的发生与发展。

虽然在心衰发生时心脏有上述代偿机制,但是这些代偿机制所产生的血流动力学效应是很有限的,甚至在一定程度上可能会有害,当心脏出现失代偿状态时即发生心力衰竭。正常人肺毛细血管静水压一般不超过 1.6 kPa(12 mmHg),血浆胶体渗透压为 3.3～4.0 kPa(25～30 mmHg),由于二者压差的存在,有利于肺毛细血管对水分的重吸收,肺毛细血管的水分不能进入肺泡和肺间质。当急性左心衰竭发生时,左心室舒张末压(LVEDP)和左心房平均压升高,当肺静脉压大于 2.4 kPa(18 mmHg)时,产生肺淤血;当肺毛细血管压超过血浆胶体渗透压时,血液中的水分即可从肺毛细血管渗透到肺间质。开始时通过淋巴循环的增加引流肺间质内的液体,但是随着肺毛细血管压的继续升高,肺间质的淋巴循环不能引流过多的液体,此时的液体积聚于肺间质,在终末支气管和肺毛细血管周围形成间质性肺水肿;当间质内液体继续聚集,肺毛细血管压继续增加至大于 3.3 kPa(25 mmHg)时,肺泡壁基底膜和毛细血管内皮间的连接被破坏,血浆和血液中的有形成分进入肺泡,继而发生肺水肿。原有慢性心功能不全的患者如二尖瓣狭窄患者,其肺毛细血管壁和肺泡基底膜增厚,肺毛细血管静水压需大于 4.7～5.3 kPa(35～40 mmHg)才发生肺水肿,此类患者可因一时性体力劳动、情绪激动或异位性心动过速肺毛细血管静水压突然升高(如心房颤动),从而引起肺循环血流量突然增多。在肺泡内液体与气体形成泡沫后,表面张力增大,妨碍通气和肺毛细血管从肺泡内摄取氧,可引起缺氧;同时肺水肿可减低肺的顺应性,引起换气不足和肺内动静脉分流,导致动脉血氧饱和度减低,组织乳酸产生过多而发生代谢性酸中毒,使心力衰竭进一步恶化,甚至引起休克、严重心律失常而致死。

急性左心衰竭时,心血管系统的血流动力学改变包括:①左心室顺应性降低、dp/dt 降低,LVEDP升高(单纯二尖瓣狭窄例外);②左心房压(LAP)和容量增加;③肺毛细血管压或肺静脉压增高;④肺淤血,严重时急性肺水肿;⑤外周血管阻力(SVR)增加;⑥肺血管阻力(PVR)增加;⑦心率加速;⑧心脏每搏量(SV)、心排血量(CO)、心脏指数(CI)降低;⑨动脉压先升高后下降;⑩心肌耗氧量增加。

四、诊断

(一)病史

病史可提供与急性左心衰竭病因或诱因有关的信息。患者先前有较轻的充血性心力衰竭的症状,如易疲劳、劳力性呼吸困难、阵发性夜间呼吸困难或体循环淤血如双下肢水肿的征象,遇有感染、慢性阻塞性肺疾病(COPD)急性加重、心律失常、输液过多或过快等因素,致使心力衰竭短时间内恶化或加重,即慢性心力衰竭急性失代偿;原无症状者"突然"发生 AHF 常提示冠心病急性心肌梗死或其机械并发症如腱索断裂、急性重症心肌炎、快速心律失常等。

(二)临床表现特点

1.基础心血管疾病的病史和表现

AHF 发作迅速,可以在几分钟到几小时(如 AMI 引起的急性心力衰竭),或数天至数周内恶化。患者的症状也可有所不同,从呼吸困难、外周水肿加重到威胁生命的肺水肿或心源性休克均可出现。急性心力衰竭症状也可因不同病因和伴随临床情况而不同。大多数患者有各种心脏疾病史,存在引起急性心力衰竭的各种病因。老年人中主要病因为冠心病、高血压和老年性退行性心瓣膜病,年轻人中多由风湿性心瓣膜病、扩张型心肌病、急性重症心肌炎等所致。

2.早期表现

原来心功能正常的患者出现原因不明的疲乏或运动耐力明显减低,以及心率增加 15～20 次/分,可能是左心功能降低的最早期征兆。继续发展可出现劳力性呼吸困难、夜间阵发性呼吸困难、不能平卧;检查可发现左心室增大、舒张早期或中期奔马律、P_2亢进、两肺尤其肺底部有湿性啰音,还可有干啰音和哮鸣音,提示已有左心功能障碍。

3.急性肺水肿

起病急骤,病情可迅速发展至危重状态。突发呼吸困难、呼吸浅快、频率达 30～40 次/分或以上,端坐呼吸、咳嗽、咳大量白色或粉红色泡沫样痰(甚至可从口腔或鼻腔中涌出),烦躁不安或有恐惧感,口唇发绀、皮肤湿冷、大汗淋漓、湿啰音始于肺底部,迅速布满全肺,具有"突然发生、广泛分布、大中小湿啰音与哮鸣音并存、变化快"的特点。心音快而弱,心尖部闻及第三和/或第四心音奔马律。

4.心源性休克

主要表现:①持续性低血压,收缩压降至 12.0 kPa(90 mmHg)以下,且持续 30 分钟以上,需要循环支持;②血流动力学障碍:肺毛细血管楔压(PCWP)≥2.4 kPa(18 mmHg),心脏指数≤2.2 L/(min·m²)(有循环支持时)或 1.8 L/(min·m²)(无循环支持时);③组织低灌注状态,可有皮肤湿冷、苍白和发绀,尿量显著减少(<30 mL/h),甚至无尿,意识障碍,代谢性酸中毒。

(三)辅助检查

1.生物学标志物

(1)血浆 B 型利钠肽(B-type natriuretic polypeptide,BNP)或 N-末端利钠肽原(N-terminal pro-brain natriuretic peptide,NT-proBNP):血浆 BNP/NT-proBNP 水平能够很敏感地反映血流动力学变化,并且能在急诊室或床旁快速检测,操作便捷,BNP/NT-proBNP 水平升高在急性心源性(心力衰竭)与非心源性呼吸困难的诊断与鉴别诊断中作用日益突出,具有卓越的应用价值。需要强调的是,年龄、体重指数、肾功能、严重脓毒症和肺血栓栓塞性疾病等都是影响 BNP 或 NT-proBNP 水平的重要因素,诊断 AHF 时 NT-proBNP 水平应根据年龄和肾功能分层:50 岁以下的成人血浆 NT-proBNP 浓度＞450 ng/L,50 岁以上血浆浓度＞900 ng/L,75 岁以上应＞1 800 ng/L,肾功能不全(肾小球滤过率＜60 mL/min)时应＞1 200 ng/L。相对于BNP/NT-proBNP水平升高有助于诊断心力衰竭,BNP/NT-proBNP 水平不高特别有助于除外心力衰竭,BNP＜100 ng/L、NT-proBNP＜300 ng/L 则排除 AHF。

BNP 或 NT-proBNP 还有助于对心力衰竭严重程度和预后的评估,心力衰竭程度越重,BNP 或 NT-proBNP 水平越高;NT-proBNP＞5 000 ng/L 提示心力衰竭患者短期死亡风险较高,＞1 000 ng/L 提示长期死亡风险较高。尽管从总体上讲,不同心功能分级病例的 BNP 或 NT-proBNP升高幅度有较大范围的交叉或重叠,难以通过单次的 BNP 或 NT-proBNP 的升高水平来对个体心力衰竭的程度做出量化判断,但连续动态地观察对于个体的病情与走势的判断是有很大帮助的,甚至于有指导临床治疗的作用。当然,BNP 或 NT-proBNP 也不能判断心力衰竭的类型属收缩性(EF 降低)或舒张性(EF 保留)心力衰竭。一种心脏疾病常会有多种病理与病理生理变化。

(2)心肌肌钙蛋白 I/T(cTnI/T):充血性心力衰竭时,长期慢性的心肌缺血缺氧必然导致心肌损伤,这种损伤会在诸多应激状态下急性加重,因此 AHF 患者 cTnI/T 多有增高;重要的是,心肌细胞损伤与心功能恶化或加重往往互为因果。研究认为,cTnI/T 也是心力衰竭独立预后因素,与低 TnI 的患者相比,TnI 增高的患者的病死率和再住院率明显增高,治疗期间 TnI 水平增加的患者与 TnI 水平稳定或降低的患者相比有更高的病死率。若是联合检测 cTnT 和 BNP 则更有助于充分地评估心力衰竭患者的危险。

(3)可溶性 ST2(sST2):ST2 属于 IL-1 受体家族的新成员,作为 IL-33 的诱骗受体,可以与 IL-33 结合,从而阻断 IL-33 与 ST2L 结合,继而削弱 IL-33/ST2L 信号通路的心血管保护作用。在心肌受到过度牵拉造成损伤的过程中,大量可溶性 ST2(sST2)生成使心肌缺乏足够的 IL-33 的保护,从而加速心肌重构和心室功能障碍,导致死亡风险增高。

(4)其他生物学标志物:有研究证实,中段心房利钠肽前体可(MR-proANP,分界值为 120 pmol/L)用于诊断 AHF,其效能不差于 BNP 或 NT-proBNP,也是一个较好的生物学标志物。

伴有肾功能不全的 AHF 或是 AHF 治疗中出现急性肾损伤是预后不良的危险因素。与血肌酐(Scr)相比,半胱氨酸蛋白酶抑制剂 C 不受年龄、性别、肌肉含量等因素的影响,能更好地反映肾小球滤过率以及敏感地反映早期肾损害,是评价急、慢性肾损伤的理想生物学标志物之一。近期的研究还证明,中性粒细胞明胶酶相关脂质运载蛋白(NGAL)也是急性肾损伤的早期标志物,对急性肾损伤的早期诊断有良好价值。疑似急性肺血栓栓塞需检测 D-二聚体。

2.胸部 X 线检查

X 线胸片显示肺淤血(肺上野血管纹理增多、粗乱,肺门角平直)、间质性肺水肿(Kerley B 线)、肺泡性肺水肿(两肺门见大片云雾状蝶翼形阴影),心影增大;可以伴有少量胸腔积液。

3.心电图检查

特别有助于了解有无心律失常、急性心肌缺血或梗死等表现,也可提示原有基础心脏病情况,以及严重电解质紊乱如低钾或高钾血症等。

4.超声心动图

可准确评价心脏结构与功能变化,如室壁变薄或增厚、左心室舒张末径增大或容量增加、心室壁运动幅度减弱或不协调、左室射血分数减低或保留,以及基础心脏病表现等。

5.胸部与腹部超声

床旁胸部超声可发现肺间质水肿的征象(B线);腹部超声可检查下腔静脉直径和腹水。

6.血气分析

急性左心衰竭时,PaO_2常不同程度降低,并且由于组织缺氧产生无氧代谢,致代谢性酸中毒;$PaCO_2$在病情早期多因过度换气而降低,但在病情晚期可因混合性酸中毒出现$PaCO_2$升高。血气分析对于AHF的诊断价值不如其评价病情严重程度的意义大。

2016 ESC指南:动脉血气分析不需要作为常规检测,除非SpO_2异常;也可接受静脉血气分析(pH和$PaCO_2$)。

7.血流动力学监测

适用于血流动力学状态不稳定、病情严重且治疗效果不理想者,尤其是伴肺水肿或心源性休克的患者。主要方法有右心导管、连续脉搏波心排量测定(PiCCO)等。不推荐常规有创血流动力学监测。

8.其他检查

降钙素原:用于AHF与肺部感染的鉴别和指导抗生素的应用。

肝脏功能:AHF患者因血流动力学异常(心排血量降低、静脉回流受阻)导致肝功能异常,预后不良。

甲状腺功能:甲状腺功能异常可导致AHF,新发AHF应注意检查。

其他生化指标:如血常规、肾功能、电解质、血糖等,必要时复查。

(四)病情评估与严重程度分级

根据上述临床表现与检查,对患者病情的严重程度进行评估,评估时应尽快明确:①容量状态;②循环灌注是否不足;③是否存在急性心衰的诱因和/或并发症。强调动态观察、动态评估。

急性左心衰竭严重程度分级主要有临床程度床边分级、Killip法和Forrester法3种。Killip法主要用于AMI患者,根据临床和血流动力学状态分级。Forrester法适用于监护病房,及有血流动力学监测条件的病房、手术室。临床程度床边分级根据Forrester法修改而来,主要根据末梢循环的观察和肺部听诊,无须特殊的监测条件,适用于一般的门诊和住院患者。以Forrester法和临床程度床边分级为例,自Ⅰ级至Ⅳ级的急性期病死率分别为2.2%、10.1%、22.4%和55.5%。

五、治疗

急性左心衰竭的抢救治疗目标是迅速改善氧合(纠正缺氧),改善症状,稳定血流动力学状态,维护重要脏器功能,同时纠正诱因和治疗病因,避免AHF复发,改善远期预后。

应当明确,"及时治疗"的理念对AHF极其重要。一些诊断和治疗的方法可以应用于院前阶段(救护车上),包括BNP的快速检测、无创通气(可降低气管插管的风险,并改善急性心源性肺水肿的近期预后)、静脉应用呋塞米及硝酸酯类药物。

ESC指南将AHF治疗分为3个阶段,各有不同的治疗目标。①立即目标(急诊室、CCU或ICU):改善血流动力学和器官灌注,恢复氧合,缓解症状,减少心肾损伤,预防血栓栓塞,缩短ICU停留时间;②中间目标(住院期间):针对病因及相关并发症给予优化规范的药物治疗,对适用辅助装置治疗的患者应考虑机械装置治疗并进行评估;③出院前和长期管理目标:制订优化药物治疗的时间表,对适用辅助装置治疗者进行再评估;制订长期随访管理计划。纳入疾病管理方案,对患者进行教育并嘱咐患者调整生活方式,防止早期再住院,改善症状、生活质量和生存率。

2016 ESC指南强调:在首次就医紧急阶段,对疑诊为急性心力衰竭患者的管理应尽可能缩短所有诊断和治疗决策的时间;在起病初始阶段,如果患者存在心源性休克和/或通气障碍,需尽早提供循环支持和/或通气支持;在起病60~120分钟的立即处理阶段,应迅速识别合并的威胁生命的五个临床情况和/或急性病因(简写为CHAMP),并给予指南推荐的相应特异性治疗。①急性冠脉综合征:推荐根据STEMI和NSTE-ACS指南进行处理。②高血压急症:推荐采用静脉血管扩张剂和袢利尿剂。③心律失常:快速性心律失常或严重的缓慢性心律失常,应立即应用药物、电转复或起搏器。电转复推荐用于血流动力学不稳定、需要转复以改善临床症状的患者。持续性室性心律失常与血流动力学不稳定形成恶性循环时,可以考虑冠脉造影和电生理检查。④急性机械并发症:包括急性心肌梗死并发症(游离壁破裂、室间隔穿孔、急性二尖瓣关闭不全),胸部外伤或心脏介入治疗后,继发于心内膜炎的急性瓣膜关闭不全,主动脉夹层或血栓形成,以及少见的梗阻性因素(如心脏肿瘤)。心脏超声可用于诊断,外科手术或PCI术常需循环支持设备。⑤急性肺栓塞:明确急性肺栓塞是休克、低血压的原因后,立即根据指南推荐予以干预,包括溶栓、介入治疗及取栓。

(一)一般处理

1.体位

允许患者采取最舒适的体位。静息时明显呼吸困难者应半卧位或端坐位,双腿下垂以减少回心血量,降低心脏前负荷。端坐位时,两腿下垂,保持此种体位10分钟后,可使肺血容量降低约25%(单纯坐位而下肢不下垂收益不大)。

2.吸氧(氧疗)

适用于低氧血症和呼吸困难明显,尤其指端血氧饱和度<90%的患者。无低氧血症的患者不应常规应用,这可能导致血管收缩和心排血量下降。如需吸氧,应尽早采用,使患者SaO_2≥95%(伴COPD者SaO_2≥90%)。可采用不同方式:①鼻导管吸氧:是常用的给氧方法,适用于轻中度缺氧者,氧流量从1~2 L/min起始,根据动脉血气结果可增加到4 L/min。②面罩吸氧:适用于伴呼吸性碱中毒的患者。③消除泡沫:严重肺水肿患者的肺泡、支气管内含有大量液体,当液体表面张力达到一定程度时,受气流冲击可形成大量泡沫,泡沫妨碍通气和气体交换,加重缺氧。因此,可于吸氧的湿化器内加入50%的乙醇以降低泡沫张力,使之破裂变为液体而易咳出,减轻呼吸道阻力。经上述方法给氧后PaO_2仍<8.0 kPa(60 mmHg)时,应考虑使用机械通气治疗。

3.出入量管理

肺淤血、体循环淤血及水肿明显者应严格限制饮水量和静脉输液速度。无明显低血容量因素(大出血、严重脱水、大汗淋漓等)者,每天摄入液体量一般宜在1 500 mL以内,不要超过2 000 mL。保持每天出入量负平衡约500 mL,严重肺水肿者水负平衡为1 000~2 000 mL/d,

甚至可达 3 000~5 000 mL/d,以减少水钠潴留,缓解症状。3 天后,如肺淤血、水肿明显消退,应减少水负平衡量,逐渐过渡到出入量大体平衡。在负平衡下应注意防止发生低血容量、低钾血症和低血钠等。同时限制钠摄入<2 g/d。

(二)药物治疗

1. 吗啡

是治疗急性左心衰肺水肿的有效药物,其主要作用是抑制中枢交感神经,反射性地降低周围血管阻力,扩张静脉而减少回心血量,起"静脉内放血"的效果;其他作用有减轻焦虑、烦躁,抑制呼吸中枢兴奋、避免呼吸过频,直接松弛支气管平滑肌改善通气。急性左心衰竭患者往往存在外周血管收缩情况,吗啡从皮下或肌内注射后,吸收情况无法预测,宜 3~5 mg/次缓慢静脉注射,必要时每 15 分钟重复 1 次,共 2~3 次。同时也要注意,勿皮下或肌内注射后,短期内又静脉给药,以免静脉注射后可能与延迟吸收的第一剂药同时发挥作用而致严重不良反应。吗啡的主要不良反应是低血压与呼吸抑制。神志不清、伴有慢性阻塞性肺病或 CO_2 潴留的呼吸衰竭、肝功能衰竭、颅内出血、低血压或休克者禁用,年老体弱者慎用。

急性失代偿心力衰竭国家注册研究(ADHERE)中,147 362 例 AHF 患者应用吗啡者(14.1%)机械通气的比例增多、在 ICU 时间和住院时间延长、病死率更高,加之目前没有证据表明吗啡能改善预后,因而不推荐常规使用,需使用时应注重个体化。

2016 ESC 指南:AHF 不推荐常规应用阿片类药物,但出现严重呼吸困难伴肺水肿时可考虑应用,其是否增加死亡风险仍存争议。

抗焦虑和镇静药物:用于伴有焦虑和谵妄的 AHF 患者,可考虑使用小剂量苯二氮䓬类(地西泮或劳拉西泮)。

2. 快速利尿

选用高效利尿剂(袢利尿剂)。呋塞米在发挥利尿作用之前即可通过扩张周围静脉增加静脉床容量,迅速降低肺毛细血管压和左心室充盈压并改善症状。静脉注射后 5 分钟出现利尿效果,30~60 分钟达到高峰,作用持续约 2 小时。一般首剂量为 20~40 mg 静脉注射,继以静脉滴注 5~40 mg/h,其总剂量在起初 6 小时不超过 80 mg,起初 24 小时不超过 160 mg;对正在使用呋塞米或有大量水钠潴留或高血压或肾功能不全的患者,首剂量可加倍。应注意由于过度利尿可能发生的低血容量、休克与电解质紊乱如低钾血症等。也可以用布美他尼(丁尿胺)1~2 mg 或依他尼酸 25~100 mg 静脉注射。伴有低血容量或低血压休克者禁用。

新型利尿剂托伐普坦是血管升压素受体阻滞剂,选择性阻断肾小管上的精氨酸血管升压素受体,具有排水不排钠的特点,能减轻容量负荷加重患者的呼吸困难和水肿,并使低钠血症患者的血钠正常化,特别适用于心力衰竭合并低钠血症的患者。

3. 氨茶碱

推荐用于充血性心力衰竭、常规利尿剂治疗效果不佳、有低钠血症或有肾功能损害倾向患者,对心力衰竭伴低钠的患者能降低心血管病所致病死率。建议剂量为 7.5~15.0 mg/d 开始,疗效欠佳者逐渐加量至 30 mg/d。其不良反应主要是血钠增高。特性:①扩张支气管改善通气,特别适用于伴有支气管痉挛的患者;②轻度扩张静脉,降低心脏前负荷,增强心肌收缩力;③增加肾血流与利尿作用。成人一般首剂 0.125~0.25 g 加入 25% 葡萄糖液 40 mL 内,10~20 分钟内缓慢静脉注射;必要时 4~6 小时可以重复 1 次,但每天总量不宜超过 1.5 g。因其会增加心肌耗氧量,急性心肌梗死和心肌缺血者不宜使用。老年人与肝肾功能不全者用量酌减。常见不良反应有头痛、面部潮红、心悸,严重者可因血管扩张致低血压与休克,甚至室性心律失常而猝死。目前,临床已相对少用。

主要作用机制:可降低左、右心室充盈压和全身血管阻力,也降低收缩压,从而减轻心脏负荷,但没有证据表明血管扩张剂可改善预后。应用指征:此类药可用于急性心力衰竭早期阶段。收缩压水平是评估此类药是否适宜的重要指标。收缩压>12.0 kPa(90 mmHg)即可在严密监护下使用;收缩压>14.7 kPa(110 mmHg)的患者通常可安全使用;收缩压<12.0 kPa(90 mmHg),禁忌使用,因可能增加急性心力衰竭患者的病死率。此外,HF-PEF患者因对容量更加敏感,使用血管扩张剂应小心。注意事项:下列情况下禁用血管扩张药物:收缩压<12.0 kPa(90 mmHg),或持续低血压伴症状,尤其有肾功能不全的患者,以避免重要脏器灌注减少;严重阻塞性心瓣膜疾病,如主动脉瓣狭窄或肥厚型梗阻性心肌病,有可能出现显著低血压;二尖瓣狭窄患者也不宜应用,有可能造成心排血量明显降低。

4.血管扩张剂

其作用主要是扩张静脉容量血管、降低心脏前负荷,较大剂量时可同时降低心脏后负荷,在不减少每搏排出量和不增加心肌耗氧的情况下减轻肺淤血,特别适用于急性冠脉综合征伴心力衰竭的患者。硝酸甘油用法:①舌下含化:首次用0.3 mg舌下含化,5分钟后测量血压1次,再给0.3~0.6 mg,5分钟后再测血压,以后每10分钟给0.3~0.6 mg,直到症状改善或收缩压降至12.0~13.3 kPa(90~100 mmHg);②静脉给药:一般采用微量泵输注,从10 μg/min开始,以后每5分钟递增5~10 μg/min,直至心力衰竭的症状缓解或收缩压降至12.0~13.3 kPa(90~100 mmHg),或达到最大剂量100 μg/min为止。硝酸异山梨醇静脉滴注剂量5~10 mg/h。病情稳定后逐步减量至停用,突然终止用药可能会出现反跳现象。硝酸酯类药物长期应用均可能产生耐药。

(1)硝酸酯类:能均衡地扩张动脉和静脉,同时降低心脏前、后负荷,适用于严重心力衰竭、有高血压及伴肺淤血或肺水肿患者。宜从小剂量10 μg/min开始静脉滴注,以后酌情每5分钟递增5~10 μg/min,直至症状缓解、血压由原水平下降4.0 kPa(30 mmHg)或血压降至13.3 kPa(100 mmHg)左右为止。由于具有强的降压效应,用药过程中要密切监测血压,调整剂量;停药应逐渐减量,以免反跳。通常疗程不超过72小时。长期用药可引起氰化物和硫氰酸盐中毒。

(2)硝普钠:主要阻断突触后 $α_1$ 受体,使外周阻力降低,同时激活中枢5-羟色胺1A受体,降低延髓心血管中枢的交感反馈调节,外周交感张力下降。可降低心脏前、后负荷和平均肺动脉压,改善心功能,对心率无明显影响。

(3)乌拉地尔:静脉注射25 mg,如血压无明显降低可重复注射,然后50~100 mg于100 mL液体中静脉滴注维持,速度为0.4~2.0 mg/min,根据血压调整速度。是一重组人BNP,具有扩张静脉、动脉和冠状动脉,降低前、后负荷,增加心排量,增加钠盐排泄,抑制肾素-血管紧张素系统和交感神经系统的作用,无直接正性肌力作用。多项随机、安慰剂对照的临床研究显示,AHF患者静脉输注奈西立肽可获有益的临床与血流动力学效果:左心室充盈压或PCWP降低、心排血量增加,呼吸困难和疲劳症状改善,安全性良好,但对预后可能无改善。该药可作为血管扩张剂单独使用,也可与其他血管扩张剂(如硝酸酯类)合用,还可与正性肌力药物(如多巴胺、多巴酚丁胺或米力农等)合用。给药方法:1.5~2.0 μg/kg负荷剂量缓慢静脉注射,继以0.01 μg/(kg·min)持续静脉滴注,也可不用负荷剂量而直接静脉滴注,给药时间在3天以内。收缩压<12.0 kPa

(90 mmHg)或持续低血压并伴肾功能不全的患者禁用。

(4)奈西立肽(Nesritide):是一种血管活性肽激素,具有多种生物学和血流动力学效应。RELAX-AHF研究表明,该药治疗AHF可缓解患者呼吸困难,降低心力衰竭恶化病死率,耐受性和安全性良好,但对心力衰竭再住院率无影响。

(5)重组人松弛素-2:①应用指征和作用机制:适用于低心排血量综合征,如伴症状性低血压[≤11.3 kPa(85 mmHg)]或CO降低伴循环淤血患者,可缓解组织低灌注所致的症状,保证重要脏器血液供应。②注意事项:急性心力衰竭患者应用此类药需全面权衡:是否用药不能仅依赖1、2次血压测量值,必须综合评价临床状况,如是否伴组织低灌注的表现;血压降低伴低心排血量或低灌注时应尽早使用,而当器官灌注恢复和/或循环淤血减轻时则应尽快停用;药物的剂量和静脉滴注速度应根据患者的临床反应进行调整,强调个体化治疗;此类药可即刻改善急性心力衰竭患者的血流动力学和临床状态,但也可能促进和诱发一些不良的病理生理反应,甚至导致心肌损伤和靶器官损害,必须警惕;用药期间应持续心电、血压监测,因正性肌力药物可能导致心律失常、心肌缺血等情况;血压正常又无器官和组织灌注不足的急性心力衰竭患者不宜使用。

5.正性肌力药物

(1)洋地黄类制剂:主要适应证是有快速室上性心律失常并已知有心室扩大伴左心室收缩功能不全的患者。近两周内未用过洋地黄的患者,可选用毛花苷C 0.4~0.6 mg加入25%~50%葡萄糖液20~40 mL中缓慢静脉注射;必要时2小时后再给0.2~0.4 mg,直至心室率控制在80次/分左右,或24小时总量达到1.2~1.6 mg。也可静脉缓注地高辛,首剂0.5 mg,2小时后酌情0.25 mg。若近期用过洋地黄,但并非洋地黄中毒所致心力衰竭,仍可应用洋地黄,但应酌情减量。此外,使用洋地黄之前,应描记心电图确定心律,了解是否有急性心肌梗死、心肌炎或低钾血症等;床旁X线胸片了解心影大小。单纯性二尖瓣狭窄合并急性肺水肿时,如为窦性心律不宜使用洋地黄制剂,因洋地黄能增加心肌收缩力,使右心室排血量增加,加重肺水肿;但若二尖瓣狭窄合并二尖瓣关闭不全的肺水肿患者,可用洋地黄制剂。对急性心肌梗死早期出现的心力衰竭,由于发生基础为坏死心肌间质充血、水肿致顺应性降低,而左心室舒张末期容量尚未增加,故心肌梗死后24小时内宜尽量避免用洋地黄药物,此时宜选用多巴酚丁胺[5~10 μg/(min·kg)]静脉滴注。常用者为多巴胺和多巴酚丁胺。

多巴胺:小剂量[<3 μg/(kg·min)]应用有选择性扩张肾动脉、促进利尿的作用;大剂量[>5 μg/(kg·min)]应用有正性肌力作用和血管收缩作用。个体差异较大,一般从小剂量起始,逐渐增加剂量,短期静脉内应用。可引起低氧血症,应监测SaO_2,必要时给氧。

多巴酚丁胺:主要通过激动β_1受体发挥作用,具有很强的正性肌力效应,在增加心排血量的同时伴有左室充盈压的下降,且具有剂量依赖性,常用于严重收缩性心力衰竭的治疗。短期应用可增加心排血量,改善外周灌注,缓解症状。对于重症心力衰竭患者,连续静脉应用会增加死亡风险。用法:2~20 μg/(kg·min)静脉滴注。使用时监测血压,常见不良反应有心律失常、心动过速,偶尔可因加重心肌缺血而出现胸痛。但对急重症患者来讲,药物反应的个体差异较大,老年患者对多巴酚丁胺的反应显著下降。用药72小时后可出现耐受。正在应用β受体阻滞剂的患者不推荐应用多巴酚丁胺和多巴胺。

(2)儿茶酚胺类:选择性抑制心肌和平滑肌的磷酸二酯酶同工酶Ⅲ,减少cAMP的降解而提高细胞内cAMP的含量,发挥强心与直接扩血管作用。常用药物有米利农、依诺昔酮等,米力农首剂25~75 μg/kg静脉注射(>10分钟),继以0.375~0.750 μg/(kg·min)滴注。常见不良反应有低血压和心律失常,有研究表明米力农可能增加不良事件发生率和病死率。

(3)磷酸二酯酶抑制剂:属新型钙增敏剂,通过与心肌细胞上的TnC结合,增加TnC与Ca^{2+}复合物的构象稳定性而不增加细胞内Ca^{2+}浓度,促进横桥与细肌丝的结合,增强心肌收缩力而不增加心肌耗氧量,并能改善心脏舒张功能;同时激活血管平滑肌的K^+通道,扩张组织血管。其正性肌力作用独立于β肾上腺素能刺激,可用于正接受β受体阻滞剂治疗的患者。多项随机、双盲、平行对照研究结果提示,该药在缓解临床症状、改善预后等方面不劣于多巴酚丁胺,患者近期血流动力学有所改善,并且不增加交感活性。

(4)左西孟旦:左西孟旦宜在血压降低伴低心排血量或低灌注时尽早使用,负荷量12 μg/kg静脉注射(>10分钟),继以0.1~0.2 μg/(kg·min)滴注,维持用药24小时。左西孟旦半衰期长达80小时,单次6~24小时的静脉注射,血流动力学改善的效益可持续7~10天(主要是活性代谢产物延长其效用)。对于收缩压<13.3 kPa(100 mmHg)的患者,不需负荷剂量,可直接用维持剂量,防止发生低血压。应用时需监测血压和心电图,避免血压过低和心律失常的发生。

6.β受体阻滞剂

有关β受体阻滞剂治疗LVEF正常的心力衰竭的研究资料缺乏,其应用是经验性的,主要基于减慢心率和改善心肌缺血的可能益处。

尚无随机临床试验使用β受体阻滞剂治疗AHF以改善急性期病情。若AHF患者发生持续的心肌缺血或心动过速,可考虑谨慎地静脉使用美托洛尔或艾司洛尔。

7.血管收缩药物

对外周动脉有显著缩血管作用的药物,如去甲肾上腺素、肾上腺素等,多用于尽管应用了正性肌力药物仍出现心源性休克,或合并显著低血压状态时。这些药物可以使血液重新分配至重要脏器,收缩外周血管并升高血压,但以增加左心室后负荷为代价。这些药物具有正性肌力活性,也有类似于正性肌力药的不良反应。

8.预防血栓药物

2016 ESC指南指出:除非有禁忌证或不必要(如正在口服抗凝药物),推荐使用肝素或其他抗凝药物预防血栓形成。

9.口服药物的管理

AHF患者除合并血流动力学不稳定、高钾血症、严重肾功能不全以外,口服药物应继续服用。2016 ESC指南指出,服用β受体阻滞剂在AHF发病期间(除心源性休克)仍然是安全的,停用β受体阻滞剂可能增加近期和远期的病死率。

(三)非药物治疗

1.机械通气治疗

可改善氧合和呼吸困难,缓解呼吸肌疲劳、降低呼吸功耗,增加心排血量,是目前纠正AHF低氧血症、改善心脏功能的有效方法。

(1)无创正压通气(NPPV):当患者出现较为严重的呼吸困难,甚至动用辅助呼吸机,而常规氧疗方法(鼻导管和面罩)不能维持满意氧合或氧合障碍有恶化趋势时,应及早使用NPPV。临床主要应用于意识状态较好、有自主呼吸能力的患者,同时,患者具有咳痰能力、血流动力学状况相对稳定,以及能与NPPV良好配合。不建议用于收缩压<11.3 kPa(85 mmHg)的患者。

采用鼻罩或面罩实施0.7~1.3 kPa(5~10 mmHg)的CPAP治疗,可以改善心率、呼吸频率、血压及减少气管插管的需要,并可能减少住院病死率;也可以考虑采用BiPAP作为CPAP的替代治疗,不过有关 BiPAP 使用和心肌梗死间的关系怎样尚不清楚。

(2)有创机械通气:患者出现以下情况,应及时气管插管机械通气:①经积极治疗后病情仍继续恶化;②意识障碍;③呼吸严重异常,如呼吸频率>35 次/分或<6 次/分,或呼吸节律异常,或自主呼吸微弱甚至消失;④血气分析提示严重通气和/或氧合障碍,尤其是充分氧疗后仍<6.7 kPa(50 mmHg);$PaCO_2$ 进行性升高,pH 动态下降。

初始宜用间歇正压通气给氧,它能使更多的肺泡开放,加大肺泡平均容量,以利气体交换,一般将吸气相正压控制在 3.0 kPa(30 cmH_2O)以下。若仍无效,可改用呼气末正压通气(PEEP)给氧,PEEP 改善换气功能的作用和左心功能的作用随其大小的增加而增强。适当增加的 PEEP 可减少回心血量,减轻心脏前负荷,可增加心排血量。

2.血液净化治疗

(1)适应证:出现下列情况之一时可采用超滤治疗:高容量负荷如肺水肿或严重的外周组织水肿,且对利尿剂抵抗;低钠血症(血钠<110 mmol/L)且有相应的临床症状如神志障碍、肌张力减退、腱反射减弱或消失、呕吐以及肺水肿等。超滤对 AHF 有益,但并非常规手段。UNLOAD 研究证实,对于心力衰竭患者,超滤治疗和静脉连续应用利尿剂相比,排水量无明显差异,但超滤治疗能更有效地移除体内过剩的钠,并可降低因心力衰竭再住院率;但 CARRESS-HF 研究表明在急性失代偿性心力衰竭合并持续淤血和肾功能恶化的患者中,在保护 96 小时肾功能方面,阶梯式药物治疗方案优于超滤治疗,2 种治疗体重减轻程度类似,超滤治疗不良反应较高。

2016 ESC 指南指出:尚无证据表明超滤优于利尿剂可成为 AHF 的一线治疗。不推荐常规应用超滤,可用于对利尿剂无反应的患者。

(2)肾功能进行性减退,血肌酐>500 μmol/L 或符合急性血液透析指征的其他情况可行血液透析治疗。可有效改善心肌灌注,降低心肌耗氧量和增加心排血量。适应证:①AMI 或严重心肌缺血并发心源性休克,且不能由药物纠正;②伴血流动力学障碍的严重冠心病(如 AMI 伴机械并发症);③心肌缺血或急性重症心肌炎伴顽固性肺水肿;④作为左心室辅助装置(LVAD)或心脏移植前的过渡治疗。对其他原因的心源性休克是否有益尚无证据。

3.主动脉内球囊反搏(IABP)

2016 ESC 指南指出:心源性休克患者在多巴胺和去甲肾上腺素联合应用的基础上加用左西孟旦可改善血流动力学,且不增加低血压风险,但对 IABP 不推荐常规使用。

4.心室机械辅助装置

AHF 经常规药物治疗无明显改善时,有条件的可应用该技术。此类装置有体外模式人工肺氧合器(ECMO)、心室辅助泵(如可置入式电动左心辅助泵、全人工心脏)。根据 AHF 的不同类型,可选择应用心室辅助装置,在积极纠治基础心脏疾病的前提下,短期辅助心脏功能,也可作为心脏移植或心肺移植的过渡。ECMO 可以部分或全部代替心肺功能。临床研究表明,短期循环呼吸支持(如应用 ECMO)可明显改善预后。

(四)病因和诱因治疗

诱因治疗包括控制感染、纠正贫血与心律失常等,病因治疗如极度严重的二尖瓣狭窄或主动脉瓣狭窄,或 AMI 并发严重二尖瓣反流的患者可能需要外科治疗才能缓解肺水肿,可行急诊手术治疗。

(五)急性心力衰竭稳定后的后续处理

1.病情稳定后监测

入院后至少第1个24小时要连续监测心率、心律、血压和SaO_2,之后也要经常监测。至少每天评估心衰相关症状(如呼吸困难),治疗的不良反应,以及评估容量超负荷相关症状。

2.病情稳定后治疗

无基础疾病的急性心力衰竭:在消除诱因后,并不需要继续心力衰竭的相关治疗,应避免诱发急性心力衰竭,如出现各种诱因要及早、积极控制。

伴基础疾病的急性心力衰竭:应针对原发疾病进行积极有效的治疗、康复和预防。

原有慢性心力衰竭类型:处理方案与慢性心力衰竭相同。

(郝　敏)

第四章　消化内科急危重症诊疗

第一节　急性重症胆管炎

急性重症胆管炎（ACST）过去称为"急性梗阻性化脓性胆管炎"（AOSC），是由于胆管梗阻和细菌感染，导致胆管内压升高，肝脏胆-血屏障受损，大量细菌和毒素进入血液循环，造成以肝胆系统病理损害为主，合并多器官损害的全身严重感染性疾病，是急性胆管炎的严重形式。

一、病因及发病机制

急性重症胆管炎的病因及发病机制主要与以下因素有关。

（一）胆管内细菌感染

正常人胆汁中无细菌。当胆管系统发生病变时（如结石、蛔虫、狭窄、肿瘤和胆管造影等），可引起胆汁含菌数剧增，并且细菌在胆管内过度繁殖，形成持续菌胆症。细菌的种类绝大多数为肠源性细菌，以需氧革兰阴性杆菌阳性率最高，其中以大肠埃希菌最为多见，也可见副大肠埃希菌、产气杆菌、铜绿假单胞菌、变形杆菌和克雷伯杆菌属等。需氧和厌氧多菌种混合感染是 ACST 的细菌学特点，细菌产生大量强毒性毒素是引起 ACST 全身严重感染综合征、休克和多器官衰竭的重要原因。

（二）胆管梗阻和胆压升高

导致胆管梗阻的原因有多种，常见的病因依次为结石、寄生虫感染（蛔虫、中华分支睾吸虫）、纤维性狭窄，较少见的梗阻病因有胆肠吻合术后吻合口狭窄、医源性胆管损伤狭窄、先天性肝内外胆管囊性扩张症、先天性胰胆管汇合畸形、十二指肠乳头旁憩室、原发性硬化性胆管炎、各种胆管器械检查操作等。胆管梗阻所致的管内高压是 ACST 发生、发展和恶化的首要因素。

（三）内毒素血症和细胞因子的作用

内毒素是革兰阴性杆菌细胞壁上的一种脂多糖成分，其毒性体现在类脂 A 上。内毒素具有复杂的生理活性，在 ACST 的发病机制中发挥着重要的作用。

（四）高胆红素血症

当胆管压力超过 3.5 kPa（26 mmHg）时，肝毛细胆管上皮细胞会坏死、破裂，胆汁经肝窦或淋巴管逆流入血（即胆小管静脉反流），胆汁内结合和非结合胆红素大量进入血液循环，引起以结合胆红素升高为主要表现的高胆红素血症。

(五)机体应答反应

1. 机体应答反应异常

各种损伤可触发体内多种内源性介质反应,其在脓毒症和多器官功能障碍的发病中所起的介导作用也非常重要。

2. 免疫防御功能减弱

本病对全身和局部免疫防御系统造成的损害是感染恶化的重要影响因素。

二、分型

(一)病理分型

1. 胆总管梗阻型胆管炎

本型主要由于胆总管的梗阻而发生 ACST,占 ACST 的 80% 以上。其病理范围可波及整个胆管系统,较早出现胆管高压和梗阻性黄疸,病情发展迅速,很快成为全胆管炎。

2. 肝内胆管梗阻型胆管炎

本型主要是肝内胆管结石合并胆管狭窄发生 ACST。因病变常局限于肝内的一叶或一段,故虽然有严重感染存在,但可无明显腹部疼痛,黄疸也较少发生。此型胆管炎的临床症状比较隐蔽,同时肝内感染灶因胆管梗阻得不到通畅引流,导致局部胆管扩张,很快出现胆管高压,胆-血屏障被破坏,大量细菌内毒素进入血内,发生败血症。

3. 胰源性胆管炎

胆管急性感染时,可发生急性胰腺炎。反之,发生胰腺炎时,胰液反流入胆管可引起胰源性胆管炎或胆囊炎。此类患者往往胰腺炎与胆管炎同时存在,增加了病理的复杂性与严重性。

4. 复发生反流性胆管炎

在胆管肠道瘘或胆肠内引流术后,特别是行胆总管十二指肠吻合术后肠道内容物和细菌进入胆管,尤其是当胆管有梗阻时,可引起复发性反流性胆管炎。

5. 寄生虫性胆管炎

临床上常见的寄生虫性胆管炎多由胆管蛔虫所引起,占胆管疾病的 8%～12%。中华分支睾吸虫进入人体后,多寄生于肝胆管和胆囊内。如引起胆管梗阻和感染,患者可发生急性胆管炎,严重时可出现梗阻性黄疸和肝脓肿。肝包虫进入胆管后,也可发生急性胆管炎。严重的胆管感染可引起中毒性休克。

6. 医源性胆管炎

随着内镜技术和介入治疗的发展,如经皮肝穿刺胆管造影术(PTC)、经皮肝穿刺胆管引流术(PTCD)、经内镜逆行性胰胆管造影(ERCP)、内镜下乳头括约肌切开术(EST)、经"T"形管进行胆管造影、经"T"形管窦道胆管镜取石等操作,术后,发生急性胆管炎的概率越来越高,特别是在胆管梗阻或感染的情况下更易发生。

(二)临床分型

1. 暴发型

有些 ACST 可迅速发展为感染性休克和胆源性败血症,进而转变为 DIC 或 MODS。肝胆系统的病理改变呈急性蜂窝织炎,患者很快发展为致命的并发症。

2. 复发型

若胆管由结石或蛔虫形成活塞样梗阻或不完全梗阻,则感染胆汁引流不畅,肝胆系统的急性、亚急性和慢性病理改变可交替出现并持续发展。胆管高压使毛细胆管和胆管周围发生炎症、局灶性坏死和弥漫性胆源性肝脓肿。感染也可扩散到较大的肝内、外胆管壁，引起胆管壁溃疡及全层坏死穿孔，形成膈下或肝周脓肿。肝内或肝周脓肿可能是化脓性细菌的潜在病灶是急性胆管炎呈多次复发的病理过程。感染灶内的血管胆管瘘可导致胆管感染和周期性大出血。

3.迁延型

在胆管不全性梗阻和慢性炎症情况下，胆管壁发生炎性肉芽肿和纤维性愈合，继而发展为瘢痕性胆管狭窄、胆汁性肝硬化和局灶性肝萎缩等病理改变。这些改变又常合并肝内隐匿性化脓性病灶，在肝功能逐渐失代偿的情况下，致使急性化脓性胆管炎的临床经过呈迁延性，最终发展为整个肝胆系统多种不可逆的病理损害，预后不良。

4.弥漫型

在本型中，ACST的感染成为全身性脓毒血症。由于感染经血液播散，引起肝、肺、肾、脾、脑膜等器官的急性化脓性炎症或脓肿形成。在急性化脓性胆管炎反复发作的同时，患者可出现多器官和系统的功能衰竭。

三、临床表现

(一)原发胆管疾病

多数患者有长期胆管感染病史，部分患者有过1次以上的胆管手术史。原发胆管疾病不同，临床表现也有所不同。

1.胆管蛔虫病和先天性胆管病

胆管蛔虫病和先天性胆管病多见于儿童和青年，胆管蛔虫病多为剑突下阵发性钻头顶样绞痛，症状与体征分离。

2.胆管结石

胆管结石多于青壮年起病，持续而呈阵发性加剧的剑突下或右上腹绞痛，可伴不同程度的发热和黄疸。

3.胆管肿瘤

胆管肿瘤在中老年患者中最为常见，多表现为持续性上腹胀痛，可放射至同侧肩背部，常伴有进行性重度梗阻性黄疸。患者可在胆管造影或介入治疗后出现腹痛加剧、寒战发热和全身中毒症状。接受过胆管手术治疗的患者多在反复发作急性胆管炎后出现ACST。

(二)急性胆管感染和全身脓毒性反应

急性胆管感染的症状为各类胆管炎所共有，典型表现为右上腹痛、发热和黄疸三联征，具体临床表现因原发病不同而异。根据梗阻部位的不同，可将其分为肝内梗阻和肝外梗阻两型。

1.肝外胆管梗阻型

肝外胆管梗阻型一般起病较急骤，出现腹上区疼痛剧烈、畏寒发热及黄疸三联征，这是肝外梗阻型ACST的典型临床表现。腹痛多为持续性，并有阵发性加剧。高热是此症的特点，热型多为弛张热，常是多峰型，体温一般持续在39℃以上，不少患者可达41℃。发热前常有畏寒或寒战，有时每天可能有多次寒战及弛张高热。恶性胆管梗阻多有深度黄疸和高胆红素血症，尿黄如茶，大便秘结，少数患者胆管完全阻塞，黄疸在不断加深的同时粪便变成灰白色，常伴恶心、呕吐。腹部检查时发现腹上区饱满，腹式呼吸减弱，右上腹及剑突下有明显压痛及肌紧张，肝呈一致性增大，并有明显的压痛和叩击痛，肋下可触及肿大的胆囊。合并肝脓肿时，该处的肋间饱满，有凹陷性水肿,并有定点压痛。炎症波及周围者,腹上区压痛及肌紧张更明显。胆管、胆囊发生坏疽穿孔后,则表现为局限性或弥漫性腹膜炎刺激征,即有明显压痛、反跳痛和肌紧张。

2.肝内胆管梗阻型

肝内胆管梗阻型是指左右肝胆管汇合部分以上的梗阻,在我国最常见。其主要特点是阻塞部位越高腹痛越轻,甚至可无疼痛,仅以寒热为主诉而就诊者并不罕见。若非双侧一级胆管同时受阻,则无黄疸或只有轻度黄疸。缺乏上腹压痛和腹膜刺激征,肝脏常呈不均匀肿大,以患侧肿大为主,并有明显压痛和叩击痛,胆囊一般不肿大。病变侧肝脏可因长期或反复梗阻致纤维化、萎缩。由于梗阻部位高而局限,胆管内高压缺乏缓冲余地,更易发生胆管周围炎及败血症,故全身感染症状常更突出。由于临床症状不典型,易延误诊治。

(三)感染性休克和MODS

ACST常起病急骤,多在腹痛和寒战之后出现低血压,病情严重者可发生于发病后数小时内。出现低血压之前,患者常烦躁不安,脉搏增快,呼吸急促,血压可短暂上升,随后迅速下降,脉搏细弱。随着病情的加重,患者可发生神志障碍,以反应迟钝、神志恍惚、烦躁不安、谵妄、嗜睡多见,重者可发展至昏迷状态。过去曾认为,低血压和肝性脑病是主要表现,事实上脓毒性反应可累及循环、呼吸、中枢神经系统及肝脏、肾脏等全身各重要系统及器官而出现相应的症状,因而其临床表现是复杂多样的。

四、辅助检查

(一)实验室检查

除年老体弱和机体抵抗力很差者外,患者多有血白细胞计数显著增高,其上升程度与感染严重程度成正比,分类可见核左移;胆管梗阻和肝细胞坏死可引起血清胆红素、尿胆红素、尿胆素、碱性磷酸酶、血清转氨酶、γ-谷氨酰转肽酶、乳酸脱氢酶等升高。如同时有血清淀粉酶升高,表示伴有胰腺炎。血小板计数降低和凝血酶原时间延长提示有DIC倾向。此外,患者常可有低氧血症、代谢性酸中毒、低血钾、低血糖等。血细菌培养阳性,细菌种类与胆汁中培养所得一致。

(二)B超检查

B超检查是最常应用的简便、快捷、无创伤性辅助诊断方法,可显示胆管扩大的范围和程度,以估计梗阻部位,可发现结石、蛔虫、直径大于1 cm的肝脓肿及膈下脓肿等。B超下可见胆总管甚至肝内胆管均有明显扩大(一般直径在1.5～2.5 cm),胆管内有阻塞因子存在(主要是胆石和胆管蛔虫,偶可为胆管癌或壶腹部癌),肝脏或胆囊也常有增大。

(三)胸腹部X线检查

胸腹部X线检查有助于诊断脓胸、肺炎、肺脓肿、心包积脓、膈下脓肿、胸膜炎等。胆肠吻合术后反流性胆管炎的患者,腹部X线平片可见胆管积气,上消化道钡餐示肠胆反流。腹部X线平片还可同时提供鉴别诊断,可排除肠梗阻和消化道穿孔等。

(四)CT检查

ACST的CT图像不仅可以看到肝胆管扩张、结石、肿瘤、肝脏增大、萎缩等征象,有时尚可发现肝脓肿。若怀疑急性重症胰腺炎,可做CT检查。

(五)经内镜逆行胆管引流(ERBD)、经皮肝穿刺引流(PTCD)

ERBD、PTCD既可确定胆管阻塞的原因和部位,又可做应急的减压引流,但有加重胆管感染或使感染淤积的胆汁漏入腹腔的危险。如果B超检查发现肝内胆管有扩张,进一步做经皮胆管穿刺(PTC)更可以明确诊断,抽出的胆汁常呈脓性,细菌培养结果阳性者往往达90%以上;胆管内压也明显增高,一般均在2.45 kPa(250 mmH$_2$O)以上,有时可高达3.92 kPa(400 mmH$_2$O)。

(六)磁共振胆胰管成像(MRCP)

MRCP可以详尽地显示肝内胆管的全貌、阻塞部位和范围。MRCP图像不受梗阻部位的限制,是一种无创伤性的胆管显像技术,已成为目前较理想的影像学检查手段。MRCP比PTC更清晰,它可通过三维胆管成像(3DMRC)进行多方位、多角度的扫描观察,弥补平面图上由于组织影像重叠遮盖所造成的不足,对梗阻部位的确诊率达100%,对梗阻的原因确诊率达95.8%。

五、诊断

(一)诊断标准

除病史、体征和辅助检查外,可参照以下标准诊断ACST,即有胆管梗阻,出现休克[动脉收缩压低于9.3 kPa(70 mmHg)]或有以下两项者,即可确诊:①精神症状;②脉搏超过120次/分;③白细胞计数超过20×10^9/L;④体温超过39 ℃或低于36 ℃;⑤胆汁为脓性,伴有胆管压力明显增高;⑥血培养阳性或内毒素升高。

ACST可因胆管穿孔、肝脓肿溃破引起脓毒败血症、胆管出血、邻近体腔脓肿及多脏器化脓性损害和功能障碍,故可出现相应的多种症状,须密切观察,及时检查以便确诊。但是,重症急性胆管炎的病理情况复杂,不能待所有的症状全部出现再采取措施。肝外胆管梗阻型患者术中探查可见胆总管压力较高,内有脓性胆汁,常伴有结石和蛔虫等,胆汁细菌培养常为阳性。肝内胆管梗阻型患者术中可见肝外胆管内压不高,胆汁也可无脓性改变,但当松动肝内胆管的梗阻后,即有脓性胆汁涌出,便可确定是哪侧肝胆管梗阻。

(二)临床分期

ACST的病理情况复杂,临床过程也不一致。根据疾病发展的基本规律,按"华西分级标准"可以归纳为以下四级。

Ⅰ级(单纯ACST):胆管有梗阻和感染的因素,并出现急性胆管炎的症状,病变局限于胆管范围内。

Ⅱ级(ACST伴感染性休克):胆管梗阻和感染发展,产生胆管高压,胆管积脓,出现内毒素血症、败血症和感染性休克。

Ⅲ级(ACST伴胆源性肝脓肿):胆管压力进一步增高,肝脏的病理损伤加重,继发肝脓肿,患者表现为顽固性败血症、脓毒血症和感染性休克,内环境紊乱难以纠正。

Ⅳ级(ACST伴多器官衰竭):休克进一步发展,引起多器官系统衰竭,危及患者生命。

分级是病情程度的划分,但病情恶化并不一定按顺序逐级加重,患者可因暴发性休克而迅速死亡,也可不经休克或肝脓肿而发生多器官功能衰竭。经有效的治疗后,病情又可出现不同程度的缓解,甚至痊愈。

六、治疗

(一)处理原则

ACST一经诊断,应迅速采用强有力的非手术治疗措施。可根据患者对治疗的早期反应来决定进一步采取何种治疗对策。如经过数小时的非手术治疗和观察,患者病情趋于稳定,全身脓毒症表现减轻,腹部症状和体征得到缓解,则继续采用非手术疗法。一旦非手术治疗反应不佳,即使患者病情没有明显恶化或病情一度好转后再度加重,也应积极地进行胆管减压引流。早期有效地解除胆管梗阻、降低胆压是急性重症胆管炎治疗的基本着眼点和关键环节。长期实践证明,外科手术是最迅速、最确切的胆管减压方法。但急症手术也存在如下不足之处。

首先,患者处于严重感染中毒状态下,对手术和麻醉的耐受能力均较差,手术死亡率和并发症发生率较择期手术高。

其次,局部组织因急性炎症,有时合并凝血功能障碍甚至伴有肝硬化、门静脉高压,加上过去胆管手术所形成的瘢痕性粘连等,常给手术带来很大困难,亦有由于渗血不止或找不到胆管而被迫终止手术的极困难情况。

最后,由于此症常发生在合并有复杂胆管病理改变的基础上,如广泛的肝内胆管结石或肝胆管狭窄,在全身和局部恶劣的条件下,不允许较详细地探查和处理肝内胆管和肝脏病变,常需再次手术解决。

近年来,非手术胆管减压术已成为急性重症胆管炎急症处理的方法之一,可对胆管起到一定的减压作用,使患者渡过急性期,经充分检查和准备后,行计划性择期手术,从而避免因紧急手术时可能遗留的病变而需二期手术处理。但是,各种非手术胆管减压方法的治疗价值是有限的,有其特定的适应证,并且存在一定的并发症,不能完全取代传统的手术引流。因此,外科医师应根据患者的具体病情、梗阻病因及可能的肝胆系统病变范围来选择有利的胆管减压方式和时机,并处理好全身治疗和局部治疗、手术治疗与非手术治疗的关系。

(二)全身治疗

全身治疗的目的是有效地控制感染,恢复内环境稳定,纠正全身急性生理紊乱,积极防治休克及维护重要器官的功能,为患者创造良好的手术时机,这既是急性重症胆管炎治疗的基本措施,也是胆管减压术围术期处理的重要内容。

1.一般处理措施

(1)全面检查,了解患者的主要脏器功能。

(2)改善患者的全身状态。

(3)禁食及胃肠减压;保持呼吸道通畅,给予患者吸氧;高热者采取物理降温,因应用药物降温常对肝脏不利,故应慎用;解痉止痛。

2.纠正全身急性生理紊乱

(1)补充血容量和纠正脱水应在动脉压、中心静脉压、尿量、血气、电解质、心肺功能等监测的基础上进行。

(2)纠正电解质紊乱和代谢性酸中毒。

(3)营养和代谢支持。急性重症胆管炎患者处于全身高代谢状态,同时由于肝脏首先受累而易于发生代谢危机。因此,当循环稳定后,应立即经胃肠外途径给予患者营养和代谢支持。

3.抗菌药物治疗的合理选择

抗菌药物是有效控制感染的重要环节之一。急性重症胆管炎的细菌大多来自肠道,最常见的是混合细菌感染。在选用药物时,应首先选用对细菌敏感的广谱抗菌药物,既要注意控制需氧菌,又要注意控制厌氧菌,同时强调要足量和联合用药,这既可扩大抗菌谱,增强抗菌效果,又可降低和延缓耐药性。

4.防治休克

出现休克时要严密监护,做好对中心静脉压的测定、监护和动态分析。留置导尿管,记录患者每小时的尿量和密度。防治休克主要包括以下几个方面。

(1)扩充血容量:维持每小时尿量 30 mL 以上。

(2)纠正酸中毒:纠正酸中毒可以改善微循环,防止弥散性血管内凝血的发生和发展,并可使心肌收缩力加强,提高血管活性药物对血管的效应。

(3)血管活性药物的应用:血管活性药物包括扩血管药物和缩血管药物。无论应用何种血管活性药物,都必须补足有效血容量,纠正酸中毒,这对扩血管药物来讲尤为重要。除早期轻型休克或高排低阻型休克可单独应用缩血管药物外,晚期病例或低排高阻型休克宜应用扩血管药物,如山莨菪碱、阿托品、酚妥拉明等。也可将扩血管药物和缩血管药物联合应用,常用的药物为多巴胺或多巴酚丁胺与间羟胺联用,既可增加心排血量,又不增加外围血管阻力,并扩张肾动脉,以维护肾功能。缩血管药物单独应用时,以选用间羟胺或去氧肾上腺素为宜。

(4)糖皮质激素的应用:糖皮质激素能抑制脓毒症时活化的巨噬细胞合成、释放促炎性细胞因子,以及改善肝脏代谢,因而有助于控制急性重症胆管炎时肝内及全身炎症反应。其还能使血管扩张以改善微循环,增强对血管活性药物的反应,在一定程度上具有稳定细胞溶酶体膜的作用,减轻毒血症症状。强调早期、大剂量、短程使用,常用剂量为氢化可的松每天 200~400 mg 或地塞米松每天 10~20 mg,待休克纠正后即应停用。

(5)防治弥散性血管内凝血:可用复方丹参注射液 20~40 mL 加入 10%的葡萄糖液 250 mL 中静脉滴注,每天 1~2 次。亦可用短程少量肝素治疗,剂量为 0.5~1.0 mg/kg,每 4~6 小时静脉滴注 1 次,使凝血时间(试管法)延长至正常的 2~3 倍。

(6)强心剂的应用:发生急性重症胆管炎时,患者多为低排高阻型休克,故宜早期使用毛花苷 C 0.4 mg 加入 5%的葡萄糖溶液 40 mL 中静脉滴注,以增强心肌功能,使肺循环及体循环得以改善。如发生心力衰竭,4~6 小时可重复 1 次。

5.积极支持各器官系统的功能和预防多器官功能衰竭

(1)注意肝脏功能变化:ACST 往往引起肝脏功能的严重损害,目前的监测方法尚不能及早发现肝功能衰竭,多在患者出现精神症状、肝性脑病后做出诊断,因此必须高度重视对肝脏功能的保护。

(2)防止肾衰竭:肾衰竭的临床判定指标虽然明确,多能及早发现,但肾脏不像肝脏那样具有较大的储备力,一旦发生衰竭,救治比较困难,因此应注意预防肾衰竭和监护肾脏。应在充分补足液体量的同时间断应用利尿剂,以利于排除毒性物质,"冲洗"沉积于肾小管内的胆栓。当少尿或无尿时,应给予大剂量呋塞米(400~500 mg/d)及酚妥拉明、普萘洛尔,也可用微量泵持续静脉泵入多巴胺。

(3)预防呼吸功能衰竭:呼吸功能衰竭早期在临床上也无简便易行的观察指标,一旦症状明显,肺功能障碍往往已处于不可逆状态,从而缺乏有效的治疗措施。必要时可用呼吸道持续加压呼吸(PEEP),以提高组织的氧供应。

(三)非手术胆管减压

胆管梗阻所致的胆管内高压是 ACST 炎性病变发展和病情加重的基本原因,不失时机的有效胆管减压是缓解病情和降低死亡率的关键。近年来,非手术性胆管减压术已用于 ACST 的治疗,并获得了一定的疗效。

1.内镜鼻胆管引流(ENBD)

ENBD 是通过纤维十二指肠镜,经十二指肠乳头向胆管内置入 7F 鼻胆管引流管,由十二指肠、胃、食管、鼻引出体外。此法具有快捷、简便、经济、创伤小、患者痛苦轻、并发症少、恢复快、不用手术和麻醉等特点,是一种安全可靠的非手术引流减压方法。ENBD可重复行胆管造影,具有诊断价值,能明确胆管梗阻的原因和程度;可抽取胆汁进行细菌培养,取出胆管蛔虫;对于泥沙样结石、胆泥或结石小碎片,可经鼻胆管冲洗引流。通过切开胆管口括约肌,可用气囊导管或取石篮将结石取出,如胆管内的结石太大,取出困难,可用特制的碎石篮先将结石夹碎再取出。部分病例单用此法可得到治愈,但这一积极措施只适用于部分胆管病变患者,如胆总管下端结石的病例,而在高位胆管阻塞时引流常难达到目的。对于胆总管多发结石(包括需机械碎石的大结石),在紧急情况下完全清除胆管病变、建立满意的胆管减压并非必要,还具有潜在的危险性。通过胆管口括约肌切开,还有利于引流胰液,降低胰管压力,减少胰腺炎的发生。影响其治疗效果的主要因素是鼻导管管径较细,易为黏稠脓性胆汁、色素性结石沉渣和胆泥所堵塞。

泥沙样胆结石患者不宜采用ENBD。ENBD最常见的并发症是咽部不适、咽炎及导管脱出。导管反复插入胰管也有感染扩散的风险,可诱发胰腺炎,甚至发生急性重症胰腺炎。ENBD前后应用生长抑素及直视下低压微量注射造影剂可减少胰腺炎的发生。

2.内镜下乳头切开术(EST)

EST是一项在ERCP的基础上发展而来的治疗性新技术,随着该项技术的不断改良,其安全性和成功率也在提高。乳头括约肌切开以后,胆管内的结石可以随即松动、排出,胆管内的高压脓性胆汁也可以向下引流,从而达到胆管减压的目的。

3.内镜胆管内支撑管引流

经纤维内镜置入胆管内支撑管引流不仅可以解除胆管梗阻、畅通胆汁引流、排出淤滞的胆汁,而且保证了胆肠的正常循环,是一种比较理想且符合生理功能的非手术引流方法。内支撑管分别由聚乙烯、聚四氟乙烯制成,现多采用一种有许多侧孔且两端各有侧瓣的直内支撑管(5～9 F)。该法最常见的并发症是胆汁引流不通畅引起胆管炎。缺点是不能重复造影,支撑管堵塞时不能冲洗,只有在内镜下换管。

4.经皮经肝穿刺胆管引流(PTCD)

PTCD是在PTC的基础上,经X线透视引导将4～6 F导管置入阻塞胆管上方的适当位置,可获得令人满意的引流效果。PTCD既可以引流肝外胆管,也可以引流单侧梗阻的肝内胆管。本法适用于肝内胆管扩张者,特别适用于肝内阻塞型患者,具有操作方便、成功率高、疗效显著等特点,可常规作为ACST的初期治疗措施,为明确胆管病变的诊断及制订确定性治疗对策赢得时间。

PTCD内引流是使用导丝,通过梗阻部位进入梗阻下方,再将有多个侧孔的引流管沿导丝送入梗阻下方,使胆汁经梗阻部位进入十二指肠。若肝门部梗阻,需要在左、右肝管分别穿刺置管。PTCD本身固有的并发症包括出血、胆瘘、诱发加重胆管感染及脓毒症。进行完善的造影应在PTCD后数天,病情确已稳定的前提下进行。当肝内结石致肝内胆管系统多处梗阻,或肝内不同区域呈分隔现象,以及色素性结石沉渣和胆泥易堵塞引流管时,引流出来的胆汁量常不能达到理想程度,因此应选择管径足够大的导管,在超声引导下有目的地做选择性肝内胆管穿刺。PTCD后每天以抗菌药物溶液常规在低压下冲洗导管和胆管1～2次。引流过程中,一旦发现PTCD引流不畅或引流后病情不能改善时,应争取中转手术。经皮肝穿刺后,高压脓性胆汁可经穿刺孔或导管脱落后的窦道发生胆管腹腔漏,形成局限性或弥漫性腹膜炎,还可在肝内形成胆管血管漏而导致脓毒败血症、胆管出血等并发症,故仍须谨慎选用,不能代替剖腹手术引流。老年患者及病情危重不能耐受手术者可作为首选对象。对于凝血机制严重障碍、有出血倾向或肝、肾功能接近衰竭者,应视为禁忌证。

以上几种非手术的胆管引流法各有其适应证。对于胆管结石已引起肝内胆管明显扩张者,一般以 PTCD 最为相宜。对嵌顿在壶腹部的胆石,可考虑做内镜括约肌切开。对壶腹部癌或胆管癌估计不可能根治者,可通过内镜做内引流术,作为一种姑息疗法。总之,胆石症患者一旦急性发作后引起急性胆管炎,宜在患者情况尚未恶化以前及时做手术治疗,切开胆管、取尽胆石并设法使胆管引流通畅,这是防止病变转化为 ACST 的关键措施。

(四)手术治疗

近年来,由于强有力的抗菌药物治疗和非手术胆管减压措施的应用,使需要急症手术处理的 ACST 病例有减少的趋势。然而,各种非手术措施并不能完全代替必要的手术处理,急症手术胆管减压仍是降低此病死亡率的基本措施。目前,摆在外科医师面前的是手术的适应证和时机的选择问题。因此,应密切观察患者的病情变化及对全身支持治疗和非手术胆管减压的反应,在各器官功能发生不可逆损害病变之前,不失时机地手术行胆管引流。

1.手术治疗的目的

手术治疗的目的是解除梗阻,去除病灶,胆管减压,通畅引流。

2.手术适应证

手术时机应掌握在夏洛特(Charcot)三联征至雷纳德(Reynold)五联征之间,如在已发生感染性休克或发生多器官功能衰竭时手术,往往为时过晚。恰当地掌握手术时机是提高疗效的关键,延误手术时机则是导致患者死亡最主要的因素。若出现下列情况时应及时手术。

(1)经积极非手术治疗,感染不易控制,病情无明显好转,黄疸加深,腹痛加剧、体温在 39 ℃ 以上,胆囊胀大并有持续压痛。

(2)患者出现精神症状或预示出现脓毒性休克。

(3)肝脓肿破裂、胆管穿孔引起弥漫性腹膜炎。对于年老体弱或有全身重要脏器疾病者,因代偿功能差,易引起脏器损害,一旦发生难以逆转,故应放宽适应证要求,尽早手术。

3.手术方法

手术方法主要根据患者的具体情况而定,其基本原则是以抢救生命为主,关键是行胆管减压,解除梗阻,通畅引流。手术方法应力求简单、快捷、有效,达到充分减压和引流的目的即可。有时为了避免再次手术而追求一次性彻底解决所有问题,在急症手术时做了过多和过于复杂的操作,如术中胆管造影、胆囊切除、胆肠内引流术等,对患者创伤较大,手术时间延长,反而可加重病情。对于复杂的胆管病变,难以在急症情况下解决者,可留做二期手术处理。可分期、分阶段处理,以适应病情的需要,这也是正常、合理的治疗过程。应根据患者的具体情况,采用个体化的手术方法。

(1)急诊手术:急诊手术并非立即施行手术,在实施手术前,需要 4~8 小时的快速准备,以控制感染、稳定血压及微循环的灌注,保护重要器官,使者更好地承受麻醉和手术,以免发生顽固性低血压及心搏骤停,更有利于手术后恢复。①胆总管切开减压、解除梗阻及 T 形管引流是最直接而有效的术式,可以清除结石和蛔虫,但必须探查肝内胆管有无梗阻,尽力去除肝胆管主干及 1~2 级分支的阻塞因素,以达到真正有效的减压目的。胆管狭窄所致梗阻常不被允许在急症术中解除或附加更复杂的术式,但引流管必须置于狭窄以上的胆管内。遗漏肝内病灶是急诊手术时容易发生的错误,怎样在手术中快速和简便地了解胆道病变和梗阻是否完全解除应引起足够的重视。术中胆管造影时,高压注入造影剂会使有细菌感染的胆汁逆流进入血液循环而使感染扩散,因而不适宜于急诊手术时应用。术中B超受人员和设备的限制;术中纤维胆管镜检查快捷安全,图像清晰,熟练者5～10分钟即可全面观察了解肝内外胆管系统,有助于肝内外胆管取石及病灶活组织检查,值得推广。若病情允许,必要时可劈开少量肝组织,寻找扩大的胆管置管引流。失败者可在术中经肝穿刺近侧胆管并置管引流,也可考虑置入U形管引流。术后仍可用胆管镜经T形管窦道取出残留结石,以减少梗阻与感染的发生。②胆囊造瘘:胆囊管细而弯曲,还可有炎性狭窄或阻塞因素,故一般不宜以胆囊造瘘代替胆管引流,这在肝内胆管梗阻中更属禁忌。肝外胆管梗阻者若寻找胆管非常艰难,病情又不允许手术延续下去,亦可切开肿大的胆囊,证实其与胆管相通后行胆囊造瘘术。③胆囊切除术:胆管减压引流后可否同时切除胆囊,须慎重考虑。对一般的继发性急性胆囊炎,当胆管问题解决后,可恢复其形态及正常功能,故不应随意切除。严重急性胆囊炎症如坏疽、穿孔或合并明显的慢性病变时,可行胆囊切除术。有时也要根据当时的病情具体对待,如全身感染征象严重、休克或生命体征虽有好转但尚不稳定者,均不宜切除胆囊,以行胆囊造瘘更为恰当。④胆肠内引流术:对胆肠内引流术应慎重,我国患者肝内胆管结石、狭窄多见,在不了解肝内病变的情况下,即使术中病情允许,加做胆肠内引流术也带有相当大的盲目性,可因肝内梗阻存在而发生术后反复发作的反流性化脓性胆管炎,给患者带来更多的痛苦及危险。但是,对于部分无全身严重并发症,主要是由于胆管高压所致神经反射性休克的患者,在解除梗阻、大量脓性胆汁涌出后,病情可有明显好转,血压等重要生命体征趋于平稳。梗阻病变易于一次性彻底解决的年轻患者,可适当扩大手术范围,包括对高位胆管狭窄及梗阻的探查(如狭窄胆管切开整形和胆肠内引流术)。

胆肠内引流术除能彻底解除梗阻外,还有以下优点:①内引流术使胆汁中的胆盐、胆酸直接进入肠道,可迅速将肠道内细菌产生的内毒素灭活并分解成无毒的亚单位或微聚物,降低血中内毒素浓度,减轻内毒素对心、肺、肝、肾及全身免疫系统的损害,起到阻断病情发展的作用;②有益于营养物质的消化吸收:胆汁进入肠道有利于脂肪及脂溶性维生素的消化吸收,可改善患者的营养状况;③避免水、盐、电解质及蛋白质的丢失,有益于内环境稳定;④缩短住院时间;⑤避免再次手术。

(2)择期手术:ACST患者的急性炎症消退后,为了去除胆管内结石及建立良好的胆汁引流通道,需要进行择期手术治疗。胆总管切开后取结石并放置T形管引流是最常用的方法,术中运用纤维胆管镜有助于发现及取出结石。胆总管十二指肠侧侧吻合术是简单、快速和有效的胆肠内引流术式,但因术后容易产生反流性胆管炎和漏斗综合征等并发症,现已很少采用。③胆肠Roux-en-Y式吻合术有肝内胆管狭窄及结石存在时,可经肝膈面或脏面剖开狭窄胆管,取出肝内结石,胆管整形后与空肠做Roux-en-Y式吻合术。该手术被认为是较少引起胆管内容物反流的可靠内引流手术方法。有人提出,将空肠襻的盲端置入皮下,术后如有复发结石或残留结石,可在局麻下切开皮肤,以空肠襻盲端为进路,用手指或胆管镜取石。间置空肠胆管十二指肠的吻合术既能预防反流性胆管炎和十二指肠溃疡,又能保证肠道的正常吸收功能,是目前较为理想的胆肠内引流方法。病变局限于一叶、一段肝脏或因长期胆管梗阻而导致局限性肝叶萎缩及纤维化者,可做病变肝叶切除术。

(郝　敏)

第二节　急性肠梗阻

急性肠梗阻是由于各种原因使肠内容物通过障碍而引起一系列病理生理变化的临床症候群。由于病因多种多样，临床表现复杂，病情发展迅速，使对其的诊断比较困难，处理不当可导致不良后果。中医学对肠梗阻也早有记载，如"关格""肠结""吐粪"等均指此病。近年来对该病的认识虽然有了提高，但绞窄性肠梗阻的死亡率仍高达10%以上，是死亡率较高的急腹症之一。

一、病因及分类

(一)病因分类

肠梗阻是由不同原因引起的，根据发病原因可将其分为三大类。

1.机械性肠梗阻

机械性肠梗阻其在临床中最为常见，是由于肠道的器质性病变形成机械性的压迫或堵塞肠腔而引起的肠梗阻。机械性肠梗阻的常见原因有肠粘连、肿瘤、嵌顿疝、肠套叠、肠扭转、炎症狭窄、肠内蛔虫团或粪块、先天性肠畸形(旋转不良、肠道闭锁)等。

2.动力性肠梗阻

动力性肠梗阻是由于神经抑制或毒素作用使肠蠕动发生暂时性紊乱，使肠腔内容物发生通过障碍。根据肠功能紊乱的特点，又有麻痹性肠梗阻和痉挛性肠梗阻之分。麻痹性肠梗阻是由于肠管失去蠕动功能以致肠内容物不能运行，常见于急性弥漫性腹膜炎、腹部创伤或腹部手术后，当这些原因去除后，肠麻痹仍持续存在即形成麻痹性肠梗阻。痉挛性肠梗阻是由于肠壁肌肉过度收缩所致，在急性肠炎、肠道功能紊乱或慢性铅中毒时可以见到。

3.血运性肠梗阻

血运性肠梗阻是由于肠系膜血管血栓形成而发生肠管血液循环障碍，患者肠腔内虽无梗阻，但肠蠕动消失，使肠内容物不能运行。

在临床上，以机械性肠梗阻最多见，麻痹性肠梗阻也有见及，而其他类型的肠梗阻少见。

(二)其他分类

(1)根据是否有肠管血运障碍，肠梗阻可以分为单纯性肠梗阻和绞窄性肠梗阻两种。发生肠梗阻的同时不合并有肠管血液循环障碍者称为单纯性肠梗阻，如肠腔堵塞、肠壁病变引起的狭窄或肠管压迫等一般无血运障碍，都属于单纯性肠梗阻。发生肠梗阻的同时合并有血液循环障碍者称为绞窄性肠梗阻，如嵌顿疝、肠套叠、肠扭转等随着病情发展，均可发生肠系膜血管受压，都属于绞窄性肠梗阻。在临床上，鉴别肠梗阻是单纯性还是绞窄性对治疗有重要意义，绞窄性肠梗阻如不及时解除，可以很快导致肠坏死、穿孔，以致发生严重的腹腔感染和中毒性休克，死亡率很高，但有时鉴别困难。粘连性肠梗阻可能是单纯性的，也可能是绞窄性的。

(2)根据肠梗阻的部位，可分为高位小肠梗阻、低位小肠梗阻和结肠梗阻。梗阻部位不同，临床表现也有不同。如果一段肠袢两端受压(如肠扭转)，则称为闭袢性肠梗阻。结肠梗阻时，回盲瓣可以关闭防止逆流。也会形成闭袢性肠梗阻。发生这类肠梗阻时，肠腔往往高度膨胀，容易发生肠壁坏死和穿孔。

(3)根据肠梗阻的程度,可分为完全性肠梗阻和不完全性肠梗阻。
(4)根据梗阻发生的缓急,可分为急性肠梗阻和慢性肠梗阻。

肠梗阻的这些分类主要是为了便于对疾病的了解及治疗上的需要,而且肠梗阻处于不断变化的过程中,各类肠梗阻在一定条件下是可以相互转化的,如单纯性肠梗阻治疗不及时,可能发展为绞窄性肠梗阻;机械性肠梗阻发生梗阻以上的肠管由于过度扩张,到后来也可发展为麻痹性肠梗阻;慢性不完全性肠梗阻,也可由于炎症水肿加重而变为急性完全性肠梗阻。

二、病理生理

急性肠梗阻发生后,肠管局部和机体全身都将出现一系列复杂的病理生理变化,包括局部变化和全身变化。

(一)局部变化

局部变化主要是由肠蠕动增加,肠腔膨胀、积气积液,肠壁充血水肿、通透性增加而引起的变化。

1.肠蠕动增加

正常时蠕动由自主神经系统、肠管本身的肌电活动和多肽类激素的调节来控制。当发生肠梗阻时,各种刺激增加而使肠管活动增加,梗阻近端肠管蠕动的频率和强度均增加,这是机体企图克服障碍的一种抗病反应。高位肠梗阻时肠蠕动频率较快,每3~5分钟即可有1次;低位肠梗阻时间隔较长,可每10~15分钟1次。因此,在临床上患者可以出现阵发性腹痛、反射性呕吐、肠鸣音亢进,腹壁可见肠型等。如梗阻长时间不解除,肠蠕动又可逐渐变弱甚至消失,出现肠麻痹。

2.肠腔膨胀、积气积液

随着肠梗阻的进一步发展,在梗阻以上肠腔会出现大量积气积液,肠管也随之逐渐扩张,肠壁变薄;梗阻以下肠管则塌陷空虚。肠腔内的气体中,70%是咽下的空气,30%是血液弥散至肠腔内和肠腔内细菌发酵所产生的气体。这些气体大部分为氮气,很少能向血液内弥散,因而易引起肠腔膨胀。肠腔内的液体一部分是饮入的液体,大部分则是胃肠道的分泌液。肠腔膨胀及各种刺激会使分泌增加,但扩张、壁薄的肠管吸收功能有障碍,因而会使肠腔积液不断增加。

3.肠壁充血水肿、通透性增加

若肠梗阻再进一步发展,则出现肠壁毛细血管和小静脉的淤血、肠壁水肿、肠壁通透性增加、液体外渗,肠腔内液体可渗透至腹腔,血性渗液可进入肠腔。如肠腔内压力增高,使小动脉血流受阻,肠壁上可出现小出血点,严重者可出现点状坏死和穿孔。此时肠壁血运发生障碍,细菌和毒素可以透过肠壁渗透至腹腔内,引起腹膜炎。

(二)全身变化

患者由于不能进食、呕吐、脱水、感染而引起体液、电解质和酸碱平衡失调,以致会发生中毒性休克等。

1.水和电解质缺失

大量体液丧失是急性肠梗阻引起的一个重要的病理生理变化。正常情况下,胃肠道每天分泌约8 000 mL液体,其中绝大部分在小肠吸收回到血液循环,仅约500 mL通过回盲瓣到达结肠。肠梗阻时回吸收障碍,同时液体自血液向肠腔继续渗出,于是消化液不断积聚于肠腔内,形成大量的第三间隙液,实际上等于丧失到体外。再加上梗阻时呕吐丢失液体,可以迅速导致血容量减少和血液浓缩。体液的丢失也伴随着大量电解质的丢失,高位肠梗阻时更为显著;低位肠梗阻时，积存在肠管内的胃肠液可达5～10 L。这些胃肠液约与血浆等渗，所以在梗阻初期是等渗性脱水。胆汁、胰液及肠液均为碱性，含有大量的 HCO_3^-，加上组织灌注不良，酸性代谢产物增加，尿量减少，很容易引起酸中毒。胃液中钾离子的浓度约为血清钾离子的两倍，其他消化液中钾离子的浓度与血清钾离子浓度相等，因此肠梗阻时也丧失了大量钾离子，导致血钾浓度降低，引起肠壁肌张力减退，加重肠腔膨胀。

2.对呼吸和心脏功能的影响

由于肠梗阻时肠腔膨胀使腹压增高，横膈上升，腹式呼吸减弱，可影响肺泡内的气体交换。同时，可影响下腔静脉血液回流，使心排血量明显减少，出现呼吸、循环功能障碍，甚至加重休克。

3.感染和中毒性休克

梗阻以上的肠内容物可淤积、发酵、细菌繁殖并生成许多毒性产物，肠管极度膨胀，肠壁通透性增加，在肠管发生绞窄、失去活力时，细菌和毒素可透过肠壁到腹腔内引起感染，又经过腹膜吸收进入血液循环，产生严重的毒血症状甚至中毒性休克。这种感染性肠液在手术时如不经事先减压清除，梗阻解除后毒素可经肠道吸收，迅速引起中毒性休克。另外，由于肠梗阻时大量失水引起血容量减少，一旦发生感染和中毒，往往造成难复性休克，既有失液、失血，又有中毒因素导致的严重休克，可致脑、心、肺、肝、肾及肾上腺等重要脏器的损害，且休克难以纠正。

总之，肠梗阻的病理生理变化程度随着梗阻的性质和部位不同而有差别：高位肠梗阻容易引起脱水和电解质失衡，低位肠梗阻容易引起肠膨胀和中毒症状，绞窄性肠梗阻容易引起休克，结肠梗阻或闭袢性肠梗阻容易引起肠坏死、穿孔和腹膜炎。梗阻晚期，机体抗病能力明显低下，各种病理生理变化均可出现。

三、临床表现

(一)症状

由于肠梗阻发生的急缓、病因、部位高低以及肠腔堵塞的程度不同，因此会有不同的临床表现，但肠内容物不能顺利通过肠腔而出现腹痛、呕吐、腹胀和停止排便排气这四大症状是患者共同的临床表现。

1.腹痛

腹痛是肠梗阻最先出现的症状。腹痛多在腹中部脐周围，呈阵发性绞痛，伴有肠鸣音亢进，这种疼痛是由于梗阻以上部位的肠管强烈蠕动所致。腹痛呈间歇性发生，在每次肠蠕动开始时出现，由轻微疼痛逐渐加重，达到高峰后即行消失，间隔一段时间后再次发生。腹痛发作时，患者常可感觉有气体在肠内窜行，到达梗阻部位而不能通过时；疼痛最重，如有不完全性肠梗阻时，气体通过后则疼痛感立即减轻或消失。如腹痛的间歇期不断缩短，或疼痛呈持续性伴阵发性加剧且较剧烈时，则可能是由肠梗阻单纯性梗阻发展至绞窄性梗阻的表现。腹痛发作时，还可出现肠型或肠蠕动波，患者自觉似有包块移动，此时可听到肠鸣音亢进。当肠梗阻发展至晚期，梗阻部位以上肠管过度膨胀，收缩能力减弱，则阵痛的程度和频率都减低；当出现肠麻痹时，则不再出现阵发性绞痛，而呈持续性的胀痛。

2.呕吐

呕吐的程度和呕吐的性质与梗阻程度及部位有密切的关系。肠梗阻患者的早期呕吐是反射性的，呕吐物为食物或胃液。然后有一段静止期，再发呕吐时间视梗阻部位而定，高位肠梗阻呕吐出现较早而频繁，呕吐物为胃液、十二指肠液和胆汁，患者大量丢失消化液，短期内出现脱水、尿少、血液浓缩或代谢性酸中毒;低位肠梗阻呕吐出现较晚,多为肠内容物在梗阻以上部位淤积到相当程度后,肠管逆蠕动出现反流性呕吐,吐出物可为粪样液体或有粪臭味;如有绞窄性梗阻,则呕吐物为血性或棕褐色;结肠梗阻仅在晚期才出现呕吐;麻痹性肠梗阻的呕吐往往为溢出性呕吐。

3.腹胀

患者腹胀是肠腔内积液、积气所致,一般在梗阻发生一段时间后才出现,腹胀程度与梗阻部位有关。高位肠梗阻由于频繁呕吐,腹胀不显著;低位肠梗阻则腹胀较重,可呈全腹膨胀,或伴有肠型;闭袢性肠梗阻可以出现局部膨胀,叩诊鼓音;结肠梗阻(如回盲部关闭)可以显示腹部高度膨胀而且不对称。慢性肠梗阻时腹胀明显,肠型与蠕动波也较明显。

4.停止排便排气

患者有无大便和肛门排气与梗阻程度有关。在完全性梗阻发生后,排便排气即停止。少数患者因梗阻以下的肠管内尚有残存的粪便及气体,由于梗阻早期肠蠕动增加,这些粪便及气体仍可排出,但不能因此而否定肠梗阻的存在。在某些绞窄性肠梗阻伴有肠套叠、肠系膜血管栓塞时,患者可自肛门排出少量血性黏液或果酱样便。

(二)体征

1.全身情况

单纯性肠梗阻患者早期多无明显的全身变化,但随着梗阻后症状的出现,如呕吐、腹胀、丢失消化液等,可发生程度不等的脱水。若发生肠绞窄、坏死、穿孔,出现腹膜炎时,则可出现发热、畏寒等中毒表现。

患者一般表现为急性痛苦病容,神志清楚,当脱水或有休克时,可出现神志萎靡、淡漠、恍惚甚至昏迷。肠梗阻时,由于腹胀使膈肌上升,影响心肺功能,患者可出现呼吸受限、急促,有酸中毒时呼吸深而快。在梗阻晚期或绞窄性肠梗阻时,由于毒素吸收,体温可升高,伴有严重休克时体温反而下降。由于水和电解质均有丢失,多属等渗性脱水,患者可出现全身乏力、眼窝、两颊内陷,唇舌干燥,皮肤弹性减弱或消失。急性肠梗阻患者必须注意血压变化,可由于脱水、血容量不足或中毒性休克,而使血压下降。患者有脉快、面色苍白、出冷汗、四肢厥冷等外周循环衰竭的表现时,血压多有下降,表示有休克存在。

2.腹部体征

对肠梗阻患者的腹部体征可按视、触、叩、听的顺序进行检查。

腹部视诊时,急性肠梗阻的患者一般都有不同程度的腹部膨胀,高位肠梗阻多在上腹部,低位肠梗阻多在脐区,麻痹性肠梗阻呈全腹性膨隆。闭袢性肠梗阻时,可出现不对称性腹部膨隆。机械性肠梗阻时,常可见到肠型及蠕动波。

腹部触诊可了解腹肌紧张的程度、压痛范围和反跳痛等腹膜刺激征,应常规检查腹股沟及股三角,以免漏诊嵌顿疝。单纯性肠梗阻时腹部柔软,肠管膨胀可出现轻度压痛,但无其他腹膜刺激征。绞窄性肠梗阻时,可有固定性压痛和明显腹膜刺激征,有时可触及绞窄的肠袢或痛性包块。压痛明显的部位多为病变所在,痛性包块常为受绞窄的肠袢。回盲部肠套叠时,常可在右中上腹触及腊肠样平滑的包块;蛔虫性肠梗阻时可为柔软索状团块,有一定的移动度;乙状结肠梗阻扭转时包块常在左下腹或中下腹;癌肿性包块多较坚硬而疼痛较轻;腹外疝嵌顿多为圆形、突出于腹壁上的压痛性肿块。

腹部叩诊时,肠管胀气为鼓音,绞窄的肠袢因水肿、渗液为浊音。因肠管绞窄、腹腔内渗液,可出现移动性浊音,必要时可行腹腔穿刺检查;如有血性腹水则为肠绞窄的证据。

腹部听诊主要是了解肠鸣音的改变。机械性肠梗阻发生后,腹痛发作时会有肠鸣音亢进;随着肠腔积液的增加,可出现气过水声;肠管高度膨胀时可听到高调金属音。麻痹性肠梗阻或机械性肠梗阻的晚期,肠鸣音可减弱或消失。正常肠鸣音一般为3~5次/分,5次/分以上为肠鸣音亢进,少于3次/分为肠鸣音减弱,3分钟内听不到为肠鸣音消失。

(三)实验室检查

单纯性肠梗阻早期各种化验检查结果变化不明显。梗阻晚期或有绞窄时,由于失水和血液浓缩,化验检查可为判断病情及疗效提供参考。

(1)血常规:血红蛋白、血细胞比容可因脱水和血液浓缩而升高,与失液量成正比。尿比重升高,多在1.025~1.030。白细胞计数对鉴别肠梗阻的性质有一定意义,如单纯性肠梗阻白细胞计数正常或轻度增高,绞窄性肠梗阻白细胞计数可达$(15~20)×10^9/L$,中性粒细胞亦增加。

(2)血pH及二氧化碳结合力下降,说明有代谢性酸中毒。

(3)血清Na^+、K^+、Cl^-等离子在肠梗阻早期无明显变化,但随着梗阻的发展及自身代谢调节作用,内生水和细胞内液进入循环而稀释,使Na^+、Cl^-等逐渐下降。在无尿或酸中毒时,血清K^+可稍升高,随着尿量的增加和酸中毒的纠正而大量排K^+,血清K^+可突然下降。

(四)X线检查

X线是急性肠梗阻常用的检查方法,常能对明确梗阻是否存在、梗阻的位置、梗阻的性质及梗阻的病因提供依据。

1.腹部平片检查

肠管的气液平面是肠梗阻特有的X线片表现。摄片时,最好取直立位,如体弱不能直立时可取侧卧位。在梗阻发生6小时后,由于梗阻近端肠腔内积存大量气体和液体,导致肠管扩张,小肠扩张在3 cm以上,结肠扩张在6 cm以上,黏膜皱襞展平消失,小肠皱襞呈环形伸向腔内,呈"鱼骨刺"样的环形皱襞多见于空肠梗阻,而回肠梗阻时黏膜皱襞较平滑。至晚期时,小肠肠袢内有多个液平面出现,呈典型的阶梯状。

国外有学者将梗阻的小肠分布位置分为五组:第一组为空肠上段,位于左上腹;第二组为空肠下段,在左下腹;第三组为回肠上段,在脐周围;第四组为回肠中段,在右上腹;第五组为回肠下段,在右下腹。这样可以判断梗阻在小肠的上段、中段还是下段。结肠梗阻与小肠梗阻不同,因梗阻结肠近端肠腔内充气扩张,回盲瓣闭合良好时形成闭袢性梗阻,使结肠扩张十分显著,尤以壁薄的右半结肠为著,盲肠扩张可超过9 cm。结肠梗阻时的液平面多见于升结肠、降结肠或横结肠的凹下部分。由于结肠内有粪块堆积,液平面可呈糊状。如结肠梗阻时回盲瓣功能丧失,小肠内也可出现气液平面,此时应注意鉴别。

2.肠梗阻的造影检查

考虑有结肠梗阻时,可做钡剂灌肠检查。检查前应清空肠道,以免残留粪块造成误诊。肠套叠、乙状结肠扭转和结肠癌等可明确梗阻部位、程度及性质。多数病例为肠腔内充盈缺损及狭窄。在回肠/结肠或结肠套叠时,可见套入的肠管头部呈新月形或杯口状阴影。乙状结肠扭转时,钡柱前端呈圆锥形或鹰嘴状狭窄影像。另外,钡剂或空气灌肠亦有治疗作用:早期轻度盲肠或乙状结肠扭转,特别是肠套叠时,在钡剂(或空气)灌肠的压力下,就可将扭转或套叠复位,达到治疗的目的。

肠梗阻时由于肠道梗阻,通过时间长,可能加重病情或延误治疗,故多不宜应用钡餐检查。

而水溶性碘油造影则视梗阻部位而定，特别是高位梗阻时，可以了解梗阻的原因及部位。

（五）B超检查

B超检查有助于了解肠管积液扩张的情况，判断梗阻的性质和部位，观察腹水及了解梗阻原因。肠梗阻患者B超常见梗阻部位以上的肠管有不同程度的扩张，管径增宽，肠腔内有形态不定的强回声光团和无回声的液性暗区，如为实质性病变则显示更好。在肠套叠时，B超横切面可见"靶环"状的同心圆声，纵切面可显示套入肠管的长度，蛔虫团引起的肠梗阻可见局部平行旋涡状光带回声区。如肠管扩张明显，有大量腹水，肠蠕动丧失，可能是发生了绞窄性肠梗阻或肠坏死。

四、诊断与鉴别诊断

急性肠梗阻的诊断首先需要确定是否有肠梗阻存在，还必须对肠梗阻的程度、性质、部位及原因作出较准确的判断。

（一）肠梗阻是否存在

典型的肠梗阻具有阵发性腹部绞痛、呕吐、腹胀、停止排气排便四大症状，以及肠型、肠鸣音亢进等表现，诊断一般并不困难。但对不典型病例、早期病例及不完全性肠梗阻，诊断时有一定的难度，可借助X线检查进行确诊。一时难以确诊者，可一边治疗一边观察，以免延误治疗。诊断时应特别注意与急性胰腺炎、胆绞痛、泌尿系统结石、卵巢囊肿扭转等相鉴别，应做相关疾病的有关检查，以排除这些疾病。

（二）肠梗阻的类型

应鉴别患者是机械性肠梗阻还是动力性肠梗阻（尤其是麻痹性肠梗阻）。机械性肠梗阻往往有肠管器质性病变，如粘连、压迫或肠腔狭窄等，晚期虽可出现肠麻痹，但X线平片检查有助于鉴别。动力性肠梗阻常继发于其他原因，如腹腔感染、腹部外伤、腹膜后血肿、脊髓损伤或有精神障碍等。麻痹性肠梗阻虽有腹部膨胀，但肠型不明显，无绞痛、肠鸣音减弱或消失，这些都与机械性肠梗阻的表现不同。

（三）肠梗阻的性质

应鉴别是单纯性肠梗阻还是绞窄性肠梗阻。在急性肠梗阻的诊断中，这两者的鉴别极为重要，因为绞窄性肠梗阻的肠壁有血运障碍，随时有肠坏死和腹膜炎、中毒性休克的可能，不及时治疗可危及生命。但两者的鉴别有时有一定困难，有以下表现时应考虑有绞窄性肠梗阻的可能：①腹痛剧烈，阵发性绞痛转为持续性痛，伴阵发性加重；②呕吐出现较早且频繁，呕吐物呈血性或咖啡样；③腹胀不对称，有局部隆起或有孤立胀大的肠袢；④出现腹膜刺激征，或有固定局部压痛和反跳痛，肠鸣音减弱或消失；⑤腹腔有积液，腹腔穿刺为血性液体；⑥肛门排出血性液体或肛指检发现血性黏液；⑦全身变化出现早，如体温升高、脉率增快、白细胞计数升高，很快出现休克；⑧X线腹部平片显示有孤立胀大的肠袢，位置固定不变；⑨B超提示肠管扩张显著，有大量腹水。

单纯性肠梗阻与绞窄性肠梗阻的预后不同，有人主张在两者不能鉴别时，在积极准备下以手术探查为妥，不能到绞窄症状很明显时才行手术探查，以免影响预后。

（四）肠梗阻的部位

应鉴别是高位肠梗阻、低位肠梗阻还是结肠梗阻。由于梗阻部位不同，临床表现也有所差异：高位肠梗阻呕吐早而频，腹胀不明显；低位肠梗阻呕吐出现晚而次数少，呕吐物呈粪样，腹胀显著；结肠梗阻时，由于回盲瓣的作用，阻止了逆流，以致结肠高度膨胀形成闭袢性梗阻，其特点是进行性结肠胀气,可导致盲肠坏死和破裂,而腹痛较轻、呕吐较少、腹胀不对称,必要时可以钡剂灌肠明确诊断。

(五)梗阻的程度

应鉴别是完全性肠梗阻还是不完全性肠梗阻。完全性肠梗阻发病急,呕吐频,停止排便排气,X线腹部平片显示小肠内有气液平面,呈阶梯状,结肠内无充气;不完全性肠梗阻发病缓,病情较长,腹痛轻,间歇较长,可无呕吐或偶有呕吐,有少量排便排气,常在腹痛过后排少量稀便,腹部平片示结肠内少量充气。

(六)肠梗阻的病因

对肠梗阻的病因要结合年龄、病史、体检及X线检查等综合分析,尽可能作出病因诊断,以便进行正确的治疗。

1.年龄因素

新生儿肠梗阻以肠道先天性畸形为多见,1岁以内小儿以肠套叠最为常见,1~2岁的小儿嵌顿性腹股沟斜疝的发生率较高,3岁以上的儿童应注意蛔虫团引起的肠梗阻,青壮年以肠扭转、肠粘连、绞窄性腹外疝较多见,老年人则以肿瘤、乙状结肠扭转、粪便堵塞等为多见。

2.病史

如有腹部手术史、外伤史或腹腔炎症疾病史,多为肠粘连或粘连带压迫所造成的肠梗阻;如患者有结核病史或有结核病灶存在,应考虑有肠结核或腹腔结核引起的肠梗阻;如有长期慢性腹泻、腹痛,应考虑有节段性肠炎合并肠狭窄;饱餐后剧烈活动或劳动者考虑有肠扭转;如有心血管疾病,突然发生绞窄性肠梗阻,应考虑肠系膜血管病变的可能。

3.根据检查结果确定病因

对肠梗阻患者除了腹部检查外,还一定要注意腹股沟部的检查,除外腹股沟斜疝、股疝嵌顿引起的梗阻,直肠指诊时还应注意有无粪便堵塞及肿瘤等,指套上有果酱样大便时应考虑肠套叠。腹部触及肿块多考虑为肿瘤性梗阻。大多数肠梗阻的原因比较明确,少数病例一时找不到梗阻的原因,需要在治疗过程中反复检查,再结合X线表现,或者在剖腹探查中才能明确。

五、治疗

肠梗阻的治疗方法要根据病因、性质、部位、程度和患者的全身情况来决定,具体方法包括非手术治疗和手术治疗。不论是否采取手术治疗,总的治疗原则是纠正肠梗阻引起的全身生理紊乱,纠正水、电解质及酸碱平衡紊乱,去除造成肠梗阻的原因。

(一)非手术治疗

非手术治疗措施适用于每一位肠梗阻患者,部分单纯性肠梗阻患者经非手术疗法后症状可完全解除,麻痹性肠梗阻主要采用非手术疗法。对于需要手术的患者,这些措施为手术治疗创造条件也是必不可少的。

1.禁食、胃肠减压

禁食、胃肠减压是治疗肠梗阻的重要措施之一。肠梗阻患者应尽早给予胃肠减压,有效的胃肠减压可减轻腹胀,改善肠管的血运,有利于肠道功能的恢复。腹胀减轻还有助于改善呼吸和循环功能。胃肠减压的方法是经鼻将减压管放入胃或肠内,然后利用胃肠减压器的吸引或虹吸作用将胃肠中的气体和液体抽出。由于禁饮食,患者下咽的空气经过有效的减压,可使扭曲的肠袢得以复位,缓解肠梗阻。减压管有较短的单腔管(Levin管),可以放入胃或十二指肠内,这种减压管使用简便,对预防腹胀和高位小肠梗阻效果较好;另一种为较长的单腔或双腔管(Miller-Abbot 管),管的头端附有薄囊,待通过幽门后,向囊内注入空气,利用肠蠕动,可将管带至小肠内的梗阻部位,对低位小肠梗阻可能达到更有效的减压效果。其缺点是插管通过幽门比较困难,有时需在透视下确定管的位置,比较费时。

2.纠正水、电解质和酸碱平衡紊乱

失水和电解质酸碱平衡紊乱是肠梗阻的主要生理改变,必须及时给予纠正。补给的液体应根据患者的病史、临床表现及必要的化验结果来决定,掌握好"缺什么,补什么;缺多少,补多少"和"边治疗、边观察、边调整"的原则。

(1)补充血容量:患者由于大量体液丢失,可引起血容量不足甚至休克。应快速按"先快后慢"的原则来补充液体。失水的同时伴有大量电解质的丢失,也应按"先盐后糖"(先补充足够的等渗盐水,然后再补充葡萄糖溶液)的原则来补给,绞窄性肠梗阻患者有大量血浆和血液的丢失,还需补充血浆或全血。一般按下列方法来决定补液量。

当天补液量＝当天正常需要量＋当天额外丧失量＋既往丧失量的一半

当天正常需要量:成人每天为 2 000~2 500 mL,其中等渗盐水 500 mL,其余为 5% 或 10% 的葡萄糖液。

当天额外丧失量:当天因呕吐、胃肠减压等所丧失的液体。胃肠液一般按等渗盐水:糖为 2:1 的比例补给。

既往丧失量:发病以来,患者因呕吐、禁食等所欠缺的液体量,可按临床症状来估计。

在补液过程中,必须注意血压、脉搏、静脉充盈程度、皮肤弹性及尿量和尿比重的变化,必要时监测中心静脉压(CVP)的变化,在 CVP 不超过 1.18 kPa(12 cmH$_2$O)时可以认为是安全的。

肠梗阻时一般都有缺钾,待尿量充分时可适量补充钾盐。

(2)纠正酸中毒:肠梗阻患者大多伴有代谢性酸中毒,表现为无力、嗜睡、呼吸深快,血液 pH、HCO$_3^-$、BE 均降低。估计补充碱量的常用计算方法为:

补充碱量(mmol)＝(正常 CO$_2$CP－测得患者的 CO$_2$CP)mmol×患者体重(kg)

1 g NaHCO$_3$ 含 HCO$_3^-$ 12 mmol。1 g 乳酸钠含 HCO$_3^-$ 9 mmol。

补碱时,可先快速给予 1/2 的计算量,以后再做血气分析,根据结果及患者的呼吸变化情况决定是否继续补充。

3.抗生素的应用

应用抗生素可以减少细菌性感染,抑制肠道细菌,减少肠腔内毒素的产生和吸收,减少肺部感染等。一般单纯性肠梗阻不需应用抗生素,但对绞窄性肠梗阻或腹腔感染者,需应用抗生素以控制感染。选择抗生素应针对肠道细菌,以广谱抗生素及对厌氧菌有效的抗生素为好。

(二)手术治疗

手术是急性肠梗阻的重要治疗方法,大多数急性肠梗阻需要手术解除。手术治疗的原则是争取在较短的时间内以简单可靠的方法解除梗阻,恢复肠道的正常功能。手术方式大致有四种:①解决引起梗阻的原因;②肠切除肠吻合术;③短路手术;④肠造瘘或肠外置术。肠梗阻的手术方式应根据梗阻的性质、原因、部位及患者的具体情况决定,各种术式有其不同的适应证和要求,选择得当则可获得最佳的临床效果。

1.肠切除术

由于某种原因使一段肠管失去生理功能或存活能力,如绞窄性肠坏死、肠肿瘤、粘连性团块、先天性肠畸形(狭窄、闭锁)时,需要行肠切除术,切除范围要视病变范围而定。

在绞窄性肠梗阻行肠切除术时,要根据肠袢的血运情况决定肠切除部分,合理判断肠壁生机是否良好,这是正确处理绞窄性肠梗阻的基础。如将可以恢复生机的肠袢行不必要的切除,或将已丧失活力的肠袢纳回腹腔,均会给患者带来损害,甚至危及生命。首先应正确鉴定肠壁生机,在肠袢的绞窄已经解除后,用温热的盐水纱布包敷5~10分钟,或在肠系膜根部用0.5%的普鲁卡因行封闭注射,以解除其可能存在的血管痉挛现象。如仍有下列现象存在,可作为判断肠管坏死的依据:①肠管颜色仍为暗紫色或发黑无好转。②肠管失去蠕动能力,用血管钳等稍加挤压刺激仍无收缩反应者。③肠管终末动脉搏动消失。

根据这些特点,若受累肠袢不长,应将肠及其内容物立即予以切除并行肠吻合术。但有时虽经上述处理,仔细观察,肠管生机界限难以判断且受累肠袢长度较长时,应延长观察时间,可用布带穿过系膜并将肠管放回腹腔,维持观察半小时、1小时乃至更长时间,同时维持血容量及正常血压,充分供氧,对可疑肠袢是否坏死失去生机做出肯定的判断,再进行适当处理。如患者情况极为严重,血压不易维持,可将坏死及可疑失去生机的肠袢做肠外置术,如之后肠管的色泽转佳,生机已恢复,或坏死分界更加明确后,再做适当的肠切除吻合术。

肠切除术大致可分三步:①处理肠系膜,在预定切除肠曲的相应肠系膜上做扇形切口,切断并结扎系膜血管,注意不要损伤切除区邻近肠管的供应血管,肠管在切除线以外清除其系膜约1 cm,确保系膜缘做浆肌层缝合。②切除肠曲的两端各置有齿钳两把,可适当斜行钳夹,保证对系膜缘有较好的血供,并可加大吻合口。离两侧钳夹约5 cm处,各放置套有橡胶管的肠钳一把,以阻断两侧肠内容物,切除病变肠段,吸去两端间的肠内容物,肠壁止血。③将两断端靠拢,用1号丝线做间断全层的内翻吻合,然后在前后壁做间断浆肌层缝合,缝闭肠系膜缺口,以防内疝。

2.肠短路术

肠短路术又称"肠捷径手术",适用于急性炎症期的粘连、充血水肿严重、组织脆弱易撕裂、不能切除的粘连性肿块或肿瘤晚期不能切除等情况,仅为解除梗阻的一种姑息性手术。其方法是在梗阻部位上下方无明显炎症、肠壁柔软的肠管间行短路吻合。肠短路术有两种方式:一种是侧侧式,即在梗阻部位近、远端的肠管间做侧侧吻合;另一种是端侧式,即先将梗阻近侧胀大的肠袢切除,远切端予以缝合关闭,近侧端与梗阻远端萎陷的肠袢做端侧吻合。两种术式的优劣各异,可根据病变的情况决定。如患者情况较差,手术以解除梗阻为主而病变不能再切除者,或是完全性梗阻者,则以简单有效的侧侧吻合术为宜,以免在端侧吻合后梗阻近端的肠袢盲端有胀破的可能。如需做二期手术,且属于能根除梗阻病变者,作为二期病灶切除术前的准备手术,可行端侧式吻合。

3.肠造瘘术

肠造瘘术包括小肠造瘘及结肠造瘘,主要用于危重患者。由于此类患者周身状况危急,不能耐受更大的手术操作,此时肠造瘘术不失为一种有效地解除肠梗阻的外科疗法。但在小肠梗阻时,因术后营养、水及电解质平衡都不易维持,造瘘口周围皮肤护理也甚麻烦,因此应竭力避免小肠造瘘术。对不能切除的结肠肿瘤或直肠肿瘤所致梗阻,或肿瘤虽能切除但因肠道准备不足、患者情况较差等,宜行结肠造瘘术或永久性人工肛门手术。

肠造瘘术分为三种:①断端造瘘,如为绞窄性肠梗阻或肠管已坏死,则须将坏死肠段切除,近端肠管从侧腹壁造瘘口处拖出并缝合固定,远端缝闭,待病情许可时再行二期手术。②双口造瘘:将梗阻上方的肠管提出行双口造瘘,主要适用于结肠梗阻或粘连性梗阻,此类患者的肠管虽无坏死但无法分离,造瘘的目的为单纯减压。③插管造瘘:单纯插管造瘘解除肠梗阻的效果不理想,只有在坏死肠管切除后行一期吻合,预防术后发生吻合口瘘时,可在吻合口上端的肠管内插入减压管,并包埋固定在侧腹壁的腹膜上,戳孔引出,术后减压,避免吻合口瘘的发生。小肠高位插管造瘘又可作为供给肠内营养的备用通道。

4.其他手术

(1)肠粘连松解术及肠管折叠或肠排列术:用于松解肠粘连,重新排列肠管。

(2)肠套叠复位术:用于使套叠的肠管退出并恢复原位。手术要求尽量在腹腔内操作,术者用手挤压套入部远端,轻柔地将套入部挤出。待完全复位后,仔细观察肠壁血运及蠕动情况,确认有无坏死表现。如为回肠/结肠套叠,可将末端回肠与升结肠内侧壁稍予固定,以免再发生套叠。

(3)肠扭转复位术:将扭转的肠管复位后,恢复原来的功能位置。复位前应注意肠管血运情况及肠腔内容物的多少,当肠腔内积存大量液体和气体时,应先行减压后再复位,以免突然复位而使大量毒素吸收导致中毒性休克。

(4)肠减压术:如果术中见肠管极度扩张致手术有困难时,可先行肠管减压,常用减压方法有以下几种。①穿刺减压:用一粗针头接上吸引装置,直刺入膨胀的肠管,尽可能吸出肠内气体和液体,拔针后缝合针眼。因针头易堵塞,容易导致减压效果不满意。②橡皮管减压:在肠壁上做一小切口,置入橡皮管或导尿管,还可接上三通管,管周固定后进行吸引减压,可用生理盐水灌洗肠腔,减少中毒机会。③切开减压:对较游离的肠管可提至切口外,保护好周围后可直接切开肠管进行减压,这种方法减压效果好,但易污染腹腔。

总之,肠梗阻的手术治疗应视患者梗阻情况而定。单纯性肠梗阻可采用解除引起梗阻机制的手术,如粘连松解术、肠切开取出堵塞异物术等;如肠管的病变为肿瘤、炎症,可行肠切除、肠吻合术,狭窄病变不能切除时可做肠短路术;绞窄性肠梗阻应尽快采取解除梗阻机制的手术,如肠套叠或肠扭转复位术,肠管坏死应行肠切除吻合术等;结肠梗阻时,由于回盲瓣的关闭作用形成闭袢型肠梗阻,结肠血供也不如小肠丰富,单纯性肠梗阻也容易发生局部坏死和穿孔,应早期进行手术治疗。如患者全身情况差,腹胀严重,梗阻位于左半结肠时,可先以横结肠造瘘,待情况好转再行肠切除吻合术;如肠管坏死,应将坏死肠段切除做肠造瘘术,待全身情况好转后行二期手术。由于结肠梗阻时出现的问题较多,因此手术治疗时需审慎处理。

急性肠梗阻的预后与梗阻的病因、性质、诊治的早晚、术前术后的处理及手术选择是否得当有关,多数良性梗阻效果较好,但单纯性肠梗阻的死亡率仍在3%左右,绞窄性肠梗阻的死亡率在8%左右,如诊治过晚死亡率可达25%以上。死亡多见于老年患者,主要原因是难复性休克、腹膜炎、肺部并发症、肠道术后并发症及全身衰竭等,因此应及时诊断、恰当地处理,以减少死亡率。

急性肠梗阻的预防在某些类型的肠梗阻中是可能的。如术后粘连性肠梗阻,在进行腹部手术时操作要轻柔,尽量减少脏器浆膜和腹膜的损伤,防止或减少术中胃肠道内容物对腹腔的污染,术后尽早恢复胃肠道蠕动功能,这对预防粘连性肠梗阻有积极作用。有报道称,近年来在腹部手术后,腹腔内置入透明质酸酶可有效减少肠粘连的发生。积极防治肠蛔虫病是预防蛔虫团堵塞性肠梗阻的有效措施。避免饱食后进行强体力劳动或奔跑,可减少肠扭转的发生。应积极治疗腹腔内炎症及结核等病变,避免发展成粘连或狭窄。如存在发生肠梗阻的致病因素,应嘱患者注意饮食,以防止或减少肠梗阻的发生。

(郝 敏)

护理篇

第五章　常用的急救护理技术

第一节　紧急开放气道

紧急开放气道的方法主要有手法开放气道、咽插管、气管插管术、气管切开术和环甲膜穿刺术等，临床上可根据病情和条件选择合适的技术应用。

一、手法开放气道

(一)开放气道的手法

患者意识丧失并且无呼吸时，应紧急采用开放气道的"三步手法"，即头后仰-托下颌-开口。头后仰可使约25%的患者气道开放，若再使下颌前移，并使口腔适当张开，则可进一步使阻塞的气道开放。

1.头后仰

首先将患者置于去枕仰卧位，头不可高于胸部，与躯干呈水平位，解开衣领，松开裤带，双上肢放置于身体两侧。急救者立于患者右侧，一手小鱼际侧置于患者前额用力向后压，使其头部后仰。

2.托下颌

急救者的另一手的示指和中指置于其靠近颈部的下颌骨的下方，托起患者下颌，将颏部向前抬起，使下颌尖、耳垂的连线与地面垂直（即仰面-举颏法）。下颏前移可使其前颈部结构伸展，从而抬举舌根，并使之离开被压迫的咽喉后壁。

3.开口

急救者立于患者头顶侧，两肘置于患者背部同一水平面上，双手的2～5指自耳垂前将患者下颌骨的升支用力先使下颌向前移，然后向上托起（即托下颌法），使下颌的牙齿移至上颌牙齿的前方，并以两拇指使下唇下拉，使口腔通畅，这样能有效地抬举舌根组织，解除气道的机械性梗阻。

(二)开放气道的方法

1.仰面-抬颈法

患者去枕平卧，急救者位于患者一侧，一手以小鱼际侧置于患者前额并用力向后推，另一手从其颈部下方伸入并托住颈后部，使患者头部向后仰，颈部向上抬起。此法禁用于头、颈椎损伤的患者。

2. 仰面-举颏法

此法是临床最常使用的手法,如患者无颈椎损伤,可首选此法,而且便于之后做口对口人工呼吸。患者去枕仰卧位,急救者位于患者一侧,一手置患者前额向后加压,使其头部后仰,另一手的(除拇指外)4个手指置于靠近颏部的下颌骨的下方,将颏部上举抬起,使牙关紧闭。

3. 托下颌法

急救者位于患者头顶侧,两肘置于患者背部同一水平面上,用双手抓住患者两侧下颌角向上牵拉,使下颏向前、头后仰,同时两拇指可将下唇下拉,使口腔通畅。急救时,单纯托下颌并使头略微后仰是颈椎损伤患者开放气道的良好手法,可以避免加重脊髓损伤,但不便于口对口人工呼吸。

(三)护理要点

1. 严格掌握适应证

进行"三步手法"操作时,当使患者头后仰,张口托起下颌还不能解除气道梗阻时,应考虑上呼吸道有异物存在,此时需及时使患者张口,并用手法或吸引器清除异物,如果患者仍有反应或正处于抽搐时,则不可使用手指清除异物。

2. 颈椎损伤

对疑有颈椎损伤的患者,可先用托下颌法,若仍未成功开放气道,再使用仰面-举颏法,因为过度头后仰也会加重脊髓损伤。绝对禁忌头部前屈或旋转,整体搬动或翻转时保持患者头、颈和躯干在同一轴线上,防止颈部扭曲,进一步加重颈椎损伤。

3. 方法正确

仰面-举颏法时,注意勿压迫颈前部的颏下软组织,以免压迫气管。托下颌时,急救者的第2~5指应着力于患者下颌角的升支,不要握住下颌角的水平支,否则反会使口关闭,影响开放气道,还应防止用力过度,以免引起下颌关节脱位。

4. 有效指征

若患者呼吸道异物解除并恢复自主呼吸,这时将气流通畅,鼾声消失。对呼吸停止的患者,下颌托起后,就能有效地开放气道施行口对口或面罩加压人工呼吸。

二、咽插管术

施行手法开放气道虽能有效地使气道开放,但急救者常难以坚持长时间的持续操作。为此,临床上常借助于口咽或鼻咽通气导管进行咽插管,以抵住舌根和舌体,使其前移,离开被压迫的咽后壁,从而解除梗阻,能较方便而持久地维持呼吸道通畅。

(一)鼻咽导管

鼻咽导管是柔软的橡胶或塑料制品,也可用质地柔软、粗细合适的短气管导管代替。临床使用前在导管表面涂以润滑剂,取与腭板平行的方向插入,直至感到越过鼻咽腔的转角处,再向前推进至气流最通畅处,并用胶布固定。

鼻咽导管的优点是可以在患者牙关紧闭或下颌强硬时插入咽腔,患者可长时间带管达两个月。患者在临界昏迷状态时也易于耐受鼻咽导管。鼻咽导管易引起鼻咽组织损伤和鼻出血,插管时动作要正确,轻柔,切忌粗暴操作。必要时,插管前可先用麻黄碱液滴鼻,能收缩鼻腔黏膜血管,减少鼻出血。鼻咽导管较细,吸痰困难,应注意导管的选择和充分润滑。

(二)口咽导管

口咽通气导管容易插入,简便、迅速和损伤小,急诊插管选用较多,并能提供较为宽阔的气道,广为临床应用。患者牙关紧闭和开口困难时不宜使用,且保留时间不能太长,一般≤72小时。若导管选择不当或操作有误,导管头可将舌背推至咽腔而加重气道阻塞。插口咽通气导管时也应注意避免损坏牙齿,有义齿应取下,不要将两唇夹于导管和门齿之间,以免损伤造成出血。

插口咽导管时先使患者张口,然后将湿润的导管送入口内,沿舌上方反向(导管的凸面朝向患者下颌)下插。当导管插入全长的1/2时,将导管旋转180°(即为正向),并向前继续推进至合适位置。也可用一压舌板下压舌体,然后再将导管沿其上方滑入咽腔。确认口咽导管位置适宜,气流通畅后,用胶布将其妥善固定。

(三)"S"形口咽吹气管

"S"形口咽吹气管又称急救口咽吹气管和"S"形导管,是一种口对口通气导管。这种导管两端开口相反,由口咽导气管、口盖及口外通气导管3部分组成。其使用如同放置普通口咽导管的方法,将口咽导气管的弯壁凹向上(即反向),从口唇间侧插入。当自导气管的顶端抵达软腭后方时,将口咽导气管翻转180°(即为正向)。操作者可以一手捏鼻,另一手捏闭口唇周围,以防漏气,或以双手拇指的鱼际隆起部夹闭鼻孔,双手拇指尖及示指封闭口周,其余各指托下颌骨的上行支,向导管口外通气导管吹气,进行口对口人工呼吸。

(四)护理要点

1. 严格掌握适应证

咽插管仅可用于昏迷患者,气道反射完好者,强行插入鼻咽或口咽通气导管容易诱发喉痉挛或恶心、呕吐和呛咳。

2. 体位

咽插管时也需使头后仰,否则当头颈部松弛时,导管末端可部分退缩,舌根部组织仍能后移压于管端和喉开口之间,而起不到开放气道的作用。

3. 导管选择

选用刺激性小和大小合适的通气导管,妥善固定,防止导管滑出或扭曲。插口咽导管时,导管选择不当或操作有误,导管头可将舌背推至咽腔而加重气道阻塞。

三、气管插管术

气管插管是将一特制的气管导管,经口腔或鼻腔从声门置入气管的急救和麻醉技术,是快速建立通畅稳定的人工气道、进行有效通气的最佳方法之一,是所有急救措施的首要步骤。其作用有:①开放气道,确保了控制通气的进行和潮气量,即完成了气管开放和通气两个最关键的步骤。②减少无效腔和降低呼吸道阻力,保证肺通气和肺换气,使患者获得最佳肺泡通气和供氧。③提供了呼吸道雾化、气管内给药和加压给氧的途径。④有利于直接进行气管内吸引,减少胃内容物、唾液、血液及呼吸道分泌物等误吸的可能。⑤可与简易呼吸囊、麻醉机或人工呼吸机相连接进行机械辅助呼吸,便于呼吸道管理。⑥使胸外按压能不间断地进行。因此每个从事急救工作的医护人员均应熟练地掌握此项技术,有条件时应尽早做气管插管,而每个担负急救任务的单位和场所,如救护站、急诊室、ICU、麻醉科、各种病房及院外的各种现场急救等,均应备好气管内插管的设备,以备急用。

(一)适应证

1.心搏骤停

患者自主呼吸和心跳突然停止,无法有效使用简易呼吸囊,需紧急建立人工气道进行心肺脑复苏者。

2.呼吸衰竭

严重呼吸衰竭和急性呼吸窘迫综合征(acute respiratory distress syndrome,ARDS),不能满足机体通气和氧供的需要而需人工加压给氧和机械辅助通气者。

3.上呼吸道阻塞

患者昏迷,神志不清,不能自主清除上呼吸道分泌物,胃内容物反流或气道出血,随时有误吸可能者,需经气管内吸引。

4.上呼吸道损伤

存在上呼吸道损伤、狭窄、阻塞和气管食管瘘等,影响正常通气者。

5.手术需要

手术时建立人工气道进行全身气管内麻醉或静脉复合麻醉的各种手术患者。颌面部和颈部等部位大手术,呼吸道难以保持通畅者。

6.其他

新生儿严重窒息的复苏。婴幼儿气管切开前需行气管插管定位者。

(二)禁忌证

1.咽喉部急性症状和疾病

如急性喉炎、喉头水肿、喉头黏膜下血肿、脓肿、插管创伤引起的严重出血及咽喉部肿瘤、烧灼伤或异物残留者,此类患者在面罩给氧下,应行气管切开较安全。

2.主动脉瘤

胸主动脉瘤压迫或侵蚀气管壁者,插管可导致主动脉瘤破裂。

3.下呼吸道梗阻

下呼吸道分泌物潴留所致呼吸困难,分泌物难以从插管内清除,应做气管切开。

4.其他

颈椎骨折和脱位者。具有严重出血倾向者。

(三)操作程序

1.评估患者

评估患者就是对患者进行细致、全面、综合的评估。

(1)全身情况:评估患者年龄、病情和麻醉药物过敏史,特别注意呼吸频率和节律。

(2)局部情况:评估患者有无松动的牙齿和活动性义齿,口、鼻腔黏膜有无溃疡和破损,呼吸道有无异常,颈部的活动度。

(3)心理状态:清醒的患者行气管插管时,评估患者有无紧张和恐惧等心理反应及对气管内插管的态度。

(4)健康知识:清醒的患者行气管插管时,评估患者对疾病及气管内插管相关知识的了解情况和合作程度。

2.操作准备

(1)操作者准备:衣帽整洁,洗手,戴口罩。熟悉呼吸道的生理解剖结构及气管内插管的操作方法。

(2)患者准备:患者及家属了解气管插管的目的、方法、注意事项、配合要点及并发症,以消除不必要的顾虑。签订气管插管的知情同意书,愿意接受和配合。取下义齿,建立静脉通道,在有条件的情况下连接监护仪,以便随时观察病情。

(3)用物准备:喉镜、气管导管、导管芯、导管润滑剂、听诊器、牙垫、开口器、导管固定带或胶布、吸引器、吸痰用物、简易呼吸囊、呼吸机、10 mL注射器、插管弯钳、局麻药、咽部麻醉喷雾器、吸氧和通气设备。急救药物,必要时准备护目镜、防护围裙。

(4)环境准备:室内温度和湿度适宜,环境安静、整洁,光线充足。

3.操作步骤

(1)经口明视气管插管术:是临床应用最确切、最常用和最广泛的一种气管内插管方法。通常在行紧急气管内插管时,经口插管是首选方法。其操作成功的关键在于使用喉镜暴露声门。对于心搏呼吸骤停后深昏迷的急诊患者,只要条件具备应立即行此方法气管内插管,但这种方法不易被清醒患者接受,且躁动者可能咬闭导管,引起窒息,口腔内出血、喉部骨折、声门或会厌水肿的患者也不宜使用此法。通常在直视下使用喉镜进行经口气管插管。准备和检查插管所需的设备,选择合适的气管内导管并准备相邻规格的导管各一根,如估计声门暴露有困难者,可在导管内插入导管芯,并将导管前端弯成"鱼钩"状。

(2)经鼻气管插管术:对于张口困难、下颌活动受限、颈部损伤、头不能后仰或口腔内损伤,经口插管难以忍受等情况,可选用经鼻气管插管。此外,由于经鼻气管插管的患者对导管的耐受性强,感觉也较为舒适,较容易进行口腔护理,所以经鼻气管插管也适用于需长时间保留导管的患者。但其操作技术要求较高,插管难度大且费时,易损伤鼻腔黏膜,不适于紧急心肺复苏时进行,所用的气管导管较细会增加气道阻力,同时也不利于呼吸道分泌物的清除。经鼻气管插管分为盲探插管、明视插管和纤维支气管镜辅助插管3种方式。

(四)护理要点

1.准备充分

气管内插管要做好充分的准备工作,防止各种意外情况的发生。在临床实际工作中,操作者除了选择预备使用的一根气管导管外,还要准备较此导管大1号和小1号的气管导管各一支,以便随时更换使用。

2.并发症的预防

(1)损伤:常见有口唇、舌、鼻咽黏膜、咽后壁、声带的损伤、出血、牙齿松动或脱落以及喉头水肿。操作者要技术熟练,动作轻柔,操作时迅速准确。用力不当或过猛,还可引起颞下颌关节脱位。应将喉镜着力点始终放在喉镜片的顶端,初学插管者常见的失误是用喉镜冲撞上门齿,并以此作为支点旋转喉镜来暴露声门,从而导致牙齿的损伤,必要时上门齿处可垫一块方纱布。插管困难时不应强行插入,可改用小1号的导管。固定时,咬口胶或牙垫应置于上、下臼齿之间,不能置于上、下门齿之间,以免固定不牢且易引起牙齿松脱。

(2)误吸:由于上呼吸道的插管和手法操作,可能引起呕吐和胃内容物误吸至下呼吸道。在插管过程中随时吸出呼吸道分泌物以防窒息。引起呕吐时,立即在会厌处后压环状软骨,从而压闭食管入口,避免胃内容物反流和误吸。对心搏骤停者通气及给氧后,应立即行气管插管,避免胃扩张误吸。

(3)缺氧:插管前先行人工呼吸或吸氧,以免因插管费时加重患者缺氧状态。熟练掌握操作技术,尽量缩短插管时间,同时注意给氧,是改善缺氧的主要手段。通常每次插管操作时间不应超过30秒,45秒是插管的极限,超过此时间将导致机体缺氧。每次操作时,中断呼吸时间不应超过45秒,如一次操作未成功,应立即给予充分的预充氧,然后重复上述步骤。

(4)误入食管:由于操作不当,导致插管位置不当误插入食管内,是气管插管最严重的并发症。患者不能得到任何肺通气或氧合(除非患者有自主呼吸),还可能造成急性胃扩张,增加了呕吐和误吸的危险。如急救人员不能及时发现,患者将出现不可逆的脑损伤或死亡。

(5)喉、支气管痉挛:是插管的严重并发症,剧烈呛咳、憋气、喉头及支气管痉挛,可导致缺氧加重,严重的迷走神经反射引起心律失常、血压升高甚至心搏骤停。插管前适当加强麻醉,插管前行喉头和气管内表面麻醉,应用麻醉性镇痛药或短效降压药,可预防心血管反应。喉头和声门应充分暴露,在声门打开时再置入导管以免引起喉头水肿。反复进行经鼻盲探插管术的操作,易引起咽部水肿和喉痉挛等,如果连续3次插管失败,应考虑改用其他方法。必要时立即行环甲膜穿刺或气管切开。

(6)喉炎:与插管时间正相关。表现为拔管后的声音嘶哑和刺激性咳嗽,重症表现为吸气性呼吸困难而出现缺氧,可做超声雾化吸入,必要时做气管切开。

(7)肺炎和肺不张:各项操作、搬动患者、患者自身活动或固定不当等导致气管插管过深,进入一侧的主支气管,以右主支气管较常见,导致右侧肺单侧通气,一方面可因右肺高容通气造成气压伤(或称容积伤),另一方面左肺无通气而造成肺不张。掌握导管插入深度,一般为鼻尖至耳垂外加4~5 cm(小儿2~3 cm)。插管后应检查两肺的呼吸音是否对称,如有怀疑,应将导管气囊放气,轻轻往外退出导管1~2 cm后,再次确认位置,检查患者的临床征象,包括胸廓扩张、呼吸音和氧合情况,再行胸部摄片。

3.气囊充气与放气

气囊充气以最小压力充气,并能恰好封闭导管与气管壁间隙为宜,充气后气囊的压力为2.3~2.7 kPa,以防分泌物和呕吐物倒流入气管而引起窒息和机械通气时气体漏出。

(1)方法:导管留置期间,气囊每4~6小时放气一次,每次放气5分钟后再充气。放气时,先负压充分吸尽气道内分泌物,再用注射器缓慢抽吸囊内气体。充气后,需测量导管末端到牙齿的距离,并与原来的数据相比较,确保导管位置且固定良好。

(2)注意事项:勿盲目注射大量空气,或充气时间过长,气管壁黏膜可因受压而造成局部缺血性损伤,发生溃疡和坏死。进行充、放气操作时,应注意防止导管脱出。

4.湿化气道

气管插管的患者吸入的气体未经过鼻腔黏膜的加温加湿作用,因此需要湿化和加温设备。

(1)气管导管如不接呼吸机,导管口外覆盖1~2层生理盐水纱布,并保持湿润状态,以湿化吸入的气体并防止灰尘吸入。

(2)接呼吸机者给湿化罐加水,也可给予湿化器雾化吸入。

5.及时拔管

气管内口插管留置时间一般不超过72小时,病情不见改善,可考虑拔管后,进行气管切开。所有需要插管的指征消除时也可考虑拔管。

(1)拔管的操作步骤:①拔管前,先充分吸引气管内及口腔、鼻腔的分泌物。②以100%的纯氧通气10分钟后,再拔管。③拔管时,患者取半卧位,以防误吸气管内的分泌物、咳出物及呕吐物,同时也有利于胸部扩张。④使用带气囊导管,应先将气囊内的气体抽出。放气后,颈部可听诊到吸气时漏气气流,说明患者无喉头水肿或气道阻塞。⑤拔出时,嘱患者深吸气,在吸气末转为呼气相时,缓慢地将导管拔出或用简易呼吸囊使呼吸道内保持正压,以保证拔管后第一次呼吸是呼出气体,避免分泌物吸入。

(2)拔管的注意事项:患者应尽早进行深呼吸和咳痰训练,以便拔管后能自行清理呼吸道。拔管尽量在白天进行,以便观察病情,及时处理所发生的并发症。

6.拔管后护理

注意观察患者神志及缺氧表现,有无声音嘶哑、呛咳和吸气性呼吸困难等并发症,防止发生喉头水肿,保持呼吸道通畅。如发现由于杓状关节脱位而导致的发音困难,应及时给予复位。拔管后,立即给予面罩吸氧或高流量的鼻导管吸氧以继续呼吸支持,30分钟后复查动脉血气变化。拔管后4小时内禁食,禁止使用镇静剂。鼓励患者自行咳嗽、排痰,定时变换体位,拍背。严密观察患者的生命体征,包括血压、脉搏、呼吸、血氧饱和度和神志等。保持口和鼻腔清洁,每4~6小时口腔护理一次。

四、气管切开术

气管切开术是指将颈段气管的前壁切开,通过切口将适当大小的气管套管插入气管内,患者直接经套管进行呼吸或连接呼吸机实施机械通气治疗的一种手术操作方法。与其他人工气道相比,其套管内腔较大,导管较短,因而可减少无效腔和降低呼吸道阻力,易于清除气道内的分泌物和脓血,便于应用机械通气或加压给氧。气管切开术主要用于严重喉阻塞的紧急救护,或需要长期机械辅助呼吸的患者,是一种解除呼吸困难和抢救患者生命的急诊手术,因其操作复杂、创伤较大和对护理要求高,一般不作为机械通气的首选途径。可分为传统气管切开术和经皮扩张气管切开术。

(一)适应证

1.上呼吸道阻塞

各种原因造成的上呼吸道阻塞易造成呼吸困难,如喉水肿、急性喉炎、上呼吸道烧伤、喉部及气管内异物;严重颌面、颈部外伤以及上呼吸道外伤伴软组织肿胀或骨折、异物等。

2.下呼吸道阻塞

严重的颅脑外伤及其他原因造成昏迷及重大胸、腹部手术后的患者,导致咳嗽和排痰功能减退,呼吸道分泌物黏稠潴留,使下呼吸道阻塞和肺不张等,造成肺泡通气不足和呼吸困难。

3.呼吸功能减退或衰竭

肺功能不全、重症肌无力者和呼吸肌麻痹等所致的呼吸功能减退或衰竭,需要机械通气。

4.预防性气管切开

某些手术的前置手术,如颌面部、口腔、咽和喉部手术时,气管切开便于麻醉管理,防止血液流入下呼吸道引起窒息和术后局部肿胀阻碍呼吸。

5.其他

不能经口、鼻气管插管者;呼吸道内异物不能经喉取出者;气管插管留置时间超过72小时,仍然需呼吸机进行机械通气治疗者。

(二)禁忌证

有明显出血倾向和凝血机制异常者要慎重;下呼吸道占位而导致的呼吸道梗阻者慎用等。

(三)操作程序

1. 评估患者

(1)全身情况:评估患者的年龄、病情和麻醉药物过敏史,应特别注意患者的呼吸频率与节律。

(2)局部情况:评估患者呼吸道的梗阻情况、颈部皮肤有无感染或异常。

(3)心理状态:评估患者有无紧张和恐惧等心理反应及对气管切开术的态度。

(4)健康知识:评估患者对疾病及气管切开术相关知识的了解情况和合作程度。

2. 操作准备

(1)操作者准备:衣帽整洁,洗手,戴口罩。熟悉气管切开方法。

(2)患者准备:常规颈部备皮,做普鲁卡因皮试。按常规建立静脉输液通路并保持通畅。患者及家属了解气管切开的意义和可能发生的并发症。签订气管切开术的知情同意书,愿意接受和配合治疗。

(3)用物准备:气管切开包(内有甲状腺拉钩、气管扩张钳、手术刀、组织剪、止血钳、持针钳、医用缝针、手术镊子、乳胶管和无菌孔巾等),紧急情况下一刀、一钳、一剪、一镊即可。

(4)环境准备:室内温、湿度适宜,光线充足,除紧急气管切开外,一般要求在洁净的消毒环境下实施。

3. 操作步骤

(1)核对患者:对清醒患者给予解释,取得患者合作。

(2)体位:患者仰卧位,肩部垫一枕头或沙袋,使颈部伸展头后仰,并固定于正中位,下颌对准胸骨上切迹,使下颌、喉结和胸骨切迹在一条直线上,以便充分暴露和寻找气管。

(3)麻醉:皮肤消毒铺巾后,颈前中线上甲状软骨下至胸骨上切迹皮下及筋膜下做局部浸润麻醉。对昏迷患者、无知觉或情况紧急者可不予麻醉。

(4)传统气管切开术:气管切开部位应选择在以胸骨上窝为顶、两侧胸锁乳突肌前缘为边的三角区域内,不得高于第2气管软骨环或低于第5气管软骨环,一般以第3、4气管软骨环为中心做切口。

(5)经皮穿刺扩张气管切开术:近年来,国内外正逐步开展一种新的方法,即采用经皮穿刺气管套管置管术,其具有操作简便、快速和微创等优点,而且并发症少于传统气管切开术。此操作另外需要的特殊器械有:穿刺针、导引钢丝、皮下软组织扩张器及扩张钳等。持穿刺针在第1~2或第2~3气管软骨环作穿刺进针,有突破感,回抽有气体进入注射器,证实穿刺针已进入气管。取下注射器,将导引钢丝插入穿刺针头 10 cm 左右并固定。退出穿刺针,用皮下软组织扩张器穿过导引钢丝,穿透扩张开气管前软组织和气管前壁。退出扩张器,进一步用扩张钳扩张气管。沿导引钢丝将气管套管置入气管后,退出导引钢丝及拔出套管芯。充分吸尽气管套管内的分泌物并证实气道通畅后,将气囊注气。其余步骤同传统气管切开术。

(四)护理要点

1. 插管操作规范

医护人员要严格执行无菌操作原则,预防交叉感染。

(1)体位:取合适体位,不能仰卧者可以取坐位或半坐位,对呼吸困难者不必强求体位,以不加重呼吸困难为原则。

(2)切开与缝合:切开气管时严禁损伤或切断环状软骨和第1软骨环,以免形成喉部狭窄。

2.并发症的预防

气管切开术是一种有创的技术方法,操作不当可导致并发症,临床上应予以重视。

(1)皮下气肿:是术后常见的并发症,与气管前软组织分离过多、气管切口外短内长、导管较细、套管过短或皮肤切口缝合过紧有关。自气管套管周围逸出的气体可沿切口进入皮下组织间隙,沿皮下组织蔓延可达头面和胸腹部,但一般多限于颈部。套管下方创口不予缝合,以免发生皮下气肿,并便于引流。一般不需作特殊处理,多于1周后自行吸收。

(2)气胸与纵隔气肿:是较严重的并发症,轻者无明显症状,严重者可引起窒息。多为术中分离偏向右侧,位置较低误伤胸膜顶和术中过多分离气管前筋膜,气体沿气管前筋膜进入纵隔所致。操作中应同时切开气管和气管前筋膜,两者不可分离,以免引起纵隔气肿。X线检查确诊气胸后,应行胸膜腔穿刺以抽出气体,严重者可行胸腔闭式引流。

(3)出血:多由于术中误伤大血管、止血不完善或患者有凝血机制障碍所致,少见于气管套管下端压迫损伤气管前壁及无名动脉壁,加之感染导致无名动脉糜烂破溃而导致大出血;术后早期少量出血多由手术中止血不充分、创口感染或肉芽组织增生所致;出血速度慢者可出现压迫症状,或致外出血,出血速度快者可致休克或窒息。①常规的预防:应用抗凝药物患者应在停药后24小时再行手术为宜;患者头部应始终保持正中位,皮肤切口要保持在正中线上,防止损伤颈部两侧血管及甲状腺;术中应仔细操作,避免损伤周围组织血管;术中伤口少量出血,可经压迫止血或填入吸收性明胶海绵止血,若出血较多,提示有血管损伤,应检查伤口并结扎出血点。②致命性大出血的预防:切开的位置不宜过低,不可低于第5~6气管环;尽量少分离气管前组织,避免损伤前壁的血液供应;选择适当的气管套管并检查套管气囊是否正确充气;若发现套管引起刺激性咳嗽或有少量鲜血咯出,应立即换管;严重出血的患者可静脉滴注垂体后叶素,有条件时可行纤维支气管镜下止血。

(4)气管-食管瘘:是较少见但很严重的并发症。喉源性呼吸困难时,由于气管内呈负压状态,术中切开过深,动作过猛,可损伤气管后壁及食管前壁,感染后形成瘘管,引起气管-食管瘘。气管套管位置不合适,套管压迫及摩擦气管后壁,引起局部溃疡或感染。切开气管时应注意刀尖自下向上挑开,用力适当,不可刺入太深,以2~3 mm为宜。对疑有气管-食管瘘的患者需行食管吞碘造影,明确后应禁食。较小而短时间的瘘孔,更换短的气管套管,拔除鼻饲管,以减少糜烂处的刺激并加强营养,可自行愈合,瘘口较大或时间较长,上皮已长入瘘口者,则需手术修补。

(5)气管套管脱出:气管切开术后颈部组织肿胀消退,固定气管套管的系带发生松弛,或患者过于肥胖,头颈部短粗,气管较深,切开口位置较低,相对气管套管较短,置入气管内部分过少,切口纱布过厚等导致患者剧烈咳嗽时,套管容易脱出。气管套管要固定牢固,术后应经常检查固定带的松紧,一般固定带和皮肤之间恰能插入一指为度,并根据颈部组织消肿的程度及时适当调节,太紧也会影响血液循环。临床表现为呼吸困难和全身发绀等严重症状,应严密观察及预防。

(6)支气管肺部感染:是最常见的并发症。人工气道的建立、湿化、雾化吸入和吸痰等各种操作,增加了病原菌的侵入机会,分泌物潴留而阻塞下呼吸道引起肺不张,全身营养状况的减退,局部和全身免疫防御功能的减弱等均增加了肺部感染的机会。护理:①严格执行无菌操作,掌握规范的吸痰术。②预防吸入性肺炎,病情许可时,患者应置于30°的体位,尤其是鼻饲时头部应抬高30°~45°,鼻饲后应至少维持此体位1小时,以防胃内容物反流。③呼吸机的螺纹管路应低于插管连接管,冷凝水收集瓶应置于管道最低位置,随时倾倒,防止倒流。④加强口腔护理。

3.定期消毒

做好伤口护理及基础护理,防止继发感染。

(1)**局部伤口**:每天更换保护切口的无菌纱布垫两次,分泌物多时应该随时更换,观察有无红肿、异味及分泌物,保持局部干燥。

(2)**口腔护理**:气管切开术后患者,口腔正常的咀嚼减少或停止,很容易导致口腔黏膜或牙龈感染和溃疡。每天可用呋喃西林溶液做口腔护理两次,用湿盐水纱布覆盖口鼻部。

4.气囊的充气与放气

套管气囊应按常规充气,防止发生误吸和漏气。

(1)**机械通气**:要求充气达到气道密闭状态,防止送气过程漏气。

(2)**非机械通气**:可自行排痰者,可少量充气或暂时不充气。

5.套管更换

一般情况下,一次性的气管套管无须定期更换,但留置期间出现气囊损坏漏气、套管损坏、扭曲或堵塞时,则必须更换。

(1)**一次性气管套管**:因其无内套管,无法取出清洗,置管时间长时内壁易黏附痰痂阻塞管道,临床上除吸痰和湿化呼吸道外,可及时用无菌长直夹钳或枪状镊夹取清除痰痂,防止套管堵塞。

(2)**金属外套管**:在术后1周内无特殊需要不宜更换,因气管切口窦道的形成需1周,取出后不宜回放。如必须更换,则需做好与首次气管切开相同的准备,拆除缝线以拉钩拉开切口,更换外管。

(3)**金属内套管**:每天更换一次性的内套管1~2次,防止分泌物堵塞内腔,阻塞呼吸道。

6.湿化气道

保持室温适宜(22~25 ℃),相对湿度在60%以上,室内可经常洒水或使用加湿器。

(1)**不接呼吸机者**:气管套管外口覆盖1~2层生理盐水纱布,并保持湿润状态,以湿化吸入的气体及防止灰尘进入。

(2)**接呼吸机者**:给呼吸机的湿化罐加水持续吸入,也可给予湿化器雾化吸入。

7.保持气道通畅

及时吸痰,防止分泌物黏结成痂阻塞,每次吸痰时间不超过15秒,两次抽吸间隔3~5分钟。吸痰间隔或吸痰前,给予加大氧流量或纯氧吸入。气管切开患者给氧,不可将氧气导管直接插入内套管内,应用"T"形管或氧罩。痰液黏稠时,可予雾化吸入或套管内滴入3~5 mL生理盐水以稀释痰液,每30~60分钟一次。如患者突然发生呼吸困难、发绀和烦躁不安,应立即将套管气囊一起取出检查。

8.及时拔管

全身情况好转,病因解除后,即可试行拔管。

(1)**拔管前准备**:必须先行用软木塞或胶布、套管芯,试堵内套管管口的1/3,如无呼吸困难,可进一步堵管1/2、2/3,直至全部堵塞。堵管全程必须监测患者的生命体征和血氧饱和度,以防发生意外。如出现呼吸困难和/或患者不能耐受,应及时去除堵管的栓子。软木塞或胶布必须用线固定在气管套管的固定带上,以防被吸入气管。一般全堵管1天后,患者活动和睡眠均无呼吸困难,确认呼吸道顺畅,即可拔管。

(2)**拔管步骤**:①拔管前先将气囊放气,吸尽潴留在气囊上方口咽部或气管内分泌物,以防拔管后流入下呼吸道而引起窒息或感染,然后松开固定带,顺套管弯度慢慢拔出。如呼吸困难,应立即用另一消毒气管套管由原切口插入。②不需缝合伤口,消毒伤口周围皮肤后用蝶形胶布将切口两侧皮肤向正中线拉拢对合,外覆盖无菌敷料,2天后自行愈合。③拔管后48小时内密切观察患者呼吸的变化并常规配备抢救设备,患者床头应放置一套气管切开器械和同型号气管套管,万一拔管后出现呼吸困难时,需要重新插管。

五、环甲膜穿刺术

环甲膜穿刺是用粗针头进行环甲膜穿刺,并可接上"T"形管进行输氧,可暂时缓解患者严重的缺氧情况,紧急建立人工气道,为气管内插管或气管切开等进一步的救治工作赢得时间,主要用于现场急救。其具有简便、快捷、有效的优点,是在紧急情况下进行呼吸复苏的一种最简单、最迅速的开放气道的急救措施,而且稍微接受过急救教育和培训的人都能掌握。

环甲膜是位于甲状软骨和环状软骨之间的软组织,位置比较容易找到。沿喉结最突出处向下轻轻地摸,在2~3 cm处有一如黄豆大小的凹陷,此处即为环甲膜的位置所在。

环甲膜的位置:环甲膜前无坚硬遮挡组织,后通气管,它仅为一层膜状结构的软组织,周围无要害部位。甲状软骨即我们常说的喉结,男性的更明显些,仰脖时最突出。其下面是摸起来骨感的环状软骨,即一环一环的气管环,在它们之间摸起来软软感觉的组织就是环甲膜。环甲膜前部的高度和上、下宽度,男性分别为(11.4 ± 1.8) mm、(11.2 ± 1.2) mm 和(4.8 ± 1.6) mm;女性分别为(9.6 ± 1.7) mm、(9.9 ± 1.9) mm 和(3.7 ± 1.1) mm。男性各值均大于女性,这个窄的间隙就是穿刺的部位。

(一)适应证

1.上呼吸道梗阻

各种原因引起的上呼吸道梗阻,如异物和声门水肿引起的喉梗阻;颌面部、颈部外伤及喉头水肿时导致气道阻塞,需立即进行通气。

2.下呼吸道梗阻

无法经口、鼻插管或插管失败者,需通过穿刺吸引气道内的分泌物,也用于有紧急建立人工气道的指征,但无条件立即实施者。

3.其他

采集未被咽部细菌污染的痰标本。气管内注射治疗药物。

(二)禁忌证

环甲膜处有明显肿瘤和畸形者。已明确呼吸道阻塞发生在环甲膜水平以下者。有明显出血倾向者。

(三)操作程序

1.评估患者

(1)全身情况:评估患者年龄、病情、意识和生命体征,特别注意呼吸频率和节律。

(2)局部情况:评估患者有无出血倾向,呼吸道有无异常及梗阻情况,颈部的活动度。

(3)心理状态:清醒的患者行环甲膜穿刺时,评估患者有无紧张、焦虑和恐惧等心理反应及对行环甲膜穿刺的态度。

(4)健康知识:清醒的患者行环甲膜穿刺时,评估患者对疾病及环甲膜穿刺相关知识的了解和合作程度。

2.操作准备

(1)操作者准备:衣帽整洁,洗手,戴口罩。熟悉环甲膜的生理解剖结构及穿刺方法。

(2)患者准备:患者及家属了解环甲膜穿刺术的目的、方法、注意事项、配合要点及并发症,以消除不必要的顾虑。签订环甲膜穿刺术的知情同意书,愿意接受和配合。取下义齿,建立静脉通道。

(3)用物准备:环甲膜穿刺针或16号注射针头、无菌注射器、局麻药、消毒液、"T"形管和氧气连接装置或环甲膜穿刺套装(内含环甲膜穿刺器、注射器、环甲膜穿刺套管固定带和呼吸延长管)。

3.操作步骤

(1)体位:取仰卧位,尽可能使头后仰、颈过伸。

(2)定位和消毒:颈前正中线甲状软骨下缘与环状软骨上缘之间的凹陷处即环甲膜;用消毒液对环甲膜前皮肤进行常规消毒。

(3)麻醉:穿刺部位局部麻醉,危急情况下可不做局部麻醉。

(4)穿刺:一手拇指与中指固定环甲膜两侧皮肤,示指触摸穿刺部位;另一手持环甲膜穿刺针或注射器垂直刺入环甲膜,出现落空感即表示针尖已进入喉腔,此刻立即停止进针,挤压患者双侧胸部,有气体自针头处逸出,或接注射器回抽有空气,表明穿刺成功。

(5)固定:垂直固定穿刺针,"T"形管上臂的一端与针头连接,"T"形管的下臂连接供氧装置,如气道内有分泌物可负压吸引,还可用右手示指间歇地堵住"T"形管上臂的另一端开口处而进行人工呼吸等操作。

(6)留置给药:若经针头导入支气管留置给药管,在针头退出后,用纱布包裹并固定。

(7)处理用物,记录穿刺的时间。

(四)护理要点

(1)环甲膜穿刺术是不稳定性的气道开放操作,患者通气障碍的紧急情况解除后,应立即另行正规的气管切开或异物取出等确定性处理,穿刺针留置时间最迟不超过24小时。

(2)必须回抽有空气或确定针尖在喉腔内才能注射药物。注入药物应以等渗盐水配制,pH要适宜,以减少对气管黏膜的刺激。注射时嘱患者勿吞咽及咳嗽,注射速度要快。

(3)穿刺用物应随时消毒,呈备用状态,接口必须紧密不漏气。

(4)并发症的预防。①出血:对于凝血功能障碍的患者宜慎重选择;术中注意患者生命体征,观察穿刺部位有无出血,协助医师并做好止血措施防止血液反流入气管。穿刺处出血较多,用无菌干棉球压迫止血,并适当延长压迫时间,以免血液反流入气管内。术后如患者咳出少量带血的分泌物,嘱患者勿紧张,一般均在1天内即可消失。②食管穿孔:食管位于气管的后端,若穿刺时用力过大过猛,或没掌握好进针深度,均可穿破食管,形成食管-气管瘘。穿刺时要贴着环状软骨上缘刺入,一般感觉环甲膜比较韧,略有阻力,刺破后有落空感。进针不要过深,在针头拔出之前应防止做吞咽动作,避免损伤喉后壁黏膜及食管壁。③皮下或纵隔气肿:穿刺前正确定位,垂直刺入,防止皮下气肿。患者剧烈咳嗽时,不宜进行环甲膜穿刺,有造成皮下气肿的可能。

(石惠姗)

第二节 机械通气

由于各种原因导致呼吸器官不能维持正常的气体交换,即发生呼吸衰竭,以人工机械装置(主要是呼吸机)的通气代替、控制或辅助患者呼吸,以达到增加通气量、改善气体交换和维持呼吸功能等目的,此疗法称为机械通气或通气支持疗法。机械通气的工作原理是建立气道口与肺泡间的压力差。机械通气可取代或部分取代自主呼吸,缓解呼吸肌疲劳。

呼吸机是一种人工替代性的通气手段,作为急、慢性呼吸衰竭的一种治疗设备,目前已广泛应用于重症监护、手术麻醉和急救复苏等领域,可以有效地缓解呼吸衰竭,提高急危重症的抢救成功率,为采取针对性的病因治疗争取时间和条件。

一、人工呼吸机概述

(一)基本构造

1.动力部分和气源

由压缩空气、压缩氧气和空氧混合器3部分组成供气系统。

2.加温湿化器

加温湿化器以保证供给患者温暖而湿润的气体,防止干冷气体对呼吸道黏膜产生刺激而致气道分泌物增多、黏稠而不易咳出。

3.连接部分

连接部分常为聚氯乙烯或硅胶螺纹管路,分为单路或双路,由连接管路、呼气阀和传感器3部分构成。

4.主机

主机由微电脑或电子集成组成控制系统,包括通气模式选择、通气参数调节、监测和报警装置4部分。

(二)工作原理

机械通气是通过机械装置建立肺泡-气道口压力差,从而产生肺泡通气的动力。吸气时,打开吸气控制开关,通过对气道口(口腔、鼻腔或气管插管及气管切开插管导管)施加正压将气体压入肺内;停止送气后移去外加压力,气道口恢复大气压,胸廓回缩,产生呼气。

(三)临床意义

维持和改善通气、换气功能。减轻呼吸做功消耗,节约心脏储备能力。肺内雾化吸入,纠正病理性呼吸动作。高浓度氧疗,为麻醉中使用镇静剂和肌肉松弛药提供呼吸保障。

(四)常见呼吸机类型

1.按照与患者的连接方式分类

(1)无创呼吸机:呼吸机通过面罩与患者连接,通常用于10岁以上成人使用。

(2)有创呼吸机:呼吸机通过气管切开插管或经口、经鼻插管与患者连接。

2.按用途分类

(1)急救呼吸机:专用于现场急救。

(2)呼吸治疗通气机:对呼吸功能不全患者,进行长时间通气支持和呼吸治疗。

(3)麻醉呼吸机:专用于麻醉呼吸管理。

(4)小儿呼吸机:专用于小儿和新生儿通气支持和呼吸治疗。

(5)高频呼吸机:具备通气频率>60次/分功能。

(6)无创呼吸机:经面罩或鼻罩进行通气支持。

3.按驱动方式分类

(1)气动气控呼吸机:通气源和控制系统均只以氧气为动力来源。多为便携式急救呼吸机。

(2)电动电控呼吸机:通气源和控制系统均以电源为动力,内部有汽缸和活塞泵等,是功能较简单的呼吸机。

(3)气动电控呼吸机:通气源以氧气为动力,控制系统以电源为动力。多功能呼吸机的主流设计。

4.按吸-呼相切换方式分类

(1)定压型:呼吸机产生的气流进入呼吸道使肺泡扩张,当肺泡内压力达到预定压力时气流即终止,肺泡和胸廓弹性回缩将肺泡气排除,待呼吸道内压力降到预定呼吸机参数再次供气,可防止呼吸道压力过高,但潮气量不稳定。

(2)定容型:呼吸机将预定量的气体压入呼吸道,又依赖于肺泡、胸廓弹性回缩将肺泡内气体排出体外,能保持稳定的潮气量,但气道压力和流速等则不恒定。

(3)定时性:按预设吸/呼时间送气,但可因呼吸道变化而对气道压力或吸入气量产生影响。常与定压呼吸机结合在一起,弥补定压呼吸机的缺陷,常用于新生儿和婴幼儿。

(4)流速控制型:靠呼吸机内的流速感应来控制。当吸气流速小于预定值时,停止送气,即完成吸气动作。其气流速度是恒定的,但吸气时间、吸入气量和肺内压等均不恒定。

(5)混合型:包括定压、定容和定时成分,以间歇正压方式提供通气,且潮气量恒定,压力为零时形成呼气,可持续监测通气功能、报警情况及患者状况。

二、人工呼吸机的使用

(一)适应证

1.急性缺氧和CO_2气体交换障碍

各种原因引起的急性缺氧和CO_2气体交换障碍导致的呼吸停止或通气不足。

(1)急性呼吸衰竭:由电击、溺水、脑血管意外、药物中毒或心跳呼吸骤停等导致。

(2)慢性呼吸衰竭急性加重:肺炎、肺水肿、支气管哮喘、肺栓塞和弥漫性肺间质纤维化等。

(3)呼吸窘迫综合征:严重创伤、大手术后休克和严重感染等情况后出现。

(4)中枢性呼吸衰竭:脑外伤、颅内感染、镇静剂过量和中毒等。

(5)周围性呼吸衰竭:呼吸肌无力、脊髓灰质炎、吉兰-巴雷综合征、重症肌无力、破伤风、多发性肌炎、肌肉迟缓症和肌营养不良等神经和肌肉疾病。

(6)严重胸部创伤:如由于严重胸部创伤导致的连枷胸等。

2.预防性短暂呼吸机支持

手术麻醉的苏醒;重大的外科手术后,小儿心胸外科为预防术中术后呼吸功能紊乱,进行通气支持。

3.其他

呼吸功能不全者需进行纤维支气管镜检查；颈部和气管手术,通常采用高频通气支持。

(二)禁忌证

呼吸机使用无绝对的禁忌证,但有一些特殊疾病,需先行必要处理或需采取特殊的机械通气手段,归结为如下的相对禁忌证:①未经引流的气胸与纵隔气肿;②大量胸腔积液;③伴肺大泡的呼吸衰竭;④大咯血或严重误吸引起的窒息性呼吸衰竭;⑤严重心力衰竭继发的呼吸衰竭;⑥低血容量性休克未纠正;⑦支气管胸膜瘘;⑧急性心肌梗死;⑨肺组织无功能。

(三)操作程序

1.评估患者

(1)全身情况:评估患者年龄、体重、病情、意识、是否有呼吸功能不全及发病相关因素。

(2)局部情况:患者是否建立了人工通气道(气管插管或气管切开)。

(3)心理状态:患者有无紧张、焦虑和恐惧等心理反应。

(4)健康知识:清醒的患者对使用呼吸机的相关知识的了解情况。

2.操作准备

(1)操作者准备:衣帽整洁,洗手,戴口罩。熟悉各种呼吸机的原理和操作方法。

(2)患者准备:患者及家属了解使用呼吸机的目的、方法、注意事项、配合要点及并发症。签署知情同意书,愿意接受和配合。

(3)用物准备:呼吸机及其管道、湿化器、无菌蒸馏水、完整的供氧设备、吸痰装置和用物,多功能监护仪、管道固定夹、模拟肺、电插板和抢救药物等。

(4)环境准备:环境整洁、安静、空气清新,湿度和温度适宜。

3.操作步骤

(1)呼吸机准备:①确认呼气阀和流量传感器等相关部件已正确安装,且已达到清洁消毒要求。②将呼吸机电源插头与外部交流电源相连。③将呼吸机氧气输入接口正确插入设备带氧气输出接口。④将呼吸机空气输入接口正确插入设备带空气输出接口。⑤连接呼吸机管道,确保吸气阀、呼气阀及加温湿化器接入正确,接入模拟肺。⑥加温湿化器,加医用纯净水或无菌蒸馏水至适合刻度。

(2)开机自检:接通电源,打开呼吸机和加温湿化器开关,待呼吸机自检,确认呼吸机正常运作。加温湿化器通电加温5分钟后方可给患者使用,温度一般设置为32～36℃。

(3)正确选择通气模式:根据患者需要在呼吸机面板上选择通气模式。

(4)设置与调节参数:根据患者情况设定各参数,如潮气量、呼吸频率和吸入氧浓度等。

(5)设置报警上下限:包括工作压力、每分通气量和呼吸道阻力等,打开报警系统。

(6)连接人工气道:待模拟肺充气正常,再次检查管道连接正确,仪器无漏气无报警后,协助患者取舒适体位,取下模拟肺,连接延长管于气管插管或气管切开套管处并固定。

(7)观察通气效果:密切观察患者的呼吸改善的情况,通气量合适时患者两侧胸壁运动对称,听诊两肺呼吸音清晰、一致,生命体征平稳。呼吸机与患者呼吸同步,提示机器工作正常。

(8)用物处理与健康指导:洗手和整理床单位,物品归还原处。向患者及家属交代呼吸机使用过程中的要求和注意事项。

(9)观察和记录:上机后严密监测生命体征、皮肤颜色和血气分析结果并做好记录,登记呼吸机开始使用的时间、有关呼吸模式及参数设置情况。

(四)护理要点

1.严密监测病情

观察患者原发病、生命体征、皮肤颜色、胸廓起伏和缺氧的改善等情况。使用呼吸机30分钟后做动脉血气分析。根据动脉血气分析的检测结果,随时调整呼吸机各种参数。重视报警信号并及时处理,保持呼吸道通畅。

2.预防院内感染

按医院感染管理规范进行有效的洗手,是防止呼吸机相关性肺炎(ventilator associated pneumonia,VAP)最重要和最简便易行的措施。氧气面罩和一次性雾化吸入面罩专人专用,每次使用后用75%乙醇擦洗或酸性氧化电位水浸泡10分钟,彻底清洁消毒后,清水冲洗晾干备用。加强患者营养,做好生活护理,特别是口腔和皮肤护理。

3.加强安全管理

使用呼吸机期间,患者床旁备有简易呼吸囊、吸痰和供氧装置,若患者严重缺氧,应立即寻找原因(如套管口是否紧贴气管壁等)并及时处理。应锁住呼吸机可移动的轮子,防止滑动;保持机器与患者之间有一定的距离,防止患者触摸或调节旋钮。呼吸机管道脆、易折、易破,应固定牢靠,避免过分牵拉。在协助患者进行翻身、拍背时,应调节呼吸机支架,预留出一定空间。

(五)并发症的预防

1.呼吸系统感染

呼吸系统感染是最常见的并发症,可成为机械通气失败的主要原因。

(1)原因:①患者抵抗力下降;②使用广谱抗生素和激素;③人工气道的建立和吸痰等无菌操作;④气道湿化不足;⑤呼吸机消毒不严密。

(2)预防:应加强消毒隔离工作,在操作过程中严格执行无菌技术,加强对患者感染的预防与护理,包括防止误吸、加强口腔护理和人工气道护理。

2.通气不足

通气不足时呼吸机会显示低压报警,最可能的因素就是管道脱落和漏气。

(1)原因:①呼吸机与气管套管衔接不严。②气管插管或气管切开的气囊破裂。③气囊充气不足或漏气,封闭不严从而导致患者实际吸入的潮气量降低。④气道分泌物潴留、呼吸机管道积水或扭曲、打折和受压等,可导致潮气量降低。⑤呼吸机潮气量设定水平过低或呼吸机故障,导致送气量减少。⑥严重通气不足还可能引起低氧血症,患者可因缺氧或通气不足而危及生命。

(2)预防:患者一旦发生通气不足,应立即寻找原因,并针对病因进行处理。

3.通气过量

(1)原因:①潮气量呼吸频率调节不当,每分通气量太大可导致通气过度。②控制通气时,每分通气量设置过高。③容量辅助/控制通气时,自主呼吸频率过快。通气过度时,由于CO_2在短期内排出太快,$PaCO_2$急剧下降,体内HCO_3^-相对升高而发生呼吸性碱中毒。患者出现兴奋、谵妄和肌肉痉挛等神经系统兴奋症状,出现心律失常、低血压甚至抽搐和昏迷。

(2)预防:应根据动脉血气分析的结果纠正过度通气,调整潮气量和呼吸频率,适当降低通气量。

4.气压伤

(1)原因:吸气压峰值增高是导致气压伤的直接原因。

(2)预防:控制潮气量可以预防气压伤的发生,目前倾向于选用接近正常自主呼吸的潮气量

(6~8 mL/kg),尽量使平台压≤2.94~3.43 kPa(30~35 cmH$_2$O)。

5.肺不张

(1)原因:①通气量严重不足;②气管插管过深,插入右主支气管,导致左肺无通气而发生萎陷;③气道分泌物潴留;④肺部感染;⑤吸入纯氧时间过长,会导致吸入性肺不张。

(2)预防:监测和调整通气量,及时清除气道内分泌物,尽早将吸入氧浓度(FiO$_2$)降至50%以下。

6.患者与呼吸机对抗

患者呼吸与呼吸机不同步,出现人机对抗。

(1)原因:①患者自主呼吸与呼吸机不同步,患者自主呼气时,呼吸机送气,或呼吸机送气时,患者屏住呼吸,此时患者往往表现为烦躁,气道压力表上可表现为指针摆动明显。②潮气量波动,潮气量突然很小或很大,很不稳定。③清醒患者出现烦躁、躁动和焦虑,不耐受机械通气或气管插管。④严重者可出现呼吸频速、肋间肌等呼吸辅助肌参与呼吸动作、胸部与腹部出现矛盾运动和心动过速,甚至出现低血压和心律失常。

(2)紧急处理:当发现患者发生严重的人机对抗时,特别是患者出现烦躁、呼吸困难和氧饱和度降低,甚至出现血压下降时,应立即紧急处理。处理步骤如下:①立即脱开呼吸机。②利用气囊或简易呼吸囊给予患者人工辅助呼吸,吸入气体应为纯氧。③进行快速的体格检查,特别是心肺功能检查。④注意生命体征监测指标的改变;⑤如果患者生命垂危,则立即处理威胁生命的可能的原因。

(3)病因处理:如果患者情况改善,则就人机对抗的有关原因逐项分析,并针对病因处理。①因耗氧量增加及产生 CO$_2$ 增多者,可增加通气量和 FiO$_2$,调节吸气速度和吸/呼比值。②烦躁和精神紧张引起的人机对抗,可根据医嘱给予镇静剂和肌肉松弛剂等。③因痰液阻塞和气道痉挛者,立即有效吸痰以清理患者的气道,支气管痉挛者则应采取解痉措施。④自主呼吸频率过快、潮气量小而难于解决的,可根据医嘱使用呼吸抑制剂或肌肉松弛剂,以抑制患者自主呼吸,使其单纯依赖呼吸机达到有效的通气。⑤排除呼吸机本身的原因:检查呼吸机管道安装是否有误、管路是否通畅、呼气活瓣是否开放以及同步性能是否良好等。对于呼吸急促、烦躁不安、不能有效合作的患者,可利用简易呼吸囊进行过渡,或采用慢频率、低潮气量辅助呼吸逐步进行过渡,以增加呼吸频率和潮气量。

(六)无创呼吸机

1.优点

可间歇通气;无须插管;可应用不同通气方法;能正常吞咽饮食和湿化;容易脱机;生理性加温和湿化气体。

2.适应证

COPD;ARDS;Ⅰ型呼吸衰竭;Ⅱ型呼吸衰竭;手术后呼吸衰竭。

3.禁忌证

自主呼吸微弱,昏迷患者;不合作患者;呼吸道分泌物多及合并其他脏器症状者;消化道出血者不宜使用。

4.操作注意事项

(1)使用时注意观察 T、R、BP、SpO$_2$ 及神志变化,缺氧症状是否改善等。注意有无出现呕吐和误吸等不良反应。面罩压迫鼻梁,适当固定带松紧,口咽干燥适当加温及湿化,上呼吸道阻塞、肥胖和颈短的患者可置于侧卧位。

(2)根据病情调节呼吸机参数、潮气量、口鼻罩和鼻罩有无漏气。

(3)清醒患者每次进行无创通气时要进行解释,解除患者的恐惧感,同时指导患者与机器同步呼吸。

(4)使用无创正压通气达不到治疗效果或无效时,注意病情是否加重,对患者的宣教措施有无落实,机器使用参数调节是否合理。

5.健康宣教

(1)首次使用:患者第一次使用呼吸机时,可能会感觉不适,属正常现象。做几次深呼吸,经过一段时间的自我调整,患者会逐渐适应这种新的感觉。

(2)起床:如果夜间需要起床,请取下面罩并关掉呼吸机。继续睡眠时,请重新戴好面罩并打开呼吸机。

(3)口部漏气:如果使用鼻面罩,治疗期间尽量保持嘴部闭合。口部漏气会导致疗效降低。如果口部漏气问题不能解决,则可以使用口鼻面罩或使用下颚带。

(4)面罩佩戴:面罩佩戴良好且舒适时,呼吸机的疗效最好。漏气会影响疗效,因此消除漏气非常重要。戴上面罩之前,清洗面部,除去面部过多的油脂,有助于更好地佩戴面罩且能延长面罩垫的寿命。

(5)干燥和鼻部刺激:使用过程中,可能会出现鼻部、口部和咽部干燥、打喷嚏、流鼻涕和鼻塞等现象,通常加上一个湿化器即可消除以上不适。

三、呼吸机的通气模式和监测

(一)通气模式

通气模式是指呼吸机在每一个呼吸周期中气流发生的特点,主要体现在吸气触发方式、吸-呼切换方式、潮气量大小和流速波形。目前临床上使用的通气模式很多,新的通气模式也在不断出现,以下介绍几种最常用的通气模式。

1.控制通气(CMV)

不管患者自主呼吸如何,呼吸机均按预调的通气参数给予患者正压通气。即患者的呼吸频率和潮气量完全由呼吸机控制,是患者无自主呼吸或呼吸较弱时最基本最常用的支持通气方式。适应证:呼吸停止、神经肌肉疾病引起的通气不足、麻醉和手术过程中应用肌肉松弛药后。

2.辅助通气(AMV)

机械通气依靠患者自主吸气(压力感知或流量感知)触发,通气频率取决于患者的自主呼吸潮气量和预设值的大小。呼吸机工作与患者吸气同步,可减少患者做功。辅助/控制呼吸(A/C)可直接转换,当患者自主呼吸触发呼吸机时,进行辅助呼吸。但患者无自主呼吸或自主呼吸微弱不能触发呼吸机时,呼吸机自动切换到控制呼吸。适用于自主呼吸存在,但每分通气量不足的患者。

3.间歇正压通气(IPPV)

不论患者自主呼吸如何,呼吸机均按预调的通气参数给予患者间歇正压通气。主要用于自主呼吸的患者。

4.同步间歇正压通气(SIPV)

SIPV与IPPV的区别在于SIPV由患者自主吸气触发呼吸机供给同步间歇正压通气通气。

5.间歇指令通气(IMV)和同步间歇指令通气(SIMV)

IMV 是指呼吸机按预设的呼吸频率给予 CMV,除此之外,也允许患者进行自主呼吸,容易出现人机对抗。SIMV 弥补了这一缺陷,即呼吸机预设的呼吸频率由患者触发,若患者在预设的时间内没有出现吸气动作,则呼吸机按预设参数送气,增加了人机协调,在呼吸机提供的每次强制性通气之间允许患者进行自主呼吸,以达到锻炼呼吸肌的目的。这种通气模式用于一般撤机前的过渡准备。由于两通气模式包含了 CMV 的成分,可以定容(常用),也可以定压。

6.分钟指令通气(MMV)

MMV 可解决 IMV 撤机过程的困难。对于自主呼吸不稳定者,IMV 不能保证其获得恒定的通气;MMV 每分通气量恒定,可保证患者撤机过程的安全。当患者自主呼吸降低时,该系统会主动增加机械通气水平;相反,恢复自主能力的患者,在没有改变呼吸机参数的情况下会自动将通气水平逐渐降低。

7.呼吸末正压(PEEP)

吸气由患者自发或呼吸机发生,而呼气终末借助于装在呼气端的限制气流活瓣(阻力阀)等装置,使呼吸末气道压力高于大气压。初次使用呼吸机时,一般不主张立即应用或设置 PEEP,因为有加重心脏负担、减少回心血量及心排量、易引起肺气压伤等可能,主要用于 ARDS 的患者,使其在呼气终末时,保持一定的肺内压,防止肺泡塌陷。使用时从低 PEEP 值开始逐渐增至最佳 PEEP 值。所谓最佳 PEEP 值,是指既能增加 PaO_2、功能残气量、肺的顺应性和减少肺内分流,又不影响心排血量,不产生气压伤的 PEEP 值。PEEP 和 CPAP 是用于辅助自主呼吸的正压模式,可以单独使用,也可以与 IMV/SIMV 联合使用。

8.持续气道正压(CPAP)

患者通过按需活瓣快速、持续正压气流系统进行自主呼吸,正压气流大于吸气气流,呼气活瓣系统对呼出气流给予一定的阻力,使吸气期和呼气期气道压均高于大气压。呼吸机内装有灵敏的气道测量和调节系统,随时调整正压气流的流速。气道处于持续正压状态,可以防止肺和气道萎缩,改善肺顺应性,减少吸气阻力。主要用于呼吸中枢功能正常,具有较强自主呼吸能力的患者和撤机前。

9.压力支持通气(PSV)

自主呼吸期间,患者吸气相一开始,呼吸机即开始送气并使气道内压力迅速上升到预置的压力值,并维持气道压在这一水平,以帮助克服阻力及扩张肺,减少患者的呼吸做功。每次通气均由患者触发,呼吸机给予支持,而呼吸频率和呼吸方式则由患者控制。主要用于有一定自主呼吸能力、呼吸中枢驱动稳定或要撤机的患者。

(二)通气功能的监测

1.潮气量(TV)

潮气量是患者每次呼吸所吸入的气体量。潮气量监测分为吸气潮气量和呼气潮气量。呼吸机可直接监测吸气和呼气潮气量,须与呼吸频率配合,以保证一定的每分通气量。为了避免气压伤的发生,目前倾向于选择较小的潮气量,一般成人 8～15 mL/kg(平均 10 mL/kg),儿童 5～6 mL/kg。潮气量反映患者的通气功能,吸气潮气量与呼气潮气量的差异反映呼吸机或气管插管是否漏气。

2.每分通气量(MV)

每分通气量是患者每分钟呼吸所吸入的气体量,为潮气量与呼吸频率的乘积(MV＝VT×

RR)。每分通气量成人 90～120 mL/kg,儿童 120～150 mL/kg。每分通气量的正常值为 6～8 L/min,其监测可反映患者的通气功能,并指导呼吸机调整,设置 MV 时,一般先确定 VT,间接设置 MV。

3.呼吸频率(RR)

呼吸频率是患者每分钟的呼吸次数,正常呼吸频率为 16～20 次/分。呼吸频率是呼吸机治疗最常用的参数,反映患者的通气功能及呼吸中枢的兴奋性,适当降低呼吸频率可以减少无效腔通气量,减少呼吸做功,有助于患者自主呼吸与呼吸机的协调。因此,使用呼吸机一般主张成人 12～16 次/分,儿童 20 次/分,婴幼儿 30 次/分,新生儿 40 次/分。

4.动脉血 CO_2 分压

通过动脉血气分析,测定动脉血 CO_2 分压,可反映患者的通气功能状态,正常值为 4.7～6.0 kPa(35～45 mmHg)。

5.吸/呼时间(I/E)

吸/呼时间是指吸、呼气时间各占呼吸周期中的比例,是重要的机械通气参数。其数值的设定主要依据是对患者呼吸病理生理学改变特点的分析。呼吸功能基本正常者,一般将 I/E 按 1∶1.5～1∶2 调节。

(1)阻塞性通气障碍的患者:I∶E 选择为 1∶2～1∶2.5,并配以慢频率,有利于 CO_2 气体排出。

(2)限制性通气障碍的患者:可增大 I/E,1∶1～1∶1.5。

(3)ARDS 的患者:用反比通气(I/E>1,即吸气时间大于呼气时间),一般只在 PEEP 治疗无效的 ARDS 和重症哮喘时应用。

(三)换气功能的监测

1.动脉氧分压

动脉氧分压是反映肺换气功能的指标,正常值是在海平面、平静状态下呼吸空气时>12.0 kPa(90 mmHg)。动脉血氧分压的监测可指导呼吸机模式的选择和吸入氧浓度的调整。

2.血氧饱和度的监测

血氧饱和度的监测是一种无创性、连续的动脉氧饱和度监测方法。该方法是根据氧合血红蛋白与还原血红蛋白在两个不同波长的吸收不同的光亮而推算出 SpO_2。

3.吸入氧浓度(FiO_2)与吸入氧分压

吸入氧分压=吸入氧浓度×(大气压-水蒸气分压)。调节 FiO_2 的原则是能使 PaO_2 维持在 8.0 kPa(60 mmHg)的前提下,尽量使用较低的 FiO_2,应根据 PaO_2 结果来调节 FiO_2。肺内病变轻者可以吸入 30%～40%的氧,中度和重度病变者,可吸入 40%～60%的氧;在机械通气之初或存在低氧血症时可给予高浓度氧,甚至短时间内吸入 100%纯氧,但一般吸入纯氧时间不宜超过 30 分钟。70%以上 FiO_2,吸入不要超过 24 小时,以防氧中毒,如 FiO_2 已达 60%,而低氧血症仍不能改善,则不能盲目提高吸入氧浓度,可试用 PEEP 或延长吸气时间。低氧血症明显改善的患者,应将 FiO_2 设置在 40%左右。

(四)气道压力的监测

定容型呼吸机不需设置通气压力。对于定压型呼吸机通气压力与潮气量直接相关,设置通气压力阈值,应高于维持潮气量所需压力,吸气时压力为正压,一般成人为 1.47～1.96 kPa(15～20 cmH_2O),小儿 0.78～1.96 kPa(8～20 cmH_2O),呼气时压力迅速下降至"0"。在某些情况下,肺水肿、ARDS和广泛肺纤维化时,肺顺应性降低,需要适当提高吸气压力,才能达到满意的潮气量。气道压力过高可产生气道损伤,影响循环功能。增大潮气量、加快呼吸频率和吸入气流速度,以及使用PEEP时,均使平均气道压升高。如气道压力突然降低,可能是通气导管系统漏气。如突然升高可能是气道或呼吸机管路系统堵塞、肺顺应性下降和肌张力增高。

1.峰压力

呼吸机送气过程中最高压力,患者的吸气峰压一般为1.47～1.96 kPa(15～20 cmH$_2$O),不宜超过2.94 kPa(30 cmH$_2$O)。

2.平台压力

平台压力为吸气末吸气和呼气阀均关闭,气流为零时的气道压力,接近肺泡峰值压力。

3.平均压力

平均压力为整个呼吸周期的平均气道压力,间接反映气道压力。

4.呼吸末压力

呼吸末压力为呼气即将结束时的压力,等于大气压或呼气末正压。

(五)报警限

1.无呼吸报警

当过了预设时间(通常为10～20秒)而呼吸机未感知到呼吸时,无呼吸报警即启动,可能是呼吸机管路脱开、气道或管道阻塞、患者无呼吸努力等情况。

2.呼吸频率报警

当患者自主呼吸过快时,为防止过度通气而报警。

3.压力报警

上限为高于患者吸气峰压的0.49～0.98 kPa(5～10 cmH$_2$O),吸气峰压过高容易造成肺的气压伤,并对循环产生不良影响,下限为保证吸气的最低压力水平。

4.容量报警

当实际测得呼出的气体量少于或大于呼吸机的预设水平时报警,以设定的VT或MV上下10%为上下报警限。容量报警主要为保障患者的通气量或潮气量而设置,对预防因漏气和脱机具有重要意义。

5.气源报警

呼吸机气源报警有吸入氧浓度FiO$_2$报警和氧气或空气压力不足报警,FiO$_2$报警以设置FiO$_2$的上下10%～20%为报警限。氧气或空气压力不足时通知中心供氧室调整或更换氧气瓶以确保供气压力。

四、人工气道管理

建立人工气道,及时、准确地应用机械通气,能迅速改善患者的缺氧状况,防止重要脏器的组织损害和功能障碍,是抢救呼吸衰竭患者的重要手段。气道护理的目的是维持气道通畅,保证肺通气和换气过程的顺利进行,改善缺氧状况,预防并发症的发生。

(一)保持人工气道的通畅

保持人工气道通畅最有效的方法是根据分泌物的颜色、量和黏稠度等情况,按需进行气管内吸痰。吸痰是利用机械吸引的方法,将呼吸道分泌物经口、鼻或人工气道吸除,以保持呼吸道通畅的一种治疗方法。

1.操作程序

(1)操作前准备:①取吸痰管时应戴无菌手套,使用一次性的无菌吸痰管和无菌生理盐水等。②吸痰前必须预充氧并消除呼吸机报警,接受机械通气的患者,可通过吸入纯氧3～5分钟达到预充氧的目的。③吸痰前,可向气道内注入3～5 mL生理盐水,或给予超声雾化吸入,进行稀释后再吸引。④调节负压:一般成人40.0～53.3 kPa(300～400 mmHg),儿童33.3～40.0 kPa(250～300 mmHg)。⑤吸入少量生理盐水,检查导管是否通畅,同时润滑导管前端。左手脱开呼吸机,置于无菌纸上。

(2)吸痰手法:可按照送、提、转手法进行操作。①送:在左手不阻塞负压控制孔的前提下,或先反折吸痰管以阻断负压,右手持吸痰管,以轻柔的动作送至气道深部,最好送至左右支气管处,以吸取更深部的痰液。②提:在吸痰管逐渐退出的过程中,再打开负压吸痰,或左手阻塞吸痰管负压控制孔产生负压,右手向上提拉吸痰管,切忌反复上下提插。③转:注意右手边向上提拉时,边螺旋转动吸痰管,能更彻底地充分吸引各方向的痰液,抽吸时间断使用负压,可减少黏膜损伤,而且抽吸更为有效。

(3)吸痰后护理:与呼吸机连接,吸入纯氧。生理盐水冲洗吸痰管后关闭负压。检查气管套管和气囊。听诊。安慰患者取舒适体位,擦净面部,必要时行口腔护理。观察血氧饱和度变化,调节吸入氧浓度。整理用物、洗手和记录:吸痰前后面色、呼吸频率的改善情况,痰液的颜色、性质、黏稠度、痰量及口鼻黏膜有无损伤。

2.护理要点

(1)严格执行无菌操作:操作者左手为清洁,右手为无菌,吸痰过程中切忌污染。人工气道抽吸后,可使用同一吸痰管抽吸口、鼻和咽腔,但抽吸过口鼻咽腔后的吸痰管,绝不可再抽吸气管切开处。气管切开患者,每进入气管抽吸一次,均应更换吸痰管。吸引瓶须及时倾倒。

(2)手法正确:插管时不可使用负压,以免过度抽吸肺内气体,引起肺萎陷。切忌反复上下提插和吸痰管在一处长时间抽吸,以免损伤致气管黏膜,产生肺部感染或支气管痉挛等不良后果。吸痰时吸痰管不宜插入过浅,在气道内负压吸引的时间不应超过15秒,抽吸不必过于频繁,一次吸引不超过3次,避免损伤气管,必须反复吸引时,两次抽吸间隔3～5分钟。吸痰管每次退出后用生理盐水将接头和管道内的分泌物抽吸冲净,防止阻塞。

(3)动作轻柔:插入吸痰管过程中,如感到有阻力,应将吸痰管略微后退1～2 cm,以免引起支气管过度嵌顿和损伤。吸痰时遇有阻力时,应分析原因,不可强行操作。患者生命体征平稳,可变换体位和拍背等振动气管使痰液松动易于吸出。吸痰过程中,随时擦净患者面部污染物。

(4)按需吸痰:吸引频率应根据分泌物的量、黏稠度和抽吸情况决定,呼吸道被痰液堵塞、窒息,应立即吸痰。气道内分泌物的抽吸不应作为常规操作,当患者有气道分泌物潴留的表现时,如患者不安,脉搏和呼吸速率增加,人工通气管中可见黏液泡,肺部听诊可闻及痰鸣音,呼吸机最高气道压力增加或报警等才有抽吸的指征。过多的抽吸反而刺激黏膜,使分泌物增加。

(5)密切监测生命体征:抽吸期间应密切注意心电监测,一旦出现心律失常,心率加快或$SpO_2<90\%$,应立即停止抽吸,并球囊加压给纯氧,待病情稳定后再次行吸引。

(6)并发症的预防。①低氧血症:吸痰时,吸痰管插入气道,负压吸引抽吸将肺内的富氧气体吸出,从吸痰管周围卷入的气体是氧浓度较低的空气,结果容易导致低氧血症。吸痰前通过充分的预充氧,可提高机体内氧贮备是防治低氧血症的重要措施。还可利用Y形接管或三通管的侧孔吸痰,可使吸痰时不中断氧疗(不脱开呼吸机或氧疗系统)。②心律失常:主要与低氧血症引起心肌缺氧,或气道黏膜受刺激后导致迷走神经兴奋有关,吸痰导致的急性低氧血症多数患者往往表现为心动过速,重新吸入高浓度氧后,心率逐渐降低,少数患者表现为心动过缓。正确、轻柔的操作可减少心律失常的发生。边吸引边观察监护仪上心率和心律变化,若出现心率骤然下降或心律不齐,需暂停吸引,待缓解后再重复操作。③低血压:与迷走神经兴奋引起心动过缓有关,导致静脉回流和心每搏量明显减低。④肺不张:吸痰管直径过大或负压过大时易于发生,应选用粗细合适的吸痰管和适当负压。⑤气管出血:与吸痰方法不正确损伤气管黏膜和气囊未及时定期放气而长期压迫导致气管黏膜糜烂等有关,临床表现为血痰增多或在痰液中发现新鲜血液。避免深部长时间和大负压的抽吸,可有效减少气管黏膜损伤。

(二)保持人工气道的湿化

人工气道的建立使患者丧失了上呼吸道对气体的加温和加湿的作用,吸入干燥低温的气体未经过鼻咽腔易引起气管黏膜干燥和分泌物黏稠,造成分泌物潴留,发生肺不张,增加了肺部感染的机会。所以,必须保证人工气道充分的湿化。

1.补充液体

给予充足的液体摄入,保证全身液体量充足。

2.湿化方法

气道湿化的主要手段有加温湿化器、雾化器、气道内注入或滴入生理盐水。

(1)加温湿化器:患者在机械通气时使用。①温度:加温湿化器的温度应在34～36 ℃为宜,经湿化的气体温度在32～35 ℃,相对湿度应达到100%。②溶质:加温湿化器罐内只加无菌蒸馏水或灭菌注射用水,并每天更换,禁用生理盐水或加入药物,因为溶质不蒸发,将在罐内形成沉淀。③湿化量:加温湿化器罐内的上下指示线内恰当加水,尤其要注意防止水蒸干造成仪器损坏;湿化量每天250～500 mL,如痰液稀薄而量多,咳嗽频繁,听诊痰鸣音多,造成患者烦躁不安,发绀加重,气道不畅需频繁吸引,即提示湿化过度。

(2)持续气道湿化:目前临床上病情稳定且处于脱机状态时,可使用输液泵或微量注射泵24小时滴注泵入0.9%氯化钠溶液以达到自动、匀速、持续和充分湿化气道的目的。此方法不仅增加了护理安全性,减少交叉感染机会,而且具有以下优点:①药液滴入均匀,对气道刺激性小,几乎不引起刺激性咳嗽,增加患者舒适感。②持续湿化符合气道持续丢失水分的湿化生理要求,达到湿润气道黏膜,稀释痰液,保持黏膜纤毛正常运动,痰液自行咳出,从而减少吸痰次数及吸痰导致的气管黏膜损伤出血和低氧血症,同时分泌物引流通畅,减少肺部感染发生的机会。③持续保持呼吸道黏膜用药浓度,达到局部预防和治疗感染的目的。④减少护理人员的工作量,更重要的是提高了人工气道护理质量。使用时剪去针头部分,将无菌的头皮针细管注入气管套管内3～5 cm,将外露的余管弯曲并用胶布固定,湿化液使用微泵持续推注,通常开始速度4～6 mL/h,可根据室内温度和患者呼吸道分泌物的黏稠度调节流速,一般5～8 mL/h,不超过10 mL/h,以痰液稀薄易于吸出,患者无呛咳和呼吸平稳为宜,每24小时更换用物。

(3)间断性定时气道内湿化:用注射器(去掉针头)直接自套管内滴入生理盐水3～5 mL,每30～60分钟一次,能引起患者刺激性咳嗽,使湿化的痰液咳出。

(三)人工气道固定

1.经口气管内插管的固定

选用适当的牙垫,防止患者牙齿咬合时将导管咬扁。导管固定要牢靠,要先行将导管与牙垫固定,再将外露部分固定于颊部,避免导管上、下滑动损伤气道黏膜及滑入一侧支气管。

2.气管切开导管的固定

系带的松紧应以容纳一个手指为宜,注意不要打活结,以免自行松开而导致导管脱出。

(四)雾化吸入治疗

有些呼吸机本身有雾化装置,使药液雾化成 3~5 μm 的微粒,可达小支气管和肺泡发挥其药理作用。昏迷患者也可将雾化吸入的面罩直接置于气管切开造口处或固定于其口鼻部,每天 4~6 次,每次 10~20 分钟,患者清醒时嘱其深呼吸,尽量将气雾吸入下呼吸道。常用的药物有 β_2 受体激动剂和糖皮质激素等,以扩张支气管。更换药液前要清洗雾化罐,以免药液混淆。使用激素类药物雾化后,及时清洁口腔及面部。

五、呼吸机的撤离

(一)撤离的指征

进行机械通气的原发病得到有效控制,患者自主呼吸平稳能维持机体适当的通气,咳嗽和吞咽反射良好,血流动力学稳定,电解质紊乱已纠正,神志恢复正常;FiO_2 已降至 40% 以下;血气分析正常。

(二)撤离呼吸机的方法

1.快速撤机法

对病情较轻,使用人工呼吸机时间较短的患者,可试验性停机,给予低流量吸氧,如无明显异常可直接撤离呼吸机。

2.间断撤机法

定时进行呼吸机撤离,开始时间不宜长,可先在白天进行间歇辅助呼吸,停机时间根据病情从 15~20 分钟开始,随着患者耐受程度的提高,以后逐渐延长撤机时间,然后过渡到白天撤机,夜间辅助 1~2 天后直到完全撤机。逐渐停机过程中,如停机失败可再开机,待患者病情稳定、缓解后应积极撤机。

3.SIMV 撤机法

逐渐减少通气的次数,呼吸频率从 12 次/分逐渐减少至 4 次/分可停机改用导管内吸氧。

4.PSV 撤机法

早期可用较高的压力,随患者病情好转,压力逐渐减低,直至压力为零。目前临床较为常用,一般不出现人机对抗现象,且可以减轻患者呼吸肌疲劳,利于自主呼吸的恢复。

5.SIMV+PSV 撤机法

SIMV+PSV 撤机法既可减少通气次数,又可以改变支持压力的水平,效果也较好。

(三)撤离呼吸机的程序

1.撤机前准备

做好解释工作,消除患者心理上的不安和依赖;锻炼患者自主呼吸功能,训练有效咳嗽;根据患者的情况选择合适的撤离呼吸机方法,循序渐进,不可操之过急,逐渐提高患者的耐受程度,保证撤离呼吸机的成功;应密切观察脉搏、血压、呼吸及血气变化,如有缺氧、呼吸加速及血气变化,及时应用呼吸机并缩短间歇时间。

2.撤机

当患者具备完全撤离呼吸机的能力后,按以下 4 个步骤进行。①撤离呼吸机:关闭呼吸机开关,拔除电源插头,拔除气体接口;②气囊放气;③拔管(气管切开除外);④吸氧。

3.撤离失败

在撤离呼吸机后,患者自主呼吸不能维持24小时以上者属于撤离失败;如患者出现呼吸节律不规则、呼吸频率加快或伴有心动过速及多汗时,亦应考虑撤离失败。

(石惠姗)

第三节 心肺脑复苏技术

早年所谓的"复苏"主要指心肺复苏(cardiopulmonary resuscitation,CPR),是针对呼吸停止和心脏停搏的患者所采取的抢救措施,即用心脏按压或其他方法形成暂时的人工循环并恢复心脏自主搏动和血液循环,用人工呼吸并恢复自主呼吸,达到复苏和挽救生命的目的。但接受现场CPR并存活者中有10%~40%遗留明显的永久性脑损害。而现代的"复苏"则泛指有关抢救各种危重患者所采取的紧急医疗措施,其重点不仅是自主呼吸和心跳的恢复,更重要的是中枢神经系统功能的恢复,抢救之初即应积极防治脑细胞的损伤,力争脑功能的完全恢复,所以,复苏的概念已由心肺复苏扩展为心肺脑复苏(cardiopulmonary cerebral resuscitation,CPCR)。心肺复苏后脑功能的恢复,成为衡量复苏成败的关键。

国际标准完整的CPCR包括:基本生命支持(basic life support,BLS)、进一步生命支持(advanced cardiovascular life support,ACLS)和延续生命支持(prolonged life support,PLS)3部分。心肺脑复苏的急救技术在平时、战时,在病房、手术室以外的各种场合均可出现,作为医护人员,应掌握心跳呼吸骤停抢救的基本知识和方法,越早抢救,复苏的成功率越高。

一、基础生命支持

基础生命支持又称初期复苏或现场心肺复苏,是针对由于各种原因导致的心搏骤停,在4~6分钟内所必须采取的急救措施之一,目的在于尽快挽救脑细胞在缺氧状态下的坏死(4分钟以上开始造成脑损伤,10分钟以上即造成脑部不可逆之伤害),因此施救时机越快越好。基本生命支持是心脏骤停后抢救生命的基础,成年人BLS主要包括一系列的支持/干预技术:判断患者的反应和对突发心脏骤停立即确认、启动急救医疗服务系统(EMSS)、及早实施高质量的心肺复苏以及迅速除颤。心肺复苏术适用于心脏病突发、溺水、窒息或其他意外事件造成之意识昏迷,并有呼吸及心跳停止之状态。

(一)单人心肺复苏的徒手操作

1.判断环境是否危险

发现患者倒地,确认现场是否存在危险因素,以免影响救治和造成人员的再次伤亡。

(1)评估现场:现场的安全、引起的原因和受伤人数等;急救者自身、伤病者及旁观者是否身处险境;伤病者是否仍有生命危险存在;判断现场可以应用的资源及需要何种支援,采取何种救护行为等。

(2)保障安全:首先确保自身安全,清楚明了自己的救护能力极限,在不能消除潜在危险因素时,安全果断实施救护。现场无危险时,应就地实施抢救。

(3)个人防护设备:个人应采用防护设备,阻止病原体侵入人体。

2.判断患者意识反应

注意做到轻拍重唤,轻拍患者肩部或摇晃躯体,并高声呼叫:"喂!你怎么啦?"患者有反应,会慢慢睁开眼睛或动动头或肢体,说明患者意识存在;如无反应,说明患者意识丧失,立即呼救。请求他人拨打电话,与急救医疗救护系统(EMSS)联系。若为婴幼儿,可通过掐捏四肢和足跟的疼痛刺激来观察,若婴幼儿大声啼哭,说明其意识存在;若无反应,说明其意识丧失。判断意识要求准确迅速,应在10秒以内完成。

3.呼救和准备电除颤仪

如现场只有一个目击者,也即是抢救者,则先进行1分钟的现场心肺复苏后,再联系求救,叮嘱救护人员准备电除颤仪。对未经培训的过路施救者鼓励其实施只动手(只做胸部按压)的CPR。如现场有多个目击者,则呼救与抢救同时进行,迅速准备电除颤仪,争分夺秒地抢救患者。

4.置于复苏体位

立即将患者去枕平卧于平地或硬板床上,双上肢自然置于躯干两侧,如患者睡软床,应在其肩背下垫一心脏按压板。如果患者侧卧或俯卧时,将头、肩和躯干保持在同一个轴面上,同步整体翻转,避免躯干扭曲。

5.判断脉搏

检查脉搏应通过触摸颈动脉判断,而不可选择桡动脉。以示指和中指先触及气管正中部的喉结(即环状软骨),再滑向一边2~3 cm,在气管旁软组织深处与胸锁乳突肌前缘的沟内,触摸颈动脉的搏动。检查时间不超过10秒。如不能确定循环是否停止,也应立即进行胸外心脏按压。

6.胸外心脏按压

在给予人工呼吸之前,开始胸部按压,保证完成高质量的CPR。胸外心脏按压是重建循环的重要方法,正确的操作可使心排血量达到正常时的1/4~1/3,脑血流量可达到正常时的30%,保证机体最低限度的需要。通过按压胸骨,使胸腔内压力增高,促使心脏排血。放松时,胸腔内压力降低,且低于静脉压,从而使静脉血回流于右心,即"胸泵原理";另外,心脏受到直接挤压也产生排血。放松时,心腔自然回弹舒张,使得静脉血回流于右心,即"心泵原理"。多数学者认为,胸外心脏按压能建立人工循环是这两种机制共同作用的结果。

(1)按压部位:按压部位原则上是胸骨下半部,常用以下定位方法:①用触摸颈动脉的示、中指并拢,中指指尖沿患者靠近自己一侧的肋弓下缘,向上滑动至两侧肋弓交汇处定位,即胸骨体与剑突连接处。②另一手掌根部放在胸骨中线上,并触到定位的示指。③然后再将定位手的掌根部放在另一手的手背上,使两手掌根重叠。④手掌与手指离开胸壁,手指交叉相扣握紧。

(2)按压姿势:操作时根据患者身体位置的高低,站立或跪在患者身体的任何一侧均可。必要时,应将脚下垫高,以保证按压时两臂伸直、下压力量垂直,两肩正对患者胸骨上方,两臂伸直,肘关节不得弯曲,肩、肘、腕关节成一垂直轴面;以髋关节为轴,利用上半身的体重及肩、臂部的力量垂直向下按压胸骨。

(3)按压深度:一般要求按压使胸骨下沉深度>5 cm,约为胸廓厚度的1/3,可根据患者体形大小等情况灵活掌握,按压时可触到颈动脉搏动效果最为理想。

(4)按压频率:>100次/分,口对口吹气与胸外心脏按压的比例操作为2∶30,即每做两次口对口吹气后,立即做30次胸外心脏按压。

(5)注意事项:①确保正确的按压部位。此既是保证按压效果的重要条件,又可避免和减少肋骨骨折的发生以及心、肺、肝脏等重要脏器的损伤。部位过低可使胃内容物反流或损伤腹部脏器,如剑突折断而致肝破裂;部位过高可伤及大血管;部位不在中线而向两侧错位,易致肋骨骨折和肋软骨交界处骨折,引起气胸和血胸等并发症。②按压的姿势要正确。双肩位于双手的正上方,垂直向下用力,以避免肘部弯曲,而导致用力不垂直,按压力量减弱,达不到按压深度;同时按压时勿左右摆动。双手重叠,应与胸骨垂直。如果双手交叉放置,则使按压力量不能集中在胸骨上,容易造成肋骨骨折。③按压速度和力度要求。按压应有力、均匀、快速。力度过轻达不到按压效果,过重易造成各种损伤。按压速度不自主的加快和减慢,也会影响按压效果。不要冲击式地猛压猛放,按压时两手掌交叉,放松时掌根紧贴在胸骨上,但手指不能压在胸壁上。冲击式按压不但效果差,而且容易导致胸骨和肋骨骨折或重要脏器的损伤。每次按压应使胸廓充分回弹恢复原状,避免过度通气。④按压放松要求。按压与放松的时间要相等,以使心脏能够充分排血和充分充盈。放松时定位的手掌根勿离开胸骨定位点,避免造成下次按压部位错误,引起骨折。同时应尽量放松,应使胸骨不受任何压力,使胸廓能充分回弹扩张,促进血液回流到心脏。操作过程中无论进行气道开放、除颤或给药等其他任何操作中断不应超过 10 秒,均应保证胸外按压间断时间的最短化。如患者没有人工气道,吹气时稍停按压;如患者插有人工气道,吹气时可不暂停按压。⑤胸外心脏按压的有效指征。有呻吟或眼球和肢体挣扎活动;可触及大动脉搏动;肱动脉收缩压≥8.0 kPa(60 mmHg);呼吸状态改善或出现自主呼吸;缺氧情况明显改善,面色、口唇、指甲床及皮肤颜色由发绀转为红润;扩大的瞳孔逐渐回缩或出现睫毛反射;有心电监护者,可出现心脏波形改善。

7.通畅气道

通畅气道是人工呼吸的首要步骤。当心脏搏动停止和意识丧失后,全身肌张力下降,包括咽部肌张力下降,导致舌根因重力后坠,压迫咽后壁,舌骨同时后退,声门趋于关闭,造成气道梗阻。患者有自主呼吸时,吸气时气道内呈负压,也可将舌、会厌或两者同时吸附到咽后壁,产生气道阻塞。头部后伸可使气道开放,同时将下颌向前推移,可使舌体离开咽喉部。

(1)徒手气道开放术:是最便捷的开放气道方法。

(2)清除口咽部异物:急救者将大拇指及其他手抓住患者的舌和下颏部,拉向前解除阻塞,然后用另一手的示指(以指套或纱布保护)沿患者颊内侧伸入口腔深处,直至舌根部,掏出口腔内异物,如食物、呕吐物、血块、脱落的牙齿、泥沙和义齿等,应尽快清理,否则也可造成气道阻塞。本法仅限于患者意识丧失时应用。

(3)其他解除呼吸道梗阻方法:成人可挤压上腹部;儿童、婴幼儿摇背或胸部冲击。如在急诊室或 ICU 病房,可采用口咽通气道、气管内插管、环甲膜穿刺术或气管切开术。

(4)注意事项:①在 CPR 的全过程中,应使气道始终处于开放状态。②无论选用何种开放气道的方法,均应使耳垂与下颌角的连线和患者仰卧的平面垂直,气道方可开放。③院前急救或现场单人急救操作时,将患者垫高肩部或撤除枕头,使其头部尽量后仰过伸,从而使气道自行保持直而通畅。④对有气道异物梗阻(foreign body airway obstruction,FBAO)的识别,应及时清除。

8.判断有无呼吸

开放气道后,立即将一侧耳部贴近患者的口鼻部,通过"一看、二听、三感觉"来判断患者有无呼吸。"一看"即用眼睛观察患者胸部或上腹部有无起伏运动;"二听"即用耳朵听患者口鼻是否有呼吸音;"三感觉"即用面颊感觉患者是否有气流呼出。判断时间不得超过 10 秒钟,并应以看为主。如判断患者有呼吸,则保持呼吸道通畅,并置患者于昏迷体位;若无呼吸,需保持患者于仰卧位,并进行人工呼吸。

9.人工呼吸

胸外心脏按压30次后立即开放气道,再进行口对口人工呼吸。口对口吹气是一种快捷、有效的人工通气方法。空气中含氧气21%,呼出气体中仍含氧气约16%,可以满足患者的需要。如口腔严重损伤,不能口对口吹气时,可口对鼻吹气等其他方法。

(1)口对口人工呼吸:在仰面-举颏法的基础上,急救者压额手的拇指和示指捏紧患者鼻孔,急救者吸足一口气后,用双唇严密地包住患者的口唇外缘,形成一个封闭腔,以中等力量将气吹入患者口内,不要漏气。每次吹气持续时间:成人为两秒钟以上,儿童为1～1.5秒钟。每次吹气量700～1 000 mL(或10 mL/kg),吹气时见到患者胸部出现起伏为有效标准。当看到患者的胸廓扩张时停止吹气,离开患者的口唇,松开捏紧患者鼻翼的拇指和示指,以利患者被动吐气,同时侧转头吸入新鲜空气,再施二次吹气。如果只进行人工通气(有脉搏无呼吸者),通气频率应为10～12次/分(每5秒钟吹气一次)。

(2)口对鼻人工呼吸:对有些患者实施口对鼻人工呼吸较口对口人工呼吸效果更佳,适用于口部外伤、张口困难、牙关紧闭、颈部严重损伤者或急救者不能做到将患者的口部完全包紧时。在保持气道通畅的情况下,急救者于深吸气后以口唇包住患者的鼻孔,用力向其鼻孔内吹气,吹气时应用一手提起患者的颏部,使上下唇闭拢,防止气体从口唇部逸出,呼气时松开提起的颏部。

(3)使用简易呼吸囊进行人工呼吸:专业人员也可选择其他通气方式,如球囊-面罩和气管插管等。简易呼吸囊又称加压给氧气囊(AMBU),由一个有弹性的球形皮囊、三通呼吸活门、衔接管和面罩组成。在皮囊后面空气入口处有单向活门,以确保皮囊舒张时空气能单向流入;其侧方有氧气入口,有氧气条件下可自此输氧10～15 L/min,可使吸入氧气浓度达到40%～60%。在保持气道通畅的前提下,急救者将简易呼吸器面罩扣住患者的口鼻,一手固定面罩(EC手法)使面罩与患者面部紧密衔接,一手通过挤压气囊的1/3～2/3将空气或氧气送入肺中以达到人工通气的目的。

(4)注意事项:①人工呼吸前准备。有义齿者应先取下,在操作前清除患者口咽部的分泌物或堵塞物,如痰液、血块和泥土等。吹气时如无胸部起伏或感觉阻力增加,应考虑到气道未开放或气道内存在异物阻塞。②预防交叉感染。为防止交叉感染,人工呼吸时可将一薄层织物覆盖在患者口或鼻上。③吹气要求。吹气量需视年龄不同而异,吹气过量过猛可引起胃胀气,有无漏气以胸廓上抬为准。吹气时间宜短,以占一次呼吸周期的1/3为宜。吹气时暂停按压胸部。吹气过程中,应始终观察患者胸部有无起伏运动。吹气时如无胸部起伏或感觉阻力增加,应考虑到气道未开放或气道内存在异物阻塞。④方法合适。如果患者尚有微弱呼吸,人工呼吸应与其自主呼吸同步进行。婴幼儿,对口鼻同时吹气更易实行。有条件时,采用口对口人工呼吸专用面罩、口咽通气管或简易呼吸囊等方法,使患者得到充分氧气供应,改善组织缺氧状态。如呼吸迟迟不恢复,即考虑有脑水肿影响呼吸中枢。⑤通气有效的指征。随被动人工呼吸看到患者胸廓规律有效起伏;于呼气时听到或感知有气流逸出;人为吹入气体时可感到患者气道阻力规律性升高;患者发绀状态缓解。

10.判断有无颈动脉搏动

非专业人员在进行CPR时,不再要求通过检查颈动脉是否搏动,但对于专业人员仍要求检查脉搏,以确定循环状态。CPR连续5个周期的循环后,或以后每隔4～5分钟检查1次生命体征,每次检查时间不得超过10秒,如未成功则继续行CPR,如此反复进行直至自主循环恢复

(return ofspontaneous circulation,ROSC)或复苏无效。

(二)双人心肺复苏的徒手操作

双人徒手CPR时,对患者的评估及基本操作与单人CPR相同。一人做胸外心脏按压,另一人保持气道通畅及人工通气,并检查颈动脉搏动,评价按压效果。按压频率至少100次/分,按压/通气比与单人操作相同,均为30∶2。复苏操作每两分钟,或实施5个按压-通气周期再进行人员轮换,以避免疲劳,导致胸外按压的质量和频率降低。每次轮换时间控制在5秒钟之内,最长不应超过10秒。CPR操作开始的第1分钟后检查一次生命体征,以后每4~5分钟检查一次,每次检查时间不得超过10秒。

(三)儿童心肺复苏的徒手操作

由于儿童的解剖、生理及发育等与成人不同,儿童与成人CPR的徒手操作有较大差异。可将儿童分为出生28天内新生儿、0~1岁婴儿和1~8岁儿童3个组。8岁以上儿童与成人徒手CPR基本相同。儿童心肺复苏的特点:小儿心肺复苏因解剖生理及致病因素与成人有异;婴幼儿气道解剖特点(致气管插管困难,气管导管易移位,插管设备欠完善),复苏时静脉开放困难,呼吸循环骤停常继发于呼吸系统疾病严重缺氧、高碳酸血症和气道梗阻,心肺复苏预后令人失望,院外CPR病死率达90%~95%。手术室、急诊科和ICU存活率有所提高。

1.胸外心脏按压

(1)按压部位:按小儿不同年龄和体格大小分别用示指和中指并拢下压或在单手或双手掌根部按压婴儿两乳头连线中点下方,小儿按压胸骨中下1/3,原则是对心前区有足够面积按压对心脏产生最高压力。

(2)按压方法:对婴儿进行胸外按压时,单人使用双指按压法,双人使用双手环抱法,拇指置于胸骨下1/2处。与双指按压法相比,双手环抱法能产生较高的动脉灌注压以及一致的按压深度及力度,是双人复苏时首选的胸外按压方法。

(3)按压深度:按压深度至少为胸部前后径的1/3,0~1岁婴儿为4 cm;1岁以上儿童为5 cm。

(4)按压频率:0~1岁婴儿为120次/分;1岁以上儿童至少100次/分。

2.人工呼吸

(1)通气频率:新生儿20~30次/分;<1岁20次/分(呼吸周期3秒,I/E为1∶2);1~8岁15次/分(呼吸周期4秒);≥8岁12次/分。

(2)通气量:潮气量10~15 mL/kg,每分通气量100~120 mL/kg。

(四)及早除颤

心搏骤停中以心室颤动的发生率最高,在医院发生的心搏骤停者,85%以上的患者开始为室性心动过速,很快转为心室颤动,而动物实验和临床研究已证实,电除颤是终止心室颤动的一种最有效的治疗方法。心搏骤停后,有条件时应尽早实施电除颤,早期除颤的定义是院内3分钟,院外5分钟除颤,否则心肌因缺氧由粗颤转为细颤则除颤不易成功。心室颤动发生后1分钟内除颤的成功率最高,迟于4分钟者抢救成活率仅为4%。

除颤注意事项:①对发生心室颤动或无脉性心室颤动、无脉室性心动过速患者进行电除颤。②附近有自动体外除颤仪(automatic external defibrillation,AED)时,即可进行除颤。③如无AED应连续胸外按压,直到急救人员到现场进行除颤。④为缩短胸外按压开始的时间,除颤从原来的连续3次改为一次,只除颤一次后立即行CPR,CPR 5个循环后评估脉搏,如心律未恢复窦性,应当创造条件重复除颤。⑤除颤用双向波,应从低能量 120～200 J 开始,若无把握,则选用 200 J。对于儿童(1～8 岁)应用 2～4 J/kg 为首剂量。⑥开胸除颤时,电极直接放在心脏前后壁,能量为 5～10 J。⑦在自主循环恢复后,立即转运到急诊医疗中心,进一步实施高级心脏生命支持治疗。

(五)心肺复苏终止的指标

1.临床常用指标

患者已恢复自主呼吸和心跳;确定患者已死亡,心电图示波呈一直线;心肺复苏进行 30 分钟以上,检查患者无呼吸、无脉搏和瞳孔无回缩。

2.判定及注意事项

目前对于复苏抢救应何时终止尚无统一的绝对标准,应由负责抢救的医师参考相关指标决定。

(1)一般经 30 分钟抢救并证实心血管系统对充分治疗没有反应时,可由现场负责医师决定是否终止进一步的抢救。

(2)被抢救者死亡诊断需要参加复苏的所有医师共同认定。

(3)抢救结束后病例应详细记录复苏经过、治疗效果及终止复苏的原因。

(六)心肺复苏有效的指标

1.恢复自主呼吸

如果患者自主呼吸微弱,应仍然坚持口对口人工呼吸或其他呼吸支持。

2.颈动脉搏动

如若停止按压后,脉搏可触及,说明患者心跳已恢复。

3.口唇和面色

口唇和面色由发绀转为红润。

4.瞳孔

瞳孔由大变小,对光反射恢复。

5.意识

意识逐渐恢复,可见患者眼球有活动,睫毛反射出现,甚至手脚开始抽动,肌张力增加。

6.心电图

有条件行心电监测时,可见 EKG 图形好转,出现交界区、房性或窦性心律。

二、进一步生命支持

进一步生命支持又称后期复苏或高级心脏生命支持,由专业急救人员到达急救现场或到医院内实施,通过借助于器械和设备、先进的复苏技术和药物以取得最佳的复苏效果。ACLS 主要是在 BSL 的基础上,对未恢复自主循环或 ROSC 的心搏骤停患者,及时建立人工气道,使用人工通气或机械通气,建立输液通路并应用复苏药物进一步维持和监测心肺功能的对症支持治疗措施。良好的 BLS 是成功进行成人 ACLS 的基础,应立即开始高质量的 CPR,尽可能减少间断,对 VF/无脉性 VT,应在发生虚脱后数分钟内除颤。ACLS 应尽可能早开始,如人力足够,BLS 与 ACLS 应同时进行,这样可取得较好的疗效。新成活链的第 5 个环节(心脏骤停复苏后的救治)强调从确认心脏骤停开始,至 ROSC(自主循环恢复)到出院,进行多学科综合救治的重要性、关键性 ACLS 评估及干预,为 BLS 和长期存活并有良好的神经系统功能之间架起一座至关重要的桥梁。ACLS是指恢复自主循环和稳定心肺系统期,具体包括3个步骤:D——drug,给药。E——electro cardio graph,心电图。F——fibrillation treat ment,除颤。

(一)呼吸道管理

只要急救现场有供氧设备,如墙式中心供氧、氧气瓶和氧气袋等,气道已顺畅开放,就应尽快人工供氧。氧浓度应≥40%,流量10~12 L/min。复苏通气时常规使用气管环状软骨压迫方法已不再推荐,可用口咽气道作为心肺复苏过程中气管插管的替代。

(二)胸内心脏按压

1.适应证

胸部创伤引起的心脏骤停者;胸廓畸形或严重肺气肿和心脏压塞者;动脉内测压条件下,胸外心脏按压时的舒张压<5.3 kPa(40 mmHg)。

2.体位

患者仰卧。为了争取时间,皮肤可只作简单消毒或先不消毒,待心脏复跳后再补做消毒和铺单。

3.部位

自胸骨左缘至腋前线沿第4肋间切开胸壁进胸(因心脏已经停跳,切断血管并不出血,也不需止血),立即将手伸入切口,进行心脏按压;同时安置胸腔自动拉钩,扩开切口。如显露不佳,可将第5肋软骨切断,扩大切口,将手伸入左胸进行心脏按压。

4.单手按压法

急救者站在患者左侧,右手握住心脏,拇指和大鱼际放在右室前侧,另4指平放在左室后侧。注意应使手指与心脏的接触面尽可能大,避免用指尖抓挤,以减少对心肌的损伤,甚至穿孔。挤压时应避免心脏扭曲,用力要均匀、有节奏,频率是60~80次/分。挤压动作宜稍慢,放松时应快,以利血液充盈。右手疲劳时可改用左手。单手压向胸骨法急救者右手拇指牢牢固定于切口前方,即胸骨上,其余4指放在左心室后方,将心脏压向胸骨纵隔面,有节奏地推挤。按压时,力的传导为从右手掌指到左心室壁到室间隔到右心室壁最后到胸骨。相当于两个面的力量均匀压在室间隔。按压频率,成人60~80次/分。注意在按压时不要压心房,不要使心脏扭转移位,手指力量不要作用在心脏的一点上。每次按压完,要迅速放松,使腔静脉血充分回流入心房和心室。

5.双手按压法

右手放在心脏后面,左手放在心脏前面,两手有节奏地按压和放松。这种方法适宜于按压较大的心脏。

如果按压有效,可见心肌张力逐渐增强,柔软、扩大的心脏变硬、变小,心肌颜色由暗红转为鲜红。如有心室纤维性颤动时,肌纤维细小的颤动可渐变粗,最后甚至自动恢复心跳。此外,和胸外按压一样,可见面色好转、瞳孔缩小和呼吸恢复,并触及大动脉搏动,测到血压。

在心跳恢复和血压逐渐稳定后,胸壁和心包切口即开始出血,应予仔细结扎止血,并冲洗心包腔和胸腔。在膈神经后侧做心包引流切口,缝合心包。在第8肋间腋后线作胸腔插管引流后,分层缝合胸壁。

(三)药物治疗

用于心肺复苏的药物较多,包括肾上腺素、阿托品、血管升压素、胺碘酮、利多卡因和碳酸氢钠等。

1.用药目的

激发心脏复跳,增强心肌收缩力,防治心律失常;增加心肌血液灌注量和脑血流量;纠正水、电解质及酸碱平衡失调,使其他血管活性药物更好地发挥作用;降低除颤阈值,为除颤创造条件,同时防止心室颤动的发生。

2.给药途径

(1)静脉给药:中心静脉给药为首选给药途径,以上腔静脉系统给药为宜。多选择肘前静脉,建立静脉通路时不要中断CPR。

(2)气管给药:如果不能立即建立静脉给药通路,可通过气管内插管后,直接注入气管导管给予心肺复苏药物。其用量是静脉给药的2.0~2.5倍,并用5~10 mL生理盐水或蒸馏水稀释后注入气管,其吸收速度与静脉给药相似,因而此法作为给药途径的第二选择。

(3)髓内给药:在复苏过程中,从骨内置管到不塌陷的骨髓静脉丛,可以快速、安全、有效地给予药物,其效果相当于中心静脉给药。如果暂时无法建立静脉输液通道时,可以建立经骨髓通道给药。

(4)心内注射给药:在开胸心内挤压时可以直接心内注射给药,胸外心脏按压时不主张心内注射给药,如药物误注入心肌可引起难以纠正的心律失常,还可引发气胸、血胸、心肌或冠状动脉撕裂、心包积液等并发症,故目前心内注射给药临床上已较少使用。

(四)监测复苏的指标

心电监测可以明确心搏骤停的类型和心律失常的性质,为治疗提供依据。密切监测血压,以维持循环稳定,有条件者应进行有创血压的监测,也便于采动脉血气分析。循环难以维持稳定的患者,应通过监测中心静脉压来指导治疗。胸外按压放松时动脉压力或中心静脉血氧饱和度、按压频率及深度、胸廓回弹、按压中断持续时间、通气频率及深度均可作为适时监测和优化CPR质量的指标。

(五)体表起搏

体表起搏用于急诊治疗不稳定缓慢心律失常,既可放置临时起搏器,也可放置永久性起搏器。有持续房性心律失常导致低心排血量,或无脉性电活动时,体表起搏器有助于心脏按压产生适当的血循环。对有症状或不稳定的心动过缓和阿托品治疗无效时,推荐静脉注射变时激动剂来替代体外起搏。

(六)治疗可逆病因

可治病因包括低血容量、缺氧、酸中毒、低钾/高钾血症、低温治疗、张力性气胸、心脏压塞、中毒、肺栓塞和急性冠脉综合征。

三、延续生命支持

延续生命支持又称持续生命支持,此阶段的重点是脑保护、脑复苏及复苏后疾病的防治,从而提高患者在复苏成功后的生活质量。心脏骤停后,许多器官受到损伤,因此复苏后的救治至关重要。

心搏骤停患者的早期死亡多因血流动力学不稳定、多器官功能障碍和脑功能损害。对心搏骤停ROSC患者应能够实施多学科合理、综合一致的治疗方案。应持续第三步复苏,直到患者恢复知觉,或者肯定有某种潜在疾病使得复苏变得没有意义,而不得不放弃复苏为止。

心脏骤停复苏后救治的后续目标有:①优化体温控制治疗,将体温控制在可使患者存活及神经功能恢复的最佳状态。②确定并采取干预性治疗急性冠脉综合征(ACS)。③妥善使用机械通气,尽量减少肺损伤。④降低多器官损伤的风险,支持器官功能。⑤客观地评估患者预后。⑥给予存活患者各种康复性治疗和护理。

(一)脑完全性缺血和缺氧的病理生理

心搏骤停后脑血流急剧下降和中断造成脑组织缺血和缺氧损伤,心跳停止后2~3分钟,脑血管内红细胞沉积,5~10分钟形成血栓,10~15分钟血浆析出毛细血管。脑血流停止15分钟以上,即使脑循环恢复,95%脑组织可出现"无血流"现象,即脑的"再灌注损伤"。这种急性缺血-再灌注能引起脑细胞中毒、代谢紊乱和血-脑屏障损害,导致体液中大量水分及某些电解质成分进入脑细胞和积聚于脑细胞外间隙,即引起脑水肿。脑水肿导致脑的体积和质量增加,进一步引起颅内压增高,颅内压增高到某种程度时又明显影响脑血流量,致使脑缺血、缺氧,严重时可致脑疝而使脑干受压,导致脑功能障碍。严重的脑缺血、缺氧会导致神经细胞永久性损伤,继而引起相应的神经功能缺失。

(二)脑复苏的治疗措施

根据完全性脑缺氧损害发生与发展的规律,脑复苏治疗主要针对以下几方面,尽快恢复脑血液,维持合适的脑细胞代谢,加强氧和能量供给,促进脑循环再流通及减少可能引起的继发性脑神经细胞损害。

1.亚低温疗法

(1)降温目的:降温后脑组织代谢降低,耗氧减少,对缺氧状态较能耐受,脑水肿的发生也可减慢。减缓脑充血,减轻脑缺血后再灌注的损伤。心跳恢复后,脑组织缺氧还不能立即纠正,应继续降温,直至中枢神经功能恢复、听觉恢复并稳定后为止。

(2)降温时间:降温时间越早越好,在循环停止后最初5分钟,在心脏按压的同时即可行脑部降温。在开始抢救时应及早用冰块降温,最好用冰袋或冰帽做头部选择性降温。

(3)降温深度:不论患者体温如何,均应将中心体温降至亚冬眠(35 ℃)或冬眠(32~34 ℃为目标)水平,头部重点降温至28 ℃,可对脑起有效的保护作用。

(4)持续时间:亚低温疗法一般需2~3天,严重者可达1周以上。降温持续至中枢神经皮质功能开始恢复,即以听觉恢复为指标,然后逐步停止降温。复温不能过快,一般每24小时体温提升1~2 ℃为宜。

(5)降温方法:①物理降温。除在头部放冰袋或冰帽,还必须在颈部、前额、腋下和腹股沟等大血管部位放置冰袋。有条件者可以使用冰毯或冰床。②药物降温。使小动脉括约肌松弛,降低末梢阻力,增加内脏血液循环。常用的冬眠药有:氯丙嗪50 mg、异丙嗪50 mg和哌替啶100 mg合为一剂。

2.脑复苏药物

(1)冬眠药物:可降温,并使小动脉括约肌松弛,降低末梢阻力,增加内脏血液循环。常用的冬眠药有冬眠1号(氯丙嗪50 mg、异丙嗪50 mg和哌替啶100 mg)和冬眠2号(哌替啶100 mg、异丙嗪50 mg、乙酰普马嗪20 mg);小儿按体重计算,氯丙嗪、异丙嗪和哌替啶(1岁以内不用)各1 mg/kg。

(2)脱水剂:20%甘露醇(或25%山梨醇)250 mL,或50%葡萄糖100 mL快速静脉点滴,或肌肉或静脉注射呋塞米等脱水剂,以消除脑水肿。即使正常复苏后,输液量也应限制在1 500~2 000 mL/d,以保持脱水状态,但应保持尿量在30 mL/h以上。

(3)镇静药物:控制抽搐,脑缺氧将引起功能障碍,出现昏迷和抽搐;而抽搐可增加身体耗氧,增加缺氧,加重心、脑的功能障碍,应积极控制。静脉或肌内注射地西泮(安定)5~10 mg 或苯巴比妥钠(鲁米那)0.1~0.2 g 可控制抽搐,但须注意避免呼吸抑制。对大发作、持续发作或发作频繁者,地西泮(安定)先静脉注射 10~20 mg 或 2.5% 硫喷妥钠 150~200 mg,抽搐得到控制后,改用静脉滴注方法维持。

(4)大剂量皮质激素:抑制血管内凝血、减低毛细血管通透性、维持血-脑屏障完整、减轻脑水肿和稳定溶酶体膜。常用地塞米松,首次剂量 1 mg/kg,维持量 0.2 mg/(kg·h)。

(5)钙通道阻滞剂:硝苯地平和尼莫地平可选择性扩张脑血管,使脑血流量增加,临床用于改善脑循环和脑代谢。利多氟嗪(立得安)可更少引起低血压和产生心脏阻滞,选择性地扩张冠状动脉,明显增加冠状动脉循环,并增加侧支循环用于急性冠脉综合征(ACS)的治疗,剂量为 1 mg/kg。

(6)游离基清除剂:维生素 C、维生素 E、硒酸盐、蛋氨酸、氯丙嗪和异丙嗪等。

(7)碱性缓冲剂:5% 碳酸氢钠,亦可用 11.2% 乳酸钠以纠正缺氧造成的酸中毒、细胞外液低钠、低钙和高钾等电解质紊乱。

(8)溶栓药物:国际心肺复苏指南提出肺栓塞或心肌梗死致心脏骤停患者可以用纤溶酶原激活物和肝素进行溶栓治疗。

(9)其他药物:高晶体和高胶体渗透压特殊灌注液,凋亡抑制剂和生长因子等抗细胞凋亡治疗。

3.高压氧(hyper baric oxygen,HBO)

高压氧是指在超过一个大气压的环境中进行吸氧疗法,必须在高压氧舱内施行。治疗开始越早越好,最好在 24 小时内进行,即在脑水肿及感染高峰出现前进行,可减轻神经损伤,也有利于受损神经细胞的恢复。CPR 患者心脏复跳后,只要心率>60 次/分以上,血压用升压药能维持,即使呼吸未恢复,也应及时进行高压氧治疗,但应避免氧中毒,增加周围血管阻力,反而减少脑血流量。

(三)转归

脑缺血后的恢复进程,基本按照解剖水平自下而上恢复,首先复苏的是延髓,恢复自主呼吸,自主呼吸恢复所需的时间可反映出脑缺血、缺氧的严重程度。自主呼吸多在心搏恢复后 1 小时内出现,继之瞳孔对光反射恢复,提示中脑开始有功能,接着是咳嗽、吞咽、角膜和痛觉反射恢复,随之出现四肢屈伸活动和听觉。听觉的出现是脑皮质功能恢复的信号,呼唤反应的出现意味着患者将清醒。最后是共济功能和视觉恢复。不同程度的脑缺血、缺氧,经复苏处理后可能有 4 种转归:①完全恢复;②恢复意识,遗有智力减退、精神异常或肢体功能障碍等;③去大脑皮质综合征,即患者无意识活动,但保留着呼吸和脑干功能;④脑死亡,包括脑干在内的全部脑组织的不可逆损害。

对脑死亡的诊断涉及体征、脑电图、脑循环和脑代谢等方面,主要包括:①持续深昏迷,对外部刺激完全无反应;②无自主呼吸;③无自主运动,肌肉无张力;④脑干功能和脑干反射大部或全部丧失,体温调节紊乱;⑤脑电图呈等电位;⑥排除抑制脑功能的其他可能因素,一般需观察 24~48 小时方能做出结论。

(四)维持循环功能

循环停止后,脑血流的自主调节功能丧失,依赖于脑灌注压,故应该维持血压于正常水平或稍高于正常水平，以恢复脑循环和改善全身组织灌注，同时应防止因血压过高而加重脑水肿。心搏恢复后，常常伴有低血压或血压不稳定，常与下列原因有关：①心肺复苏过程中的并发症未能纠正；②有效循环血容量不足；③电解质紊乱和酸碱失衡；④心肌收缩无力和心律失常。

因此，应严密进行心电监护和血流动力学等监测，可以明确心搏骤停的类型和心律失常的性质，以维持循环稳定，为治疗提供依据。包括血压（BP）、心电图（ECG）和中心静脉压（CVP），视情况监测肺毛细血管嵌顿压（PCWP）、外周血管阻力、心排血量（CO）和胶体渗透压等，有条件者应进行有创血压的监测，也便于采动脉血气分析。补充血容量，维持有效血压，防止血压过低而加重脑和其他脏器组织缺血、缺氧，支持心脏，纠正各种心律失常。维持中心静脉压 1.18 kPa（12 cmH$_2$O），心率为 60~120 次/分，尿量为 60 mL/h。

（五）维持呼吸功能

患者 ROSC 后仍需加强呼吸管理，继续进行有效的人工通气，及时实施血气监测，同时注意防止肺部并发症，如肺炎和肺气肿导致的急性呼吸衰竭。除了加强抗感染治疗外，在后期复苏进行人工呼吸或机械通气时，选择合适的通气参数和通气模式，避免过度通气，以 10~12 次/分的呼吸频率维持人工呼吸，应维持 PaO$_2$≥8.0 kPa（60 mmHg），PaCO$_2$ 为 4.7~5.3 kPa（35~40 mmHg）。可行情况下，以最低吸入氧浓度，维持 SpO$_2$≥94%。

（六）重症监护

患者复苏成功后病情尚未稳定，需继续严密监测，密切观察患者的症状和体征，积极寻找发病原因，预防和治疗继发感染，及时对症治疗和护理。

1.中枢神经系统监护

严重脑缺氧后，患者可出现抽搐，表现为维持不断或间断抽搐。抽搐时耗氧量成倍增加，脑静脉压或颅内压升高，进一步加重脑缺氧的损害。观察患者意识，发现定向障碍、表情淡漠、嗜睡和发绀（其范围从手指、足趾向手足扩散），说明脑缺血、缺氧，应采取紧急措施，防止脑功能损伤。

2.水、电解质平衡监护

出汗或大汗淋漓、烦躁不安、四肢厥冷是休克症状，应采取相应措施。

3.呼吸系统监护

及早加压给氧，应用呼吸机辅助通气。出现呼吸困难、鼻翼翕动、呼吸频率明显增快或呼吸形式明显不正常时，应注意防止呼吸衰竭。

4.消化系统监护

注意观察应激性溃疡，防止胃肠道出血。意识障碍或肠鸣音消失的患者可留置胃管，前者用于肠内营养，后者用于胃肠减压。

5.肾功能监护

留置导尿管，记录每小时或 24 小时尿量，留取尿样送检，包括尿的量、颜色、性状、比重和渗透压的监测，血尿素氮和血肌酐浓度，注意有无肾衰竭的症状，有助于判断肾的灌注和肾功能改变，并可以间接了解其他内脏血液灌注情况，用以指导治疗。

6.血糖监护

呼吸心搏骤停时，刺激儿茶酚胺和胰高血糖素等分泌增多，这些激素除直接刺激糖原分解和糖原异生增加外，还通过不同途径对抗胰岛素的生物效应，最终导致血糖升高，同时低温疗法也可使血糖升高。高血糖可使血浆渗透压升高，进一步加重高渗性脑损伤。因此，需监测血糖变化，一般血糖控制在 4.14~6.16 mmol/L。

（吴建霞）

第四节 多功能监护仪的使用

多功能监护仪是临床常见的用于疾病诊断和监测的医疗仪器,可连续监测心电图(electrocardiogr-aph,ECG)、呼吸(RESP)、无创血压(non-invasive blood pressure,NIBP)、血氧饱和度(SpO_2)和脉搏(P)等重要参数。

多功能监护仪除能显示各参数的监测情况外,还有报警装置信息储存、回放及传输,对心律失常进行自动分析,并且通过中央监护系统将病区多台监护仪联网,可以同时监测多个患者。因此多功能监护仪可以将急危重患者的信息及时、准确地向医护人员报告,使医护人员随时监测到患者的病情变化,为临床诊断及救治提供重要的参考指标,是ICU必备的监测仪器之一。

一、适应证

各种危急重症患者和抢救患者的监护;手术中或手术后患者的监护;心脏起搏器植入术前、后的患者心率的监护及起搏效果的观察。

二、操作程序

(一)评估患者
1.全身情况
患者的年龄、病情、意识状态和生命体征等情况。
2.局部情况
患者胸前区皮肤和指(趾)甲的情况。
3.心理状态
患者有无紧张、焦虑和恐惧等心理反应。
4.健康知识
清醒患者能够说出使用多功能监护仪的目的、方法、注意事项及配合要点。

(二)操作准备
1.操作者准备
衣帽整洁,洗手。了解患者病情及使用监护仪的目的和操作方法。
2.患者准备
(1)患者及家属了解使用监护仪的目的、方法、注意事项及配合要点,愿意接受和配合。
(2)根据病情,患者可采取平卧位、半卧位或侧位,感觉舒适。
(3)清洁放电极片部位的皮肤,有胸毛者应剃除以尽可能降低皮肤电阻。
(4)清洁指甲,选择合适的指甲,避开外伤、瘫痪、涂指甲油的手指或足趾。
3.用物准备
多功能监护仪1台,心电、血压、SpO_2导联线、血压袖带、SpO_2探头、电极片数片(3~5个)、生理盐水棉球或纱布、75%酒精和重症监护记录单。

4.环境准备

室内温度和湿度适宜,环境安静、整洁,光线充足。无电磁波干扰。

(三)操作步骤

1.核对患者

携用物到患者床旁,核对床号和姓名。做好使用监护仪的解释和安慰工作,以取得患者的合作。

2.接通电源

心电监护仪电源插头插入外部交流电源插座。如有心电监护仪显示屏电源插座也应一并插入。

3.仪器自检

开启心电监护仪的电源开关(power on 或 on/off),待仪器自检后,自动进入主屏。

4.皮肤准备

暴露胸部,用纱布沾75%酒精清洁放置电极片部位的皮肤,待干,确保电极与皮肤的紧密接触。

5.安放电极,监测 ECG

贴附心电电极片,将电极片连接至心电导联线上。电极片贴于患者胸部正确位置,注意避开伤口、除颤部位、骨骼以及患有皮疹皮炎处。选择模拟导联,一般选用胸前综合导联,该导联记录的心电图图形比较清晰,受肢体活动干扰少,确认心电波形及心率数值正常。临床上心电监护仪的导联装置由 3 导联装置和 5 导联装置两种。

6.监测血压

将袖带平整缠于上臂中部,距肘窝 2~3 cm,松紧适宜,缠绕要求与水银血压计袖带的相同。维持患者用于测血压的肢体与心脏在同一水平位置,按 START 键即可进行一次手动测量,确认血压数值正常。

7.监测脉搏血氧饱和度

将血氧饱和度探头夹于患者手指,将氧饱和度电极有光源一面置于患者的指(趾)甲背面,确认血氧饱和度波形和数值正常。

8.主屏设置调节参数

进入监护仪设置,选择患者类型(默认为成人)及监护类型(标准和外科等)。输入患者资料,分别调节 ECG、SpO_2、R 和 NIBP 等参数及相关信息。

9.开始监护

设置完毕,返回主屏界面,监护仪自动开始监护。

10.固定导线

对躁动患者,应固定整理好电极和导线,避免电极脱落以及导线折叠缠绕。

11.健康指导

根据病情协助患者取合适卧位,为患者扣好衣服,盖好被子。清醒患者询问感受,向患者和家属交代注意事项。

12.用物处理

洗手,整理用物,垃圾按要求分类处理。

13.观察记录

观察心率、心律、心电图波形、脉搏、血氧饱和度和血压等,并及时记录于重症监护记录单上,发现异常及时处理。

14.停止监护

病情好转,根据医嘱停止监护,向患者说明,取得合作后关机。应先取下心电导联线及电极片、SpO_2 探头和血压袖带,清洁患者皮肤,再关闭电源开关,拔出电源插头。清洁消毒仪器,有序放置相关附件,放置于指定地点,备用。

三、心电监测的常见故障

(一)心电图波形模糊不清

多因电极与皮肤接触不良,如电极粘贴不牢或脱落、导电膏干燥、皮肤处理不好、导联线连接有松动或断裂等。

(二)基线漂移

多为患者活动、电极固定不良或腹式呼吸的影响。

(三)ECG 振幅低

多为正、负电极距离太近或者两个电极之一恰好放在心肌梗死部位相应的体表。

(四)严重的肌电干扰(细颤波)

多为电极放于胸壁肌肉丰富部位或患者寒战。

(五)直流转换不良

多为导联线与主机连接处肮脏;电线或导联有断裂;监护仪的开关接触不良。

(六)严重的交流电干扰(粗颤波)

多与地线未被安全连接有关,如其他医疗器械的地线和监护仪地线连接在一起,任何室内的线路(诸如电用加热器、电毛毯、收音机、电视和手机等)与患者电线接近。

四、护理要点

调整有实际意义的报警界限,不能关闭报警声音。密切观察记录心率、心律、心电图波形、SpO_2 和血压情况,及时、正确处理报警、排除故障干扰及异常监测值,发现异常时即时通知医师。

(一)ECG 监测

(1)为获得清晰的心电图,应避免各种干扰。

(2)导联线应正确连接,否则 ECG 监护功能将失效。

(3)将用来作呼吸信号提取的两个极板 RA 和 LL 在胸廓上的左右位置,分开来一定距离,以免呼吸信号微弱,无法正确进行呼吸计数。

(4)监护仪胸前综合导联所描记的 ECG 监测不能替代常规的心电图检查,因为其是模拟导联不能按常规心电图的标准去分析 ST-T 改变和 QRS 波形形态。

(二)NIBP 监测

(1)启动测压键前一定要系好袖带,否则在无袖带状态下充气,易损坏气泵。

(2)需要密切监测血压者,每两小时更换袖带部位,避免皮肤损伤,袖带定期清洁消毒。

(3)充、放气时间不能过频,以免影响远端肢体的灌注。

(4)定期用水银血压计校对,若在正确的测量方法下对监测的数值产生怀疑时,应更换其他测量方法。

(三)SpO_2 监测

长时间将 SpO_2 传感器放在一个手指上,可能使局部皮肤变红、起疱,还可能引起局部坏死,影响血液循环及测量精确度,应每隔两小时观察测量部位的末梢循环情况和皮肤情况,并更换传感器的安放部位。

(四)安置电极片

(1)贴电极片前应先清洁局部皮肤,使其脱脂干净尽可能降低皮肤电阻,电极片与皮肤应紧贴、平整。

(2)为了除颤时放置电极板,应留出易于暴露心前区的部位。

(3)患者翻身时注意勿将电极拉脱。

(4)定期观察患者粘贴电极片处的皮肤,连续监测 72 小时需更换电极片和电极片的位置,以防过久的刺激皮肤,若对电极片有过敏迹象,则每天更换电极片或改变电极片位置。

(5)嘱患者不要自行移动或摘除电极片,避免在监测仪的附近使用手机,以免干扰监测波形。

(吴建霞)

第五节　电除颤仪的使用

电除颤仪是应用电击来抢救和治疗心律失常的一种医疗电子设备。自其问世以来,因其大大提高了心搏骤停患者的抢救成功率而成为非常重要的抢救仪器。临床上分为非同步电复律又称为心脏电除颤和同步电复律。

电除颤术的目的:在遇到严重且快速的心律失常的情况下,在短时间内向心脏通以外加的高能量脉冲电流,利用生物允许量的瞬间电流使全部或大部分的心肌细胞在同一时间除极,使心脏电活动短暂地停止,以消除心脏任何部位的异位兴奋灶,然后由窦房结或房室结发放冲动,从而恢复有规律的、协调一致的收缩,使之转复为窦性心律的方法,用以纠正各种心律失常。

一、适应证

(一)非同步电复律

心室颤动(ventricular fibrillation,VF);心室扑动;快速室性心动过速伴血流动力学紊乱,QRS 波增宽不能与 T 波区别者。

(二)同步电复律

新近发生的心房扑动或心房颤动,在去除诱因或使用抗心律失常药物后不能恢复窦性心律者;室上性心动过速,非洋地黄中毒引起,并对迷走神经刺激或抗心律失常治疗无效;室性心动过速,抗心律失常治疗无效或伴有血流动力学紊乱者。

二、禁忌证

缓慢心律失常伴病态窦房结综合征(sick sinus syndrome,SSS)的异位性快速心律失常;洋地黄过量引起的心律失常(除心室颤动外);严重低血钾;心房颤动持续一年以上,长期心室率不快,心脏(尤其是左心房>47 mm)明显增大、心房内有新鲜血栓形成或近3个月有栓塞史;病史多年,伴有高度或完全性房室传导阻滞的心房颤动、心房扑动和房性心动过速;不能耐受转复后长期抗心律失常药物的治疗者。

三、操作程序

(一)评估患者

1.全身情况

电复律术首先用于心室颤动,应重点评估患者的生命体征,测体温、呼吸、脉搏和血压,有条件者进行心电监护,监测心电图和血压,ECG心律失常类型和是否有室颤波。

2.局部情况

局部情况包括患者胸部皮肤有无炎症和损伤,贴放心电监测的电极片时,注意避开除颤部位。

3.心理状态

清醒患者,评估患者有无紧张、焦虑和恐惧等情绪及对电复律的态度。

4.健康知识

评估清醒患者对所患心律失常防治相关知识的了解情况。

(二)操作准备

1.操作者准备

衣帽整洁,戴口罩,摘下手表及身上金属饰品。洗手后保持干燥,必要时可戴橡胶手套绝缘。向患者和家属介绍电复律术的目的、过程及可能出现的不适感,以取得配合。

2.患者准备

患者家属应了解电复律术的目的、过程及可能出现的不适感,愿意接受和配合,签署知情同意书。患者卧硬板床,松开衣领和裤带,去除身上金属物品,有义齿者取下。术前给予充分吸氧,建立静脉输液通路,做12导联心电图,去除患者身上(除心电监护仪以外)其他医疗仪器,注意保暖。

3.同步电复律的特殊准备

心房颤动患者应先进行抗凝治疗。使用维持量洋地黄类药物的心房颤动患者,遵医嘱复律前停用洋地黄药物24~48小时,并给予改善心功能、纠正低钾血症和酸中毒药物。复律前1~2天口服奎宁丁0.2 g,每6小时一次,预防转复后心律失常再发或其他心律失常的发生。服药前做心电图,观察QRS波时限及QT间期的变化。复律术当天术前4小时禁食,排空膀胱。

4.用物准备

电除颤仪、导电糊(膏)、生理盐水浸湿的纱布垫、地西泮、心电监护仪、呼吸机、抢救物品和药品。电源:单相220 V三线,带单独接地线,频率50 Hz。电池供电:机内12 V,12 AH。检查电源接地是否良好,所有的电缆是否正确连接,有无裸露和破损等。

5.环境准备

室内温度不低于18 ℃,相对湿度适宜,环境安静、整洁,光线充足。

(三)实施步骤

1.同步电复律的使用方法

(1)核对患者,向家属说明病情及除颤注意事项,对清醒患者给予解释,以取得合作。

(2)患者平卧于绝缘的木板床上,充分暴露胸壁,清洁并擦干电击处的皮肤。

(3)连接除颤仪导线,接通电源,打开除颤器开关,选择R波较高耸的导联,进行示波观察。

(4)将除颤仪设置为同步状态,同步电除颤按下"sync"键。

(5)遵医嘱用地西泮0.3~0.5 mg/kg缓慢静脉注射予以麻醉,达到患者睫毛反射开始消失的深度,麻醉过程中严密观察患者呼吸。

(6)选择能量:按下"energy select"键,选择所需功率:室性心动过速除颤能量为100~200 J,阵发性室上性心动过速除颤能量为100~150 J,心房扑动除颤能量较小,为50~100 J,心房颤动除颤能量为150~200 J。

(7)充电:按下"charge"键,充电完毕后红灯亮。

(8)放置电极板:将两块电极板用8~12层生理盐水浸润的纱布包裹或均匀涂满导电糊,前-侧位,正极侧电极板放于左侧平乳头腋中线第5肋间(心尖部),负极前电极板放于胸骨右缘第2、3肋间(心底部)即右侧锁骨下方,两电极板之间距离相距10 cm以上。

(9)放电:嘱任何人不得接触患者、病床及与患者相连接的仪器设备,暂时关闭临时起搏器。两电极板采用同步放电,垂直下压电极板,使之与胸壁皮肤紧密接触不留空隙,以保证电流量最大限度通过心肌,同时按压放电开关"shock"键,此时患者身体和四肢会抖动一下,说明放电完毕,通过心电监护仪的显示屏观察患者心室颤动的波形有无改变,是否恢复窦性心律。⑩根据情况决定是否需要增加放电功率再次行电复律。重复进行时,每次间隔3分钟以上,3~4次为限,最大能量<400 J。除颤完毕,开关置"OFF"位置,关闭电源。洗手,整理用物,清洗电极板并擦干,除颤仪充电备用。

2.非同步电除颤使用方法

(1)选择电能剂量,充电。将除颤仪设置为非同步状态,选择除颤能量,单相波除颤推荐采用360 J。AHA目前较支持双相波除颤,首次除颤采用低能量120~200 J,不逐级增加的双相波除颤方法,有安全、有效和除颤后复发率低的特点。

(2)放置电极板的方法、部位与同步电复律相同。

(3)首次除颤后立即通过心电监护仪观察患者是否转为窦性心律。若心室颤动持续存在,可连续电击,能量递增(200 J,300 J,360 J),第3次除颤,电量不超过360 J直至转复成功或停止抢救。

(4)如心电监测显示为心电静止,应立即给予肾上腺素静脉注射。

(5)细颤型心室颤动的患者,应先进行心脏按压、氧疗及药物治疗等处理后,使细颤变为粗颤,再进行非同步电击除颤。

四、护理要点

(一)准确掌握适应证

非同步电复律必须在患者神志不清时进行电除颤。对于心室静止和心电-机械分离(electromechan-ical dissociation,EMD)的患者,不建议除颤,以免诱发心室停顿。

(二)安全管理

除颤前确定患者除颤部位无潮湿、无敷料,电极板放置避开瘢痕和伤口。确定任何人不能直接或间接接触患者及病床,操作者身体不与患者接触,也不能与金属类物品接触,以免触电。手持电极板时,两极不能相对,也不能面向自己,禁忌电极板对空放电,以及其面对面放电。电击期间,禁止吸烟并关闭氧气筒,以免失火。

(三)监测病情

除颤过程中与除颤成功后,均须严密监测并记录心律、心率、呼吸、血压和神志等病情变化,记录复律前后的心电图,加以前后对照,以供日后参考。

(四)并发症的预防

1. 心律失常

大多心律失常在数分钟后可自行消失,无须特殊处理。对频发室性期前收缩、室早二联律和短暂室速,应遵医嘱使用抗心律失常药物,如利多卡因静脉注射治疗。若发生室速和室颤,可再行电击复律,并与胸外按压交替进行。如已复律,应立即检查有无有效脉搏。

2. 栓塞和低血压

有栓塞史的患者,复律前后宜进行抗凝治疗两周,以防止新生成的血栓在转复时脱落。电复律后出现低血压,一般无须特殊处理。血压下降明显和持续时间长,遵医嘱使用多巴胺等升压药。

3. 心肌损伤

尽可能用最低有效电能量。电极板不能放置在起搏器上,应距离起搏器的脉冲发生器的位置≥10 cm,并尽量用前后位放置电极板。持续长时间ST段抬高,心肌酶也明显升高,则常提示心肌损伤,给予营养心肌治疗,同时监测心律失常或心力衰竭。

4. 呼吸抑制和喉痉挛

通知医师,给予相关呼吸兴奋剂。严重时行气管插管等方式以辅助呼吸。

5. 皮肤灼伤

清洁患者皮肤时不能使用酒精和含有苯基的酊剂或止汗剂。电极板放的位置要准确,与患者皮肤密切接触,导电糊涂满电极板的边缘以免烧伤皮肤。保持除颤两电极板之间皮肤干燥,也不可使导电糊或生理盐水过多外溢而相互沟通,并且导致穿越心脏的电流减少引起复律失败。如出现轻度红斑、疼痛或肌肉痛,一般3~5天可自行缓解,不需处理。重者按灼伤护理,进行局部消毒换药处理。

6. 肺水肿

可适当应用血管扩张剂、利尿剂和强心苷类药物。

(五)专人负责

使用后电极板充分清洁,及时充电备用。注意不要碰撞机器,电极板的连接导线不要过度弯曲。建立仪器使用和维修记录本,专人管理,每天交班,定时充电,除颤仪呈完好备用状态。

(六)复律后护理

进行同步电复律心律转复后,密切观察患者的呼吸、心律和血压,直到患者苏醒。

1. 休息

患者卧床休息24小时,必要时给氧。清醒后两小时内避免进食,以免引起恶心和呕吐。

2.药物治疗

遵医嘱继续服用奎尼丁(或洋地黄及其他抗心律失常药物)0.2 g,每6~8小时一次,以维持窦性心律。

3.心电监护

持续心电监护24小时,除颤后在原位继续心电监护,加以前后对照,每30分钟记录心率、心律和血压一次。密切观察患者神志、瞳孔、皮肤及肢体活动情况,及时发现患者有无栓塞征象。

(邹爱霞)

第六节 心电图机的使用

心脏在每个心动周期中,由起搏点、心房和心室相继兴奋,伴随着生物电的变化,通过心电描记器从体表引出多种形式的点位变化的图形简称心电图,是循环系统疾病患者最常用的无创性检查之一,对各种心律失常的诊断分析有不可替代的作用,凡有心悸、心前区不适或原有心脏病患者均需做心电图检查。

一、常用心电图导联法

目前临床应用最普通的导联体系是由 Einthoven 创设的国际通用的导联体系,即常规导联体系,分为肢体导联和胸导联。

(1)肢体导联包括标准导联,Ⅰ、Ⅱ、Ⅲ(也称双极肢导联)和 aVR、aVL、aVF(也称加压单极肢导联)。

(2)胸导联包括 V_1、V_2、V_3、V_4、V_5 和 V6,必要时加用胸壁附加导联 V_7、V_8、V_9、V_3R、V_4R 和 V_5R。

二、适应证

各种心律失常和心力衰竭;心肌受损,胸痛、心绞痛和心肌梗死,特征性的心电图改变和演变是诊断心肌梗死最可靠和最实用的方法;心脏病变;心脏手术和非心脏手术患者;观察洋地黄和抗心律失常药物疗效及不良反应;各类休克患者;电解质紊乱;呼吸衰竭。

三、操作程序

(一)评估患者

1.全身情况

了解患者的年龄、性别、体重、生命体征、意识状况、自理能力和既往心血管病史,目前的医疗诊断和病情,评估肝肾功能和胃肠功能有无异常。

2.局部情况

心前区皮肤状况,服用药物及电解质紊乱的情况,与当前病情是否有关。评估发病前的诱发因素,如情绪激动、劳累、饥饿、寒冷和便秘等。

3.心理状态

患者对治疗的态度、对药物的依赖性、对心电图检查的认识及配合程度。

4.健康知识

评估患者对疾病的认识及心电图检查的目的、方法、注意事项及配合要点的认知程度。

(二)操作准备

1.操作者准备

衣帽整洁,修指甲,戴口罩,取下金属物品。

2.患者准备

当天禁止服用各种抗心律失常药、兴奋药和镇静药。检查前30分钟避免饱餐及剧烈运动,保持情绪稳定。取下活动性义齿、金属饰物和手表,以防电波干扰。

3.用物准备

心电图机、生理盐水、导电糊和纱布。使用交流电源的心电图机必须检查电源接地线是否良好,所有的电缆是否正确连接,有无裸露破损等。

4.环境准备

室内温度不低于18℃,以避免因寒冷引起的肌电干扰。床旁不要放置其他电器用具(不论通电与否)和穿行的电源线。放置屏风或拉帘,注意保护患者隐私。

(三)实施步骤

(1)核对患者:将心电图机推至病房,核对床号和姓名。做好心电图操作的解释和安慰工作,以取得患者合作。

(2)体位:患者平卧于绝缘床上,双臂与躯干平行,暴露前胸、双手腕内侧和双下肢内踝部,注意保暖和屏风遮挡。

(3)固定电极:拭去放置电极部位皮肤上的汗渍和污垢后,用导电糊涂擦以减少皮肤电阻,将电极板贴好固定:应贴紧密,皮肤固定处松紧适宜。

(4)连接肢导联:按顺序红色导线接右上肢,黄色接左上肢,蓝色接左下肢,黑色接右下肢。

(5)连接胸导联:将导联线与各极板相连,最后依次接胸导联。注意连接好地线。

(6)打开电源开关,保证性能良好:检查有无电极干扰现象,调节灵敏控制,保证基线平稳,定准电压。

(7)描记各导联:告知患者身体请勿移动,调拨导联选择器开关,按Ⅰ、Ⅱ、Ⅲ、aVL、aVR、aVF、V_1、V_2、V_3、V_4、V_5 和 V6 顺序描记,每一导联描记3个完整波形;打印12导联心电图。

(8)关机:描记结束,关闭电源,取下电极和导联线,将局部皮肤擦净。

(9)安置患者:协助患者整理衣服,取舒适卧位。

(10)贴图记录:取下心电图记录纸,按描记顺序规范地贴图,标出心电图各导联,注明科室、床号、姓名、性别、年龄、日期、时间和操作者签名。

(11)将12导联心电图及时交值班医师。

四、护理要点

(一)术前宣教

操作前向患者解释心电图检查是无创伤性检查,以消除患者紧张情绪。在每次做常规心电图之前,应充分休息。操作中检查时应尽量取平卧位,患者保持安静,肌肉放松,平静呼吸,请勿说话,勿过度呼吸,勿移动体位,肢体不要接触铁床或他人皮肤,防止产生干扰波形而影响分析。暴露患者时,应观察患者面色,注意保暖及保护患者隐私,操作时间<5分钟。

(二)部位准确

严格按照国际统一标准,准确安放 12 导联常规心电图,女性乳房下垂者,应托起乳房,将 V_3、V_4 和 V_5 电极安放在乳房下缘胸壁上,而不应该安置在乳房上。如果病情需要应加做 V_7、V_8、V_9、V_3R、V_4R 和 V_5R 的 18 导联心电图。描记 V_7、V_8 和 V_9 导联心电图时,必须仰卧位,而不应该在侧卧位时描记,背部的电极最好选用扁的吸杯电极,或临时贴一次性心电监护电极并接上导联线代替。如需加做 1 分钟心电图,可按"节律"键等待 1 分钟后心电图机打印出自动分析图纸。

(三)安全管理

心电图检查时应正确登记患者姓名,以免张冠李戴,出现差错。以避免出现人为异常心电图。应用导电糊时,应涂擦在患者的皮肤上,而不应该把导电糊涂在电极上。此外,还应尽量避免用棉签或毛笔蘸生理盐水或酒精,甚至于自来水代替导电糊,容易造成皮肤和电极之间的阻抗增加,极化电位不稳引起基线漂移或其他伪差。如出现基线不稳或干扰时,应注意观察患者的呼吸情况,检查电机是否接触良好。

(刘爱花)

第六章 神经内科急危重症护理

第一节 脑卒中

脑卒中又称中风或脑血管意外,是一组以急性起病、局灶性或弥漫性脑功能缺失为共同特征的脑血管病,通常包括脑出血、脑梗死、蛛网膜下腔出血。脑卒中主要是由于血管壁异常、血栓、栓塞以及血管破裂等所造成的神经功能障碍性疾病。我国脑卒中呈现高发病率、高复发率、高致残率、高死亡率的特点。据世界卫生组织调查结果显示,我国脑卒中发病率高于世界平均水平。世界卫生组织 MONICA 研究表明,我国的脑卒中发生率正以每年 8.7% 的速率上升。我国居民第三次死因调查报告显示,脑血管病已成为国民第一位的死因。我国脑卒中的死亡率高于欧美国家 4~5 倍,是日本的 3.5 倍,甚至高于泰国、印度等发展中国家。MONICA 研究也表明,脑卒中病死率为 20%~30%。世界卫生组织对中国脑卒中死亡的人数进行了预测,如果死亡率维持不变,到 2030 年,我国每年将有近 400 万人口死于脑卒中。如果死亡率增长 1%,到 2030 年,我国每年将有近 600 万人口死于脑卒中。我国现幸存脑卒中患者近 700 万,其中致残率高达 75%,约有 450 万患者不同程度丧失劳动能力或生活不能自理。脑卒中复发率超过 30%,5 年内再次发生率达 54%。

一、脑出血的护理评估

脑出血(intra cerebral hemorrhage,ICH)是指原发于脑内动脉、静脉和毛细血管的病变出血,以动脉出血为多见,血液在脑实质内积聚形成脑内血肿。脑内出血临床病理过程与出血量和部位有关。小量出血时,血液仅渗透在神经纤维之间,对脑组织破坏较少;出血量较大时,血液在脑组织内积聚形成血肿,血肿的占位效应压迫周围脑组织,撕裂神经纤维间的横静脉使血肿进一步增大,血液成分特别是凝血酶、细胞因子 IL-1、TNF-α、血红蛋白的溶出等致使血肿周围的脑组织可在数小时内形成明显脑水肿、缺血和点状的微出血,血肿进一步扩大,导致邻近组织受压移位以至形成脑疝。脑内血肿和脑水肿可向内压迫脑室使之移位,向下压迫丘脑、下丘脑,引起严重的自主神经功能失调症状。幕上血肿时,中脑受压的危险性很大;小脑血肿时,延髓易受下疝的小脑扁桃体压迫。脑内血肿可破入脑室或蛛网膜下腔,形成继发性脑室出血和继发性蛛网膜下腔出血。

(一)病因分析

高血压动脉硬化是自发性脑出血的主要病因,高血压患者约有 1/3 的机会发生脑出血,而 93.91% 脑出血患者有高血压病史。其他还包括脑淀粉样血管病、动脉瘤、动脉-静脉畸形、动脉炎、血液病等。

(二)临床观察

高血压性脑出血以 50 岁左右高血压患者发病最多。由于与高血压的密切关系导致在年轻高血压患者中,个别甚至仅 30 余岁也可发生。脑出血虽然在休息或睡眠中也会发生,但通常是在白天情绪激动、过度用力等体力或脑力活动紧张时即刻发病。除有头昏、头痛、工作效率差、鼻出血等高血压症状外,平时身体一般情况常无特殊。脑出血发生前常无预感。极个别患者在出血前数小时或数天诉有瞬时或短暂意识模糊、手脚动作不便或说话含糊不清等脑部症状。高血压性脑出血常突然发生,起病急骤,往往在数分钟到数小时内病情发展到高峰(图 6-1)。

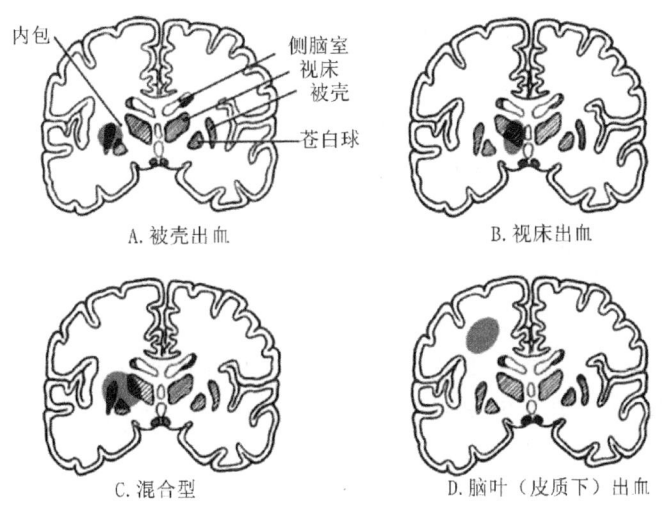

图 6-1 高血压性脑出血

1. 壳核出血

大脑基底节为最常见的出血部位,占脑出血的 60%。由于损伤到内囊故称为内囊出血。除具有脑出血的一般症状外,内囊出血的患者常有头和眼转向出血病灶侧,呈"凝视病灶"状和"三偏"症状,即偏瘫、偏身感觉障碍和偏盲。

(1)偏瘫:出血病灶对侧的肢体偏瘫,瘫痪侧鼻唇沟较浅,呼气时瘫侧面颊鼓起较高。瘫痪肢体由弛缓性瘫痪逐渐转为痉挛性瘫痪,上肢呈屈曲内收,下肢强直,腱反射转为亢进,可出现踝阵挛,病理反射阳性,呈典型上运动神经元性偏瘫。

(2)偏身感觉障碍:出血灶对侧偏身感觉减退,用针刺激肢体、面部时无反应或反应较另一侧迟钝。

(3)偏盲:在患者意识状态能配合检查时还可发现病灶对侧同向偏盲,主要是由于经过内囊的视放射受累所致。

另外,主侧大脑半球出血可伴有失语症,脑出血患者亦可发生顶叶综合征,如体象障碍(偏瘫无知症、幻多肢、错觉性肢体移位等)、结构性失用症、地理定向障碍等。记忆力、分析理解、计算等智力活动能力往往在脑出血后明显减退。

2.脑桥出血

常突然起病,出现剧烈头痛、头晕、眼花、坠地、呕吐、复视、讷吃、吞咽困难、一侧面部发麻等症状。起病初意识可部分保留,但常在数分钟内进入深度昏迷。出血往往先自一侧脑桥开始,表现为交叉性瘫痪,即出血侧面部瘫痪和对侧上下肢弛缓性瘫痪。头和两眼转向非出血侧,呈"凝视瘫肢"状。脑桥出血常迅速波及两侧,出现两侧面部和肢体均瘫痪,肢瘫大多呈弛缓性。少数呈痉挛性或呈去脑强直。双侧病理反射呈阳性。头和两眼位置回到正中,两侧瞳孔极度缩小。这种"针尖样"瞳孔见于1/3的脑桥出血患者,为特征性症状,系由于脑桥内交感神经纤维受损所致。脑桥出血常阻断下丘脑对体温的正常调节而使体温急剧上升,呈持续高热状态。由于脑干呼吸中枢的影响常出现不规则呼吸,可于早期就出现呼吸困难。脑桥出血后,如两侧瞳孔散大、对光反射消失、呼吸不规则、脉搏和血压失调、体温不断上升或突然下降,则提示病情危重。

3.小脑出血

小脑出血多发生在一侧小脑半球,可导致急性颅内压增高,脑干受压,甚至发生枕大孔疝。起病急骤,少数病情凶险异常,可即刻出现神志深度昏迷,短时间内呼吸停止;多数患者于起病时神志清楚,常诉一侧后枕部剧烈头痛和眩晕,呕吐频繁,发音含糊;瞳孔往往缩小,两眼球向病变对侧同向凝视,病变侧肢体动作共济失调,但瘫痪可不明显,可有脑神经麻痹症状、颈项强直等。病情逐渐加重,意识渐趋模糊或昏迷,呼吸不规则。

4.脑室出血

脑室出血(intraventricular hemorrhage,IVH)多由于大脑基底节处出血后破入侧脑室,以致血液充满整个脑室和蛛网膜下腔系统。小脑出血和脑桥出血也可破入第四脑室,这种情况极其严重。意识往往在1~2小时内陷入深度昏迷,出现四肢抽搐发作或四肢瘫痪。双侧病理反射呈阳性。四肢常呈弛缓性瘫痪,所有腱反射均引不出,可阵发出现强直性痉挛或去脑强直状态。呕吐咖啡色残渣样液体,高热、多汗和瞳孔极度缩小,呼吸深沉带有鼾声,后转为浅速和不规则。

(三)辅助检查

1.CT检查

CT检查可显示血肿部位、大小、形态、是否破入脑室,血肿周围有无低密度水肿带及占位效应、脑组织移位等。24小时内出血灶表现为高密度,边界清楚(图6-2)。48小时以后,出血灶高密度影周围出现低密度水肿带。

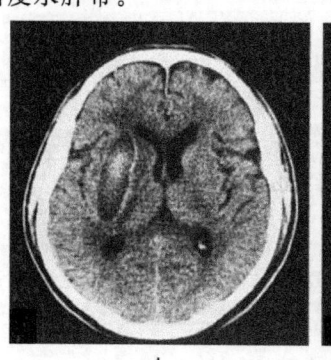 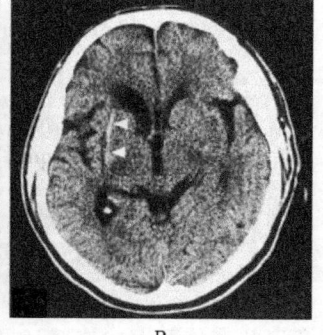

A   B

图6-2 壳核外囊型脑出血的演变CT

脑出血发病40天后CT平扫(图6-2A)显示右侧壳核外囊区有一个卵圆形低密度病灶,其中心密度略高,同侧侧脑室较对侧略小。2.5个月后复查CT(图6-2B)平扫可见原病灶部位呈裂隙状低密度,为后遗脑软化灶,并行伴有条状血肿壁纤维化高密度(白箭头),同侧侧脑室扩大

2.DSA

脑血管 DSA 对颅内动脉瘤、脑血管畸形等的诊断均有重要价值(图 6-3)。颈内动脉造影正位像可见大脑前、中动脉间距在正常范围,豆纹动脉外移(黑箭头)。

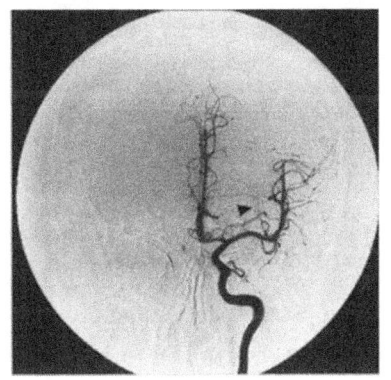

图 6-3 内囊出血 DSA

3.MRI

MRI 具有比 CT 更高的组织分辨率,且可直接多方位成像,无颅骨伪影干扰,又具有血管流空效应等特点,使其对脑血管疾病的显示率及诊断准确性比 CT 更胜一筹。CT 能诊断的脑血管疾病,MRI 均能做到;而对发生于脑干、颞叶和小脑等的血管性疾病诊断,MRI 比 CT 更佳;对脑出血、脑梗死的演变过程,MRI 比 CT 显示更完整;对 CT 较难判断的脑血管畸形、烟雾病等,MRI 比 CT 更敏感。

4.TCD

多普勒超声检查最基本的参数为血流速度与频谱形态。血流速度增加可表示高血流量、动脉痉挛或动脉狭窄;血流速度减慢则可能是动脉近端狭窄或循环远端阻力增高的结果。

(四)内科治疗

(1)静脉补液:静脉给予生理盐水或乳酸 Ringer 溶液静点,维持正常的血容量。

(2)控制血糖:既往有糖尿病病史和血糖>200 mg/L 应给予胰岛素。低血糖者最好给予 10%～20%葡萄糖静脉输液,或静推 50%葡萄糖溶液纠正。

(3)血压的管理:有高血压病史的患者,血压水平应控制在平均动脉压(mean arterial pressure,MAP)17.3 kPa(130 mmHg)以下。颅内压(ICP)监测增高的患者,脑灌注压(cerebral perfusion pressure,CPP)[CPP=(MAP-ICP)]应保持大于 9.3 kPa(70 mmHg)。刚手术后的患者应避免平均动脉压大于 14.7 kPa(110 mmHg)。心力衰竭、心肌缺血或动脉内膜剥脱,血压>26.7/14.7 kPa(200/110 mmHg)者,应控制平均动脉压在 17.3 kPa(130 mmHg)以下。

(4)控制体温:体温大于 38.5 ℃的患者及细菌感染者,给予退烧药及早期使用抗生素。

(5)维持体液平衡。

(6)禁用抗血小板和抗凝治疗。

(7)降颅压治疗:甘露醇 0.25～0.50 g/kg 静脉滴注,每隔 6 小时 1 次。通常每天的最大量是 2 g/kg。

(8)纠正凝血异常:常用药物如华法林、鱼精蛋白、6-氨基己酸、凝血因子Ⅷ和新鲜血小板。

(五)手术治疗

1.开颅血肿清除术

对基底节区出血和皮层下出血,传统手术为开颅血肿清除。壳核出血一般经颞叶中回切开入路。Suzuki提倡经侧裂入路,以减少颞叶损害。对脑室积血较多可经额叶前角或经侧脑室三角区入路清除血肿,并行脑室外引流术。传统开颅术因时间较长,出血较多,手术常需全麻,术后并发症较多,易发生肺部感染及上消化道出血,而使年龄较大、心肺功能较差的患者失去手术治疗的机会。优点在于颅压高、有脑疝的患者可同时行去骨片减压术。

2.颅骨开窗血肿清除术

用于壳核出血、皮层下出血及小脑出血。壳核出血在患侧颞部做一向前的弧形皮肤切口,分开颞肌,颅骨钻孔后扩大骨窗至3 cm×3 cm大小,星形剪开脑膜,手术宜在显微镜下进行,既可减小皮层切开以及脑组织切除的范围,还能窥清出血点。在颞中回做1.5 cm皮层切开,用窄脑压板轻轻牵开脑组织,见血肿后用吸引器小心吸除血块,其内侧壁为内囊方向不易出血,应避免压迫或电灼,而血肿底部外侧常见豆纹动脉出血点,用银夹夹闭或用双极电凝止血,其余地方出血常为静脉渗血,用吸收性明胶海绵片压迫即可止血。小脑出血如血肿不大,无扁桃体疝也可在患侧枕外粗隆水平下2 cm,正中旁开3 cm为中心做皮肤切口,钻颅后咬除枕鳞部成3 cm直径骨窗即可清除小脑出血。该手术方法简单、快捷、失血较少,在局麻下也可完成,所以术后意识恢复较快,并发症特别是肺部感染相对减少,即使高龄、一般情况差的患者也可承受该手术。

3.钻颅血肿穿刺引流术

多采用CT引导下立体定向穿刺加引流术。现主要有三种方法:以CT示血肿中心为靶点,局麻下颅骨钻孔行血肿穿刺,首次抽吸量一般达血肿量的1/3~1/2,然后注入尿激酶6 000 U,6~12小时后再次穿刺及注药,或同时置入硅胶引流管做引流,以避免反复穿刺而损伤脑组织。Niizuma用此方法治疗除脑干外的其他各部位出血175例,半年后随访优良率达86%,死亡率11%。优点在于操作简单、安全、局麻下能完成,同时应用尿激酶可较全清除血肿,高龄或危重患者均可采用,但在出血早期因血肿无液化效果不好。

4.锥颅血肿碎吸引流术

以CT示血肿中心为靶点,局麻下行锥颅血肿穿刺,置入带螺旋绞丝的穿刺针于血肿中心,在负压吸引下将血块粉碎吸出,根据吸除量及CT复查结果,血肿清除量平均可达70%。此法简单易行,在急诊室和病床旁均可施行,高龄及危重患者也可应用。但有碎吸过度损伤脑组织及再出血危险,一般吸出量达血肿量50%~70%即应终止手术。

5.微创穿刺冲洗尿激酶引流术

采用锥颅、穿刺、冲洗引流为一体的穿刺管,将其置入血肿中心后用含尿激酶、肝素的生理盐水每天冲洗1次,现已有许多医院应用。

6.脑室外引流术

单纯脑室出血和脑内出血破入脑室无开颅指征者,可行脑室外引流术。一般行双额部钻孔引流,Suzuki提出在双侧眶上缘、中线旁开3 cm处分别钻孔,置管行外引流,因放入引流管与侧脑室体部大致平行,可引流出后角积血。也有人主张双侧置管,一管做冲洗另一管用于引流,或注入尿激酶加速血块的溶解。

7.脑内镜辅助血肿清除术

颅骨钻孔或小骨窗借助脑镜在直视下清除血肿,其对脑组织的创伤小,清除血肿后可以从不同角度窥清血肿壁。

二、蛛网膜下腔出血的护理评估

颅内血管破裂后血液流入蛛网膜下腔时,称为蛛网膜下腔出血(subarachnoid hemorrhage, SAH)。自发性蛛网膜下腔出血可由多种病因所致,临床表现为急骤起病的剧烈头痛、呕吐、意识障碍、脑膜刺激征和血性脑脊液,占脑卒中的10%~15%。其中半数以上是先天性颅内动脉瘤破裂所致,其余是由各种其他病因所造成的。

(一)病因分析

引起蛛网膜下腔出血的病因很多,在SAH的病因中以动脉瘤破裂占多数,达76%,动-静脉畸形占6%~9%,动-静脉畸形合并动脉瘤占2.7%~22.8%。较常见的为:①颅内动脉瘤及动静脉畸形的破裂。②高血压、动脉硬化引起的动脉破裂。③血液病,如白血病、血友病、恶性贫血等。④颅内肿瘤,原发者有胶质瘤、脑膜瘤等;转移者有支气管性肺癌等。⑤血管性变态反应,如多发性结节性动脉炎、系统性红斑狼疮等。⑥脑与脑膜炎症,包括化脓性、细菌性、病毒性、结核性等。⑦抗凝治疗的并发症。⑧脑血管闭塞性疾病引起出血性脑梗死。脑底异常血管网病常以蛛网膜下腔出血为主要表现。⑨颅内静脉的血栓形成。⑩妊娠并发症。

(二)临床观察

蛛网膜下腔出血任何年龄均可发病,以青壮年多见,最常见的表现为颅内压增高症状、意识障碍、脑膜刺激征、脑神经损伤症状、肢体活动障碍或癫痫等。

1.出血前症状及诱因

部分患者于数天或数周前出现头痛、头昏、动眼神经麻痹或颈强直等先驱症状,又称前兆渗漏。其产生与动脉瘤扩大压迫邻近结构有关(图6-4)。只有1/3患者是在活动状态下发病,如解大小便、弯腰、举重、咳嗽、生气等。

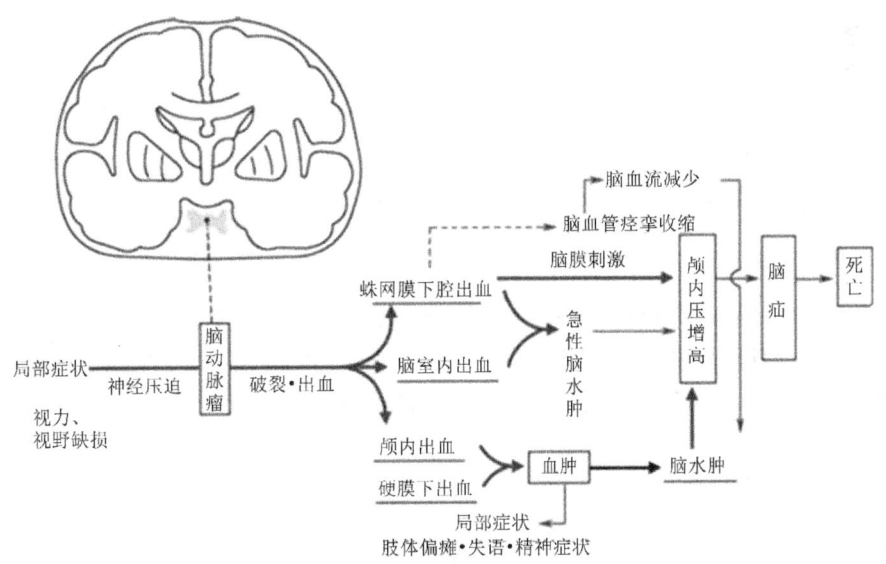

图6-4 动脉瘤破裂

2.出血后观察

由于脑血管突然破裂,起病多很急骤。患者突感头部劈裂样剧痛,分布于前额、后枕或整个头部,并可延及颈、肩、背、腰及两腿部。伴有面色苍白、全身出冷汗、恶心呕吐。半数以上的患者出现不同程度的意识障碍。轻者有短暂的神志模糊,重者则昏迷逐渐加深。有的患者意识始终清醒,但表现为淡漠、嗜睡,并有畏光、胆小、怕响、拒动,有的患者出现谵妄、木僵、定向及记忆障碍、幻觉及其他精神症状。有的患者伴有部分性或全身性癫痫发作。起病初期,患者血压上升,1～2天后逐渐恢复至原有水平,脉搏明显加快,有时节律不齐,呼吸无显著改变。起病24小时后可逐渐出现发热、脉搏不稳、血压波动、多汗、皮肤黏膜充血、腹胀等。重症患者立即陷入深昏迷,伴有去大脑强直发作及脑疝形成,可很快导致死亡。老年患者临床表现常不典型,头痛多不明显,而精神症状和意识障碍则较多见。

3.护理查体

颈项强直明显,克尼格征及布鲁辛斯基征阳性。往往发病1～2天内出现,是蛛网膜下腔出血最常见的体征。眼底检查可见视盘周围、视网膜前的玻璃体下出血。

(三)辅助检查

1.CT检查

利用血液浓缩区判定动脉瘤的部位。急性期(1周内)多数可见脑沟、脑池或外侧裂中有高密度影。在蛛网膜下腔高密度区中出现局部特高密度影者,可能为破裂的动脉瘤。脑表面出现局部团块影像者,可能为脑血管畸形。

2.DSA检查

脑血管DSA是确定颅内动脉瘤、脑血管畸形等的"金标准"。一般选在发病后3天内或3周后。

3.脑脊液检查

脑脊液压力一般均增高,多为均匀一致血性。

4.血液检查

监测血糖、血脂等化验检查。

5.MRI检查

急性期不易显示病变,亚急性期T_1加权像上蛛网膜下腔呈高信号,MRI对超过1周的蛛网膜下腔出血有重要价值。

三、脑梗死的护理评估

(一)疾病概述

脑梗死是指局部脑组织(包括神经细胞、胶质细胞和血管)由于血液供应缺乏而发生的坏死。引起脑梗死的根本原因是供应脑部血液的颅外或颅内动脉中发生闭塞性病变而未能获得及时、充分的侧支循环,使局部脑组织的代谢需要与可能得到的血液供应之间发生超过一定限度的供不应求现象所致。

血液供应障碍的原因有以下3个方面。

1.血管病变

最重要而常见的血管病变是动脉粥样硬化和在此基础上发生的血栓形成。其次是高血压病伴发的脑小动脉硬化。其他还有血管发育异常,如先天性动脉瘤和脑血管畸形可发生血栓形成,或出血后导致邻近区域的血供障碍、脉管炎,如感染性的风湿热、结核病和国内已极罕见的梅毒等所致的动脉内膜炎等。

2.血液成分改变

血管病变处内膜粗糙,使血液中的血小板易于附着、积聚以及释放更多的五羟色胺等化学物质;血液成分中脂蛋白、胆固醇、纤维蛋白原等含量的增高,可使血液黏度增高和红细胞表面负电荷降低,致血流速度减慢;血液病如白血病、红细胞增多症、严重贫血等和各种导致血液凝固性增高的因素均使血栓形成易于发生。

3.血流速度改变

脑血流量的调节受到多种因素的影响。血压的改变是影响局部血流量的重要因素。当平均动脉压低于 9.3 kPa(70 mmHg)和高于 24.0 kPa(180 mmHg)时,由于血管本身存在的病变,血管狭窄,自动调节功能失调,局部脑组织的血供即发生障碍。

一些全身性疾病如高血压、糖尿病等可加速或加重脑动脉粥样硬化,亦与脑梗死的发生密切相关。通常临床上诊断为脑梗死或脑血栓形成的患者中,大多数是动脉粥样硬化血栓形成性脑梗死,简称动脉硬化性脑梗死。

此外,导致脑梗死的另一类重要病因是脑动脉的栓塞即脑动脉栓塞性脑梗死,简称脑栓塞。脑栓塞患者供应脑部的血管本身多无病变,绝大多数的栓子来源于心脏。

(二)动脉硬化性脑梗死的护理评估

动脉粥样硬化血栓形成性脑梗死,简称动脉硬化性脑梗死,是供应脑部的动脉系统中的粥样硬化和血栓形成使动脉管腔狭窄、闭塞,导致急性脑供血不足所引起的局部脑组织坏死,临床上常表现为偏瘫、失语等突然发生的局灶性神经功能缺失。

1.病因分析

动脉硬化性脑梗死的基本病因是动脉粥样硬化,最常见的伴发病是高血压,两者之间虽无直接的病因联系,但高血压常使动脉粥样硬化的发展加速、加重。动脉粥样硬化是可以发生在全身各处动脉管壁的非炎症性病变。其发病原因与脂质代谢障碍和内分泌改变有关,确切原因尚未阐明。

脑动脉的粥样硬化和全身各处的动脉粥样硬化相同,主要改变是动脉内膜深层的脂肪变性和胆固醇沉积,形成粥样硬化斑块及各种继发病变,使管腔狭窄甚至闭塞。管腔狭窄需达80%~90%方才影响脑血流量。硬化斑块本身并不引起症状。如病变逐渐发展,则内膜分裂、内膜下出血(动脉本身的营养血管破裂所致)和形成内膜溃疡。内膜溃疡处易发生血栓形成,使管腔进一步变狭窄或闭塞;硬化斑块内容物或血栓的碎屑可脱入血流形成栓子。

2.临床观察

脑动脉粥样硬化性发展较同样程度的冠状动脉粥样硬化一般在年龄方面晚 10 年。60 岁以后动脉硬化性脑梗死发病率增高。男性较女性稍多。高脂肪饮食者血胆固醇高而高密度脂蛋白胆固醇偏低时,易有动脉粥样硬化形成。在高血压、糖尿病、红细胞增多症患者及吸烟者中,均有较高发病率。

动脉硬化性脑梗死占脑卒中的 60%~80%。本病起病较其他脑卒中稍慢些,常在数分钟到数小时、半天,甚至一两天达到高峰。数天到 1 周内逐渐加重到高峰极为少见。不少患者在睡眠中发生。占小半数的患者以往经历过短暂脑缺血发作。

起病时患者可有轻度头痛,可能由于侧支循环血管代偿性扩张所致。头痛常以缺血侧头部为主,有时可伴眼球后部疼痛。动脉硬化性脑梗死发生偏瘫时意识常很清楚。如果起病时即有意识不清,要考虑椎-基底动脉系统脑梗死。大脑半球较大区域梗死、缺血、水肿可影响间脑和脑干的功能,而在起病后不久出现意识障碍。

脑的局灶损害症状主要根据受累血管的分布而定。如颈动脉系统动脉硬化性脑梗死的临床表现主要为病变对侧肢体瘫痪或感觉障碍;主侧半球病变常伴不同程度的失语;非主侧半球病变伴偏瘫无知症,患者的两眼向病灶侧凝视。如病灶侧单眼失明伴对侧肢体运动或感觉障碍,为颈内动脉病变无疑。颈内动脉狭窄或闭塞可使整个大脑半球缺血造成严重症状,也可仅表现轻微症状。这种变异极大的病情取决于前、后交通动脉,眼动脉,脑浅表动脉等侧支循环的代偿功能状况。如瘫痪和感觉障碍限于面部和上肢,以大脑中动脉供应区缺血的可能性为大。大脑前动脉的脑梗死可引起对侧的下肢瘫痪,但由于大脑前交通动脉的侧支循环供应,这种瘫痪亦可不发生。大脑后动脉供应大脑半球后部、丘脑及上脑干,脑梗死可出现对侧同向偏盲,如病变在主侧半球时除皮质感觉障碍外,还可出现失语、失读、失写、失认和顶叶综合征。椎-基底动脉系统动脉硬化性脑梗死主要表现为眩晕、眼球震颤、复视、同向偏盲、皮质性失明、眼肌麻痹、发音不清、吞咽困难、肢体共济失调、交叉性瘫痪或感觉障碍、四肢瘫痪,可有后枕部头痛和程度不等的意识障碍。

3.辅助检查

(1)血生化、血流变学检查、心电图等。

(2)CT检查:早期多正常,24~48小时后出现低密度灶(图6-5)。

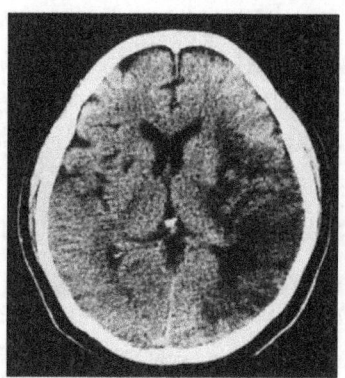

图6-5 CT左侧颞顶叶大片状低密度梗死灶

(3)MRI:急性脑梗死及伴发的脑水肿,在T_1加权像上均为低信号,T_2加权像上均为高信号,如伴出血,T_1加权像上可见高信号区(图6-6)。

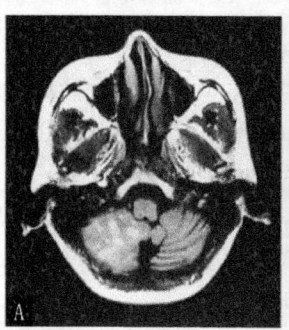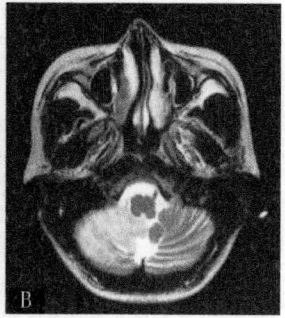

图6-6 小脑出血性梗死

小脑出血性梗死发病4天MRI平扫横断T_1加权像(A)可见右侧小脑半球脑沟消失,内部混杂有斑点状高信号;T_2加权像(B)显示右侧小脑半球为均匀高信号

(4)TCD和颈动脉超声检查：发现有血管高度狭窄或局部血流异常。

(5)脑脊液检查：脑脊液多正常。

4.防治

患动脉粥样硬化者应摄取低脂饮食，多吃蔬菜和植物油，少吃胆固醇含量丰富的食物如动物内脏、蛋黄和动物油等。如伴有高血压、糖尿病等，应重视对该病的治疗。注意防止可能引起血压骤降的情况，如降压药物过量、严重腹泻、大出血等。生活要有规律。注意劳逸结合、避免身心过度疲劳。经常进行适当的保健体操，加强心血管的应激能力。对已有短暂性脑缺血发作者，应积极治疗，这是防止发生动脉硬化性脑梗死的重要环节。

(三)脑栓塞的护理评估

由于异常的物体（固体、液体、气体）沿血液循环进入脑动脉或供应脑的颈部动脉，造成血流阻塞而产生脑梗死，称为脑栓塞，亦属于缺血性卒中。脑栓塞占卒中发病率的10%~15%。2/3患者均在第一次发病后的1年之内复发。

1.病因分析

脑栓塞的栓子来源可分为心源性、非心源性、来源不明性三大类。

2.临床观察

脑栓塞的起病年龄不一。因多数与心脏病尤其是风湿性心脏病有关，所以发病年龄以中青年居多。起病急骤，大多数并无任何前驱症状。起病后常于数秒或很短时间内症状发展到高峰。个别患者可在数天内呈阶梯式进行性恶化，系由反复栓塞所致，脑栓塞可仅发生在单一动脉，也可广泛多发，因而临床表现不一。除颈内动脉栓塞外，患者一般并不昏迷。一部分患者可在起病时有短暂的意识模糊、头痛或抽搐。神经系统局灶症状突然发生，并限于一个动脉支的分布区。约4/5栓塞发生在脑底动脉环前半部的分布区，因而临床表现为面瘫、上肢单瘫、偏瘫、失语、局灶性抽搐等颈内动脉-大脑中动脉系统病变的表现。偏瘫也以面部和上肢为重，下肢较轻。感觉和视觉可能有轻度影响，但一般不明显。抽搐大多数为局限性，如为全身性大发作，则提示梗死范围广泛，病情较重。1/5的脑栓塞发生在脑底部动脉环后半部的分布区，可出现眩晕、复视、共济失调、交叉性瘫痪等椎-基底动脉系统病变的表现。

3.辅助检查

(1)血生化、血流变学检查等。

(2)CT检查：一般于24~48小时后出现低密度灶。病程中如低密度区中有高密度影，则提示为出血性梗死。

(3)颈动脉和主动脉超声检查可发现有不稳定斑块。

(4)TCD栓子检测可发现脑血流中有过量的栓子存在。

(5)脑脊液检查：感染性梗死者脑脊液中的白细胞增加，出血性梗死者可见红细胞。脂肪栓塞时，可见脂肪球。

(6)心电图：有心房颤动。必要时做超声心动。

4.治疗

防治心脏病是防治脑栓塞的一个重要环节。一旦发生脑栓塞，其治疗原则上与动脉硬化性脑梗死相同。患者应取左侧卧位。右旋糖酐、扩血管药物、激素均有一定作用。由于风湿性二尖瓣病变等心源性脑栓塞的充血性梗死区极易出血，故抗凝治疗必须慎用。

四、短暂性脑缺血发作的护理评估

短暂性脑缺血发作(transient ischemic attacks,TIA)是颈内动脉系统或椎-基底动脉系统的短暂性血液供应不足,表现为突然发作的局限性神经功能缺失,在数秒钟、数分钟及数小时,最长不超过 24 小时完全恢复,而不留任何症状和体征,常反复发作。该定义是在 20 世纪 50 年代提出来的。随着临床脑卒中的研究,尤其是缺血性卒中起病早期溶栓治疗的应用,国内外有关 TIA 的时限提出争议。最近美国 TIA 工作组推荐的定义为:TIA 是由于局部脑组织或者视网膜缺血,引起短暂的神经功能异常发作,典型的临床症状持续不超过 1 小时,没有临床急性梗死的证据。一旦出现持续的临床症状或者临床症状虽很短,但是已经出现典型的影像学异常就应该诊断为脑梗死而不是 TIA。

(一)病因分析

动脉粥样硬化是引起 TIA 最主要的原因。主动脉弓、颈总动脉和颅内大血管动脉粥样斑块脱落,是引起动脉至动脉微栓塞最常见的原因。余详见脑出血。

(二)临床观察

TIA 发作好发于中年以后,50~70 岁多见,男性多于女性。起病突然,历时短暂,症状和体征出现后迅速达高峰,持续时间为数秒至数分钟、数小时,24 小时内完全恢复正常而无后遗症。各个患者的局灶性神经功能缺失症状常按一定的血管支配区而反复刻板地出现,多则一天数次,少则数周、数月甚至数年才发作 1 次,椎-基底动脉系统 TIA 发作较频繁。根据受累的血管不同,临床上将 TIA 分为两大类:颈内动脉系统 TIA 和椎-基底动脉系统 TIA。

1.颈内动脉系统 TIA

症状多样,以大脑中动脉支配区 TIA 最常见。常见的症状可有患侧上肢和/或下肢无力、麻木、感觉减退或消失,亦可有失语、失读、失算、书写障碍,偏盲较少见,瘫痪通常以上肢和面部较重。短暂的单眼失明是颈内动脉分支眼动脉缺血的特征性症状,为颈内动脉系统 TIA 所特有。如果发作性偏瘫伴有瘫痪对侧的短暂单眼失明或视觉障碍,则临床上可诊断为失明侧颈内动脉短暂性脑缺血发作。上述症状可单独或合并出现。

2.椎-基底动脉系统 TIA

有时仅表现为头昏、眼花、走路不稳等含糊症状而难以诊断,局灶性症状以眩晕为最常见,一般不伴有明显的耳鸣。若有脑干、小脑受累的症状如复视、构音障碍、吞咽困难、交叉性或双侧肢体瘫痪等感觉障碍、共济失调,则诊断较为明确,大脑后动脉供血不足可表现为皮质性盲和视野缺损。倾倒发作为椎-基底动脉系统 TIA 所特有,患者突然双下肢失去张力而跌倒在地,而无可觉察的意识障碍,患者可即刻站起,此乃双侧脑干网状结构缺血所致。枕后部头痛、猝倒,特别是在急剧转动头部或上肢运动后发作,上述症状均提示椎-基底动脉系统供血不足并有颈椎病、锁骨下动脉盗血征等存在的可能。

3.共同症状

症状既可见于颈内动脉系统,亦可见于椎-基底动脉系统。这些症状包括构音困难、同向偏盲等。发作时单独表现为眩晕(伴或不伴恶心、呕吐)、构音困难、吞咽困难、复视者,最好不要轻易诊断为 TIA,应结合其他临床检查寻找确切的病因。上述两种以上症状合并出现,或交叉性麻痹伴运动、感觉、视觉障碍及共济失调,即可诊断为椎-基底动脉系统 TIA 发作。

4.发作时间

TIA 的时限短暂,持续 15 分钟以下,一般不超过 30 分钟,少数也可达 12~24 小时。

(三)辅助检查

1.CT 和 MRI 检查

多数无阳性发现。恢复几天后,MRI 可有缺血改变。

2.TCD 检查

了解有无血管狭窄及动脉硬化程度。VBI 患者早期发现脑血流量异常。

3.单光子发射计算机断层扫描

单光子发射计算机断层扫描(singlephoton emission computed tomography,SPECT)脑血流灌注显像可显示血流灌注减低区。发作和缓解期均可发现异常。

4.其他

血生化检查血液成分或流变学检查等。

(四)临床治疗

1.抗血小板聚集治疗

阿司匹林是治疗 TIA 首选的抗血小板药物。对服用阿司匹林仍有 TIA 发作者,可改用噻氯匹定或氯吡格雷。

2.抗凝治疗

肝素或低分子肝素。

3.危险因素的干预

控制高血压、糖尿病;治疗冠状动脉性疾病和心律不齐、充血性心力衰竭、瓣膜性心脏病;控制高脂血症;停用口服避孕药;终止吸烟;减少饮酒;适量运动。

4.外科治疗

对于颈动脉狭窄达 70% 以上的患者可做颈动脉内膜剥脱术。颅内动脉狭窄的血管内支架治疗正受到重视,但对 TIA 预防效果正在评估中。

五、脑卒中的常见护理问题

(一)意识障碍

患者出现昏迷,说明患者病情危重,而正确判断患者意识状态,给予适当的护理,则可以防止不可逆的脑损伤。

(二)气道阻塞

分泌物及胃内容物的吸入造成气道阻塞或通气不足可引起低氧血症及高碳酸血症,导致心肺功能的不稳定,缺氧加重脑组织损伤。

(三)肢体麻痹或畸形

大脑半球受损时,对侧肢体的运动与感觉功能便发生了障碍,再加上脑血管疾病初期,肌肉呈现张力迟缓的现象,紧接着会发生肌肉张力痉挛,若发病初期未给予适当的良肢位摆放,则肢体关节会有僵硬、挛缩的现象,将导致肢体麻痹或畸形。

(四)语言沟通障碍

左侧大脑半球受损时,因语言中枢的受损部位不同而产生感觉性失语、表达性失语或两者兼有,因而与患者间会发生语言沟通障碍的问题。

(五)吞咽障碍

因口唇、颊肌、舌及软腭等肌肉的瘫痪,食物团块经口腔向咽部及食管入口部移动困难,食管入口部收缩肌不能松弛,食管入口处开大不全等阻碍食物团块进入食管,导致食物易逆流入鼻腔及误入气管。吞咽障碍可致营养摄入不足。

(六)恐惧、绝望、焦虑

脑卒中患者在卒中突然发生后处于急性心理应激状态,由于生理的、社会的、经济的多种因素,可引起患者一系列心理变化:害怕病治不好而恐惧;对疾病的治疗无信心,因自己会成为一个残疾的人而绝望;来自对工作、家庭等的忧虑,担心自己病不会好,成为家庭和社会的负担。

(七)知觉刺激不足

由于中枢神经的受损,在神经传导上,可能在感觉刺激传入时会发生障碍,导致知觉刺激无法传达感受,尤其是感觉性失语症的患者,会失去语言信息的刺激感受。此外,患者由于一侧肢体麻痹,因此所感受的触觉刺激也减少,常造成知觉刺激不足。

(八)并发症

1.神经源性肺水肿

脑卒中引起下丘脑功能紊乱,中枢交感神经兴奋,释放大量儿茶酚胺,使周围血管收缩,血液从高阻的体循环向低阻的肺循环转移,肺血容量增加,肺毛细血管压力升高而诱发肺水肿;中枢神经系统的损伤导致体内血管活性物质大量释放,使肺毛细血管内皮和肺泡上皮通透性增高,肺毛细血管流体静压增高,致使动-静脉分流,加重左心负担,出现左心衰竭而加重肺部淤血;颅内高压引起频繁呕吐,患者昏迷状态下误吸入酸性胃液,可使肺组织发生急性损伤,引起急性肺水肿。由于脑卒中,呼吸中枢处于抑制状态,支气管敏感部位的神经反应性及敏感性降低,咳嗽能力下降,不能有效排出过多的分泌物而流入肺内造成肺部感染。平卧、床头角度过低增加向食管反流及分泌物逆流入呼吸道的机会。

2.发热

体温升高的原因包括体内产热增加、散热减少和下丘脑体温调节中枢功能异常。脑卒中患者发热的原因可分为感染性和非感染性。

3.压疮

由于脑卒中患者发生肢体瘫痪或长期卧床而容易发生压疮,临床又叫压迫性溃疡。它是脑卒中患者的严重并发症之一。

4.应激性溃疡

脑卒中患者常因颅内压增高、下丘脑及脑干受损而引起上消化道应激性溃疡出血。多在发病后7～15天,也有发病后数小时就发生大量呕血而致死亡者。

5.肾功能损害

由于脑损伤使肾血管收缩,肾血流减少,造成肾皮质损伤,肾小管坏死;脑损伤神经体液调节紊乱,心肺功能障碍,造成肾缺血、缺氧;脑损伤神经内分泌调节功能紊乱,肾素-血管紧张素分泌增加,肾缺血加重。加之使用脱水药,肾血管和肾小管的细胞膜通透性改变,易出现肾缺血、坏死。

6.便失禁

脑卒中引起上运动神经元或皮质损害,可出现粪嵌塞伴溢出性便失禁。长期粪嵌塞,直肠膨胀感消失和外括约肌收缩无力导致粪块外溢;昏迷、吞咽困难等原因导致营养不良及低蛋白血症,肠道黏膜水肿,容易发生腹泻。

7.便秘

便秘是由于排便反射被破坏、长期卧床、脱水治疗、摄食减少、排便动力不足、焦虑及抑郁所致。

8.尿失禁

脑卒中可直接导致高反射性膀胱或48小时内低张力性膀胱;当皮质排尿中枢损伤,不能接收和发出排尿信息,出现不择时间和地点的排尿,表现为尿失禁。由于脑桥水平以上的中枢抑制解除,膀胱表现为高反射性,或者脑休克导致膀胱表现为低反射性,引起膀胱-骶髓反射弧的自主控制功能丧失,导致尿失禁;长期卧床导致耻骨尾骨肌和尿道括约肌松弛,使患者在没有尿意的情况下尿液流出。

9.下肢深静脉血栓

下肢深静脉血栓(deepvein thrombosis,DVT)是指血液在下肢深静脉系统的不正常凝结,若未得到及时诊治可导致下肢深静脉致残性功能障碍。有资料显示,卧床2周的发病率明显高于卧床3天的患者。严重者血栓脱落可继发致命性肺栓塞(pulmonary embolism,PE)。

六、脑卒中的护理目标

(1)抢救患者生命,保证气道通畅。
(2)摄取足够营养。
(3)预防并发症。
(4)帮助患者达到自我照顾。
(5)指导患者及家属共同参与。
(6)稳定患者的健康和保健。
(7)帮助患者达到期望。

七、脑卒中的护理措施

(一)脑卒中的院前救护

发生脑卒中要启动急救医疗服务体系,使患者得到快速救治,并能在关键的时间窗内获得有益的治疗。脑卒中处理的要点可记忆为7"D":检诊(detection)、派送(dispatch)、转运(delivery)、收入急诊(door)、资料(data)、决策(decision)、药物(drug)。前三个"D"是基本生命支持阶段,后四个"D"是进入医院脑卒中救护急诊绿色通道流程。在脑卒中紧急救护中护理人员起着重要的作用。

1.分诊护士职责

(1)鉴别下列症状、体征为脑血管常见症状,需分诊至神经内科:①身体一侧或双侧,上肢、下肢或面部出现无力、麻木或瘫痪。②单眼或双眼突发视物模糊,或视力下降,或视物成双。③言语表达困难或理解困难。④头晕目眩、失去平衡,或任何意外摔倒,或步态不稳。⑤头痛(通常是严重且突然发作)或头痛的方式意外改变。

(2)出现下列危及生命的情况时,迅速通知神经内科医师,并将患者护送至抢救室:①意识障碍。②呼吸、循环障碍。③脑疝。

(3)对极危重患者监测生命体征:意识、瞳孔、血压、呼吸、脉搏。

2. 责任护士职责

(1) 生命体征监测。

(2) 开辟静脉通道,留置套管针。

(3) 采集血标本:血常规、血生化(血糖、电解质、肝肾功能)、凝血四项。

(4) 行心电图(ECG)检查。

(5) 静脉输注第一瓶液体:生理盐水或林格液。

3. 护理员职责

(1) 对佩戴绿色通道卡片者,一对一地负责患者。

(2) 运送患者行头颅 CT 检查。

(3) 对无家属陪同者,必要时送血、尿标本。

(二)院中护理

1. 观察病情变化,防止颅内压增高

(1) 患者急性期要绝对卧床休息,避免不必要的搬动,保持环境安静。出血性卒中患者应将床头抬高 30°,缺血性卒中患者可平卧。意识障碍者头偏向一侧,如呼吸道有分泌物应立即协助吸出。

(2) 评估颅内压变化,密切观察患者生命体征、意识和瞳孔等变化,评估患者吞咽、感觉、语言和运动等情况。

(3) 了解患者思想情况,防止过度兴奋、情绪激动。对癫痫、偏瘫和有精神症状的患者应加用床挡或适当约束,防止坠床发生意外。对感觉障碍者,保暖时注意防止烫伤。患者应避免用力咳嗽、用力排便等,保持大便通畅。

(4) 若有发热,应设法控制患者的体温。

2. 评估吞咽情况,给予营养支持

(1) 暂禁食:首先评估患者吞咽和胃肠功能情况,如是否有呕吐、腹胀、排便异常、未排气及肠鸣音异常、应激性溃疡出血量在 100 mL 以上者,必要时应暂禁食。

(2) 观察脱水状态:很多患者往往会出现相对脱水状态,脱水所致血细胞比容和血液黏稠度增加,血液明显减少,使动脉血压降低。护理者可通过观察颈静脉搏动的强或弱、周围静脉的充盈度和末梢体温来判断患者是否出现脱水状态。

(3) 营养支持:在补充营养时,应尽量避免静脉内输液,以免增加缺血性脑水肿的蓄积作用,最好的方法是鼻饲法。多数吞咽困难患者需要 2 周左右的营养支持。有误吸危险的患者,则需将管道末端置于十二指肠。有消化道出血的患者应暂停鼻饲,可改用胃肠外营养。经口腔进食的患者,要给予高蛋白、高维生素、低盐、低脂、富有纤维素的饮食,还可多吃含碘的食物。

(4) 给予鼻饲喂养预防误吸护理:评估胃管的深度和胃潴留量。鼻饲前查看管道在鼻腔外端的长度,嘱患者张口查看鼻饲管是否盘卷在口中。用注射器注入 10 mL 空气,同时在腹部听诊,可听到气过水声;或鼻饲管中抽吸胃内容物,表明鼻饲管在胃内。无肠鸣音或胃潴留量超过 100 mL 应停止鼻饲。抬高床头 30°呈半卧位减少反流,通常每天喂入总量以 2 000~2 500 mL 为宜,天气炎热或患者发热和出汗多时可适当增加。可喂入流质饮食,如牛奶、米汤、菜汁、西瓜水、橘子水等,药品要研成粉末。在鼻饲前后和注药前后应冲洗管道,以预防管道堵塞。对于鼻饲患者,要注意固定好鼻饲管。对躁动患者的手要适当地加以约束。

(5) 喂食注意:对面肌麻痹的患者,喂食时应将食物送至口腔健侧近舌根处。进食时宜采用半卧位、颈部向前屈的姿势,这样既可以利用重力使食物容易吞咽,又可减少误吸。每口食物量要从少量开始,逐步增加,寻找合适的"一口量"。进食速度应适当放慢,出现食物残留口腔、咽部而不能完全吞咽情况时,应停止喂食并让患者重复多次吞咽动作,或配合给予一些流质来促进残留食物吞入。

3.心脏损害的护理

心脏损害是脑卒中引起的循环系统并发症之一,大都在发病1周左右发生,如心电图显示心肌缺血、心律不齐和心力衰竭等,故护理者应经常观察心电图变化。在患者应用脱水剂时,应注意尿量和血容量,避免脱水造成血液浓缩或入量太多加重心脏负担。

4.应激性溃疡的护理

应注意患者的呕吐物和大便的性状,鼻饲患者于每天喂食前应先抽取胃液观察,同时定期检查胃中潜血及酸碱度。腹胀者应注意肠鸣音是否正常。

5.泌尿系统并发症的护理

对排尿困难的患者,尽可能避免导尿,可用诱导或按摩膀胱区的方法帮助患者排尿。患者由于限制活动,处于某些妨碍排尿的位置;也可能是由于失语不能表达所致。护理者应细心观察,主动询问,定时给患者便器,在可能情况下尽量取直立姿势解除排尿困难。

(1)尿失禁的男患者可用阴茎套连接引流尿袋,每天清洁会阴部,以保持会阴部清洁舒适。

(2)女性尿失禁患者,留置导尿管虽然影响患者情绪,但在急性期内短期的应用是必要的,因为它明显增加了患者的舒适感并减少了压疮发生的机会。

(3)留置导尿管期间要每天进行会阴部护理。密闭式集尿系统除因阻塞需要冲洗外,集合系统的接头不可轻易打开。应定时查尿常规,必要时做尿培养。

6.压疮的护理

可因感染引起骨髓炎、化脓性关节炎、蜂窝织炎,甚至迅速通过表浅组织引起败血症等,这些并发症往往严重威胁患者的生命。

(1)压疮好发部位:多在受压和缺乏脂肪组织保护、无肌肉包裹或肌层较薄的骨骼隆突处,如枕骨粗隆、耳郭、肩胛部、肘部、脊椎体隆突处、髋部、骶尾部、膝关节的内外侧、内外踝、足跟部等处。

(2)压疮的预防措施:①压疮的预防要求做到"七勤":勤翻身、勤擦洗、勤按摩、勤换洗、勤整理、勤检查、勤交代。定时变换体位,1~2小时翻身1次。如皮肤干燥且有脱屑者,可涂少量润滑剂,以免干裂出血。另外还应监测患者的清蛋白指标。②患者如有大、小便失禁,呕吐及出汗等情况,应及时擦洗干净,保持干燥,及时更换衣服、床单,褥子应柔软、干燥、平整。③对肢体瘫痪的卧床患者,配备气垫床以达到对患者整体减压的目的,使用时注意根据患者的体重调节气垫床充气量。骨骼隆突易受压处放置海绵垫或棉圈、软枕、气圈等,以防受压水肿,肥胖者不宜用气圈,以软垫更好,或软枕置于腿下,并抬高肢体,变换体位。可疑压疮部位使用减压贴保护。④护理患者时动作要轻柔,不可拖拽患者,以防止关节牵拉、脱位或周围组织损伤。翻身后要仔细观察受压部位的皮肤情况,有无将要发生压疮的迹象,如皮肤呈暗红色。检查鼻管、尿管、输液管等是否脱出、折曲或压在身下。取放便盆时,动作要轻巧,防止损伤皮肤。

7.下肢深静脉血栓的护理

对长期卧床者,在护理中应帮助他们减少形成静脉血栓的因素,如抬高下肢20°~30°,下肢远端高于近端,尽量避免膝下垫枕、过度屈髋影响静脉回流。另外,肢体瘫痪者增加患肢活动量,并督促患者在床上主动屈伸下肢做跖屈和背屈运动,内、外翻运动,足踝的"环转"运动;被动按摩下肢腿部比目鱼肌和腓肠肌,下肢应用弹力长袜,以防止血液滞留在下肢。还应减少在下肢输血、输液,并注意观察患肢皮温、皮色,倾听患者疼痛主诉,因为下肢深静脉是静脉血栓形成的好发部位,鼓励患者深呼吸及咳嗽和早期下床活动。

8.发热的护理

急性脑卒中患者常伴有发热,主要原因为感染性发热、中枢性发热、吸收热和脱水热。

(1)感染性发热:多在急性脑卒中后数天开始,体温逐渐升高,常不规则,伴有呼吸、心率增快,白细胞总数升高。应做细菌培养,应用有效抗生素治疗。

(2)中枢性发热:是病变侵犯了下丘脑,患者的体温调节中枢失去调节功能,导致发热。主要表现两种情况:其一是持续性高热,发病数小时后体温升高至39~40 ℃,持续不退,躯干和肢体近端大血管处皮肤灼热,四肢远端厥冷,肤色灰暗,静脉塌陷等,患者表现深昏迷、去大脑强直(一种病理性体征)、阵挛性或强直性抽搐、无汗、肢体发凉,患者常在1~2天内死亡。其二是持续性低热,患者表现为昏迷、阵发性大汗、血压不稳定、呼吸不规则、血糖升高、瞳孔大小多变,体温多在37~38 ℃。对中枢性发热主要是对病因进行治疗,同时给予物理降温,如乙醇擦浴、头置冰袋或冰帽等。但应注意缺血性脑卒中患者禁用物理降温法,可行人工冬眠。

物理降温:①乙醇、温水擦浴:可通过在皮肤上蒸发,吸收而带走机体大量的热;②冰袋降温:冰袋可放置在前额或体表大血管处(如颈部、腋下、腹股沟、窝等处);③冰水灌肠:要保留30分钟后再排出,便后30分钟测量体温。

人工冬眠疗法:冬眠法分冬眠Ⅰ号和冬眠Ⅱ号,应用人工冬眠疗法可降低组织代谢,减少氧的消耗,并增强脑组织对创伤和缺氧的耐受力,减轻脑水肿和降低颅内压,改善脑缺氧,有利于损伤后的脑细胞功能恢复。

人工冬眠注意事项:①用药前应测量体温、脉搏、呼吸和血压。②注入冬眠药半小时内不宜翻身和搬动患者,防止直立性低血压。③用药半小时后,患者进入冬眠状态,方可行物理降温,因镇静降温作用较强。④冬眠期间应严密观察生命体征变化及神经系统的变化,如有异常及时报告医师处理。冬眠期间每2小时测量生命体征1次,并详细记录,警惕颅内血肿引起脑疝。结束冬眠仍应每4小时测体温1次,保持观察体温的连贯性。⑤冬眠期间应加强基础护理,防止并发症发生。⑥减少输液量,并注意水、电解质和酸碱平衡。⑦停止冬眠药物和物理降温时,首先停止物理降温,然后逐渐停用冬眠药,以免引起寒战或体温升高,如有体温不升者要适当保暖,增加盖被和热水袋保温。

(3)吸收热:是脑出血或蛛网膜下腔出血时,红细胞分解后吸收而引起反应热。常在患者发病后3~10天发生,体温多在37.5 ℃左右。吸收热一般不需特殊处理,但要观察记录出入量并加强生活护理。

(4)脱水热:是由于应用脱水剂或补水不足,使血浆渗透压明显升高,脑组织严重脱水,脑细胞和体温调节中枢受损导致发热。患者表现体温升高,意识模糊,皮肤黏膜干燥,尿少或比重高,血清钠升高,血细胞比容增高。治疗给予补水或静脉输入5%葡萄糖,待缺水症状消失后,根据情况补充电解质。

9.介入治疗的护理

神经介入治疗是指在X线下,经血管途径借助导引器械(针、导管、导丝)递送特殊材料进入中枢神经系统的血管病变部位,如各种颅内动脉瘤、颅内动静脉畸形、颈动脉狭窄、颈动脉海绵窦瘘、颅内血管狭窄及其他脑血管病。治疗技术分为血管成形术(血管狭窄的球囊扩张、支架植入)、血管栓塞术(固体材料栓塞术、液体材料栓塞术、可脱球囊栓塞术、弹簧圈栓塞术等)、血管内药物灌注(超选择性溶栓、超选择性化疗、局部止血)。广义的神经介入治疗还包括经皮椎间盘穿刺髓核抽吸术、经皮穿刺椎体成形术、微创穿刺电刺激等,以及在影像仪器定位下进行和神经功能治疗有关的各种穿刺、活检技术等。相比常规开颅手术的优点:血管内治疗技术具有创伤小,恢复快,疗效好的特点(图6-7)。

在护理上应做到:

(1)治疗前护理:①遵医嘱查血、尿、便常规,血型及生化,凝血四项和出凝血时间等。②准备好物品:注射泵,监护仪器,药品如甘露醇、天普乐新等。③建立可靠的静脉通路(套管针),尽量减少患者的穿刺,防止出血及瘀斑。④须手术者术前手术区域备皮,沐浴,更衣。遵医嘱局麻4~6小时,全麻9~12小时前,需禁食、水、药。遵医嘱给予留置导尿管。监测生命体征,遵医嘱给术前药。⑤心理护理:术前了解患者思想动态,减轻心理负担,创造安静的修养环境,使患者得到充分休息。

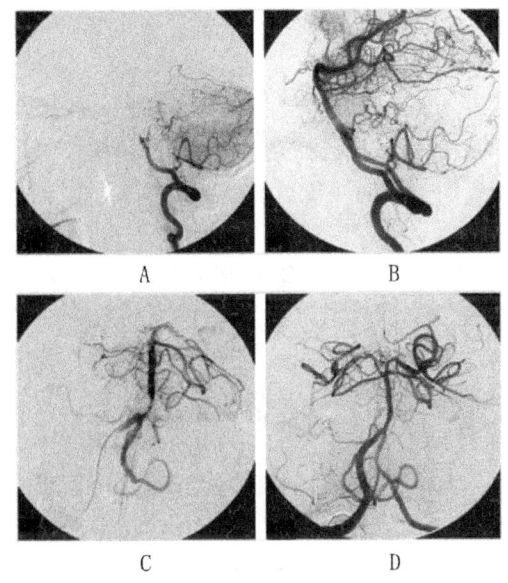

图6-7 神经介入治疗
A.大脑后动脉栓塞;B.大脑后动脉栓塞溶栓治疗后;C.大脑基底动脉不全栓塞;D.大脑基底动脉栓塞溶栓治疗后

(2)治疗中护理:①密切观察给药时间及患者的病情变化,遵医嘱调节好给药的速度及浓度,并做好详细记录,以利于了解病情。②注意血压的变化,溶栓过程中每15分钟测量1次,如出现异常应及时处理。③患者如在溶栓过程中出现烦躁、意识障碍加重、瞳孔异常等生命体征的改变,并伴有鼻出血和四肢肌力瘫痪加重等各种异常反应时,应及时通知医师停止溶栓。④患者如在用药过程中出现寒战、高热等不良反应时,应停止溶栓。⑤护理者应准确、熟练地遵医嘱给药。

(3)治疗后护理。①神经系统监测:严密观察病情变化,如意识、瞳孔、生命体征、感觉、运动、语言等。特别是血压、心率的异常变化。②行腹股沟穿刺者穿刺区加压包扎制动24小时,观察有无出血及血肿。避免增加腹压动作,咳嗽时用手压迫穿刺部位,防止出血。观察穿刺肢体皮肤的色泽、温度,15分钟测量1次足背动脉搏动共2小时。保持动脉鞘通畅,防止脱落。鼓励患者多饮水,增加血容量,促进造影剂的排泄。③注意观察四肢的肌力,防止血栓再形成而引起的偏瘫、偏身感觉障碍。④24小时监测出凝血时间、凝血酶原时间、纤维蛋白原,防止血栓再形成。

⑤应用抗凝药前做出、凝血功能以及肝、肾功能测定。用肝素初期应每小时测定出、凝血时间,稳定后可适当延长。注意观察穿刺处、切口是否渗血过多或有无新的渗血,有无皮肤、黏膜、消化道、泌尿道出血,反复检查大便潜血及尿中有无红细胞。⑥用肝素时主要观察 APTT,为正常的 1.5~2.5 倍;用法华林时主要监测 AT,应降至正常的 20%~50%。注意观察药物的其他不良反应,肝素注意有无过敏如荨麻疹、哮喘、发热、鼻炎等;注意华法林有无皮肤坏死、无脱发、皮疹、恶心、腹泻等不良反应。⑦使用速避凝皮下注射时应选择距肚脐 4.5~5 cm 处的皮下脂肪环行注射,并捏起局部皮肤垂直刺入,拔出后应按压片刻。注射前针头排气时要避免肝素挂在针头外面,造成皮下组织微小血管出血。⑧术后遵医嘱行颈动脉超声,观察支架的位置及血流情况。

10.患者早期康复训练,提高患者的生活质量

(1)早期康复的内容有:①保持良好的肢体位置。②体位变换。③关节的被动活动。④预防吸入性肺炎。⑤床上移动训练。⑥床上动作训练。⑦起坐训练。⑧坐位平衡训练。⑨日常生活活动能力训练。⑩移动训练等。

(2)早期康复的时间:康复治疗开始的时间应为患者生命体征稳定,神经病学症状不再发展后 48 小时。有人认为,康复应从急性期开始,只要不妨碍治疗,康复训练越早,功能恢复的可能性越大,预后就越好。脑卒中后,只要不影响抢救,马上就可以康复治疗、保持良肢位、体位变换和适宜的肢体被动活动等,而主动训练则应在患者神志清醒、生命体征平稳且精神症状不再进展后 48 小时开始。由于 SAH 近期再发的可能性很大,故对未手术的患者,应观察 1 个月左右再谨慎地开始康复训练。

(3)影响脑卒中预后和康复的主要因素:①不利因素。影响脑卒中预后和康复的不利因素有:发病至开始训练的时间较长;病灶较大;以前发生过脑血管意外;年龄较大;严重的持续性弛缓性瘫痪;严重的感觉障碍或失认症;二便障碍;完全失语;严重认知障碍或痴呆;抑郁症状明显;以往有全身性疾病,尤其是心脏病;缺乏家庭支持。②有利因素。对脑卒中患者预后和康复的有利因素有:发病至开始训练的时间较短;病灶较小;年轻;轻偏瘫或纯运动性偏瘫;无感觉障碍或失认症;反射迅速恢复;随意运动有所恢复;能控制小便;无言语困难;认知功能完好或损害甚少;无抑郁症状;无明显复发性疾病;家庭支持。

(4)早期的康复治疗和训练:正确的床上卧位关系到康复预后的好坏。为预防并发症,应使患者肢体置于良好体位,即良肢位。这样既可使患者感觉舒适,又可使肢体处于功能位置,预防压疮和肢体挛缩,为进一步康复训练创造条件。

保持抗痉挛体位:其目的是预防或减轻以后易出现的痉挛模式。取仰卧位时,头枕枕头,不要有过伸、过屈和侧屈。患肩垫起防止肩后缩,患侧上肢伸展、稍外展,前臂旋后,拇指指向外方。患髋垫起以防止后缩,患腿股外侧垫枕头以防止大腿外旋。本体位是护理上最容易采取的体位,但容易引起紧张性迷路反射及紧张性颈反射所致的异常反射活动,为"应避免的体位"。"推荐体位"是侧卧位:取健侧侧卧位时,头用枕头支撑,不让向后扭转;躯干大致垂直,患侧肩胛带充分前伸,肩屈曲 90°~130°,肘和腕伸展,上肢置于前面的枕头上;患侧髋、膝屈曲,似踏出一步置于身体前面的枕头上,足不要悬空。取患侧侧卧位时,头部用枕头舒适地支撑,躯干稍后仰,后方垫枕头,避免患肩被直接压于身体下,患侧肩胛带充分前伸,肩屈曲 90°~130°,患肘伸展,前臂旋后,手自然地呈背屈位;患髋伸展,膝轻度屈曲;健肢上肢置于体上或稍后方,健腿屈曲置于前面的枕头上,注意足底不放任何支撑物,手不握任何物品(图 6-8)。

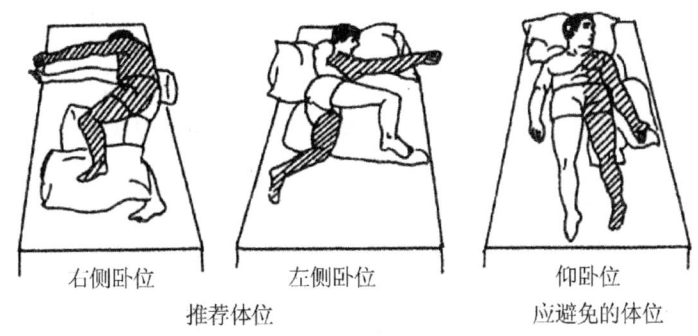

右侧卧位　　　左侧卧位　　　仰卧位
推荐体位　　　　　　　应避免的体位

图 6-8　抗痉挛体位

体位变换：主要目的是预防压疮和肺感染，另外由于仰卧位强化伸肌优势，健侧侧卧位强化患侧屈肌优势，患侧侧卧位强化患侧伸肌优势，不断变换体位可使肢体的伸屈肌张力达到平衡，预防痉挛模式出现。一般每 60～120 分钟变换体位一次。

关节被动运动：主要是为了预防关节活动受限（挛缩），另外可能有促进肢体血液循环和增加感觉输入的作用。先从健侧开始，然后参照健侧关节活动范围进行患侧运动。一般按从肢体近端到肢体远端的顺序进行，动作要轻柔缓慢。重点进行肩关节外旋、外展和屈曲，肘关节伸展，腕和手指伸展，髋关节外展和伸展，膝关节伸展，足背屈和外翻。在急性期每天做两次，每次每个关节做 3～5 遍，以后视肌张力情况确定被动运动次数，肌张力越高被动关节运动次数应越多。较长时间卧床者尤其要注意做此项活动。

11.心理护理措施

（1）护理者对患者要热情关心，多与患者交流，在病情允许的情况下，鼓励患者做自己力所能及的事情，减少过多、过细的照顾，给予患者心理上战胜疾病的信念。

（2）注意发挥药物的生理效应，在患病急性期要及时向患者通报疾病好转的消息，减少患者过分的担心和不必要、不准确的对自身疾病的猜疑等。

（3）鼓励患者参与治疗护理计划，教育患者重建生活、学习和工作内容，开始新的生活，使患者能早日回归家庭、回归社会。

12.语言沟通障碍的护理

（1）评估：失语的性质、理解能力，记录患者能表达的基本语言。观察患者手势、表情等，及时满足患者需要。向护理者/患者解释语言锻炼的目的、方法，促进语言功能恢复。如鼓励讲话、不耻笑患者，消除其羞怯心理，为患者提供练习机会。

（2）训练。

肌群运动：指进行唇、舌、齿、软腭、咽、喉与颌部肌群运动。包括缩唇，叩齿，卷舌，上下跳举舌，弹舌，鼓腮，吹气-叹气，咳嗽-清嗓子等活动。

发音训练：先练习易发或能够发的音，由无意义的词→有意义的词→短语→句子。举例：你→你好→你住院→你配合医师治疗。发单音后训练发复音，教患者先做吹的动作然后发 p 音。

复述训练：复述单字和词汇。命名训练让患者说出常用物品的名称。①词句训练与会话训练：给患者一个字音，让其组成各种词汇造句并与其会话交流。②听觉言语刺激训练：听语指图、指物、指字，并接触实物叫出物名。

(3)方法:①手势法。与患者共同约定手势意图,如上竖拇指表示大便,下竖拇指表示小便;张口是吃饭,手掌上、下翻动是翻身。手捂前额表示头痛,手在腹部移动表示腹部不适。除偏瘫或双侧肢体瘫者和听力或听理解力障碍患者不能应用外,其他失语均可应用。②实物图片法:利用一些实物图片,进行简单的思想交流以满足生理需要,解决实际困难。利用常用物品如茶杯、便器、碗、人头像、病床等,反复教患者使用。如茶杯表示要喝水,人头像表示头痛,病床表示翻身。此种方法最适合于听力障碍的交流。③文字书写法:适用于文化素质高,无机械书写障碍和视空间书写障碍的患者,在认识疾病的特点后,医护人员、护理者有什么要求,可用文字表达,根据病情和需要进行卫生知识宣教。

(4)沟通。

对理解能力有缺陷的患者(感觉性失语)的沟通:①交谈时减少外来的干扰。②若患者不注意,他将难以了解对方说了些什么,所以需将患者精神分散的情形减至最低。③自患者视野中除去不必要的东西,关掉收音机或电视。④一次只有一人对患者说话。⑤若患者精神分散,则重复叫患者的名字或拍其肩膀,走进其视野,使其注意。

对表达能力有缺陷的患者(运动性失语)的沟通:①用简短的"是""不是"的问题让患者回答。②说话的时候缓慢,并给予患者充分的时间以回答问题。③设法了解患者的某些需要,主动询问他们是否需要哪一件东西。④若患者所说的话,我们听不懂,则应加以猜测并予以澄清。⑤让患者说有关熟悉的事物,例如:家人的名字、工作的性质,则患者较易表达。⑥可教导患者用手势或用手指出其需要或身体的不适。⑦利用所有的互动方式刺激患者说话。⑧患者若对说出物体的名称有困难,则先对患者说一遍,例如,先对患者说出"水"这个字,然后写下"水",给患者看,让患者跟着念或拿实物给患者看。

13.控制危险因素,建立良好生活方式

(1)了解脑卒中的危险因素。

不可改变的危险因素:①年龄。主要的危险因素,脑卒中发病随年龄的升高而增高,55岁以上后每增加10年卒中危险加倍,60岁后急剧增加,发病率和死亡率分别是60岁以前的2～5倍。②性别:一般男性高于女性。③家族史:脑卒中家族史是易发生卒中的一个因素。父母双方直系亲属发生卒中或心脏病时年龄小于60岁即为有家族史。④种族:不同种族的卒中发病率不同,可能与遗传因素有关。社会因素如生活方式和环境,也可能起一部分作用。非洲裔的发病率大于亚洲裔。我国北方各少数民族卒中率水平高于南方。⑤出生低体重:出生体重<2500 g者发生卒中的概率高于出生体重≥4 000 g者两倍以上(中间出生体重者有显著的线性趋势)。

明确且可以改变的危险因素:①高血压。脑卒中的主要危险因素,大量研究资料表明,90%脑卒中归因于高血压,70%～80%的脑卒中患者都患有高血压,无论是缺血还是出血性脑卒中都与高血压密切相关。在有效控制高血压后,脑卒中的发病率和死亡率随之下降。②吸烟:是缺血性脑卒中独立的危险因素,长期吸烟者发生卒中的危险性是不吸烟者的6倍。戒烟者发生卒中的危险性可减少50%。吸烟会促进狭窄动脉的血栓形成,加重动脉粥样硬化,可使不明原因卒中的发生风险提高将近3倍。③心房纤颤:是发生缺血性脑卒中重要的危险因素,随年龄的增长,心房纤颤患者血栓栓塞性脑卒中的发生率迅速增长。心房颤动可使缺血性脑卒中的年发病率增加0.5%～12%。其他血管危险因素调整后单独心房颤动可以增加卒中的风险3～4倍。④冠心病:心肌梗死后卒中危险性为每年1%～2%。心肌梗死后1个月内脑卒中危险性最高可达31%。有冠心病史患者的脑卒中危险性增加2～2.2倍。⑤高脂血症:总胆固醇每升高

1 mmol/L,脑卒中发生率就会增加25%。⑥无症状颈动脉狭窄:50%～99%的无症状性颈动脉狭窄者脑卒中的年发病率在1%～3.4%。⑦TIA/卒中史:TIA是早期脑卒中的危险因素,高达10%的未经治疗的缺血性脑卒中患者将在1个月内发生再次脑卒中。高达15%的未经治疗的缺血性脑卒中患者将在1年内发生再次脑卒中。高达40%的未经治疗的缺血性脑卒中患者将在5年内发生再次脑卒中。⑧镰状细胞病:5%～25%镰状细胞性贫血患者有发生TIA/脑卒中的风险。

明确且潜在可改变的危险因素:①糖尿病:是缺血性脑卒中独立的危险因素,2型糖尿病患者发生卒中的危险性增加2倍。②高同型半胱氨酸血症:血浆同型半胱氨酸每升高5 μmol/L,脑卒中风险增高1.5倍。

较少证据的危险因素:肥胖、过度饮酒、凝血异常、缺乏体育锻炼、口服避孕药、激素替代治疗和口服替代治疗、呼吸暂停综合征。

(2)脑卒中危险因素干预建议:①控制高血压。定时测量血压,合理服用降压药,全面评估缺血性事件的病因后,高血压的治疗应以收缩压低于18.7 kPa(140 mmHg),舒张压低于12.0 kPa(90 mmHg)为目标。对于患有糖尿病的患者,建议血压小于17.3/11.3 kPa(130/85 mmHg)。降压不能过快,选用平稳降压的降压药,降压药要长期规律服用;降压药最好在早晨起床后立即服用,不要在睡前服用。②冠状动脉疾病、心律失常、充血性心力衰竭及心脏瓣膜病应给予治疗。③严格戒烟:采取咨询专家、烟碱替代治疗及正规的戒烟计划等戒烟措施。④禁止酗酒,建议正规的戒酒计划。轻到中度的乙醇摄入(1～2杯)可减少卒中的发生率。饮酒者男性每天饮酒的乙醇含量不应超过20 g(相当于葡萄酒100～150 mL;啤酒250～500 mL;白酒25～50 mL;果酒200 mL),女性不应超过15 g。⑤治疗高脂血症:限制食物中的胆固醇量;减少饱和脂肪酸,增加多烯脂肪酸;适当增加食物中的混合碳水化合物、降低总热量,假如血脂维持较高水平(LDL>130 mg/dL),建议应用降脂药物。治疗的目标应使LDL<100 mg/dL。⑥控制糖尿病:监测血糖,空腹血糖应小于7 mmol/L,可通过控制饮食、口服降糖药物或使用胰岛素控制高血糖。⑦控制体重:适度锻炼,维持理想体重,成年人每周至少进行3次适度的体育锻炼活动,每次活动的时间不少于30分钟。运动后感觉自我良好,且保持理想体重,则表明运动量和运动方式合适。⑧合理膳食:根据卫健委发布的中国居民膳食指南及平衡膳食宝塔,建议每天食物以谷薯类及豆类为主,辅以蔬菜和水果,适当进食蛋类、鱼虾类、畜禽肉类及奶类,少食菜用油和盐。

(3)注意卒中先兆,及时就诊:卒中虽然多为突然发病,但有些脑卒中在发病前有先兆,生活中要多加注意,如发现一侧手脚麻木、无力、全身疲倦;头痛、头昏、颈部不适;恶心、剧烈呕吐;视力模糊;口眼㖞斜要立即到医院就诊。

(陈　园)

第二节　癫痫持续状态

癫痫持续状态是指一次癫痫发作持续30分钟以上,或连续多次发作,持续抽搐或有间断暂停,但意识一直模糊,即一次大发作后意识尚未恢复又出现另一次大发作,如此重复不止。此种患者急需进行抢救,否则可导致高热、脑水肿、衰竭而死亡。

一、临床表现

(一)病史
首先确定是否为癫痫,病史是诊断的主要依据,患者多有停药或不规范治疗,颅脑外伤、脑卒中或脑肿瘤史,多有诱发因素。

(二)频繁的癫痫发作
两次发作间期意识障碍没有完全恢复,或者持续 30 分钟以上的癫痫发作。

(三)全身性惊厥性癫痫持续状态(GCSE)
GCSE 是最常见的一种 SE 类型,指反复的全身性惊厥发作(原发或继发)、在 2 次发作之间意识障碍不恢复,或者单次长时间的全身性惊厥发作,主要表现为反复或持续的强直、阵挛或二者的结合,伴严重的意识障碍。

(四)强直性癫痫持续发作
强直性发作而无阵挛、强直,或呈伸展,或呈屈曲状,常见双上肢屈曲而双下肢伸直,或呈角弓反张型发作。

(五)阵挛性癫痫持续状态
发作一开始即有长时间阵挛发作而不伴强直,呈不对称性和无规律性,伴意识障碍。

(六)肌阵挛性癫痫持续状态
全身性肌阵挛性抽搐,反复持续发生或持续长时间。

二、病情评估

(1)患者评估:对有关疾病知识的了解程度、心理状态、详细病史和发作时目击者的描述。

(2)生命体征观察:①进行心电、血压、呼吸的监护。②观察呼吸情况,保持呼吸道通畅,分泌物多时应及时清理,严格无菌操作,减少患者的感染机会。③密切观察患者瞳孔、意识变化。重视患者的自我异常变化。④注意观察癫痫发生的时间,以做到有效地预防和及时地抢救治疗。

(3)有效预防潜在并发症的发生。

三、护理关键

(1)监测生命体征、意识,癫痫发作时立即报告医师。

(2)协助患者绝对卧床休息,取头低足高位。

(3)保持呼吸道通畅,间断或持续给氧。

(4)加强进一步护理,预防并发症。

四、护理措施

(1)判断意识障碍程度,严密观察生命体征、瞳孔的变化、角膜反射等。定时进行动脉血气分析。

(2)保持呼吸道通畅,鼻导管或面罩吸氧,如血氧饱和度降低,动脉血氧分压低于 9.3 kPa(70 mmHg),宜及早使用呼吸机。一般先用气管内插管,如 24 小时以上无好转,则行气管切开,外接呼吸机。严格无菌操作,减少患者的感染机会。

(3)保护患者以防止可能的损伤,如抽搐发作引起气道阻塞或误吸,需约束患者,使其侧卧;

有牙关紧闭者应放置牙垫;病床安装防护栏,防止坠伤,制定必要的保护措施。

(4)予以高营养且易消化的食物,多食蔬菜、水果,多饮水,以刺激肠蠕动增加,减轻便秘及肠胀气。对于昏迷患者应保证营养的供给,必要时给予鼻饲流质饮食。

(5)患者需要长时间、大剂量的静脉输注,对血管刺激性大,要注意保护血管,由远而近,由细到粗地选择静脉,严格执行无菌技术操作。

(6)迅速控制发作是治疗的关键,应遵医嘱及时准确用药。

(7)告知患者疾病相关知识和预后的正确信息及药物治疗知识,帮助其掌握自我护理的方法,尽量减少发作次数,应关心、理解、尊重患者,鼓励患者表达生气、焦虑或无能为力的心理感受,指导患者保持平衡心态,树立战胜疾病的信心,配合长期治疗。

五、健康指导

(1)保持良好的饮食习惯,食物以清淡且营养丰富为宜,不宜食用辛辣、过咸的食物,不宜过饱。戒除烟酒。

(2)焦虑、抑郁可影响治疗效果,指导患者保持情绪稳定,心情舒畅,树立战胜疾病的信心,积极配合治疗。

(3)治疗期间患者可适当活动以增强抵抗力,保证充足的睡眠,必要时睡前给予镇静药。生活应有规律,注意劳逸结合,积极锻炼身体,增强体质,预防感冒,减少疾病复发。

(4)由于患者疗程较长,出院后常需继续服药以巩固疗效。所以应对带药出院的患者详细介绍服药方法及可能出现的药物不良反应,说明坚持按时、按量服药的重要意义,嘱患者不可擅自停药。

(5)禁止从事带有危险的活动,如攀登、游泳等,以免发作时有生命危险。

(6)随身携带个人资料,写上姓名、地址、病史、联系电话等,以备癫痫发作时及时了解病情及联系。

(陈　园)

第三节　重症肌无力危象

一、疾病概论

重症肌无力(myasthenia gravis,MG)是神经-肌肉接头处传递障碍所致的慢性疾病,主要由乙酰胆碱受体抗体介导,细胞免疫和补体参与的自身免疫性疾病。临床特征为受累肌肉极易疲劳,经休息和抗胆碱酯酶药物治疗后部分恢复。若其在病程中突然出现呼吸衰竭、肺活量明显减少者称为重症肌无力危象。

(一)病因与发病机制

1.病因

重症肌无力危象发生在原有重症肌无力的基础上,常因下列因素而诱发:①感染。②创伤、分娩、胸腺切除手术或放射线治疗。③重症肌无力治疗不当(如未经抗胆碱酯酶药物治疗、抗胆碱酯酶药量不足或过量或长期使用抗胆碱酯酶药物者突然停药)。④某些药物的影响(如箭毒、吗啡等)。

2.发病机制

目前,重症肌无力的发病机制尚未完全明了,可能因为体内产生乙酰胆碱受体抗体(acetylcholine receptor antibody,AchR-Ab),在补体的参与下,与乙酰胆碱受体(acetylcholine receptor,AchR)发生应答,足够的循环抗体能致突触后膜传递障碍而发生肌无力,在此基础上,因上述不良因素而诱发重症肌无力危象。

(二)临床表现

重症肌无力危象是重症肌无力的主要死亡原因,患者可因呼吸肌、膈肌受累而出现咳嗽无力、呼吸困难,甚至因呼吸麻痹或继发吸入性肺炎而死亡;心肌偶可受累,常致突然死亡。

(三)救治原则

(1)不同危象的特殊处理。①肌无力危象:静脉用抗胆碱酯酶药物,如新斯的明 1 mg 溶于 5% 葡萄糖注射液或生理盐水 1 000 mL 中静脉滴注或 0.3~1.0 mg 静脉注射,也可用溴吡斯的明 1.2 mg 静脉注射,必要时定期重复使用。若用药后症状不减轻,甚至加重,应警惕胆碱能危象的发生。②胆碱能危象:立即停用抗胆碱酯酶药物,静脉注射或肌内注射阿托品,每次 0.5~2.0 mg,每 15~30 分钟重复 1 次,直到毒蕈碱样症状消失为止,同时可给予碘解磷定。③反拗性危象:立即停用一切药物,行气管插管或气管切开术,呼吸机辅助呼吸,至少 72 小时以后,才可从小剂量开始应用抗胆碱酯酶药物。

(2)糖皮质激素和免疫抑制剂。糖皮质激素能缩短危象发作持续时间,对于胸腺瘤者,免疫抑制剂疗效优于抗胆碱酯酶药。

(3)注意维持水、电解质平衡。

(4)病因治疗。由胸腺瘤引起的重症肌无力并发危象者,待病情控制后,择期手术治疗。

二、护理评估

(一)病史

重症肌无力危象是在重症肌无力的基础上因某些因素而诱发,因此需了解患者重症肌无力发生的时间,主要症状特点,平时用药情况,包括药物的名称、剂量、服药时间等,危象发生前的精神状况,有无不良的精神刺激、应激状况等,危象发生主要的症状,救治情况,此外还应了解家属成员有无类似病史。

(二)身心状况

1.症状与体征

临床上将重症肌无力危象分为肌无力危象、胆碱能危象和反拗性危象 3 种类型。

(1)肌无力危象:为最主要的临床类型,暴发型尤为多见,为疾病发展所致。多发生在感染、创伤或减药、停药后,出现呼吸衰竭者为肌无力危象。临床表现为烦躁不安,咽喉肌及呼吸肌进行性无力而出现呼吸、吞咽困难,咳嗽排痰无力,导致分泌物阻塞,发生严重缺氧,甚至呼吸衰竭而死亡。肌无力危象多发生于感染、创伤或停药后,无抗胆碱酯酶药中毒症状,静脉注射新斯的明 2~10 mg,可症状显著好转,其作用时间可持续 2~4 分钟。

(2)胆碱能危象:由于抗胆碱酯酶药物过量,突触后膜产生除极阻断所致,约占重症肌无力危象的 3%。临床表现除有上述肌无力危象症状外,常有瞳孔缩小,泪液、唾液、呼吸道分泌物增多,腹痛、腹胀、腹泻等毒蕈碱样作用和肌束震颤。新斯的明试验使肌无力症状加重,阿托品试验可使毒蕈碱中毒症状改善。

(3)反拗性危象:又称为无反应危象,由于突触后膜大量乙酰胆碱受体受损,对抗胆碱酯酶药物失去反应,致突触后膜难以达到充分的极化所致。临床表现与胆碱能危象相似。停用抗胆碱酯酶药物症状无改善,新斯的明试验症状无改善或加重。

2.心理和社会状况

患者在原有疾病基础上病情加剧,出现呼吸衰竭等表现,病情危重,使患者及家属焦虑不安、恐惧、消极悲观,甚至悲观绝望。

(三)辅助检查

1.电生理试验

虽然 1 次低频超强电刺激可使正常人神经冲动释放乙酰胆碱量减少,但仍可保持正常的神经肌肉接头传导,安全系数为 3 或 4;重症肌无力患者乙酰胆碱受体数目减少,安全系数降低,故多数患者电生理试验阳性。

2.AchR-Ab 测定

大多数为阳性。

3.胸腺 CT 扫描

多数患者胸腺肿大或有胸腺瘤。

三、护理诊断

(一)清除呼吸道无效

与咳嗽无力及呼吸道分泌物增多有关。

(二)气体交换受损

与呼吸肌、膈肌受累有关。

四、护理目标

(1)呼吸道分泌物及时获得清除,呼吸道保持畅通。
(2)呼吸困难获得缓解,缺氧得到纠正,生命体征平稳。

五、护理措施

(一)一般护理

(1)绝对卧床休息。
(2)给氧:呼吸困难者均应输氧,有明显发绀者应行面罩给氧,必要时行气管插管或气管切开术,呼吸机辅助呼吸。
(3)饮食:因多不能进食,应通过鼻饲流质加强营养。
(4)其他:定时改变体位、拍背,引流痰液,使用深部吸引器,定时做雾化吸入,防止肺不张;做好口腔护理、皮肤护理。预防口腔炎和压疮的发生。

(二)急救护理

1.病情监测

密切观察病情:注意呼吸频率与节律的变化,观察有无呼吸困难加重、发绀、咳嗽无力、瞳孔变化、出汗、唾液或呼吸道分泌物增多等现象。

2.用药护理

使用抗胆碱酯酶药物时,应严格遵医嘱执行,用药过程中注意观察患者症状是否有所减轻,如用药后症状不减轻,甚至加重,应警惕胆碱能危象的发生,应及时报告医师。禁止使用对神经-肌肉传递阻滞的药物,如氨基糖苷类抗生素、普鲁卡因胺等。

(三)健康指导

(1)保持心情舒畅,生活有规律。

(2)按医嘱正确用药,定期到医院复诊,外出时随身携带好药物及病历。

(3)避免疲劳、预防感染。

(4)病情加重时及时到医院就诊。

六、护理评价

(1)患者呼吸道分泌物及时获得清除,未发生吸入性肺炎,呼吸道保持畅通,气管切开者未发生继发感染。

(2)患者生命体征平稳,血气分析正常。

(3)患者了解重症肌无力危象的预防知识,能按医嘱正确用药。

(陈　园)

第七章 呼吸内科急危重症护理

第一节 重症肺炎

肺炎是指终末气道、肺泡和肺间质的炎症,可由病原微生物、理化因素、免疫损伤、过敏及药物所致。细菌性肺炎是最常见的肺炎,也是最常见的感染性疾病之一。

目前肺炎按患病环境分成社区获得性肺炎(community-acquired pneumonia,CAP)和医院获得性肺炎(hospital-acquired pneumonia,HAP),CAP是指在医院外罹患的感染性肺实质炎症,包括具有明确潜伏期的病原体感染而在入院后平均潜伏期内发病的肺炎。HAP亦称医院内肺炎(nosocomial pneumonia,NP),是指患者入院时不存在,也不处于潜伏期,而于入院48小时后在医院(包括老年护理院、康复院等)内发生的肺炎。HAP还包括呼吸机相关性肺炎(ventilator associated pneumonia,VAP)和卫生保健相关性肺炎(healthcare associated pneumonia,HCAP)。CAP和HAP年发病率分别约为12/1 000人口和5/1 000～10/1 000住院患者,近年发病率有增加的趋势。肺炎病死率在门诊肺炎患者中为1%～5%,住院患者平均为12%,入住重症监护病房(ICU)者约40%。发病率和病死率高的原因与社会人口老龄化、吸烟、伴有基础疾病和免疫功能低下有关,如慢性阻塞性肺病、心力衰竭、肿瘤、糖尿病、尿毒症、神经疾病、药瘾、嗜酒、艾滋病、久病体衰、大型手术、应用免疫抑制剂和器官移植等。此外,亦与病原体变迁、耐药菌增加、HAP发病率增加、病原学诊断困难、不合理使用抗生素和部分人群贫困化加剧等有关。

重症肺炎至今仍无普遍认同的定义,需入住ICU者可认为是重症肺炎。目前一般认为,如果肺炎患者的病情严重到需要通气支持(急性呼吸衰竭、严重气体交换障碍伴高碳酸血症或持续低氧血症)、循环支持(血流动力学障碍、外周低灌注)及加强监护治疗(肺炎引起的脓毒症或基础疾病所致的其他器官功能障碍)时可称为重症肺炎。

一、病因和发病机制

正常的呼吸道免疫防御机制(支气管内黏液-纤毛运载系统、肺泡巨噬细胞等细胞防御的完整性等)使气管隆凸以下的呼吸道保持无菌。是否发生肺炎决定于两个因素:病原体和宿主因素。如果病原体数量多,毒力强和/或宿主呼吸道局部和全身免疫防御系统损害,即可发生肺炎。病原体可通过下列途径引起社区获得性肺炎:①空气吸入;②血行播散;③邻近感染部位蔓延;

④上呼吸道定植菌的误吸。医院获得性肺炎还可通过误吸胃肠道的定植菌(胃食管反流)和通过人工气道吸入环境中的致病菌引起。病原体直接抵达下呼吸道后,滋生繁殖,引起肺泡毛细血管充血、水肿,肺泡内纤维蛋白渗出及细胞浸润。

二、诊断

(一)临床表现特点

1.社区获得性肺炎

(1)新近出现的咳嗽、咳痰或原有呼吸道疾病症状加重,并出现脓性痰,伴或不伴胸痛。

(2)发热。

(3)肺实变体征和/或闻及湿性啰音。

(4)白细胞计数$>10×10^9/L$或$<4×10^9/L$,伴或不伴细胞核左移。

(5)胸部X线检查显示片状、斑片状浸润性阴影或间质性改变,伴或不伴胸腔积液。

以上1~4项中任何1项加第5项,除外非感染性疾病可做出诊断。CAP常见病原体为肺炎链球菌、支原体、衣原体、流感嗜血杆菌和呼吸病毒(甲、乙型流感病毒、腺病毒、呼吸合胞病毒和副流感病毒)等。

2.医院获得性肺炎

住院患者X线检查出现新的或进展的肺部浸润影加上下列3个临床症候中的2个或以上可以诊断为肺炎:①发热超过38 ℃;②血白细胞增多或减少;③脓性气道分泌物。

HAP的临床表现、实验室和影像学检查特异性低,应注意与肺不张、心力衰竭和肺水肿、基础疾病肺侵犯、药物性肺损伤、肺栓塞和急性呼吸窘迫综合征等相鉴别。无感染高危因素患者的常见病原体依次为肺炎链球菌、流感嗜血杆菌、金黄色葡萄球菌、大肠埃希菌、肺炎克雷伯杆菌等;有感染高危因素患者为金黄色葡萄球菌、铜绿假单胞菌、肠杆菌属、肺炎克雷伯杆菌等。

(二)重症肺炎的诊断标准

不同国家制定的重症肺炎的诊断标准有所不同,各有优缺点,但一般均注重对客观生命体征、肺部病变范围、器官灌注和氧合状态的评估,临床医师可根据具体情况选用。以下列出目前常用的几项诊断标准。

1.中华医学会呼吸病学分会颁布的重症肺炎诊断标准

(1)意识障碍。

(2)呼吸频率≥30次/分。

(3)$PaO_2<8.0$ kPa(60 mmHg)、氧合指数(PaO_2/FiO_2)<39.9 kPa(300 mmHg),需行机械通气治疗。

(4)动脉收缩压<12.0 kPa(90 mmHg)。

(5)并发脓毒性休克。

(6)X线胸片显示双侧或多肺叶受累,或入院48小时内病变扩大≥50%。

(7)少尿:尿量<20 mL/h,或<80 mL/4小时,或急性肾衰竭需要透析治疗。

符合1项或以上者可诊断为重症肺炎。

2.美国感染病学会(IDSA)和美国胸科学会(ATS)修订的诊断标准

具有1项主要标准或3项或以上次要标准可认为是重症肺炎,需要入住ICU。

(1)主要标准:①需要有创通气治疗。②脓毒性休克需要血管收缩剂。

(2)次要标准:①呼吸频率≥30 次/分。②PaO_2/FiO_2≤250。③多叶肺浸润。④意识障碍/定向障碍。⑤尿毒症(BUN≥7.14 mmol/L)。⑥白细胞减少(白细胞<$4×10^9$/L)。⑦血小板减少(血小板<10 万×10^9/L)。⑧低体温(<36 ℃)。⑨低血压需要紧急的液体复苏。

说明:①其他指标也可认为是次要标准,包括低血糖(非糖尿病患者)、急性酒精中毒/酒精戒断、低钠血症、不能解释的代谢性酸中毒或乳酸升高、肝硬化。②需要无创通气也可等同于次要标准的①和②。③白细胞减少仅为感染引起。

3.英国胸科学会(BTS)制定的 CURB(confusion, urea, respiratory rate and blood pressure, CURB)标准

(1)标准一:存在以下 4 项核心标准的 2 项或以上即可诊断为重症肺炎:①新出现的意识障碍。②尿素氮(BUN)>7 mmol/L。③呼吸频率≥30 次/分。④收缩压<12.0 kPa(90 mmHg)或舒张压≤8.0 kPa(60 mmHg)。

CURB 标准比较简单、实用,应用起来较为方便。

(2)标准二具体如下。

存在以上 4 项核心标准中的 1 项且存在以下 2 项附加标准时须考虑有重症倾向。附加标准包括:①PaO_2<8.0 kPa(60 mmHg)/SaO_2<92%(任何 FiO_2)。②胸片提示双侧或多叶肺炎。

不存在核心标准但存在 2 项附加标准并同时存在以下 2 项基础情况时也须考虑有重症倾向。基础情况包括:①年龄≥50 岁。②存在慢性基础疾病。

如存在标准二中两种有重症倾向的情况时需结合临床进行进一步评判。在第一种情况下需至少 12 小时后进行一次再评估。

CURB-65 即改良的 CURB 标准,标准在符合下列 5 项诊断标准中的 3 项或以上时即考虑重症肺炎,需考虑收入 ICU 治疗:①新出现的意识障碍。②BUN>7 mmol/L。③呼吸频率≥30 次/分。④收缩压<12.0 kPa(90 mmHg)或舒张压≤8.0 kPa(60 mmHg)。⑤年龄≥65 岁。

(三)严重度评价

评价肺炎病情的严重程度对于决定在门诊或入院治疗甚或 ICU 治疗至关重要。肺炎临床的严重性决定于三个主要因素:局部炎症程度,肺部炎症的播散和全身炎症反应。除此之外,患者如有下列其他危险因素会增加肺炎的严重度和死亡危险。

1.病史

年龄>65 岁;存在基础疾病或相关因素,如慢性阻塞性肺疾病(COPD)、糖尿病、充血性心力衰竭、慢性肾功能不全、慢性肝病、一年内住过院、疑有误吸、神志异常、脾切除术后状态、长期嗜酒或营养不良。

2.体征

呼吸频率>30 次/分;脉搏≥120 次/分;血压<12.0/8.0 kPa(90/60 mmHg);体温≥40 ℃或≤35 ℃;意识障碍;存在肺外感染病灶如败血症、脑膜炎。

3.实验室和影像学异常

白细胞计数>$20×10^9$/L 或<$4×10^9$/L,或中性粒细胞计数<$1×10^9$/L;呼吸空气时 PaO_2<8.0 kPa(60 mmHg)、PaO_2/FiO_2<40.0 kPa(300 mmHg),或 $PaCO_2$>6.7 kPa(50 mmHg);血肌酐>106 μmol/L 或 BUN>7.1 mmol/L;血红蛋白<90 g/L 或血细胞比容<30%;血浆清蛋白<25 g/L;败血症或弥漫性血管内凝血(DIC)的证据,如血培养阳性、代谢性酸中毒、凝血酶原时间和部分凝血活酶时间延长、血小板减少;X 线胸片病变累及一个肺叶以上、出现空洞、病灶迅速扩散或出现胸腔积液。

为使临床医师更精确地做出入院或门诊治疗的决策,近几年用评分方法作为定量的方法在临床上得到了广泛的应用。PORT(肺炎患者预后研究小组,pneumonia outcomes research team)评分系统(表7-1)是目前常用的评价社区获得性肺炎(community acquired pneumonia,CAP)严重度以及判断是否必须住院的评价方法,其也可用于预测 CAP 患者的病死率。其预测死亡风险分级如下:1~2 级:≤70 分,病死率 0.1%~0.6%;3 级:71~90 分,病死率 0.9%;4 级:91~130 分,病死率 9.3%;5 级:>130 分,病死率 27.0%。PORT 评分系统因可以避免过度评价肺炎的严重度而被推荐使用,即其可保证一些没必要住院的患者在院外治疗。

表 7-1 PORT 评分系统

患者特征	分值	患者特征	分值	患者特征	分值
年龄		脑血管疾病	10	实验室和放射学检查	
男性	−10	肾脏疾病	10	pH<7.35	30
女性	+10	体格检查		BUN>11 mmol/L (>30 mg/dL)	20
住护理院	+10	神志改变	20	Na$^+$<130 mmol/L	20
并存病		呼吸频率 >30 次/分	20	葡萄糖>14 mmol/L (>250 mg/dL)	10
肿瘤性疾病	30	收缩血压 <12.0 kPa(90 mmHg)	20	血细胞比容<30%	10
肝脏疾病	20	体温<35 ℃或>40 ℃	15	PaO$_2$<8.0 kPa(60 mmHg)	10
充血性心力衰竭	10	脉率>12 次/分	10	胸腔积液	10

临床肺部感染积分(clinical pulmonary infection score,CPIS)(表 7-2)则主要用于医院获得性肺炎(hospital acquired pneumonia,HAP)包括呼吸机相关性肺炎(ventilator-associated pneumonia,VAP)的诊断和严重度判断,也可用于监测治疗效果。此积分从 0~12 分,积分 6 分时一般认为有肺炎。

表 7-2 临床肺部感染积分评分表

参数	标准	分值
体温	≥36.5 ℃,≤38.4 ℃	0
	≥38.5~38.9 ℃	1
	≥39 ℃,或≤36 ℃	2
白细胞计数(×10^9)	≥4.0,≤11.0	0
	<4.0,>11.0	1
	杆状核白细胞	2
气管分泌物	<14+吸引	0
	≥14+吸引	1
	脓性分泌物	2
氧合指数(PaO$_2$/FiO$_2$)	>240 或急性呼吸窘迫综合征	0
	≤240	2

参数	标准	分值
胸部 X 线	无渗出	0
	弥漫性渗出	1
	局部渗出	2
半定量气管吸出物培养 (0,1+,2+,3+)	病原菌≤1+ 或无生长	0
	病原菌≥1+	1
	革兰染色发现与培养相同的病原菌	2

为避免评价 CAP 肺炎患者的严重度不足,可使用改良的 BTS 重症肺炎标准:呼吸频率≥30 次/分,舒张压≤8.0 kPa(60 mmHg),BUN>6.8 mmol/L,意识障碍。四个因素中存在两个可确定患者的死亡风险更高。此标准因简单易用,且能较准确地确定 CAP 的预后而被广泛应用。

三、治疗

(一)临床监测

1. 体征监测

监测重症肺炎的体征是一项简单、易行和有效的方法,患者往往有呼吸频率和心率加快、发绀、肺部病变部位湿啰音等。目前多数指南都把呼吸频率加快(≥30 次/分)作为重症肺炎诊断的主要或次要标准。意识状态也是监测的重点,神志模糊、意识不清或昏迷提示重症肺炎可能性。

2. 氧合状态和代谢监测

PaO_2、PaO_2/FiO_2、pH、混合静脉血氧分压(PvO_2)、胃张力测定、血乳酸测定等都可对患者的氧合状态进行评估。单次的动脉血气分析一般仅反映患者瞬间的氧合情况;重症患者或有病情明显变化者应进行系列血气分析或持续动脉血气监测。

3. 胸部影像学监测

重症肺炎患者应进行系列 X 线胸片监测,主要目的是及时了解患者的肺部病变是进展还是好转,是否合并有胸腔积液、气胸,是否发展为肺脓肿、急性呼吸窘迫综合征(acute respiratory distress syndrome,ARDS)等。检查的频度应根据患者的病情而定,如要了解病变短期内是否增大,一般每 48 小时进行一次检查评价;如患者临床情况突然恶化(呼吸窘迫、严重低氧血症等),在不能除外合并气胸或进展至 ARDS 时,应短期内复查;而当患者病情明显好转及稳定时,一般可 10~14 天后复查。

4. 血流动力学监测

重症肺炎患者常伴有脓毒症,可引起血流动力学的改变,故应密切监测患者的血压和尿量。这 2 项指标比较简单、易行,且非常可靠,应作为常规监测的指标。中心静脉压的监测可用于指导临床补液量和补液速度。部分重症肺炎患者可并发中毒性心肌炎或 ARDS,如临床上难于区分时应考虑行漂浮导管检查。

5. 器官功能监测

包括脑功能、心功能、肾功能、胃肠功能、血液系统功能等,进行相应的血液生化和功能检查。

一旦发现异常,要积极处理,注意防止多器官功能障碍综合征(multiple organ dysfunction syndrome,MODS)的发生。

6.血液监测

包括外周血白细胞计数、C-反应蛋白、降钙素原、血培养等。

(二)抗生素治疗

经验性联合应用抗生素治疗重症肺炎的理论依据是:联合应用能够覆盖可能的微生物并预防耐药的发生。对于铜绿假单胞菌肺炎,联用β内酰胺类和氨基糖苷类具有潜在的协同作用,优于单药治疗;然而氨基糖苷类抗生素的抗菌谱窄,毒性大,特别是对于老年患者,其肾损害的发生率比较高。临床应用氨基糖苷类时要注意其为浓度依赖性抗生素,一般要用足够剂量、提高峰药浓度以提高疗效,同时也应避免与毒性相关的谷浓度的升高。在监测药物的峰浓度时,庆大霉素和妥布霉素$>7~\mu g/mL$,或阿米卡星$>28~\mu g/mL$的效果较好。氨基糖苷类的另一个不足是对支气管分泌物的渗透性较差,仅能达到血药浓度的40%。此外,肺炎患者的支气管分泌物pH较低,在这种环境下许多抗生素活性都降低。因此,有时联合应用氨基糖苷类抗生素并不能增加疗效,反而增加了肾毒性。

目前对于重症肺炎,抗生素的单药治疗也已得到临床医师的重视。新的头孢菌素、碳青霉烯类、其他β内酰胺类和氟喹诺酮类抗生素由于抗菌效力强、广谱,并且耐细菌β内酰胺酶,故可用于单药治疗。即使对于重症HAP,只要不是耐多药的病原体,如铜绿假单胞菌、不动杆菌和耐甲氧西林金黄色葡萄球菌(MRSA)等,仍可考虑抗生素的单药治疗。对重症VAP有效的抗生素一般包括亚胺培南、美罗培南、头孢吡肟和哌拉西林/他唑巴坦。对于重症肺炎患者来说,临床上的初始治疗常联用多种抗生素,在获得细菌培养结果后,如果没有高度耐药的病原体就可以考虑转为针对性的单药治疗。

临床上一般认为不适合单药治疗的情况包括:①可能感染革兰阳性细菌、革兰阴性细菌和非典型病原体的重症CAP。②怀疑铜绿假单胞菌或肺炎克雷伯杆菌的菌血症。③可能是金黄色葡萄球菌和铜绿假单胞菌感染的HAP。三代头孢菌素不应用于单药治疗,因其在治疗中易诱导肠杆菌属细菌产生β内酰胺酶而导致耐药发生。

对于重症VAP患者,如果为高度耐药病原体所致的感染则联合治疗是必要的。目前有三种联合用药方案:①β内酰胺类联合氨基糖苷类:在抗铜绿假单胞菌上有协同作用,但也应注意前面提到的氨基糖苷类的毒性作用。②2个β内酰胺类联合使用:因这种用法会诱导出对两种药同时耐药的细菌,故虽然有过成功治疗的报道,仍不推荐使用。③β内酰胺类联合氟喹诺酮类:虽然没有抗菌协同作用,但也没有潜在的拮抗作用;氟喹诺酮类对呼吸道分泌物穿透性很好,对其疗效有潜在的正面影响。

对于铜绿假单胞菌所致的重症肺炎,联合治疗往往是必要的。抗假单胞菌的β内酰胺类抗生素包括青霉素类的哌拉西林、阿洛西林、氨苄西林、替卡西林、阿莫西林;第三代头孢菌素类的头孢他啶、头孢哌酮;第四代头孢菌素类的头孢吡肟;碳青霉烯类的亚胺培南、美罗培南;单酰胺类的氨曲南(可用于青霉素类过敏的患者);β内酰胺类/β内酰胺酶抑制剂复合剂替卡西林/克拉维酸钾、哌拉西林/他唑巴坦。其他的抗假单胞菌抗生素还有氟喹诺酮类和氨基糖苷类。

1.重症CAP的抗生素治疗

重症CAP患者的初始治疗应针对肺炎链球菌(包括耐药肺炎链球菌)、流感嗜血杆菌、军团菌和其他非典型病原体,在某些有危险因素的患者还有可能为肠道革兰阴性菌属包括铜绿假单胞菌的感染。无铜绿假单胞菌感染危险因素的CAP患者可使用β内酰胺类联合大环内酯类或氟喹诺酮类(如左氧氟沙星、加替沙星、莫西沙星等)。因目前为止还没有确立单药治疗重症CAP的方法,所以很难确定其安全性、有效性(特别是并发脑膜炎的肺炎)或用药剂量。可用于重症CAP并经验性覆盖耐药肺炎链球菌的β内酰胺类抗生素有头孢曲松、头孢噻肟、亚胺培南、美罗培南、头孢吡肟、氨苄西林/舒巴坦或哌拉西林/他唑巴坦。目前高达40%的肺炎链球菌对青霉素或其他抗生素耐药,其机制不是β内酰胺酶介导而是青霉素结合蛋白的改变。虽然不少β内酰胺类和氟喹诺酮类抗生素对这些病原体有效,但对耐药肺炎链球菌肺炎并发脑膜炎的患者应使用万古霉素治疗。如果患者有假单胞菌感染的危险因素(如支气管扩张、长期使用抗生素、长期使用糖皮质激素)应联合使用抗假单胞菌抗生素并应覆盖非典型病原体,如环丙沙星加抗假单胞菌β内酰胺类,或抗假单胞菌β内酰胺类加氨基糖苷类加大环内酯类或氟喹诺酮类。

临床上选取任何治疗方案都应根据当地抗生素耐药的情况、流行病学和细菌培养及实验室结果进行调整。关于抗生素的治疗疗程目前也很少有资料可供参考,应考虑感染的严重程度,菌血症、多器官功能衰竭、持续性全身炎症反应和损伤等。一般来说,根据疾病的严重程度和宿主免疫抑制的状态,肺炎链球菌肺炎疗为7~10天,军团菌肺炎的疗程需要14~21天。ICU的大多数治疗都是通过静脉途径的,但近期的研究表明只要病情稳定、没有发热,即使在危重患者,3天静脉给药后亦可转为口服治疗,即序贯或转换治疗。转换为口服治疗的药物可选择氟喹诺酮类,因其生物利用度高,口服治疗也可达到同静脉给药一样的血药浓度。

由于嗜肺军团菌在重症CAP的相对重要性,应特别注意其治疗方案。虽然目前有很多体外有抗军团菌活性的药物,但在治疗效果上仍缺少前瞻性、随机对照研究的资料。回顾性的资料和长期临床经验支持使用红霉素4 g/d治疗住院的军团菌肺炎患者。在多肺叶病变、器官功能衰竭或严重免疫抑制的患者,在治疗的前3~5天应加用利福平。其他大环内酯类(克拉霉素和阿奇霉素)也有效。除上述之外可供选择的药物有氟喹诺酮类(环丙沙星、左氧氟沙星、加替沙星、莫西沙星)或多西环素。氟喹诺酮类在治疗军团菌肺炎的动物模型中特别有效。

2.重症HAP的抗生素治疗

HAP应根据患者的情况和最可能的病原体而采取个体化治疗。对于早发的(住院4天内起病者)重症肺炎患者而没有特殊病原体感染危险因素者,应针对"常见病原体"治疗。这些病原体包括肺炎链球菌、流感嗜血杆菌、甲氧西林敏感的金黄色葡萄球菌和非耐药的革兰阴性细菌。抗生素可选择第二代、第三代、第四代头孢菌素、β内酰胺类/β内酰胺酶抑制剂复合剂、氟喹诺酮类或联用克林霉素和氨曲南。

对于任何时间起病、有特殊病原体感染危险因素的轻中症肺炎患者,有感染"常见病原体"和其他病原体危险者,应评估危险因素来指导治疗。如果有近期腹部手术或明确的误吸史,应注意厌氧菌,可在主要抗生素基础上加用克林霉素或单用β内酰胺类/β内酰胺酶抑制剂复合剂;如果患者有昏迷或有头部创伤、肾衰竭或糖尿病史,应注意金黄色葡萄球菌感染,需针对性选择有效的抗生素;如果患者起病前使用过大剂量的糖皮质激素、或近期有抗生素使用史、或长期ICU住院史,即使患者的HAP并不严重,也应经验性治疗耐药病原体。治疗方法是联用两种抗假单胞菌抗生素,如果气管抽吸物革兰染色见阳性球菌还需加用万古霉素(或可使用利奈唑胺或奎奴普丁/达福普汀)。所有的患者,特别是气管插管的ICU患者,经验性用药必须持续到痰培养结果出来之后。如果无铜绿假单胞菌或其他耐药革兰阴性细菌感染,则可根据药敏情况使用单一药物治疗。非耐药病原体的重症HAP患者可用任何以下单一药物治疗:亚胺培南、美罗培南、哌拉西林/他唑巴坦或头孢吡肟。

ICU 中 HAP 的治疗也应根据当地抗生素敏感情况,以及当地经验和对某些抗生素的偏爱而调整。每个 ICU 都有它自己的微生物药敏情况,而且这种情况随时间而变化,因而有必要经常更新经验用药的策略。经验用药中另一个需要考虑的是"抗生素轮换"策略,它是指标准经验治疗过程中有意更改抗生素使细菌暴露于不同的抗生素从而减少抗生素耐药的选择性压力,达到减少耐药病原体感染发生率的目的。"抗生素轮换"策略目前仍在研究之中,还有不少问题未能明确,包括每个用药循环应该持续多久?应用什么药物进行循环?这种方法在内科和外科患者的有效性分别有多高?循环药物是否应该针对革兰阳性细菌同时也针对革兰阴性细菌等。

在某些患者中,雾化吸入这种局部治疗可用以弥补全身用药的不足。氨基糖苷类雾化吸入可能有一定的益处,但只用于革兰阴性细菌肺炎全身治疗无效者。多黏菌素雾化吸入也可用于耐药铜绿假单胞菌的感染。

对于初始经验治疗失败的患者,应该考虑其他感染性或非感染性的诊断,包括肺曲霉感染。对持续发热并有持续或进展性肺部浸润的患者可经验性使用两性霉素 B。虽然传统上应使用开放肺活检来确定其最终诊断,但临床上是否活检仍应个体化。临床上还应注意其他的非感染性肺部浸润的可能性。

(三)支持治疗

支持治疗主要包括液体补充、血流动力学、通气和营养支持,起到稳定患者状态的作用,而更直接的治疗仍需要针对患者的基础病因。流行病学证据显示,营养不良影响肺炎的发病和危重患者的预后。同样,临床资料也支持肠内营养可以预防肺炎的发生,特别是对于创伤的患者。对于严重脓毒症和多器官功能衰竭的分解代谢旺盛的重症肺炎患者,在起病 48 小时后应开始经肠内途径进行营养支持,一般把导管插入到空肠进行喂养以避免误吸;如果使用胃内喂养,最好是维持患者半卧体位以减少误吸的风险。

(四)胸部理疗

拍背、体位引流和振动可以促进黏痰排出的效果尚未被证实。胸部理疗广泛应用的局限在于:①其有效性未被证实,特别是不能减少患者的住院时间。②费用高,需要专人使用。③有时引起 PaO_2 的下降。目前的经验是胸部理疗对于脓痰过多(>30 mL/d)或严重呼吸肌疲劳不能有效咳嗽的患者是最为有用的,如对囊性纤维化、COPD 和支气管扩张的患者。

使用自动化病床的侧翻疗法,有时加以振动叩击,是一种有效地预防外科创伤及内科患者肺炎的方法,但其地位仍不确切。

(五)促进痰液排出

雾化和湿化可降低痰的黏度,因而可改善不能有效咳嗽患者的排痰,然而雾化产生的大多水蒸气都沉积在上呼吸道并引起咳嗽,一般并不影响痰的流体特性。目前很少有数据支持湿化能特异性地促进细菌清除或肺炎吸收的观点。乙酰半胱氨酸能破坏痰液的二硫键,有时也用于肺炎患者的治疗,但由于其刺激性,因而在临床应用上受到一定限制。痰中的 DNA 增加了痰液黏度,重组的 DNA 酶能裂解 DNA,已证实在囊性纤维化患者中有助于改善症状和肺功能,但对肺炎患者其价值尚未被证实。支气管舒张药也能促进黏液排出和纤毛运动频率,对 COPD 合并肺炎的患者有效。

四、急救护理

(一)护理目标

(1)维持生命体征稳定,降低病死率。
(2)维持呼吸道通畅,促进有效咳嗽、排痰。
(3)维持正常体温,减轻高热伴随症状,增加患者舒适感。
(4)供给足够营养和液体。
(5)预防传染和继发感染。

(二)护理措施

1.病情监护

重症肺炎患者病情危重、变化快,特别是高龄及合并严重基础疾病患者,需要严密监护病情变化,包括持续监护心电、血压、呼吸、血氧饱和度,监测意识、尿量、血气分析结果、肾功能、电解质、血糖变化。任何异常变化均应及时报告医师,早期处理。同时床边备好吸引装置、吸氧装置、气管插管和气管切开等抢救用品及抢救药物等。

2.维持呼吸功能的护理

(1)密切观察患者的呼吸情况,监护呼吸频率、节律、呼吸音、血氧饱和度。出现呼吸急促、呼吸困难,口唇、指(趾)末梢发绀,低氧血症(血氧饱和度<80%),双肺呼吸音减弱,必须及时给予鼻导管或面罩有效吸氧,根据病情变化调节氧浓度和流量。面罩呼吸机加压吸氧时,注意保持密闭,对于面颊部极度消瘦的患者,在颊部与面罩之间用脱脂棉垫衬托,避免漏气影响氧疗效果和皮肤压迫。意识清楚的患者嘱其用鼻呼吸,脱面罩间歇时间不宜过长。鼓励患者多饮水,减少张口呼吸和说话。

(2)常规及无创呼吸机加压吸氧不能改善缺氧时,采取气管插管呼吸机辅助通气。机械通气需要患者较好的配合,事先向患者简明讲解呼吸机原理、保持自主呼吸与呼吸机同步的配合方法、注意事项等。指导患者使用简单的身体语言表达需要,如用动腿、眨眼、动手指表示口渴、翻身、不适等或写字表达。机械通气期间严格做好护理,每天更换呼吸管道,浸泡消毒后再用环氧乙烷灭菌;严格按无菌技术操作规程吸痰。护理操作特别是给患者翻身时,注意呼吸机管道水平面保持一定倾斜度,使其低于患者呼吸道,集水瓶应在呼吸环路的最低位,并及时检查倾倒管道内、集水瓶内冷凝水,避免其反流入气道。根据症状、血气分析、血氧饱和度调整吸入氧浓度,力求在最低氧浓度下达到最佳的氧疗效果,争取尽快撤除呼吸机。

(3)保持呼吸道通畅,及时清除呼吸道分泌物。①遵医嘱给予雾化吸入每天2次,有效湿化呼吸道。正确使用雾化吸入,雾化液用生理盐水配制,温度在35℃左右。使喷雾器保持竖直向上,并根据患者的姿势调整角度和位置,吸入过程护士必须在场严密观察病情,如出现呼吸困难、口周发绀,应停止吸入,立即吸痰、吸氧,不能缓解时通知医师。症状缓解后继续吸入。每次雾化后,协助患者翻身、拍背。拍背时五指并拢成空心掌,由上而下,由外向内,有节律地轻拍背部。通过振动,使小气道分泌物松动易于进入较大气道,有利于排痰及改善肺通、换气功能。每次治疗结束后,雾化器内余液应全部倾倒,重新更换灭菌蒸馏水;雾化器连接管及面罩用0.5%三氯异氰尿酸(健之素)消毒液浸泡30分钟,用清水冲净后晾干备用。②指导患者定时有效咳嗽,病情允许时使患者取坐位,先深呼吸,轻咳数次将痰液集中后,用力咳出,也可促使肺膨胀。协助患者勤翻身,改变体位,每2小时拍背体疗1次。对呼吸无力、衰竭的患者,用手指压在胸骨切迹上方刺激气管,促使患者咳嗽排痰。③老年人、衰弱的患者,咳嗽反射受抑制者,呼吸防御机制受损,不能有效地将呼吸道分泌物排出时,应按需要吸痰。用一次性吸痰管,检查导管通畅后,在无负压情况下将吸痰管轻轻插入 10~15 cm,退出 1~2 cm,以便游离导管尖端,然后打开负压,边旋转边退出。有黏液或分泌物处稍停。每次吸痰时间应少于 15 秒。吸痰时,同一根吸痰管应先吸气道内分泌物,再吸鼻腔内分泌物,不能重复进入气道。

(4)研究表明,患者俯卧位发生吸入性肺炎的概率比左侧卧位和仰卧位患者低,定时帮助患者取该体位。进食时抬高床头 30°~45°,减少胃液反流误吸机会。

3.合并感染性休克的护理

发生休克时,患者取去枕平卧位,下肢抬高 20°~30°,增加回心血量和脑部血流量。保持静脉通道畅通,积极补充血容量,根据心功能、皮肤弹性、血压、脉搏、尿量及中心静脉压情况调节输液速度,防止肺水肿。加强抗感染,使用血管活性药物时,用药浓度、单位时间用量,严格遵医嘱,动态观察病情,及时反馈,为治疗方案的调整提供依据。体温不升者给予棉被保暖,避免使用热水袋、电热毯等加温措施。

4.合并急性肾衰竭的护理

少尿期准确记录出入量,留置导尿管,记录每小时尿量,严密观察肾功能及电解质变化,根据医嘱严格控制补液量及补液速度。高血钾是急性肾衰竭患者常见死亡原因之一,此期避免摄入含钾高的食物;多尿期应注意补充水分,保持水、电解质平衡。尿量<20 mL/h 或<80 mL/24 h 的急性肾衰竭者需要血液透析治疗。

5.发热的护理

高热时帮助降低体温,减轻高热伴随症状,增加患者舒适感。每 2 小时监测体温 1 次。密切观察发热规律、特点及伴随症状,及时报告医师对症处理;寒战时注意保暖,高热给予物理降温,冷毛巾敷前额,冰袋置于腋下、腹股沟等处,或温水、酒精擦浴。物理降温效果差时,遵医嘱给予退热剂。降温期间要注意随时更换汗湿的衣被,防止受凉,鼓励患者多饮水,保证机体需要,防止肾血流灌注不足,诱发急性肾功能不全。加强口腔护理。

6.预防传染及继发感染

(1)采取呼吸道隔离措施,切断传播途径。单人单室,避免交叉感染。严格遵守各种消毒、隔离制度及无菌技术操作规程,医护人员操作前后应洗手,特别是接触呼吸道分泌物和护理气管切开、插管患者前后要彻底流水洗手,并采取戴口罩、手套等隔离手段。开窗通风保持病房空气流通,每天定时紫外线空气消毒 30~60 分钟,加强病房内物品的消毒,所有医疗器械和物品特别是呼吸治疗器械定时严格消毒、灭菌。控制陪护及探视人员流动,实行无陪人管理。对特殊感染、耐药菌株感染及易感人群应严格隔离,及时通报。

(2)加强呼吸道管理。气管切开患者更换内套管前,必须充分吸引气囊周围分泌物,以免含菌的渗出液漏入呼吸道诱发肺炎。患者取半坐位以减少误吸危险。尽可能缩短人工气道留置和机械通气时间。

(3)患者分泌物、痰液存放于黄色医疗垃圾袋中焚烧处理,定期将呼吸机集水瓶内液体倒入装有 0.5% 健之素消毒液的容器中集中消毒处理。

7.营养支持治疗的护理

营养支持是重要的辅助治疗。重症肺炎患者防御功能减退,体温升高使代谢率增加,机体需要增加免疫球蛋白、补体、内脏蛋白的合成,支持巨噬细胞、淋巴细胞活力及酶活性。提供重症肺炎患者高蛋白、高热量、富含维生素、易消化的流质或半流质饮食,尽量符合患者口味,少食多餐。有时需要鼻饲营养液,必要时胃肠外应用免疫调节剂,如免疫球蛋白、血浆、清蛋白和氨基酸等营养物质以提高抵抗力,增强抗感染效果。

8.舒适护理

为保证患者舒适,重视做好基础护理。重症肺炎急性期患者要卧床休息,安排好治疗、护理时间,尽量减少打扰,保证休息。帮助患者维持舒服的治疗体位。保持病室清洁、安静,空气新鲜。室温保持在22～24℃,使用空气湿化器保持空气相对湿度为60%～70%。保持床铺干燥、平整。保持口腔清洁。

9.采集痰标本的护理干预

痰标本是最常用的下呼吸道病原学标本,其检验结果是选择抗生素治疗的确切依据,正确采集痰标本非常重要。准确的采样是经气管采集法,但患者有一定痛苦,不易被接受。临床一般采用自然咳痰法。采集痰标本应注意必须在抗生素治疗前采集新鲜、深咳后的痰,迅速送检,避免标本受到口咽处正常细菌群的污染,以保证细菌培养结果准确性。具体方法是:嘱患者先将唾液吐出、漱口,并指导或辅助患者深吸气后咳嗽,咳出肺部深处痰液,留取标本。收集痰液后应在30分钟内送检。经气管插管收集痰标本时,可使用一次性痰液收集器。用无菌镊夹持吸痰管插入气管深部,注意勿污染吸痰管。留痰过程注意无菌操作。

10.心理护理

评估患者的心理状态,采取有针对性的护理。患者病情重,呼吸困难、发热、咳嗽等明显不适,导致患者烦躁和恐惧,加压通气、气管插管、机械通气患者尤其明显,上述情绪加重呼吸困难。护士要鼓励患者倾诉,多与其交流,语言交流困难时,用文字或体态语言主动沟通,尽量消除其紧张恐惧心理。了解患者的经济状况及家庭成员情况,帮助患者寻求更多支持和帮助。及时向患者及家属解释,介绍病情和治疗方案,使其信任和理解治疗、护理的作用,增加安全感,保持情绪稳定。

11.健康教育

出院前指导患者坚持呼吸功能锻炼,做深呼吸运动,增强体质。减少去公共场所的次数,预防感冒。上呼吸道感染急性期外出戴口罩。居室保持良好的通风,保持空气清新。均衡膳食,增加机体抵抗力,戒烟,避免劳累。

(李国强)

第二节 重症哮喘

支气管哮喘(简称哮喘)是常见的慢性呼吸道疾病之一,近年来,其患病率在全球范围内有逐年增加的趋势,参照全球哮喘防治创议(GINA)和我国支气管哮喘防治指南,将定义重新修订为哮喘是由多种细胞包括气道的炎性细胞和结构细胞(如嗜酸性粒细胞、肥大细胞、T淋巴细胞、中性粒细胞、平滑肌细胞、气道上皮细胞等)和细胞组分参与的气道慢性炎症性疾病。这种慢性炎症导致气道高反应性,通常出现广泛多变的可逆性气流受限,并引起反复发作性的喘息、气急、胸闷或咳嗽等症状,常在夜间和/或清晨发作、加剧,多数患者可自行缓解或经治疗缓解。如果哮喘急性发作,虽经积极吸入糖皮质激素(≤1 000 μg/d)和应用长效 $β_2$ 受体激动剂或茶碱类药物治疗数小时,病情不缓解或继续恶化;或哮喘呈暴发性发作,哮喘发作后短时间内即进入危重状态,则称为重症哮喘。如病情不能得到有效控制,可迅速发展为呼吸衰竭而危及生命,故需住院治疗。

一、病因和发病机制

(一)病因

哮喘的病因还不十分清楚,目前认为同时受遗传因素和环境因素的双重影响。

(二)发病机制

哮喘的发病机制不完全清楚,可能是免疫-炎症反应、神经机制和气道高反应性及其之间的相互作用。重症哮喘目前已经基本明确的发病因素主要有以下几种。

1.诱发因素的持续存在

诱发因素的持续存在使机体持续地产生抗原-抗体反应,发生气道炎症、气道高反应性和支气管痉挛,在此基础上,支气管黏膜充血水肿、大量黏液分泌并形成黏液栓,阻塞气道。

2.呼吸道感染

细菌、病毒及支原体等的感染可引起支气管黏膜充血肿胀及分泌物增加,加重气道阻塞;某些微生物及其代谢产物还可以作为抗原引起免疫-炎症反应,使气道高反应性加重。

3.糖皮质激素使用不当

长期使用糖皮质激素常常伴有下丘脑-垂体-肾上腺皮质轴功能抑制,突然减量或停用,可造成体内糖皮质激素水平的突然降低,造成哮喘的恶化。

4.脱水、痰液黏稠、电解质紊乱

哮喘急性发作时,呼吸道丢失水分增加、多汗造成机体脱水,痰液黏稠不易咳出而阻塞大小气道,加重呼吸困难,同时由于低氧血症可使无氧酵解增加,酸性代谢产物增加,合并代谢性酸中毒,使病情进一步加重。

5.精神心理因素

许多学者提出心理社会因素通过对中枢神经、内分泌和免疫系统的作用而导致哮喘发作,是使支气管哮喘发病率和死亡率升高的一个重要因素。

二、病理生理

重症哮喘的支气管黏膜充血水肿、分泌物增多甚至形成黏液栓以及气道平滑肌的痉挛导致呼吸道阻力在吸气和呼气时均明显升高,小气道阻塞,肺泡过度充气,肺内残气量增加,加重吸气肌肉的负荷,降低肺的顺应性,内源性呼气末正压(PEEPi)增大,导致吸气功耗增大。小气道阻塞,肺泡过度充气,相应区域毛细血管的灌注减低,引起肺泡通气/血流(V/Q)比例的失调,患者常出现低氧血症,多数患者表现为过度通气,通常 $PaCO_2$ 降低,若 $PaCO_2$ 正常或升高,应警惕呼吸衰竭的可能性或是否已经发生了呼吸衰竭。重症哮喘患者,若气道阻塞不迅速解除,潮气量将进行性下降,最终将会发生呼吸衰竭。哮喘发作持续不缓解,也可能出现血液循环的紊乱。

三、临床表现

(一)症状

重症哮喘患者常出现极度严重的呼气性呼吸困难、被迫采取坐位或端坐呼吸,干咳或咳大量白色泡沫痰,不能讲话、紧张、焦虑、恐惧、大汗淋漓。

(二)体征

患者常出现呼吸浅快,呼吸频率增快(>30次/分),可有三凹征,呼气期两肺满布哮鸣音,也可哮鸣音不出现,即所谓的"寂静胸",心率增快(>120次/分),可有血压下降,部分患者出现奇脉、胸腹反常运动、意识障碍,甚至昏迷。

四、实验室检查和其他检查

(一)痰液检查

哮喘患者痰涂片显微镜下可见到较多嗜酸性粒细胞、脱落的上皮细胞。

(二)呼吸功能检查

哮喘发作时,呼气流速指标均显著下降,第1秒钟用力呼气容积(FEV_1)、第1秒钟用力呼气容积占用力肺活量比值($FEV_1/FVC\%$,即1秒率)以及呼气峰值流速(PEF)均减少。肺容量指标可见用力肺活量减少、残气量增加、功能残气量和肺总量增加,残气占肺总量百分比增高。大多数成人哮喘患者呼气峰值流速<50%预计值则提示重症发作,呼气峰值流速<33%预计值提示危重或致命性发作,需做血气分析检查以监测病情。

(三)血气分析

由于气道阻塞且通气分布不均,通气/血流比例失衡,大多数重症哮喘患者有低氧血症,PaO_2<8.0 kPa(60 mmHg),少数患者 PaO_2<6.0 kPa(45 mmHg),过度通气可使 $PaCO_2$ 降低,pH上升,表现为呼吸性碱中毒;若病情进一步发展,气道阻塞严重,可有缺氧及 CO_2 潴留,$PaCO_2$ 上升,血pH下降,出现呼吸性酸中毒;若缺氧明显,可合并代谢性酸中毒。$PaCO_2$ 正常往往是哮喘恶化的指标,高碳酸血症是哮喘危重的表现,需给予足够的重视。

(四)胸部 X 线检查

早期哮喘发作时可见两肺透亮度增强,呈过度充气状态,并发呼吸道感染时可见肺纹理增加及炎性浸润阴影。重症哮喘要注意气胸、纵隔气肿及肺不张等并发症的存在。

(五)心电图检查

重症哮喘患者心电图常表现为窦性心动过速、电轴右偏、偶见肺性 P 波。

五、诊断

(一)哮喘的诊断标准

(1)反复发作喘息、气急、胸闷或咳嗽,多与接触变应原、冷空气、物理、化学性刺激,以及病毒性上呼吸道感染、运动等有关。

(2)发作时双肺可闻及散在或弥漫性、以呼气相为主的哮鸣音,呼气相延长。

(3)上述症状和体征可经治疗缓解或自行缓解。

(4)除去其他疾病所引起的喘息、气急、胸闷和咳嗽。

(5)临床表现不典型者(如无明显喘息或体征),应至少具备以下1项试验阳性:①支气管激发试验或运动激发试验阳性。②支气管舒张试验阳性,第 1 秒用呼气容积增加≥12%,且第 1 秒用呼气容积增加绝对值≥200 mL。③呼气峰值流速日内(或 2 周)变异率≥20%。

符合(1)～(4)条或(4)～(5)条者,可以诊断为哮喘。

(二)哮喘的分期及分级

根据临床表现,哮喘可分为急性发作期、慢性持续期和临床缓解期。急性发作是指喘息、气促、咳嗽、胸闷等症状突然发生,或原有症状急剧加重,常有呼吸困难,以呼气流量降低为其特征,常因接触变应原、刺激物或呼吸道感染诱发。哮喘急性发作时病情严重程度可分为轻度、中度、重度、危重四级(表 7-3)。

表 7-3 哮喘急性发作时病情严重程度的分级

临床特点	轻度	中度	重度	危重
气短	步行、上楼时	稍事活动	休息时	
体位	可平卧	喜坐位	端坐呼吸	
谈话方式	连续成句	常有中断	仅能说出字和词	不能说话
精神状态	可有焦虑或尚安静	时有焦虑或烦躁	常有焦虑、烦躁	嗜睡、意识模糊
出汗	无	有	大汗淋漓	
呼吸频率(次/分)	轻度增加	增加	>30	
辅助呼吸肌活动及三凹征	常无	可有	常有	胸腹矛盾运动
哮鸣音	散在,呼气末期	响亮、弥漫	响亮、弥漫	减弱、甚至消失
脉率(次/分)	<100	100～120	>120	脉率变慢或不规则
奇脉(深吸气时收缩压下降,mmHg)	无,<10	可有,10～25	常有,>25	无
使用 β_2 受体激动剂后呼气峰值流速占预计值或个人最佳值%	>80%	60%～80%	<60% 或<100 L/min 或作用时间<2 小时	
PaO_2(吸空气,mmHg)	正常	≥60	<60	<60
$PaCO_2$(mmHg)	<45	≤45	>45	>45
SaO_2(吸空气,%)	≥95	91～95	≤90	≤90
pH				降低

注:1 mmHg=0.133 kPa。

六、鉴别诊断

(一)左侧心力衰竭引起的喘息样呼吸困难

(1)患者多有高血压、冠状动脉粥样硬化性心脏病、风湿性心脏病和二尖瓣狭窄等病史和体征。

(2)阵发性咳嗽,咳大量粉红色泡沫痰,两肺可闻及广泛的湿啰音和哮鸣音,左心界扩大,心率增快,心尖部可闻及奔马律。

(3)胸部 X 线及心电图检查符合左心病变。

(4)鉴别困难时,可雾化吸入 β_2 受体激动剂或静脉注射氨茶碱缓解症状后,进一步检查,忌用肾上腺素或吗啡,以免造成危险。

(二)慢性阻塞性肺疾病

(1)中老年人多见,起病缓慢、病程较长,多有长期吸烟或接触有害气体的病史。

(2)慢性咳嗽、咳痰,晨间咳嗽明显,气短或呼吸困难逐渐加重。有肺气肿体征,两肺可闻及湿啰音。

(3)慢性阻塞性肺疾病急性加重期和哮喘区分有时十分困难,用支气管扩张药和口服或吸入激素做治疗性试验可能有所帮助。慢性阻塞性肺疾病也可与哮喘合并同时存在。

(三)上气道阻塞

(1)呼吸道异物者有异物吸入史。

(2)中央型支气管肺癌、气管支气管结核、复发性多软骨炎等气道疾病,多有相应的临床病史。

(3)上气道阻塞一般出现吸气性呼吸困难。

(4)胸部 X 线摄片、CT、痰液细胞学或支气管镜检查有助于诊断。

(5)平喘药物治疗效果不佳。

此外,应和变态反应性肺浸润、自发性气胸等相鉴别。

七、急诊处理

哮喘急性发作的治疗取决于发作的严重程度以及对治疗的反应。对于具有哮喘相关死亡高危因素的患者,应给予高度重视。高危患者包括:①曾经有过气管插管和机械通气的濒于致死性哮喘的病史。②在过去 1 年中因为哮喘而住院或看急诊。③正在使用或最近刚刚停用口服糖皮质激素。④目前未使用吸入糖皮质激素。⑤过分依赖速效 β_2 受体激动剂,特别是每月使用沙丁胺醇(或等效药物)超过 1 支的患者。⑥有心理疾病或社会心理问题,包括使用镇静药。⑦有对哮喘治疗不依从的历史。

(一)轻度和部分中度急性发作哮喘患者可在家庭中或社区中治疗

治疗措施主要为重复吸入速效 β_2 受体激动剂,在第 1 小时每次吸入沙丁胺醇 $100\sim200~\mu g$ 或特布他林 $250\sim500~\mu g$,必要时每 20 分钟重复 1 次,随后根据治疗反应,轻度调整为 $3\sim4$ 小时再用 $2\sim4$ 喷,中度 $1\sim2$ 小时用 $6\sim10$ 喷。如果对吸入性 β_2 受体激动剂反应良好(呼吸困难显著缓解,呼气峰值流速占预计值≥80%或个人最佳值,且疗效维持 $3\sim4$ 小时),通常不需要使用其他药物。如果治疗反应不完全,尤其是在控制性治疗的基础上发生的急性发作,应尽早口服糖皮质激素(泼尼松龙 $0.5\sim1~mg/kg$ 或等效剂量的其他激素),必要时到医院就诊。

(二)部分中度和所有重度急性发作均应到急诊室或医院治疗

1.联合雾化吸入 β_2 受体激动剂和抗胆碱能药物

β_2 受体激动剂通过对气道平滑肌和肥大细胞等细胞膜表面的 β_2 受体的作用,舒张气道平滑肌、减少肥大细胞脱颗粒和介质的释放等,缓解哮喘症状。重症哮喘时应重复使用速效 β_2 受体激动剂,推荐初始治疗时连续雾化给药,随后根据需要间断给药(6 次/天)。雾化吸入抗胆碱药物,如溴化异丙托品(常用剂量为 $50\sim125~\mu g$,$3\sim4$ 次/天)、溴化氧托品等可阻断节后迷走神经传出支,通过降低迷走神经张力而舒张支气管,与 β_2 受体激动剂联合使用具有协同、互补作用,能够取得更好的支气管舒张作用。

2. 静脉使用糖皮质激素

糖皮质激素是最有效的控制气道炎症的药物,重度哮喘发作时应尽早静脉使用糖皮质激素,特别是对吸入速效 β_2 受体激动剂初始治疗反应不完全或疗效不能维持者。如静脉及时给予琥珀酸氢化可的松(400～1 000 mg/d)或甲泼尼龙(80～160 mg/d),分次给药,待病情得到控制和缓解后,改为口服给药(如静脉使用激素 2～3 天,继之以口服激素 3～5 天),静脉给药和口服给药的序贯疗法有可能减少激素用量和不良反应。

3. 静脉使用茶碱类药物

茶碱具有舒张支气管平滑肌作用,并具有强心、利尿、扩张冠状动脉、兴奋呼吸中枢和呼吸肌等作用。临床上在治疗重症哮喘时静脉使用茶碱作为症状缓解药,静脉注射氨茶碱[首次剂量为 4～6 mg/kg,注射速度不宜超过 0.25 mg/(kg·min),静脉滴注维持剂量为 0.6～0.8 mg/(kg·h)],茶碱可引起心律失常、血压下降,甚至死亡,其有效、安全的血药浓度范围应在 6～15 μg/mL,在有条件的情况下应监测其血药浓度,及时调整浓度和滴速。发热、妊娠、抗结核治疗可以降低茶碱的血药浓度;而肝疾病、充血性心力衰竭以及合用西咪替丁(甲氰咪胍)、喹诺酮类、大环内酯类药物等可影响茶碱代谢而使其排泄减慢,增加茶碱的毒性作用,应引起重视,并酌情调整剂量。

4. 静脉使用 β_2 受体激动剂

平喘作用较为迅速,但因全身不良反应的发生率较高,国内较少使用。

5. 氧疗

使 $SaO_2 \geq 90\%$,吸氧浓度一般 30% 左右,必要时增加至 50%,如有严重的呼吸性酸中毒和肺性脑病,吸氧浓度应控制在 30% 以下。

6. 气管插管机械通气

重度和危重哮喘急性发作经过氧疗、全身应用糖皮质激素、β_2 受体激动剂等治疗,临床症状和肺功能无改善,甚至继续恶化,应及时给予机械通气治疗,其指征主要包括意识改变、呼吸肌疲劳、$PaCO_2 \geq 6.0$ kPa(45 mmHg)等。可先采用经鼻(面)罩无创机械通气,若无效应及早行气管插管机械通气。哮喘急性发作机械通气需要较高的吸气压,可使用适当水平的呼气末正压治疗。如果需要过高的气道峰压和平台压才能维持正常通气容积,可试用允许性高碳酸血症通气策略以减少呼吸机相关肺损伤。

八、急救护理

(一)护理目标

(1)及早发现哮喘先兆,保障最佳治疗时机,终止发作。

(2)尽快解除呼吸道阻塞,纠正缺氧,挽救患者生命。

(3)减轻患者身体、心理的不适及痛苦。

(4)提高患者的活动能力,提高生活质量。

(5)健康指导,提高自护能力,减少复发,维护肺功能。

(二)护理措施

(1)院前急救时的护理:①首先做好出诊前的评估。接到出诊联系电话时询问患者的基本情况,做出预测评估及相应的准备。除备常规急救药外,需备短效的糖皮质激素及 β_2 受体激动剂(气雾剂)、氨茶碱等。做好机械通气的准备,救护车上的呼吸机调好参数,准备吸氧面罩。②到达现场后,迅速评估病情及周围环境,判断是否有诱发因素。简单询问相关病史,评估病情。立即监测生命体征、意识状态的情况,发生呼吸、心搏骤停时立即配合医师进行心肺复苏,建立人工气道进行机械辅助通气。尽快解除呼吸道阻塞,及时纠正缺氧是抢救患者的关键。给予氧气吸入,面罩或者用高频呼吸机通气吸氧。遵医嘱立即帮助患者吸入糖皮质激素和 β_2 受体激动剂定量气雾剂,氨茶碱缓慢静脉滴注,肾上腺素 0.25~0.5 mg 皮下注射,30 分钟后可重复 1 次。迅速建立静脉通道。固定好吸氧、输液管,保持通畅。重症哮喘病情危急,严重缺氧导致极其恐惧、烦躁,护士要鼓励患者,端坐体位做好固定,扣紧安全带,锁定担架平车与救护车定位把手,并在一旁扶持。运送途中,密切监护患者的呼吸频率及节律、血氧饱和度、血压、心率、意识的变化,观察用药反应。

(2)到达医院后,帮助患者取坐位或半卧位,放移动托板,使其身体伏于其上,利于通气和减少疲劳。立即连接吸氧装置,调好氧流量。检查静脉通道是否通畅。备吸痰器、气管插管、呼吸机、抢救药物、除颤器。连接监护仪,监测呼吸、心电、血压等生命体征。观察患者的意识、呼吸频率、哮鸣音高低变化。一般哮喘发作时,两肺布满高调哮鸣音,但重危哮喘患者,因呼吸肌疲劳和小气道广泛痉挛,使肺内气体流速减慢,哮鸣音微弱,出现"沉默肺",提示病情危重。护士对病情变化要有预见性,发现异常及时报告医师处理。

(3)迅速收集病史、以往药物服用情况,评估哮喘程度。如果哮喘发作经数小时积极治疗后病情仍不能控制,或急剧进展,即为重症哮喘,此时病情不稳定,可危及生命,需要加强监护、治疗。

(4)确保气道通畅维护有效排痰、保持呼吸道通畅是急重症哮喘的护理重点。①哮喘发作时,支气管黏膜充血水肿,腺体分泌亢进,合并感染更重,产生大量痰液。而此时患者因呼吸急促、喘息,呼吸道水分丢失,致使痰液黏稠不易咳出,大量黏痰形成痰栓阻塞气管、支气管,导致严重气道阻塞,加上气道痉挛,气道内压力明显增加,加重喘息及感染。因此必须注意补充水分、湿化气道,积极排痰,保持呼吸道通畅。②按时协助患者翻身、叩背,加强体位引流;雾化吸入,湿化气道,稀释痰液,防止痰栓形成。采用小雾量、短时间、间歇雾化方式,湿化时密切观察患者呼吸状态,发现喘息加重、血氧饱和度下降等异常立即停止雾化。床边备吸痰器,防止痰液松解后大量涌出导致窒息。吸痰时动作轻柔、准确,吸力和深度适当,尽量减少刺激并达到有效吸引。每次吸痰时间不超过 15 秒,该过程中注意观察患者的面色、呼吸、血氧饱和度、血压及心率的变化。严格无菌操作,避免交叉感染。

(5)吸氧治疗的护理:①给氧方式、浓度和流量根据病情及血气分析结果予以调节。一般给予鼻导管吸氧,氧流量 4~6 L/min;有二氧化碳潴留时,氧流量 2~4 L/min;出现低氧血症时改用面罩吸氧,氧流量 6~10 L/min。经过吸氧和药物治疗病情不缓解,低氧血症和二氧化碳潴留加剧时进行气管插管呼吸机辅助通气。此时应做好呼吸机和气道管理,防止医源性感染,及时有效地吸痰和湿化气道。气管插管患者吸痰前后均应吸入纯氧 3~5 分钟。②吸氧治疗时,观察呼吸窘迫有无缓解,意识状况,末梢皮肤黏膜颜色、湿度等,定时监测血气分析。高浓度吸氧(>60%)持续 6 小时以上时应注意有无烦躁、情绪激动、呼吸困难加重等中毒症状。

(6)药物治疗的护理:终止哮喘持续发作的药物根据其作用机制可分为:具有抗炎作用和缓解症状作用两大类。给药途径包括吸入、静脉和口服。①吸入给药的护理 吸入的药物局部抗炎作用强,直接作用于呼吸道,所需剂量较小,全身性不良反应较少。剂型有气雾剂、干粉和溶液。护士指导患者正确吸入药物。先嘱患者将气呼尽,然后开始深吸气,同时喷出药液,吸气后屏气数秒,再慢慢呼出。吸入给药有口咽部局部的不良反应,包括声音嘶哑、咽部不适和念珠菌感染,吸药后让患者及时用清水含漱口咽部。密切观察与用药效果和不良反应,严格掌握吸入剂量。②静脉给药的护理经静脉用药有糖皮质激素、茶碱类及β受体激动剂。护士要熟练掌握常用静脉注射平喘药物的药理学、药代动力学、药物的不良反应、使用方法及注意事项,严格执行医嘱的用药剂量、浓度和给药速度,合理安排输液顺序。保持静脉通路畅通,药液无外渗,确保药液在规定时间内输入。观察治疗反应,监测呼吸频率、节律、血氧饱和度、心率、心律和哮喘症状的变化等。应用拟肾上腺素和茶碱类药物时应注意观察有无心律失常、心动过速、血压升高、肌肉震颤、抽搐、恶心、呕吐等不良反应,严格控制输入速度,及时反馈病情变化,供医师及时调整医嘱,保持药物剂量适当;应用大剂量糖皮质激素类药物应观察是否有消化道出血或水钠潴留、低钾性碱中毒等表现,发现后及时通知医师处理。③口服给药重度哮喘吸入大剂量激素治疗无效的患者应早期口服糖皮质激素,一般使用半衰期较短的糖皮质激素,如泼尼松、泼尼松龙或甲基泼尼松龙等。每次服药护士应协助,看患者服下,防止漏服或服用时间不恰当。正确的服用方法是每天或隔天清晨顿服,以减少外源性激素对脑垂体-肾上腺轴的抑制作用。

(7)并发症的观察和护理:重危哮喘患者主要并发症是气胸、皮下气肿、纵隔气肿、心律失常、心功能不全等,发生时间主要在发病48小时内,尤其是前24小时。在入院早期要特别注意观察,尤应注意应用呼吸机治疗者及入院前有肺气肿和/或肺心病的重症哮喘患者。①气胸:气胸是发生率最高的并发症。气胸发生的征象是清醒患者突感呼吸困难加重、胸痛、烦躁不安,血氧饱和度降低。由于胸膜腔内压增加,使用呼吸机时机器报警。护士此时要注意观察有无气管移位,血流动力学是否稳定等,并立即报告医师处理。②皮下气肿:一般发生在颈胸部,重者可累及到腹部。表现为颈胸部肿胀,触诊有握雪感或捻发感。单纯皮下气肿一般对患者影响较轻,但是皮下气肿多来自气胸或纵隔气肿,如处理不及时可危及生命。③纵隔气肿:纵隔气肿是最严重的并发症,可直接影响到循环系统,导致血压下降、心律失常,甚至心搏骤停,短时间内导致患者死亡。发现皮下气肿,同时有血压、心律的明显改变,应考虑到纵隔气肿的可能,立即报告医师急救处理。④心律失常:患者存在的低氧及高碳酸血症、氨茶碱过量、电解质紊乱、胸部并发症等,均可导致各种期前收缩、快速心房纤颤、室上速等心律失常。发现新出现的心律失常或原有心律失常加重,要针对性地观察是否存在上述原因,做出相应的护理并报告医师处理。

(8)出入量管理:急重症哮喘发作时因张口呼吸、大量出汗等原因容易导致脱水,痰液黏稠不易咳出,必须严格出入量管理,为治疗提供准确依据。监测尿量,必要时留置导尿管,准确记录24小时出入量及每小时尿量,观察出汗情况、皮肤弹性,若尿量少于30 mL/h,应通知医师处理。神志清醒者,鼓励饮水。对口服不足及神志不清者,经静脉补充水分,一般每天补液2 500~3 000 mL,根据患者的心功能状态调整滴速,避免诱发心力衰竭、急性肺水肿。在补充水分的同时应严密监测血清电解质,及时补充纠正,保持酸碱平衡。

(9)基础护理:哮喘发作时,患者生活不能自理,护士要做好各项基础护理。尽量维护患者的舒适感。①保持病室空气新鲜流通,温度(18~22 ℃)、湿度(50%~60%)适宜,避免寒冷、潮湿、异味。注意保暖,避免受凉感冒。室内不摆放花草,整理床铺时防止尘埃飞扬。护理操作尽量集中进行,保障患者休息。②帮助患者取舒适的半卧位和坐位,适当用靠垫等维持,减轻患者体力。每天3次进行常规口腔、鼻腔清洁护理,有利于呼吸道通畅,预防感染并发症。口唇干燥时涂液体石蜡。③保持床铺清洁、干燥、平整。对意识障碍加强皮肤护理,保持皮肤清洁、干燥,及时擦干汗液,更换衣服,每2小时翻身1次,避免局部皮肤长期受压。协助床上排泄,提供安全空间,尊重患者,及时清理污物并清洗会阴。

(10)安全护理:为意识不清、烦躁的患者提供保护性措施,使用床挡,防止坠床摔伤。哮喘发作时,患者常采取强迫坐位,给予舒适的支撑物,如移动餐桌、升降架等。哮喘缓解后,协助患者侧卧位休息。

(11)饮食护理:给予高热量、高维生素、易消化的流质食物,病情好转后改半流质、普通饮食。避免产气、辛辣、刺激性食物及容易引起过敏的食物,如鱼、虾等。

(12)心理护理:严重缺氧时患者异常痛苦,有窒息和濒死感,患者均存在不同程度的焦虑、烦躁或恐惧,后者诱发或加重哮喘,形成恶性循环。护士应主动与患者沟通,提供细致护理,给患者精神安慰及心理支持,说明良好的情绪能促进缓解哮喘,帮助患者控制情绪。

(13)健康教育:①为了有效控制哮喘发作、防止病情恶化,必须提高患者的自我护理能力,并且鼓励亲属参与教育计划,使其准确了解患者的需求,能提供更合适的帮助。患者经历自我处理成功的体验后会增加控制哮喘的信心,改善生活质量,提高治疗依从性。具体内容主要有:哮喘相关知识,包括支气管哮喘的诱因、前驱症状、发作时的简单处理、用药等;自我护理技能的培养,包括气雾剂的使用、正确使用峰流速仪监测、合理安排日常生活和定期复查等。②指导环境控制:识别致敏源和刺激物,如宠物、花粉、油漆、皮毛、灰尘、吸烟、刺激性气体等,尽量减少与之接触。居室或工作学习的场所要保持清洁,常通风。③呼吸训练:指导患者正确的腹式呼吸法、轻咳排痰法及缩唇式呼吸等,保证哮喘发作时能有效地呼吸。④病情监护指导指导:患者自我检测病情,每天用袖珍式峰流速仪监测最大呼出气流速,并进行评定和记录。急性发作前的征兆有:使用短效β受体激动剂次数增加、早晨呼气峰流速下降、夜间苏醒次数增加或不能入睡,夜间症状严重等。一旦有上述征象,及时复诊。嘱患者随身携带止喘气雾剂,一出现哮喘先兆时立即吸入,同时保持平静。通过指导患者及照护者掌握哮喘急性发作的先兆和处理常识,把握好急性加重前的治疗时间窗,一旦发生时能采取正确的方式进行自救和就医,避免病情恶化或争取抢救时间。⑤指导患者严格遵医嘱服药:指导患者应在医师指导下坚持长期、规则、按时服药,向患者及照护者讲明各种药物的不良反应及服用时注意事项,指导其加强病情观察。如疗效不佳或出现严重不良反应时立即与医师联系,不能随意更改药物种类、增减剂量或擅自停药。⑥指导患者适当锻炼,保持情绪稳定在缓解期可做医疗体操、呼吸训练、太极拳等,戒烟,减少对气道的刺激。避免情绪激动、精神紧张和过度疲劳,保持愉快情绪。⑦指导个人卫生和营养:细菌和病毒感染是哮喘发作的常见诱因。哮喘患者应注意与流感者隔离,定期注射流感疫苗,预防呼吸道感染。保持良好的营养状态,增强抗感染的能力。胃肠道反流可诱发哮喘发作,睡前3小时禁饮食、抬高枕头可预防。

(冉园园)

第三节 肺血栓栓塞症

肺栓塞是以各种栓子阻塞肺动脉系统为其发病原因的一组疾病或临床综合征的总称,包括肺血栓栓塞症、脂肪栓塞综合征、羊水栓塞、空气栓塞等。其中,肺血栓栓塞症占肺栓塞中的绝大多数,该病在我国绝非少见病,且发病率有逐年增高的趋势,死亡率高,但临床上易漏诊或误诊,如果早期诊断和治疗得当,生存的希望甚至康复的可能性是很大的。

肺血栓栓塞症为来自静脉系统或右心的血栓阻塞肺动脉或其分支所致疾病，以肺循环和呼吸功能障碍为其主要临床和病理生理特征。引起肺血栓栓塞症的血栓主要来源于深静脉血栓形成。

急性肺血栓栓塞症造成肺动脉较广泛阻塞时，可引起肺动脉高压，至一定程度导致右心失代偿、右心扩大，出现急性肺源性心脏病。

一、病理与病理生理

引起肺血栓栓塞症的血栓可以来源于下腔静脉径路、上腔静脉径路或右心腔，其中，大部分来源于下肢深静脉，特别是从腘静脉上端到髂静脉段的下肢近端深静脉。肺血栓栓塞症栓子的大小有很大的差异，可单发或多发，一般多部位或双侧性的血栓栓塞更为常见。

（一）对循环的影响

栓子阻塞肺动脉及其分支达一定程度后，通过机械阻塞作用，加之神经体液因素和低氧所引起的肺动脉收缩，使肺循环阻力增加，肺动脉高压，继而引起右室扩大与右侧心力衰竭。右心扩大致室间隔左移，使左室功能受损，导致心排血量下降，进而可引起体循环低血压或休克；主动脉内低血压和右心房压升高，使冠状动脉灌注压下降，心肌血流减少，特别是右心室内膜下心肌处于低灌注状态。

（二）对呼吸的影响

肺动脉栓塞后不仅引起血流动力学的改变，同时还可因栓塞部位肺血流减少，肺泡无效腔量增大；肺内血流重新分布，通气/血流比例失调；神经体液因素引起支气管痉挛；肺泡表面活性物质分泌减少，肺泡萎陷，呼吸面积减小，肺顺应性下降等因素导致呼吸功能不全，出现低氧血症和低碳酸血症。

二、危险因素

肺血栓栓塞症的危险因素包括任何可以导致静脉血液淤滞、静脉系统内皮损伤和血液高凝状态的因素。原发性危险因素由遗传变异引起。继发性危险因素包括骨折、严重创伤、手术、恶性肿瘤、口服避孕药、充血性心力衰竭、心房颤动、因各种原因的制动或长期卧床、长途航空或乘车旅行和高龄等。上述危险因素可以单独存在，也可同时存在，协同作用。年龄可作为独立的危险因素，随着年龄的增长，肺血栓栓塞症的发病率逐渐增高。

三、临床特点

肺血栓栓塞症临床表现的严重程度差别很大，可以从无症状到血流动力学不稳定，甚至发生猝死，主要取决于栓子的大小、多少、所致的肺栓塞范围、发作的急缓程度，以及栓塞前的心肺状况。肺血栓栓塞症的临床症状也多种多样，不同患者常有不同的症状组合，但均缺乏特异性。

（一）症状

1.呼吸困难及气促（80%～90%）

呼吸困难及气促是肺栓塞最常见的症状，呼吸频率＞20次/分，伴或不伴有发绀。呼吸困难严重程度多与栓塞面积有关，栓塞面积较小，可基本无呼吸困难，或呼吸困难发作较短暂。栓塞面积大，呼吸困难较严重，且持续时间长。

2.胸痛

其包括胸膜炎性胸痛(40%~70%)或心绞痛样胸痛(4%~12%),胸膜炎性胸痛多为钝痛,是由于栓塞部位附近的胸膜炎症所致,常与呼吸有关。心绞痛样胸痛为胸骨后疼痛,与肺动脉高压和冠状动脉供血不足有关。

3.晕厥(11%~20%)

其主要表现为突然发作的一过性意识丧失,多合并有呼吸困难和气促表现。多由于巨大栓塞所致,晕厥与脑供血不足有关;巨大栓塞可导致休克,甚至猝死。

4.烦躁不安、惊恐甚至濒死感(55%)

其主要由严重的呼吸困难和胸痛所致。当出现该症状时,往往提示栓塞面积较大,预后差。

5.咯血(11%~30%)

其常为小量咯血,大咯血少见;咯血主要反映栓塞局部肺泡出血性渗出。

6.咳嗽(20%~37%)

其多为干咳,有时可伴有少量白痰,合并肺部感染时可咳黄色脓痰。主要与炎症反应刺激呼吸道有关。

(二)体征

(1)呼吸急促(70%):是常见的体征,呼吸频率>20次/分。

(2)心动过速(30%~40%):心率>100次/分。

(3)血压变化:严重时出现低血压甚至休克。

(4)发绀(11%~16%):并不常见。

(5)发热(43%):多为低热,少数为中等程度发热。

(6)颈静脉充盈或搏动(12%)。

(7)肺部可闻及哮鸣音或细湿啰音。

(8)胸腔积液的相应体征(24%~30%)。

(9)肺动脉瓣区第二音亢进,$P_2>A_2$,三尖瓣区收缩期杂音。

四、辅助检查

(一)动脉血气分析

其常表现为低氧血症,低碳酸血症,肺泡-动脉血氧分压差$[P_{(A-a)}O_2]$增大。部分患者的结果可以正常。

(二)心电图

大多数患者表现有非特异性的心电图异常。较为多见的表现包括V_1~V_4的T波改变和ST段异常;部分患者可出现$S_IQ_{III}T_{III}$征(即I导S波加深,III导出现Q/q波及T波倒置);其他心电图改变包括完全或不完全右束支传导阻滞、肺型P波、电轴右偏、顺钟向转位等。心电图的动态演变对于诊断具有更大意义。

(三)血浆 D-二聚体

D-二聚体是交联纤维蛋白在纤溶系统作用下产生的可溶性降解产物。对急性肺血栓栓塞有排除诊断价值。若其含量<500 μg/L,可基本除外急性肺血栓栓塞症。

(四)胸部X线片

胸部X线片多有异常表现,但缺乏特异性。可表现为:①区域性肺血管纹理变细、稀疏或消失,肺野透亮度增加。②肺野局部浸润性阴影,尖端指向肺门的楔形阴影,肺不张或膨胀不全。③右下肺动脉干增宽或伴截断征,肺动脉段膨隆以及右心室扩大征。④患侧横膈抬高。⑤少到中量胸腔积液征等。仅凭X线胸片不能确诊或排除肺栓塞,但在提供疑似肺栓塞线索和除外其他疾病方面具有重要作用。

(五)超声心动图

超声心动图是无创的能够在床旁进行的检查,为急性肺血栓栓塞症的诊断提供重要线索。不仅能够诊断和除外其他心血管疾病,而且对于严重的肺栓塞患者,可以发现肺动脉高压、右室高负荷和肺源性心脏病的征象,提示或高度怀疑肺栓塞。若在右心房或右心室发现血栓,同时患者临床表现符合肺栓塞,可以做出诊断。超声检查偶可因发现肺动脉近端的血栓而确定诊断。

(六)核素肺通气/灌注扫描(V/Q显像)

其是肺血栓栓塞症重要的诊断方法。典型征象是呈肺段分布的肺灌注缺损,并与通气显像不匹配。但由于许多疾病可以同时影响患者的通气及血流状况,使通气灌注扫描在结果判定上较为复杂,需密切结合临床。通气/灌注显像的肺栓塞诊断分为高度可能、中度可能、低度可能及正常。如显示中度可能及低度可能,应行其他检查以明确诊断。

(七)螺旋CT和电子束CT造影(CTPA)

由于电子束CT造影是无创的检查且方便,现指南中将其作为首选的肺栓塞诊断方法。该项检查能够发现段以上肺动脉内的栓子,是确诊肺栓塞的手段之一,但CT对亚段肺栓塞的诊断价值有限。直接征象为肺动脉内的低密度充盈缺损,部分或完全包在不透光的血流之间,或者呈完全充盈缺损,远端血管不显影;间接征象包括肺野楔形密度增高影,条带状的高密度区或盘状肺不张,中心肺动脉扩张及远端血管分支减少或消失等。CT扫描还可以同时显示肺及肺外的其他胸部疾病。电子束CT扫描速度更快,可在很大程度上避免因心搏和呼吸的影响而产生伪影。

(八)肺动脉造影

肺动脉造影为诊断肺栓塞的金标准。是一种有创性检查,且费用较高。发生致命性或严重并发症的可能性分别为0.1%和1.5%,应严格掌握其适应证。

(九)下肢深静脉血栓形成的检查

有超声技术、肢体阻抗容积图(IPG)、放射性核素静脉造影等。

五、诊断与鉴别诊断

(一)诊断

肺血栓栓塞症诊断分三个步骤,疑诊—确诊—求因。

1.根据临床情况疑诊肺血栓栓塞症

(1)对存在危险因素,特别是并存多个危险因素的患者,要有强的诊断意识。

(2)结合临床症状、体征,特别是在高危患者出现不明原因的呼吸困难、胸痛、晕厥和休克,或伴有单侧或双侧不对称性下肢肿胀、疼痛。

(3)结合心电图、X线胸片、动脉血气分析、D-二聚体、超声心动图下肢深静脉超声。

2.对疑诊肺栓塞患者安排进一步检查以明确肺栓塞诊断

(1)核素肺通气/灌注扫描。

(2)CT肺动脉造影(CTPA)。

(3)肺动脉造影。

3.寻找肺血栓栓塞症的成因和危险因素

只要疑诊肺血栓栓塞症,即要明确有无深静脉血栓形成,并安排相关检查尽可能发现其危险因素,并加以预防或采取有效的治疗措施。

(二)急性肺血栓栓塞症临床分型

1.大面积肺栓塞

临床上以休克和低血压为主要表现,即体循环动脉收缩压<12.0 kPa(90 mmHg)或较基础血压下降幅度≥5.3 kPa(40 mmHg),持续15分钟以上。需除外新发生的心律失常、低血容量或感染中毒症等其他原因所致的血压下降。

2.非大面积肺栓塞

不符合以上大面积肺血栓栓塞症的标准,即未出现休克和低血压的肺血栓栓塞症。非大面积肺栓塞中有一部分患者属于次大面积肺栓塞,即超声心动图显示右心室运动功能减退或临床上出现右心功能不全。

(三)鉴别诊断

肺血栓栓塞症应与急性心梗、ARDS、肺炎、胸膜炎、支气管哮喘、自发性气胸等鉴别。

六、急诊处理

急性肺血栓栓塞症病情危重的,须积极抢救。

(一)一般治疗

(1)应密切监测呼吸、心率、血压、心电图及血气分析的变化。

(2)要求绝对卧床休息,不要过度屈曲下肢,保持大便通畅,避免用力。

(3)对症处理:有焦虑、惊恐症状的可给予适当使用镇静药;胸痛严重者可给吗啡5~10 mg皮下注射,昏迷、休克、呼吸衰竭者禁用。对有发热或咳嗽的给予对症治疗。

(二)呼吸循环支持

对有低氧血症者,给予吸氧,严重者可使用经鼻(面)罩无创性机械通气或经气管插管行机械通气,应避免行气管切开,以免在抗凝或溶栓过程发生不易控制的大出血。

对出现右心功能不全,心排血量下降,但血压尚正常的患者,可予多巴酚丁胺和多巴胺治疗。合并休克者给予增大剂量,或使用其他血管加压药物,如间羟胺、肾上腺素等。可根据血压调节剂量,使血压维持在12.0/8.0 kPa(90/60 mmHg)以上。对支气管痉挛明显者,应给予氨茶碱0.25静脉滴注,必要时加地塞米松,同时积极进行溶栓、抗凝治疗。

(三)溶栓治疗

可迅速溶解血栓,恢复肺组织再灌注,改善右心功能,降低死亡率。溶栓时间窗为14天,溶栓治疗指征:主要适用于大面积肺栓塞患者,对于次大面积肺栓塞,若无禁忌证也可以进行溶栓;对于血压和右心室运动功能均正常的患者,则不宜溶栓。

1.溶栓治疗的禁忌证

(1)绝对禁忌证:有活动性内出血,近期自发性颅内出血。

(2)相对禁忌证:2周内的大手术、分娩、器官活检或不能以压迫止血部位的血管穿刺;2个月内的缺血性脑卒中;10天内的胃肠道出血;15天内的严重创伤;1个月内的神经外科和眼科手术;难以控制的重度高血压;近期曾行心肺复苏;血小板计数低于$100×10^9$/L;妊娠;细菌性心内膜炎及出血性疾病;严重肝肾功能不全。

对于大面积肺血栓栓塞症,因其对生命的威胁性大,上述绝对禁忌证应视为相对禁忌证。

2.常用溶栓方案

(1)尿激酶2小时法:尿激酶20 000 U/kg加入0.9%氯化钠液100 mL持续静脉滴注2小时。

(2)尿激酶12小时法:尿激酶负荷量4400 U/kg,加入0.9%氯化钠液20 mL静脉注射10分钟,随后以2 200 U/(kg·h)加入0.9%氯化钠液250 mL持续静脉滴注12小时。

(3)重组组织型纤溶酶原激活物50 mg加入注射用水50 mL持续静脉滴注2小时。使用尿激酶溶栓期间不可同用肝素。溶栓治疗结束后,应每2~4小时测定部分活化凝血活酶时间,当其水平低于正常值的2倍,即应开始规范的肝素治疗。

3.溶栓治疗的主要并发症为出血

为预防出血的发生,或发生出血时得到及时处理,用药前要充分评估出血的危险性,必要时应配血,做好输血准备。溶栓前宜留置外周静脉套管针,以方便溶栓中能够取血化验。

(四)抗凝治疗

抗凝治疗可有效地防止血栓再形成和复发,是肺栓塞和深静脉血栓的基本治疗方法。常用的抗凝药物为普通肝素、低分子肝素、华法林。

1.普通肝素

采取静脉滴注和皮下注射的方法。持续静脉泵入法:首剂负荷量80 U/kg(或5 000~10 000 U)静脉注射,然后以18 U/(kg·h)持续静脉滴注。在开始治疗后的最初24小时内,每4~6小时测定APTT,根据APTT调整肝素剂量,尽快使APTT达到并维持于正常值的1.5~2.5倍(表7-4)。

表7-4 根据APTT监测结果调整静脉肝素用量的方法

APTT	初始剂量及调整剂量	下次APTT测定的间隔时间
测基础APTT	初始剂量:80 U/kg静脉注射,然后按18 U/(kg·h)静脉滴注	4~6小时
APTT<35秒	予80 U/kg静脉注射,然后增加静脉滴注剂量4 U/(kg·h)	6小时
APTT35~45秒	予40 U/kg静脉注射,然后增加静脉滴注剂量2 U/(kg·h)	6小时
APTT46~70秒	无须调整剂量	6小时
APTT71~90秒	减少静脉滴注剂量2 U/(kg·h)	6小时
APTT>90秒	停药1小时,然后减少剂量3 U/(kg·h)后恢复静脉滴注	6小时

2.低分子肝素

采用皮下注射。应根据体重给药,每天1~2次。对于大多数患者不需监测APTT和调整剂量。

3.华法林

在肝素或低分子肝素开始应用后的第24~48小时加用口服抗凝剂华法林,初始剂量为3.0~5.0 mg/d。由于华法林需要数天才能发挥全部作用,因此与肝素需重叠应用4~5天,当连续2天测定的国际标准化比率(INR)达到2.5(2.0~3.0)时,或PT延长至1.5~2.5倍时,即可停止使用肝素或低分子肝素,单独口服华法林治疗,应根据INR或PT调节华法林的剂量。在达到治疗水平前,应每天测定INR,其后2周每周监测2~3次,以后根据INR的稳定情况每周监测 1 次或更少。若行长期治疗,每 4 周测定 INR 并调整华法林剂量 1 次。

(五)深静脉血栓形成的治疗

70%～90%急性肺栓塞的栓子来源于深静脉血栓形成的血栓脱落,特别是下肢深静脉尤为常见。深静脉血栓形成的治疗原则是卧床、患肢抬高、溶栓(急性期)、抗凝、抗感染及使用抗血小板聚集药等。为防止血栓脱落肺栓塞再发,可于下腔静脉安装滤器,同时抗凝。

七、急救护理

(一)基础护理

为了防止栓子的脱落,患者绝对卧床休息 2 周。如果已经确认肺栓塞的位置应取健侧卧位。避免突然改变体位,禁止搬动患者。肺栓塞栓子 86%来自下肢深静脉,而下肢深静脉血栓者 51%发生肺栓塞。因此有下肢静脉血栓者应警惕肺栓塞的发生。抬高患肢,并高于肺平面 20～30 cm。密切观察患肢的皮肤有无青紫、肿胀、发冷、麻木等感觉障碍。一经发现及时通知医师处理,严禁挤压、热敷、针刺、按摩患肢,防止血栓脱落,造成再次肺栓塞。指导患者进食高蛋白、高维生素、粗纤维、易消化饮食,多饮水,保持大便通畅,避免便秘、咳嗽等,以免增加腹腔压力,影响下肢静脉血液回流。

(二)维持有效呼吸

本组病例 89%患者有低氧血症。给予高流量吸氧,5～10 L/min,均以文丘里面罩或储氧面罩给氧,既能消除高流量给氧对患者鼻腔的冲击所带来的不适,又能提供高浓度的氧,注意及时根据血氧饱和度指数或血气分析结果来调整氧流量。年老体弱或痰液黏稠难以咳出患者,每天给予生理盐水 2 mL 加盐酸氨溴索 15 mg 雾化吸入 2 次。使痰液稀释,易于咳出,必要时吸痰,注意观察痰液的量、色、气味、性质。呼吸平稳后指导患者深呼吸运动,使肺早日膨胀。

(三)加强症状观察

肺栓塞临床表现多样化、无特异性,据报道典型的胸痛、咯血、呼吸困难三联征所占比例不到 1/3,而胸闷、呼吸困难、晕厥、咯血、胸痛等都可为肺栓塞首要症状。因此接诊的护士除了询问现病史外,还应了解患者的基础疾病。目前已知肺栓塞危险因素如静脉血栓、静脉炎、血液黏滞度增加、高凝状态、恶性肿瘤、术后长期静卧、长期使用皮质激素等。患者接受治疗后,我们注意观察患者发绀、胸闷、憋气、胸部疼痛等症状有无改善。有 21 例患者胸痛较剧,导致呼吸困难加重,血氧饱和度为 72%～84%,给予加大吸氧浓度,同时氨茶碱 0.25 g＋生理盐水 50 mL 微泵静脉推注 5 mL/h,盐酸哌替啶 50 mg 肌内注射。经以上处理,胸痛、呼吸困难缓解,病情趋于稳定。

(四)监测生命体征

持续多参数监护仪监护,专人特别护理。每 15～30 分钟记录 1 次,严密观察心率、心律、血氧饱和度、血压、呼吸的变化,发现异常及时报告医师,平稳后测 P、R、BP,1 次/小时。

(五)溶栓及抗凝护理

肺栓塞一旦确诊,最有效的方法是用溶栓和抗凝疗法,使栓塞的血管再通,维持有效的循环血量,迅速降低有心前阻力。溶栓治疗最常见的并发症是出血,发生率为 5%～7%,致死性出血约为 1%。因此要注意观察有无出血倾向,注意皮肤、黏膜、牙龈及穿刺部位有无出血,是否有咯血、呕血、便血等现象。严密观察患者意识、神志的变化,发现有头痛、呕吐症状,要及时报告医师处理。谨防脑出血的发生。溶栓期间要备好除颤器、利多卡因等各种抢救用品,防止溶栓后血管再通,部分未完全溶解的栓子随血流进入冠状动脉,发生再灌注心律失常。用药期间应监测凝血时间及凝血酶原时间。

（六）注重心理护理

胸闷、胸痛、呼吸困难，易给患者带来紧张、恐惧的情绪，甚至造成濒死感。有文献报道，情绪过于激动也可诱发栓子脱落，因此我们要耐心指导患者保持情绪的稳定。尽量帮助患者适应环境，接受患者这个特殊的角色，同时向患者讲解治疗的目的、要求、方法，使其对诊疗情况心中有数，减少不必要的猜疑和忧虑。及时取得家属的理解和配合。指导加强心理支持，采取心理暗示和现身说教，帮助患者树立信心，使其积极配合治疗。

（郑　娇）

第四节　急性呼吸窘迫综合征

急性呼吸窘迫综合征（acute respiratory distress syndrome，ARDS）是指严重感染、创伤、休克等非心源性疾病过程中，肺毛细血管内皮细胞和肺泡上皮细胞损伤造成弥漫性肺间质及肺泡水肿，导致的急性低氧性呼吸功能不全或衰竭，属于急性肺损伤（acute lung injury，ALI）的严重阶段。以肺容积减少、肺顺应性降低、严重的通气/血流比例失调为病理生理特征。临床上表现为进行性低氧血症和呼吸窘迫，肺部影像学表现为非均一性的渗出性病变。本病起病急、进展快、死亡率高。

ALI 和 ARDS 是同一疾病过程中的两个不同阶段，ALI 代表早期和病情相对较轻的阶段，而 ARDS 代表后期病情较为严重的阶段。发生 ARDS 时患者必然经历过 ALI，但并非所有的 ALI 都要发展为 ARDS。引起 ALI 和 ARDS 的原因和危险因素很多，根据肺部直接和间接损伤对危险因素进行分类，可分为肺内因素和肺外因素。肺内因素是指致病因素对肺的直接损伤，包括：①化学性因素，如吸入毒气、烟尘、胃内容物及氧中毒等。②物理性因素，如肺挫伤、放射性损伤。③生物性因素，如重症肺炎。肺外因素是指致病因素通过神经体液因素间接引起肺损伤，包括严重休克、感染中毒症、严重非胸部创伤、大面积烧伤、大量输血、急性胰腺炎、药物或麻醉品中毒等。ALI 和 ARDS 的发生机制非常复杂，目前尚不完全清楚。多数学者认为，ALI 和 ARDS 是由多种炎性细胞、细胞因子和炎性介质共同参与引起的广泛肺毛细血管急性炎症性损伤过程。

一、临床特点

ARDS 的临床表现可以有很大差别，取决于潜在疾病和受累器官的数目和类型。

（一）症状体征

（1）发病迅速：ARDS 多发病迅速，通常在发病因素攻击（如严重创伤、休克、败血症、误吸）后 12~48 小时发病，偶尔有长达 5 天者。

（2）呼吸窘迫：是 ARDS 最常见的症状，主要表现为气急和呼吸频率增快，呼吸频率大多在 25~50 次/分。其严重程度与基础呼吸频率和肺损伤的严重程度有关。

（3）咳嗽、咳痰、烦躁和神志变化：ARDS 可有不同程度的咳嗽、咳痰，可咳出典型的血水样痰，可出现烦躁、神志恍惚。

(4)发绀:是未经治疗 ARDS 的常见体征。

(5)ARDS 患者也常出现呼吸类型的改变,主要为呼吸浅快或潮气量的变化。病变越严重,这一改变越明显,甚至伴有吸气时鼻翼翕动及三凹征。在早期自主呼吸能力强时,常表现为深快呼吸,当呼吸肌疲劳后,则表现为浅快呼吸。

(6)早期可无异常体征,或仅有少许湿啰音;后期多有水泡音,亦可出现管状呼吸音。

(二)影像学表现

1.X 线胸片

早期病变以间质性为主,胸部 X 线片常无明显异常或仅见血管纹理增多,边缘模糊,双肺散在分布的小斑片状阴影。随着病情进展,上述的斑片状阴影进一步扩大,融合成大片状,或两肺均匀一致增加的毛玻璃样改变,伴有支气管充气征,心脏边缘不清或消失,称为"白肺"。

2.胸部 CT

与 X 线胸片相比,胸部 CT 尤其是高分辨 CT(HRCT)可更为清晰地显示出肺部病变分布、范围和形态,为早期诊断提供帮助。由于肺毛细血管膜通透性一致性增高,引起血管内液体渗出,两肺斑片状阴影呈现重力依赖性现象,还可出现变换体位后的重力依赖性变化。在 CT 上表现为病变分布不均匀:①非重力依赖区(仰卧时主要在前胸部)正常或接近正常。②前部和中间区域呈毛玻璃样阴影。③重力依赖区呈现实变影。这些提示肺实质的实变出现在受重力影响最明显的区域。无肺泡毛细血管膜损伤时,两肺斑片状阴影均匀分布,既不出现重力依赖现象,也无变换体位后的重力依赖性变化。这一特点有助于与感染性疾病鉴别。

(三)实验室检查

1.动脉血气分析

PaO_2<8.0 kPa(60 mmHg),有进行性下降趋势,在早期 $PaCO_2$ 多不升高,甚至可因过度通气而低于正常;早期多为单纯呼吸性碱中毒;随病情进展可合并代谢性酸中毒,晚期可出现呼吸性酸中毒。氧合指数较动脉氧分压更能反映吸氧时呼吸功能的障碍,而且与肺内分流量有良好的相关性,计算简便。氧合指数参照范围为 53.2~66.5 kPa(400~500 mmHg),在 ALI 时≤40.0 kPa(300 mmHg),ARDS 时≤26.7 kPa(200 mmHg)。

2.血流动力学监测

通过漂浮导管,可同时测定并计算肺动脉压(PAP)、肺动脉楔压(PAWP)等,不仅对诊断、鉴别诊断有价值,而且对机械通气治疗亦为重要的监测指标。肺动脉楔压一般<1.6 kPa(12 mmHg),若>2.4 kPa(18 mmHg),则支持左侧心力衰竭的诊断。

3.肺功能检查

ARDS 发生后呼吸力学发生明显改变,包括肺顺应性降低和气道阻力增高,肺无效腔/潮气量是不断增加的,肺无效腔/潮气量增加是早期 ARDS 的一种特征。

二、诊断及鉴别诊断

中华医学会呼吸病学分会制定的诊断标准如下。

(1)有 ALI 和/或 ARDS 的高危因素。

(2)急性起病、呼吸频数和/或呼吸窘迫。

(3)低氧血症:ALI 时氧合指数≤40.0 kPa(300 mmHg);ARDS 时氧合指数≤26.7 kPa(200 mmHg)。

(4)胸部 X 线检查显示两肺浸润阴影。

(5)肺动脉楔压≤2.4 kPa(18 mmHg)或临床上能除外心源性肺水肿。

符合以上 5 项条件者,可以诊断 ALI 或 ARDS。必须指出,ARDS 的诊断标准并不具有特异性,诊断时必须排除大片肺不张、自发性气胸、重症肺炎、急性肺栓塞和心源性肺水肿(表 7-5)。

表 7-5 ARDS 与心源性肺水肿的鉴别

类别	ARDS	心源性肺水肿
特点	高渗透性	高静水压
病史	创伤、感染等	心脏疾病
双肺浸润阴影	+	+
重力依赖性分布现象	+	+
发热	+	可能
白细胞增多	+	可能
胸腔积液	−	+
吸纯氧后分流	较高	可较高
肺动脉楔压	正常	高
肺泡液体蛋白	高	低

三、急诊处理

ARDS 是呼吸系统的一个急症,必须在严密监护下进行合理治疗。治疗目标是:改善肺的氧合功能,纠正缺氧,维护脏器功能和防治并发症。治疗措施如下。

(一)氧疗

应采取一切有效措施尽快提高 PaO_2,纠正缺氧。可给高浓度吸氧,使 $PaO_2 \geqslant 8.0$ kPa(60 mmHg)或 $SaO_2 \geqslant 90\%$。轻症患者可使用面罩给氧,但多数患者需采用机械通气。

(二)去除病因

病因治疗在 ARDS 的防治中占有重要地位,主要是针对涉及的基础疾病。感染是 ALI 和 ARDS 常见原因也是首位高危因素,而 ALI 和 ARDS 易并发感染。如果 ARDS 的基础疾病是脓毒症,除了清除感染灶外,还应选择敏感抗生素,同时收集痰液或血液标本分离培养病原菌和进行药敏试验,指导下一步抗生素的选择。一旦建立人工气道并进行机械通气,即应给予广谱抗生素,以预防呼吸道感染。

(三)机械通气

机械通气是最重要的支持手段。如果没有机械通气,许多 ARDS 患者会因呼吸衰竭在数小时至数天内死亡。机械通气的指征目前尚无统一标准,多数学者认为一旦诊断为 ARDS,就应进行机械通气。在 ALI 阶段可试用无创正压通气,使用无创机械通气治疗时应严密监测患者的生命体征及治疗反应。神志不清、休克、气道自洁能力障碍的 ALI 和 ARDS 患者不宜应用无创机械通气。如无创机械通气治疗无效或病情继续加重,应尽快建立人工气道,行有创机械通气。

为了防止肺泡萎陷,保持肺泡开放,改善氧合功能,避免机械通气所致的肺损伤,目前常采用肺保护性通气策略,主要措施包括以下两方面。

1.呼气末正压

适当加用呼气末正压可使呼气末肺泡内压增大,肺泡保持开放状态,从而达到防止肺泡萎陷,减轻肺泡水肿,改善氧合功能和提高肺顺应性的目的。应用呼气末正压应首先保证有效循环血容量足够,以免因胸内正压增加而降低心排血量,而减少实际的组织氧运输;呼气末正压先从低水平 $0.29\sim0.49$ kPa($3\sim5$ cmH$_2$O)开始,逐渐增加,直到 PaO$_2$>8.0 kPa(60 mmHg)、SaO$_2$>90%时的呼气末正压水平,一般呼气末正压水平为 $0.49\sim1.76$ kPa($5\sim18$ cmH$_2$O)。

2.小潮气量通气和允许性高碳酸血症

ARDS 患者采用小潮气量($6\sim8$ mL/kg)通气,使吸气平台压控制在 $2.94\sim34.3$ kPa($30\sim35$ cmH$_2$O)以下,可有效防止因肺泡过度充气而引起的肺损伤。为保证小潮气量通气的进行,可允许一定程度的 CO$_2$ 潴留[PaCO$_2$ 一般不宜高于 $10.7\sim13.3$ kPa($80\sim100$ mmHg)]和呼吸性酸中毒(pH $7.25\sim7.30$)。

(四)控制液体入量

在维持血压稳定的前提下,适当限制液体入量,配合利尿药,使出入量保持轻度负平衡(每天 500 mL 左右),使肺脏处于相对"干燥"状态,有利于肺水肿的消除。液体管理的目标是在最低 $0.7\sim1.1$ kPa($5\sim8$ mmHg)的肺动脉楔压下维持足够的心排血量及氧运输量。在早期可给予高渗晶体液,一般不推荐使用胶体液。存在低蛋白血症的 ARDS 患者,可通过补充清蛋白等胶体溶液和应用利尿药,有助于实现液体负平衡,并改善氧合。若强制液体入量后血压偏低,可使用多巴胺和多巴酚丁胺等血管活性药物。

(五)加强营养支持

营养支持的目的在于不但纠正现有的患者的营养不良,还应预防患者营养不良的恶化。营养支持可经胃肠道或胃肠外途径实施。如有可能应尽早经胃肠补充部分营养,不但可以减少补液量,而且可获得经胃肠营养的有益效果。

(六)加强护理、防治并发症

有条件时应在 ICU 中动态监测患者的呼吸、心律、血压、尿量及动脉血气分析等,及时纠正酸碱失衡和电解质紊乱。注意预防呼吸机相关性肺炎的发生,尽量缩短病程和机械通气时间,加强物理治疗,包括体位、翻身、拍背、排痰和气道湿化等。积极防治应激性溃疡和多器官功能障碍综合征。

(七)其他治疗

糖皮质激素、肺泡表面活性物质替代治疗、吸入一氧化氮在 ALI 和 ARDS 的治疗中可能有一定价值,但疗效尚不肯定。不推荐常规应用糖皮质激素预防和治疗 ARDS。糖皮质激素既不能预防 ARDS 的发生,对早期 ARDS 也没有治疗作用。ARDS 发病>14 天应用糖皮质激素会明显增加病死率。感染性休克并发 ARDS 的患者,如合并肾上腺皮质功能不全,可考虑应用替代剂量的糖皮质激素。肺表面活性物质,有助于改善氧合,但是还不能将其作为 ARDS 的常规治疗手段。

四、急救护理

在救治 ARDS 过程中,精心护理是抢救成功的重要环节。护士应做到及早发现病情,迅速协助医师采取有力的抢救措施。密切观察患者生命体征,做好各项记录,准确完成各种治疗,备齐抢救器械和药品,防止机械通气和气管切开的并发症。

(一)护理目标

(1)及早发现 ARDS 的迹象,及早有效地协助抢救。维持生命体征稳定,挽救患者生命。
(2)做好人工气道的管理,维持患者最佳气体交换,改善低氧血症,减少机械通气并发症。
(3)采取俯卧位通气护理,缓解肺部压迫,改善心脏的灌注。
(4)积极预防感染等各种并发症,提高救治成功率。
(5)加强基础护理,增加患者舒适感。
(6)减轻患者心理不适,使其合作、平静。

(二)护理措施

1.及早发现病情变化

ARDS 通常在疾病或严重损伤的最初 24~48 小时后发生。首先出现呼吸困难,通常呼吸浅快。吸气时可存在肋间隙和胸骨上窝凹陷。皮肤可出现发绀和斑纹,吸氧不能使之改善。

护士发现上述情况要高度警惕,及时报告医师,进行动脉血气和胸部 X 线等相关检查。一旦诊断考虑 ARDS,立即积极治疗。若没有机械通气的相应措施,应尽早转至有条件的医院。患者转运过程中应有专职医师和护士陪同,并准备必要的抢救设备,氧气必不可少。若有指征行机械通气治疗,可以先行气管插管后转运。

2.监测生命体征

迅速连接监测仪,密切监护心率、心律、血压等生命体征,尤其是呼吸的频率、节律、深度及血氧饱和度等。观察患者意识、发绀情况、末梢温度等。注意有无呕血、黑便等消化道出血的表现。

3.氧疗和机械通气的护理

治疗 ARDS 最紧迫问题在于纠正顽固性低氧,改善呼吸困难,为治疗基础疾病赢得时间。需要对患者实施氧疗甚至机械通气。

严密监测患者呼吸情况及缺氧症状。若单纯面罩吸氧不能维持满意的血氧饱和度,应予辅助通气。首先可尝试采用经面罩持续气道正压吸氧等无创通气,但大多需要机械通气吸入氧气。遵医嘱给予高浓度氧气吸入或使用呼气末正压呼吸(positive end expiratory pressure, PEEP)并根据动脉血气分析值的变化调节氧浓度。

使用 PEEP 时应严密观察,防止患者出现气压伤。PEEP 是在呼气终末时给予气道以一恒定正压使之不能回复到大气压的水平。可以增加肺泡内压和功能残气量改善氧合,防止呼气使肺泡萎陷,增加气体分布和交换,减少肺内分流,从而提高 PaO_2。由于 PEEP 使胸腔内压升高,静脉回流受阻,以致心搏减少,血压下降,严重时可引起循环衰竭,另外正压过高,肺泡过度膨胀、破裂有导致气胸的危险。所以在监护过程中,注意 PEEP 观察有无心率增快、突然胸痛、呼吸困难加重等相关症状,发现异常立即调节 PEEP 压力并报告医师处理。帮助患者采取有利于呼吸的体位,如端坐位或高枕卧位。人工气道的管理应注意以下几方面:

(1)妥善固定气管插管,观察气道是否通畅,定时对比听诊双肺呼吸音。经口插管者要固定好牙垫,防止阻塞气道。每班检查并记录导管刻度,观察有无脱出或误入一侧主支气管。套管固定松紧适宜,以能放入一指为准。

(2)气囊充气适量。充气过少易产生漏气,充气过多可压迫气管黏膜导致气管食管瘘,可以采用最小漏气技术,用来减少并发症发生。方法:用 10 mL 注射器将气体缓慢注入,直至在喉及气管部位听不到漏气声,每次向外抽出气体 0.25~0.5 mL,直至吸气压力到达峰值时出现少量漏气为止,再注入 0.25~0.5 mL 气体,此时气囊容积为最小封闭容积,气囊压力为最小封闭压力,记录注气量。观察呼吸机上气道峰压是否下降及患者能否发音说话,长期机械通气患者要观察气囊有无破损、漏气现象。

(3)保持气道通畅。严格无菌操作,按需适时吸痰。过多反复抽吸会刺激黏膜,使分泌物增加。先吸气道再吸口、鼻腔,吸痰前给予充分气道湿化、翻身叩背、吸纯氧3分钟,吸痰管最大外径不超过气管导管内径的1/2,迅速插吸痰管至气管插管,感到阻力后撤回吸痰管1~2 cm,打开负压边后退边旋转吸痰管,吸痰时间不应超过15秒。吸痰后密切观察痰液的颜色、性状、量及患者心率、心律、血压和血氧饱和度的变化,一旦出现心律失常和呼吸窘迫,立即停止吸痰,给予吸氧。

(4)用加温湿化器对吸入气体进行湿化,根据病情需要加入盐酸氨溴索、异丙托溴铵等,每天3次雾化吸入。湿化满意标准为痰液稀薄、无泡沫、不附壁能顺利吸出。

(5)呼吸机使用过程中注意电源插头要牢固,不要与其他仪器共用一个插座;机器外部要保持清洁,上端不可放置液体;开机使用期间定时倒掉管道及集水瓶内的积水,集水瓶安装要牢固;定时检查管道是否漏气、有无打折、压缩机工作是否正常。

4.维持有效循环,维持出入液量轻度负平衡

循环支持治疗的目的是恢复和提供充分的全身灌注,保证组织的灌流和氧供,促进受损组织的恢复。在能保持酸碱平衡和肾功能前提下达到最低水平的血管内容量。①护士应迅速帮助完成该治疗目标。选择大血管,建立2个以上的静脉通道,正确补液,改善循环血容量不足。②严格记录出入量、每小时尿量。出入量管理的目标是在保证血容量、血压稳定前提下,24小时出量大于入量500~1 000 mL,利于肺内水肿液的消退。充分补充血容量后,护士遵医嘱给予利尿剂,消除肺水肿。观察患者对治疗的反应。

5.俯卧位通气护理

由仰卧位改变为俯卧位,可使75%ARDS患者的氧合改善。可能与血流重新分布,改善背侧肺泡的通气,使部分萎陷肺泡再膨胀达到"开放肺"的效果有关。随着通气/血流比例的改善进而改善了氧合。但存在血流动力学不稳定、颅内压增高、脊柱外伤、急性出血、骨科手术、近期腹部手术、妊娠等为禁忌实施俯卧位。①患者发病24~36小时后取俯卧位,翻身前给予纯氧吸入3分钟。预留足够的管路长度,注意防止气管插管过度牵拉致脱出。②为减少特殊体位给患者带来的不适,用软枕垫高头部15°~30°,嘱患者双手放在枕上,并在髋、膝、踝部放软枕,每1~2小时更换1次软枕的位置,每4小时更换1次体位,同时考虑患者的耐受程度。③注意血压变化,因俯卧位时支撑物放置不当,可使腹压增加,下腔静脉回流受阻而引起低血压,必要时在翻身前提高吸氧浓度。④注意安全、防坠床。

6.预防感染的护理

(1)注意严格无菌操作,每天更换气管插管切口敷料,保持局部清洁干燥,预防或消除继发感染。

(2)加强口腔及皮肤护理,以防护理不当而加重呼吸道感染及发生褥疮。

(3)密切观察体温变化,注意呼吸道分泌物的情况。

7.心理护理,减轻恐惧,增加心理舒适度

(1)评估患者的焦虑程度,指导患者学会自我调整心理状态,调控不良情绪。主动向患者介绍环境,解释治疗原则,解释机械通气、监测及呼吸机的报警系统,尽量消除患者的紧张感。

(2)耐心向患者解释病情,对患者提出的问题要给予明确、有效和积极的信息,消除心理紧张

和顾虑。

(3)护理患者时保持冷静和耐心,表现出自信和镇静。

(4)如果患者由于呼吸困难或人工通气不能讲话,可提供纸笔或以手势与患者交流。

(5)加强巡视,了解患者的需要,帮助患者解决问题。⑥帮助并指导患者及家属应用松弛疗法、按摩等。

8.营养护理

ARDS 患者处于高代谢状态,应及时补充热量和高蛋白、高脂肪营养物质。能量的摄取既应满足代谢的需要,又应避免糖类的摄取过多,蛋白摄取量一般为每天 1.2~1.5 g/kg。

尽早采用肠内营养,协助患者取半卧位,充盈气囊,证实胃管在胃内后,用加温器和输液泵匀速泵入营养液。若有肠鸣音消失或胃潴留,暂停鼻饲,给予胃肠减压。一般留置 5~7 天后拔除,更换到对侧鼻孔,以减少鼻窦炎的发生。

(三)健康指导

在疾病的不同阶段,根据患者的文化程度做好有关知识的宣传和教育,让患者了解病情的变化过程。

(1)提供舒适安静的环境以利于患者休息,指导患者正确卧位休息,讲解由仰卧位改变为俯卧位的意义,尽可能减少特殊体位给患者带来的不适。

(2)向患者解释咳嗽、咳痰的重要性,指导患者掌握有效咳痰的方法,鼓励并协助患者咳嗽,排痰。

(3)指导患者自己观察病情变化,如有不适及时通知医护人员。

(4)嘱患者严格按医嘱用药,按时服药,不要随意增减药物剂量及种类。服药过程中,需密切观察患者用药后反应,以指导用药剂量。

(5)出院指导指导患者出院后仍以休息为主,活动量要循序渐进,注意劳逸结合。此外,患者病后生活方式的改变需要家人的积极配合和支持,应指导患者家属给患者创造一个良好的身心休养环境。出院后 1 个月内来院复查 1~2 次,出现情况随时来院复查。

(郑　娇)

第八章 心内科急危重症护理

第一节 急性冠状动脉综合征

急性冠状动脉综合征(acute coronary syndrome,ACS)是冠状动脉在原有病变的基础上,由于血栓形成或痉挛而极度狭窄甚至完全闭塞,冠脉血流急剧减少,心肌严重缺血,而导致的一组症候群。在临床上主要包括不稳定心绞痛(unstable angina pectoris,UAP)、急性ST段升高性心肌梗死、急性非ST段升高性心肌梗死(non-ST elevation myocardial infarction,NSTEMI)这三类疾病。由于急性ST段升高性心肌梗死已在相关章节进行了阐述,本节将侧重于另外两组疾病。急性冠脉综合征具有发病急、病情变化快、病死率高的特点,所以患者来诊后均需进行监护,以达到最大限度降低患者住院病死率,这对急诊护理抢救工作提出了新的挑战。

一、概述

(一)概念

急性冠状动脉综合征(Acute Coronary Syndrome,ACS)是指急性心肌缺血引起的一组临床症状。ACS根据心电图表现可以分为无ST段抬高和ST段抬高型两类。无ST段抬高的ACS包括不稳定性心绞痛(UA)和无ST段抬高的心肌梗死(NSTEMI)。冠状动脉造影和血管镜研究的结果揭示,UA/NSTEMI常常是由于粥样硬化块破裂,进而引发一系列导致冠状动脉血流减少的病理过程所致。许多试验表明溶栓治疗有益于ST段抬高型ACS,而无ST段抬高者溶栓治疗则未见益处。因此区别两者并不像以前那样重要了,而将两者一并讨论。

UA主要由三种表现形式,即静息时发生的心绞痛、新发生的心绞痛和近期加重的心绞痛。新发生的心绞痛疼痛程度必须达加拿大心脏学会(CCS)心绞痛分级至少Ⅲ级方能定义为UA,新发生的慢性心绞痛疼痛程度仅达CCS心绞痛分级Ⅰ~Ⅱ者并不属于UA的范畴。在临床上经常使用Braunwald对UA的分类,它有助于进行危险度分层和指导临床治疗,具体见表8-1。

另外变异性心绞痛是由冠状动脉痉挛所致,是UA的一种特殊表现形式。

(二)病理生理

ACS的病理生理基础是由于心肌需氧和供氧的失衡而导致的心肌相对供血不足,主要由5个方面的原因所导致。

(1)不稳定粥样硬化斑块破溃后继发的血栓形成造成相应冠脉的不完全性阻塞,是ACS最常见的原因,由血小板聚集和斑块破裂碎片产生的微栓塞是导致 ACS 中心肌标志物释放的主要原因。

表 8-1 Braunwald 不稳定心绞痛的临床分型

项目	A.有加重心肌缺血的心外因素（继发性不稳定心绞痛）	B.无加重心肌缺血的心外因素（原发性不稳定心绞痛）	C.急性心肌梗死后两周内发生（心梗后不稳定心绞痛）
Ⅰ.初发严重心绞痛或恶化型心绞痛,无静息痛	ⅠA	ⅠB	ⅠC
Ⅱ.过去一月内发生静息痛,但48小时内无发作(亚急性静息痛)	ⅡA	ⅡB	ⅡC
Ⅲ.48小时内的静息痛(急性静息痛)	ⅢA	ⅢB	ⅢC

(2)冠脉存在动力性的梗阻,如变异性心绞痛,这种冠脉局部的痉挛是由于血管平滑肌和/或内皮细胞的功能障碍引起,动力性的血管梗阻还可以由室壁内的阻力小血管收缩导致;另外一种少见的情况是心肌桥的存在,即冠脉有一段走行于心肌内,当心肌收缩时,会产生"挤奶效应"导致心脏收缩期冠脉受挤压而产生管腔狭窄。

(3)由内膜增生而非冠脉痉挛或血栓形成而导致的严重冠脉狭窄,这种情况多见于进展期的动脉粥样硬化或经皮穿刺冠脉介入治疗(PCI)后的再狭窄。

(4)冠脉的炎症反应(某些可能与感染有关,如肺炎衣原体和幽门螺杆菌),与冠脉的狭窄、斑块的不稳定以及血栓形成密切相关,特别是位于粥样硬化斑块肩部被激活的巨噬细胞和 T-淋巴细胞可分泌基质金属蛋白酶(MMP),可导致斑块变薄和易于破裂。

(5)继发性 UAP,这类患者有着冠脉粥样硬化导致的潜在狭窄,日常多表现为慢性稳定型心绞痛,但一些外来的因素可导致心肌耗氧量的增加而发生 UAP,如发热、心动过速、甲亢、低血压、贫血等情况。

冠状动脉粥样斑块破裂、崩溃是 ACS 的主要原因。斑块破裂后,血管内皮下基质暴露,血小板聚集、激活,继而激活凝血系统形成血栓,阻塞冠状动脉;此外,粥样斑块在致炎因子作用下,可发生炎细胞的聚集和激活,被激活的炎细胞释放细胞因子,激活凝血系统,并刺激血管痉挛,其结果是使冠状血流减少,心肌因缺血、缺氧而损伤,甚至坏死。心肌损伤坏死后,一方面心脏的收缩、舒张功能受损,心脏的射血能力降低,易发生心力衰竭;另一方面,缺血部位心肌细胞静息电位和动作电位均发生改变,与正常心肌细胞之间出现电位差,同时因心梗时患者交感神经兴奋性增高,心肌组织应激性增强,极易出现各种期前收缩、传导阻滞甚至室颤等心律失常。

二、临床表现

（一）症状

UAP 引起的胸痛的性质与典型的稳定型心绞痛相似,但程度更为剧烈,持续时间长达 20 分钟以上,严重者可伴有血流动力学障碍,出现晕厥或晕厥前状态。原有稳定型心绞痛出现疼痛诱发阈值的突然降低;心绞痛发作频率的增加;疼痛放射部位的改变;出现静息痛或夜间痛;疼痛发作时出现新的伴随症状如恶心、呕吐、呼吸困难等;原来可以使疼痛缓解的方法(如舌下含化硝酸甘油)失效,以上皆提示不稳定心绞痛的发生。

老年患者以及伴有糖尿病的患者可不表现为典型的心绞痛症状而表现为恶心、出汗和呼吸困难,还有一部分患者无胸部的不适而仅表现为下颌、耳部、颈部、上臂或上腹部的不适,孤立新出现的或恶化的呼吸困难是 UAP 中心绞痛等同发作最常见的症状,特别是在老年患者。

(二)体征

UAP 发作或发作后片刻,可以发现一过性的第三心音或第四心音以及乳头肌功能不全所导致的收缩期杂音,还可能出现左室功能异常的体征,如双侧肺底的湿啰音、室性奔马律,严重左室功能异常的患者可以出现低血压和外周低灌注的表现,此外,体格检查还有助于发现一些导致继发性心绞痛的因素,如肺炎、甲亢等。

(三)心电图

在怀疑 UA 发作的患者,ECG 是首先要做的检查,ECG 正常并不排除 UA 的可能,但 UA 发作时 ECG 无异常改变的患者预后相对较好。如果胸痛伴有两个以上的相邻导联出现 ST 的抬高≥1 mm,则为 STEMI,宜尽早行心肌再灌注治疗。胸痛时 ECG 出现 ST 段压低≥1 mm、症状消失时 ST 的改变恢复是一过性心肌缺血的客观表现,持续性的 ST 段压低伴或不伴胸痛相对特异性差。

相应导联上的 T 波持续倒置是 UA 的一种常见 ECG 表现,这多反映受累的冠脉病变严重,胸前导联上广泛的 T 波深倒(≥2 mm)多提示 LAD 的近端严重病变。因陈旧心梗 ECG 上遗有 Q 波的患者,Q 波面向区域的心肌缺血较少引起 ST 的变化,如果有变化常表现为 ST 段的升高。

胸痛发作时 ECG 上 ST 的偏移(抬高或压低)和/或 T 波倒置通常随着症状的缓解而消失,如果以上 ECG 变化持续 12 小时以上,常提示发生非 Q 波心梗。心绞痛发作时非特异性的 ECG 表现有 ST 段的偏移≤0.5 mm 或 T 波倒置≤2 mm。孤立的Ⅲ导联 Q 波可能是一正常发现,特别是在下壁导联复极正常的情况下。

在怀疑缺血性胸痛的患者,要特别注意排除其他一些引起 ST 段和 T 波变化的情况,在 ST 段抬高的患者,应注意是否存在左室室壁瘤、心包炎、变异性心绞痛、早期复极、预激综合征等情况。中枢神经系统事件以及三环类抗抑郁药或吩噻嗪可引起 T 波的深倒。

在怀疑心肌缺血的患者,动态的心电图检查或连续的心电监护至为重要,因为 Holter 显示 85%~90%的心肌缺血不伴有心绞痛症状,此外,还有助于检出 AMI,特别是在联合连续测定血液中的心脏标志物的情况下。

(四)生化标志物

既往心脏酶学检查特别是 CK 和 CK-MB 是区分 UA 和 AMI 的手段,对于 CK 和 CK-MB 轻度升高不够 AMI 诊断标准的仍属于 UA 的范畴。新的心脏标志物 TnI 和 TnT 对于判断心肌的损伤,较 CK 和 CK-MB 更为敏感和特异,时间窗口更长,既往诊为 UA 的患者,有 1/5~1/4 TnI 或 TnT 的升高,这部分患者目前属于 NSTEMI 的范畴,预后较真正的 UA 患者(TnI/TnT 不升高者)要差。肌红蛋白检查也有助于发现早期的心梗,敏感性高而特异性低,阴性结果有助于排除 AMI 的诊断。

(五)核素心肌灌注显像

在怀疑 UA 的患者,在症状持续期 MIBI 注射行心肌核素静息显像发现心肌缺血的敏感性及特异性均高,表现为受累心肌区域的核素充盈缺损,发作期过后核素检查发现心肌缺血的敏感性降低。症状发作期间行核素心肌显像的阴性预测值很高,但是急性静息显像容易遗漏一部分

ACS 患者(大约占 5%),因此不能仅凭一次核素检查即作出处理决定。

三、诊断

(一)危险分层

1.高危患者

(1)心绞痛的类型和发作方式:静息性胸痛,尤其既往 48 小时内有发作者。

(2)胸痛持续时间:持续胸痛 20 分钟以上。

(3)发作时硝酸甘油缓解情况:含硝酸甘油后胸痛不缓解。

(4)发作时的心电图:发作时动态性的 ST 段压低≥1 mm。

(5)心脏功能:心脏射血分数<40%。

(6)既往患心肌梗死,但心绞痛是由非梗死相关血管所致。

(7)心绞痛发作时并发心功能不全(新出现的 S_3 音、肺底啰音)、二尖瓣反流(新出现的收缩期杂音)或血压下降。

(8)心脏 TnT(TnI)升高。

(9)其他影响危险因素分层的因素还有高龄(>75 岁)、糖尿病、CRP 等炎性标志物或冠状动脉造影发现是三支病变或者左主干病变。

2.低危患者

特征有:①没有静息性胸痛或夜间胸痛;②症状发作时心电图正常或者没有变化;③肌钙蛋白不增高。

(二)UAP 诊断

UAP 诊断依据:①有不稳定性缺血性胸痛,程度在 CCSⅢ级或以上。②明确的冠心病证据:心肌梗死、PTCA、冠脉搭桥、运动试验或冠脉造影阳性的病史;陈旧心肌梗死心电图表现;与胸痛相关的 ST-T 改变。③除外急性心肌梗死。

四、治疗

(一)基本原则

首先对 UAP/NSTEMI 患者进行危险度分层。低危患者通常不需要做冠状动脉造影,合适的药物治疗以及危险因素的控制效果良好。治疗药物主要包括阿司匹林、肝素(或低分子肝素)、硝酸甘油和 β 受体阻滞剂,所有的患者都应使用阿司匹林。血小板糖蛋白Ⅱb/Ⅲa 受体阻滞剂(GBⅡb/Ⅲa 受体阻滞剂)不适用于低危患者。低危患者的预后一般良好,出院后继续服用阿司匹林和抗心绞痛药物。

高危患者通常最终都要进入导管室,虽然冠脉造影的最佳时机还未统一。目前针对 UAP/NSTEMI,存在两种不同的治疗策略,一种为早期侵入策略,即对冠脉血管重建术无禁忌证的患者在可能的情况下尽早行冠脉造影和据此指导的冠脉血管重建治疗;另一种为早期保守治疗策略,在充分的药物治疗的基础上,仅对有再发心肌缺血者或心脏负荷试验显示为高危的患者(不管其对药物治疗的反应如何)进行冠脉造影和相应的冠脉血管重建治疗。

近来多数学者倾向于早期侵入策略,其理由是该策略可以迅速确立诊断,低危者可以早期出院,高危者则可以得到有效的冠脉血管重建治疗。没有条件进行介入治疗的社区医院,早期临床症状稳定的患者保守治疗可以作为 UAP/NSTEMI 的首选治疗,但对于最初保守治疗效果不佳的患者应该考虑适时地进行急诊冠状动脉造影,必要时需介入治疗。在有条件的医院,高危 UAP/NSTEMI 患者可早期进行冠状动脉造影,必要时行 PCI/CABG。在早期冠状动脉造影和 PCI/CABG 之后,静脉应用血小板 GPⅡb/Ⅲa 受体阻滞剂可能会使患者进一步获益,并且不增加颅内出血的并发症。

(二) 一般处理

所有患者都应卧床休息开放静脉通道并进行心电、血压、呼吸的连续监测,床旁应配备除颤器。对于有发绀、呼吸困难或其他高危表现的患者应该给予吸氧。并通过直接或间接监测血氧水平确保有足够的血氧饱和度。若动脉血氧饱和度降低至<90%时,应予间歇高流量吸氧。手指脉搏血氧测定是持续监测血氧饱和度的有效手段,但对于无低氧危险的患者可不进行监测。应定期记录 18 导联心电图以判断心肌缺血程度、范围的动态变化。酌情使用镇静剂。

(三) 抗血栓治疗

抗血小板和抗凝治疗是 UAP/NSTEMI 治疗中的重要一环,它有助于改变病情的进展和减少心肌梗死、心肌梗死复发和死亡。联合应用阿司匹林、肝素和一种血小板Ⅱb/Ⅲa受体阻滞剂代表着最高强度的治疗,适用于有持续性心肌缺血表现和其他一些具有高危特征的患者以及采用早期侵入措施治疗的患者。

抗血小板治疗应尽早,目前首选药物仍为阿司匹林。在不稳定性心绞痛患者症状出现后尽快给予服用,并且应长期坚持。对因过敏或严重的胃肠反应而不能使用阿司匹林的患者,可以使用噻吩吡啶类药物(氯比格雷或噻氯吡啶)作为替代。在阿司匹林或噻吩吡啶药物抗血小板治疗的基础上应该加用普通肝素或皮下注射低分子肝素。有持续性缺血或其他高危的患者,以及计划行经皮冠状动脉介入(PCI)的患者,除阿司匹林和普通肝素外还应加用一种血小板 GPⅡb/Ⅲa 受体阻滞剂。对于在其后 24 小时内计划做 PCI 的不稳定心绞痛患者,也可使用阿昔单抗治疗 12~24 小时。

(四) 抗缺血治疗

1. 硝酸酯类药物

本类药物可扩张静脉血管、降低心脏前负荷和减少左心室舒张末容积,从而降低心肌氧耗。另外,硝酸酯类扩张正常的和硬化的冠状动脉血管,且抑制血小板的聚集。对于 UAP 患者,在无禁忌证的情况下均应给予静脉途径的硝酸酯类药物。根据反应逐步调整剂量。应使用避光的装置以 10 μg/min 的速率开始持续静脉点滴,每 3~5 分钟递增 10 μg/min,出现头痛症状或低血压反应时应减量或停药。

硝酸酯类血流动力学效应的耐受性呈剂量和时间依赖性,无论何种制剂在持续 24 小时治疗后都会出现耐药性。对于需要持续使用静脉硝酸甘油 24 小时以上者,可能需要定期增加滴注速率以维持疗效。或使用不产生耐受的硝酸酯类给药方法(较小剂量和间歇给药)。当症状已经控制后,可改用口服剂型治疗。静脉滴注硝酸甘油的耐药问题与使用剂量和时间有关,使用小剂量间歇给药的方案可最大程度地减少耐药的发生。对需要 24 小时静脉滴注硝酸甘油的患者应周期性的增加滴速维持最大的疗效。一旦患者症状缓解且在 12~24 小时内无胸痛以及其他缺血的表现,应减少静脉滴注的速度而转向口服硝酸酯类药物或使用皮肤贴剂。在症状完全控制达数小时的患者,应试图给予患者一个无硝酸甘油期以避免耐药的产生,对于症状稳定的患者,不宜持续 24 小时静脉滴注硝酸甘油,可换用口服或经皮吸收型硝酸酯类制剂。另一种减少耐药发生的方法是联用一种巯基提供剂如卡托普利或 N-乙酰半胱氨酸。

2.β受体阻滞剂

β受体阻滞剂的作用可因交感神经张力、左室壁应力、心脏的变力性和变时性的不同而不同。β受体阻滞剂通过抑制交感神经张力、减少斑块张力达到减少斑块破裂的目的。因此β受体阻滞剂不仅可在 AMI 后减少梗死范围，而且可有效地降低 UAP 演变成为 AMI 的危险性。

3.钙通道阻断剂

钙通道阻断剂并不是 UAP 治疗中的一线药物，随机临床试验显示，钙通道阻断剂在 UAP 治疗中的主要作用是控制症状，钙通道阻断剂对复发的心肌缺血和远期死亡率的影响，目前认为短效的二氢吡啶类药物如硝苯地平单独用于急性心肌缺血反而会增加死亡率。

4.血管紧张素转换酶抑制剂（ACEI）

ACEI 可以减少急性冠状动脉综合征患者、近期心肌梗死或左心室收缩功能失调患者、有左心室功能障碍的糖尿病患者，以及高危慢性冠心病患者的死亡率。因此 ACS 患者以及用β受体阻滞剂与硝酸酯类不能控制的高血压患者如无低血压均应联合使用 ACEI。

(五)介入性治疗

UAP/NSTEMI 中的高危患者早期(24 小时以内)干预与保守治疗基础上加必要时紧急干预比较，前者明显减少心肌梗死和死亡的发生，但早期干预一般应该建立在使用血小板糖蛋白Ⅱb/Ⅲa 受体拮抗剂和/或口服氯吡格雷的基础之上。

冠状动脉造影和介入治疗(PCI)的适应证：①顽固性心绞痛，尽管充分的药物治疗，仍反复发作胸痛。②尽管充分的药物治疗，心电图仍有反复的缺血发作。③休息时心电图 ST 段压低，心脏标志物(肌钙蛋白)升高。④临床已趋稳定的患者出院前负荷试验有严重缺血征象：如最大运动耐量降低，不能以其他原因解释者；低做功负荷下几个导联出现较大幅度的 ST 段压低；运动中血压下降；运动中出现严重心律失常或运动负荷同位素心肌显像示广泛或者多个可逆的灌注缺损。⑤超声心动图示左心室功能低下。⑥既往患过心肌梗死，现有较长时间的心绞痛发作者。

五、护理措施

患者到达急诊科，护士是第一个接待者，护士必须在获得检查数据和医师做出诊断之前，选择必要的紧急处置措施。急诊护士尤其应在 ACS 综合征患者给予适时、有效的治疗方面发挥作用。护士需要在医疗资源有限的环境下，在患者床边判定紧急情况，减少延误。作为急诊护士还要具备心脏病护理技术，能处置 AMI，用电子微量注射泵进行输液，识别心律失常和准确处理严重心脏危象。

(一)病情观察

(1)ACS 患者病情危重、变化迅速、随时都可能出现严重的并发症。

(2)要认真细致地观察患者的精神状况、面色、意识、呼吸，注意有无出冷汗、四肢末梢发凉等。

(3)经常询问患者有无胸痛、胸闷，并注意伴随的症状和程度，尤其是夜间。

(4)常规持续心电、血压监护严密观察心率(律)、心电图示波形态变化，对各种心律失常及时识别，并报告医师及时处理。

(5)有低血压者给予血压监护直到血压波动在正常范围。

(6)有心力衰竭者给予血氧饱和度监测，以保证血氧饱和度在 95%～99%。

(7)急性心肌梗死患者还要定时进行心电图检查和心肌酶的检测,了解急性心肌梗死的演变情况。

(8)在监护期间,应注意患者有无出血倾向。观察患者的皮肤、黏膜、牙龈有无出血。观察尿的颜色。询问有无腹痛、腰痛、头痛现象。对行尿激酶溶栓治疗的急性心肌梗死患者,更应严密观察。

(二)病情评估

ACS 的患者常需急诊入院,将患者送入监护室后,急诊科护士迅速地评估患者是否有高度危险性或低度危险性非常重要。根据评估情况严格按照急诊护理路径,迅速采取相应措施。

1. 危险评估

迅速地评估患者是否有高度或低度危险的 ACS,这是当今对护士的最大挑战。①有研究表明约 33% 的 AMI 的患者在发病初期无胸痛的表现,然而这些被延迟送入医院的患者有更高的危险性,因为无典型胸痛的患者很少能及时得到溶栓、血管成形术或阿司匹林、β受体阻滞剂、肝素等药物治疗。②在美国每年大约 460 万具有急性冠脉局部缺血症状的患者来到急诊科,其中只有大约 25% 的患者确诊后被允许入院。③在急诊科疑为 ACS 的患者中,只有约 1/3 有"真的病变"。

急诊护理决定性的作用在于快速完成对患者的评估,并且在早期对 ACS 高危人群提供及时的紧急看护照顾,使病情缓解。据统计,在美国每年有 100 万人发生 AMI,约 25% 的患者在到达急诊科前死亡。那些到达医院的患者仍有死亡可能。

2. Antman 危险评分量表

Antman 等建立了早期危险评估的 7 分危险评分量表。

(1)年龄>65 岁。

(2)存在 3 个以上冠心病危险因素。

(3)既往血管造影证实有冠状动脉阻塞。

(4)胸痛发作时心电图有 ST 段改变。

(5)24 小时内有 2 次以上心绞痛发作。

(6)7 天内应用了阿司匹林。

(7)心肌坏死标记物升高。

具有上述危险因素的患者出现死亡、心肌梗死或需血管重建的负性心脏事件的可能性增高。评分越高危险性越大,且这些患者从低分子肝素、血小板 GPⅡb/Ⅲa 受体阻滞剂和心脏介入等治疗中获益也越大。这一评分系统简单易行,使早期对患者进行客观的危险分层成为可能,有利于指导临床对患者进行及时正确的治疗。

(三)急救护理

1. 早期干预原则

在急诊情况下,一旦胸痛患者明确了 ACS 的诊断,快速和有效的干预即迅速开始。在美国心脏病学会(ACC)和美国心脏联合会(AHA)制定的 ACS 治疗指南中曾推荐:患者应在发病 10 分钟内到达急诊科,对所有不稳定心绞痛患者给予吸氧、静脉输液、连续的心电图(ECG)监护。并依据临床表现将患者分为高度危险、中度危险和低度危险。高度危险患者严格管理,低度危险患者必须按监护程序治疗,并定期随访,急诊护士和医师必须精确地估定患者的危险层次。

2.干预时间分期

近来国外有学者将早期干预分为4个节段,称为4Ds。

时间0(症状,Symptom):症状开始时间点,它代表着冠状动脉闭塞的时间,虽然它是个比较好的指标,但不是完美的时间点。

时间1(门口,Door):患者入急诊科的时间点。

时间2(资料,Data):患者进行初步检查及心电图等材料的时间点。

时间3(决定,Decision):决定是否进行溶栓治疗或进一步检查。

时间4(药物,Drug):开始用药物或治疗的时间点。

其中时间1～2:6～11分钟;2～3:20～22分钟;3～4:20～37分钟。

GISSI-2研究中,不足30%的患者在症状发生后3小时才得到治疗。耽搁时间在3～5小时时主要原因是以下几点。

(1)患者本身的耽搁:患者在就医问题上耽搁时间是延误时间的一个主要因素,其原因多在患者发病之初期症状较轻、未意识到病情的严重性,或地处偏僻,交通不便。

(2)运送患者的过程:患者发病后运送至医院途中,也要耽搁一些时间,据估计一般约为30分钟到数小时。

(3)医院内耽搁:患者到达医院以后耽搁时间是相当普遍的。在多数研究中,从患者到达医院至实施溶栓治疗,耽搁45～90分钟。

在症状发作不到1小时内接受治疗的患者6周病死率为3.2%;在症状发作4小时接受治疗的患者6周病死率为6.2%。事实上非常早期的综合治疗(包括市区及郊区)可减少50%心肌梗死的发病率。"4Ds"在减少从发病到处理的时间延误方面发挥了积极作用。

3.急诊过程耽搁

ACS患者急诊就诊耽搁主要在:①患者到医院接受医师检查时;②对患者胸痛评估时,因为这需要仔细观察;③做ECG时;④在当诊断技师不能及时识别ST变化,ECG报告延迟传递到内科医师时。

为避免这些急诊耽搁,有些医院尝试由急诊科护士做ECG,并直接由医师快速阅读ECG。还可自行设计护理观察记录文书,既节省了护士书写的时间,又提高了护理质量标准。

4.一般急救措施

(1)立即让患者采取舒适体位,合并心力衰竭者给予半卧位。

(2)常规给予吸氧,3～5 L/min。

(3)连接好心电监护电极和测血压的袖带(注意电极位置应避开除颤区域和心电图胸前导联位置)。开启心电监护和无创血压监护。必要时给予血氧饱和度监护。

(4)协助给患者做全导联心电图作为基础心电图,以便对照。

(5)在左上肢和左下肢建立静脉通路,均留置Y形静脉套管针(以备抢救和急诊介入手术中方便用药)。

(6)备好急救药品和除颤器。

(7)抗凝疗法:给予嚼服肠溶阿司匹林100～300 mg,或加用氯吡格雷片75 mg,1次/日,皮下注射低分子肝素等。

(8)介入疗法:对于ACS患者的治疗尤其是急性心肌梗死,尽快重建血运极为重要,对行急诊PCI的患者应迅速做好术前各项准备。

5.急诊冠状动脉介入治疗(PCI)的术前准备

(1)首先向患者及家属介绍介入诊断和治疗的目的、方法、优点。

(2)急查血常规,血凝全套,心肌酶谱,甲、乙、丙肝抗体,抗 HIV 等,术区备皮,做碘过敏皮试。

(3)让患者排空膀胱,必要时留置导尿管。

(4)嚼服肠溶阿司匹林 0.3 g,口服氯吡格雷片 300 mg,备好沙袋,氧气袋,全程监护,护送患者到导管室。

6.急诊 PCI 术后监护

(1)患者返回病房后,护士立即进行心电、血压的监护,注意心率(律)变化。

(2)急诊 PCI 患者术后常规留置动脉鞘管 6~12 小时。嘱患者术侧肢体伸直制动,防止鞘管脱出、折断和术侧肢体的血栓形成。观察术区有无渗血,触摸双侧足背动脉搏动情况,皮肤颜色和肢体温度的变化。协助按摩术侧肢体。

(3)动脉鞘管拔管前向患者说明拔管的简要过程,消除紧张心理。医师拔管时,护士应准备好急救药品:如阿托品、多巴胺等,观察患者心电监护和血压。拔管后,穿刺部位进行加压包扎,观察有无渗血,保持局部清洁无菌,严格交接班并作好记录。

(四)心肌耗氧量与护理

在 ACS 发病的极早期患者心肌脆弱,电活动极不稳定,心脏供血和耗氧量之间的矛盾非常突出,因此在发病早期,尤其是 24 小时以内,限制患者活动,降低心肌耗氧量,缓解心肌供血和需求之间的矛盾,对保证患者平稳度过危险期,促进心肌恢复,具有非常重要的意义。

1.心肌耗氧量

影响心肌耗氧量的主要因素有心脏收缩功、室壁张力、心肌体积。Katz 提出以二项乘积(double-product,D-P)作为心肌耗氧量的指标,其公式为最大血压乘以心率。由于该指标计算方法简单,可重复性好,临床研究证实其与心肌耗氧量的真实情况相关性好,已被广泛应用于临床。

2.排便动作

各种干预因素都可以引起 D-P 的增加,排便时患者需要屏住呼吸,使膈肌下沉,收缩腹肌,增加腹压,这一使力的动作,加上卧位排便造成的紧张、不习惯等因素,会导致血压升高和心率加快,从而加重心脏负担,使心脏的氧供和氧耗之间失衡,增加心律失常的发生危险。因此在护理中:①必须确实保证 ACS 患者大便通畅,如给予缓泻剂、开塞露等。②另有研究表明坐位排便的运动强度低于卧位排便,故对无法适应卧位排便的患者在监护的情况下试行坐位排便,以缓解其焦虑情绪。③在患者排便期间还必须加强监护,要有护士在场,以应付可能出现的意外情况。

3.接受探视

患者接受探视时 D-P 增加明显。亲友的来访使患者情绪激动,交感神经兴奋,心脏兴奋性增强,心肌耗氧量增加,尤其是来访者表现的过度紧张和不安时更是如此。因此在护理中:①应尽可能地减少探视的次数。②对来访者应事先进行教育,说明避免患者情绪波动对患者康复的意义。③对经济有困难的患者,应劝其家属暂不谈及经费问题。

4.音乐疗法

曾有研究表明对心肌梗死及不稳定心绞痛患者进行音乐疗法,可使其情绪稳定,交感神经活动减少,副交感神经活动增强,从而使心肌耗氧量减少。但有些研究没有得出类似的结果,其原因可能是对象和乐曲的选择有问题,很难想象一个乐盲和一个音乐家对同一首曲子会有同样的反映,也很难想象一个人在听到音乐和听到哀乐时会有一样的心情。因此在进行音乐疗法时应加强针对性。

(刘爱花)

第二节　心源性猝死

一、疾病概述

(一) 概念和特点

心源性猝死(sudden cardiac death,SCD)是指由心脏原因引起的急性症状发作后以意识突然丧失为特征的、自然死亡。世界卫生组织将发病后立即或 24 小时以内的死亡定为猝死,2007 年美国 ACC 会议上将发病 1 小时内死亡定为猝死。

据统计,全世界每年有数百万人因心源性猝死丧生,占死亡人数的 15%~20%。美国每年有约 30 万人发生心源性猝死,占全部心血管病死亡人数的 50%以上,而且是 20~60 岁男性的首位死因。在我国,心源性猝死也居死亡原因的首位,虽然没有大规模的临床流行病学资料报道,但心源性猝死比例在逐年增高,且随年龄增加发病率也逐渐增高,老年人心源性猝死的概率高达 80%~90%。

心源性猝死的发病率男性较女性高,美国相关随访冠心病猝死发病率男性为女性的 3.8 倍;北京市的流行病学资料显示,心源性猝死的男性年平均发病率为 10.5/10 万,女性为 3.6/10 万。

(二) 相关病理生理

冠状动脉粥样硬化是最常见的病理表现,病理研究显示心源性猝死患者急性冠状动脉内血栓形成的发生率为 15%~64%。陈旧性心梗也是心源性猝死的病理表现,这类患者也可见心肌肥厚、冠状动脉痉挛、心电不稳与传导障碍等病理改变。

心律失常是导致心源性猝死的重要原因,通常包括致命性快速心律失常、严重缓慢性心律失常和心室停顿。致命性快速心律失常导致冠状动脉血管事件、心肌损伤、心肌代谢异常和/或自主神经张力改变等因素相互作用,从而引起的一系列病理生理变化,引发心源性猝死,但其最终作用机制仍无定论。严重缓慢性心律失常和心室停顿的电生理机制是当窦房结和/或房室结功能异常时,次级自律细胞不能承担起心脏的起搏功能,常见于病变弥漫累及心内膜下浦肯野纤维的严重心脏疾病。

非心律失常导致的心源性猝死较少,常由心脏破裂、心脏流入和流出道的急性阻塞、急性心脏压塞等原因导致。心肌电机械分离是指心肌细胞有电兴奋的节律活动,而无心肌细胞的机械收缩,是心源性猝死较少见的原因之一。

(三) 病因与危险因素

1.基本病因

绝大多数心源性猝死发生在有器质性心脏病的患者。Braunward 认为心源性猝死的病因有

10大类:①冠状动脉疾患;②心肌肥厚;③心肌病和心力衰竭;④心肌炎症、浸润、肿瘤及退行性变;⑤瓣膜疾病;⑥先天性心脏病;⑦心电生理异常;⑧中枢神经及神经体液影响的心电不稳;⑨婴儿猝死综合征及儿童猝死;⑩其他。

(1)冠状动脉疾患:主要包括冠心病及其引起的冠状动脉栓塞或痉挛等。而另一些较少见的,如先天性冠状动脉异常、冠状动脉栓塞、冠状动脉炎、冠状动脉机械性阻塞等都是引起心源性猝死的原因。

(2)心肌问题和心力衰竭:心肌的问题引起的心源性猝死常在剧烈运动时发生,其机制认为是心肌电生理异常的作用。慢性心力衰竭患者由于其射血分数较低常常引发猝死。

(3)瓣膜疾病:在瓣膜病中最易引发猝死的是主动脉瓣狭窄,瓣膜狭窄引起心肌突发性、大面积的缺血而导致猝死。梅毒性主动脉炎、主动脉扩张引起主动脉瓣关闭不全时引起的猝死也不少见。

(4)电生理异常及传导系统的障碍:心传导系统异常、Q-T间期延长综合征、不明或未确定原因的室颤等都是引起心源性猝死的病因。

2.主要危险因素

(1)年龄:从年龄关系而言,心源性猝死有两个高峰期,即出生后至6个月内及45~75岁之间。成年人心源性猝死的发病率随着年龄增长而增长,而老年人是成年人心源性猝死的主要人群。随着年龄的增长,高血压、高血脂、心律失常、糖尿病、冠心病和肥胖的发生率增加,这些危险因素促进了心源性猝死的发生率。

(2)冠心病和高血压:在西方国家,心源性猝死约80%是由冠心病及其并发症引起。冠心病患者发生心肌梗死后,左室射血分数降低是心源性猝死的主要因素。高血压是冠心病的主要危险因素,且在临床上两种疾病常常并存。高血压患者左室肥厚、维持血压应激能力受损,交感神经控制能力下降易出现快速心律失常而导致猝死。

(3)急性心功能不全和心律失常:急性心功能不全患者心脏机械功能恶化时,可出现心肌电活动紊乱,引发心力衰竭患者发生猝死。临床上多种心脏病理类型几乎都是由心律失常恶化引发心源性猝死的。

(4)抑郁:其机制可能是抑郁患者交感或副交感神经调节失衡,导致心脏的电调节失调所致。

(5)时间:美国有关随访资料显示,猝死发生以7~10时和16~20时为两个高峰期,这可能与此时生活、工作紧张,交感神经兴奋,诱发冠状动脉痉挛,导致心律失常有关。

(四)临床表现

心源性猝死可分为四个临床时期:前驱期、终末事件期、心搏骤停期与生物学死亡期。

1.前驱期

前驱症状表现形式多样,具有突发性和不可测性,如在猝死前数天或数月,有些患者可出现胸痛、气促、疲乏、心悸等非特异性症状,但也可无任何前驱症状,瞬间发生心脏骤停。

2.终末事件期

终末事件期是指心血管状态出现急剧变化到心搏骤停发生前的一段时间,时间从瞬间到1小时不等。心源性猝死所定义时间多指该时期持续的时间。其典型表现包括:严重胸痛、急性呼吸困难、突发心悸或眩晕等。在猝死前常有心电活动改变,其中以致命性快速心律失常和室性异位搏动为主因室颤猝死者,常先有室性心动过速,少部分以循环衰竭为死亡原因。

3. 心脏骤停期

心搏骤停后脑血流急剧减少,患者出现意识丧失,伴有局部或全身的抽搐。心搏骤停刚发生时可出现叹息样或短促痉挛性呼吸,随后呼吸停止伴发绀,皮肤苍白或发绀,瞳孔散大,脉搏消失二便失禁。

4. 生物学死亡期

从心搏骤停至生物学死亡的时间长短取决于原发病的性质和复苏开始时间。心搏骤停后4~6分钟脑部出现不可逆性损害,随后经数分钟发展至生物学死亡。心搏骤停后立即实施心肺复苏和除颤是避免发生生物学死亡的关键。

(五)急救方法

1. 识别心搏骤停

在最短时间内判断患者是否发生心搏骤停。

2. 呼救

在不影响实施救治的同时,设法通知急救医疗系统。

3. 初级心肺复苏

初级心肺复苏即基础生命活动支持,包括人工胸外按压、开放气道和人工呼吸,被简称CBA三部曲。如果具备AED自动电除颤仪,应联合应用心肺复苏和电除颤。

4. 高级心肺复苏

高级心肺复苏即高级生命支持,是在基础生命支持的基础上,应用辅助设备、特殊技术等建立更为有效的通气和血运循环,主要措施包括气管插管、电除颤转复心律、建立静脉通道并给药维护循环等。在这一救治阶段应给予心电、血压、血氧饱和度及呼气末二氧化碳分压监测,必要时还需进行有创血流动力学监测,如动脉血气分析、动脉压、中心动脉压、肺动脉压、肺动脉楔压等。早期电除颤对于救治心搏骤停至关重要,如有条件越早进行越好。心肺复苏的首选药物是肾上腺素,每3~5分钟重复静脉推注1 mg,可逐渐增加剂量到5 mg。低血压时可使用去甲肾上腺素、多巴胺、多巴酚丁胺等,抗心律失常药物常用胺碘酮、利多卡因、β受体阻滞剂等。

5. 复苏后处理

处理原则是维持有效循环和呼吸功能,特别是维持脑灌注,预防再次发生心搏骤停,维护水电解质和酸碱平衡,防治脑水肿、急性肾衰竭和继发感染等,其中重点是脑复苏提高营养补充。

(六)预防

1. 识别高危人群、采用相应预防措施

对高危人群,针对其心脏基础疾病采用相应的预防措施能减少心源性猝死的发生率,如对冠心病患者采用减轻心肌缺血、预防心梗或缩小梗死范围等措施;对急性心梗、心梗后充血性心力衰竭的患者应用β受体阻滞剂;对充血性心力衰竭患者应用血管紧张素转换酶抑制剂。

2. 抗心律失常

胺碘酮在心源性猝死的二级预防中优于传统的Ⅰ类抗心律失常药物。抗心律失常的外科手术治疗对部分药物治疗效果欠佳的患者有一定的预防心源性猝死的作用。近年研究证明,埋藏式心脏复律除颤器(implantable cardioverter defibrillator,ICD)能改善一些高危患者的预后。

3. 健康知识和心肺复苏技能的普及

高危人群尽量避免独居,对其及家属进行相关健康知识和心肺复苏技能普及。

二、护理评估

(一)一般评估

(1)识别心搏骤停:当发现无反应或突然倒地的患者时,首先观察其对刺激的反应,并判断有无呼吸和大动脉搏动。判断心搏骤停的指标包括:意识突然丧失或伴有短阵抽搐;呼吸断续,喘息,随后呼吸停止;皮肤苍白或明显发绀,瞳孔散大,大小便失禁;颈、股动脉搏动消失;心音消失。

(2)患者主诉:胸痛、气促、疲乏、心悸等前驱症状。

(3)相关记录:记录心搏骤停和复苏成功的时间。

(4)复苏过程中须持续监测血压、血氧饱和度,必要时进行有创血流动力学监测。

(二)身体评估

1.头颈部

轻拍肩部呼叫,观察患者反应、瞳孔变化情况,气道内是否有异物。手指于胸锁乳突肌内侧沟中检测颈总动脉搏动(耗时不超过10秒)。

2.胸部

视诊患者胸廓起伏,感受呼吸情况,听诊呼吸音判断自主呼吸恢复情况。

3.其他

观察全身皮肤颜色及肢体活动情况,触诊全身皮肤温湿度等。

(三)心理-社会评估

复苏后应评估患者的心理反应与需求,家庭及社会支持情况,引导患者正确配合疾病的治疗与护理。

(四)辅助检查结果评估

(1)心电图:显示心室颤动或心电停止。

(2)各项生化检查情况和动脉血气分析结果。

(五)常用药物治疗效果的评估

1.血管升压药的评估要点

(1)用药剂量和速度、用药的方法(静脉滴注、注射泵/输液泵泵入)的评估与记录。

(2)血压的评估:患者意识是否恢复,血压是否上升到目标值,尿量、肤色和肢端温度的改变等。

2.抗心律失常药的评估要点

(1)持续监测心电,观察心律和心率的变化,评估药物疗效。

(2)不良反应的评估:应观察用药后不良反应是否发生,如使用胺碘酮可能引起窦性心动过缓、低血压等现象,使用利多卡因可能引起感觉异常、窦房结抑制、房室传导阻滞等。

三、主要护理诊断/问题

(一)循环障碍

与心脏收缩障碍有关。

(二)清理呼吸道无效

与微循环障碍、缺氧和呼吸形态改变有关。

(三)潜在并发症

脑水肿、感染、胸骨骨折等。

四、护理措施

(一)快速识别心搏骤停,正确及时进行心肺复苏和除颤

心源性猝死抢救成功的关键是快速识别心搏骤停和启动急救系统,尽早进行心肺复苏和复律治疗。快速识别是进行心肺复苏的基础,而及时行心肺复苏和尽早除颤是避免发生生物学死亡的关键。

(二)合理饮食

多摄入水果、蔬菜和黑鱼等易消化的清淡食物,可通过改善心律变异性预防心源性猝死。

(三)用药护理

应严格按医嘱用药,并注意观察常用药的疗效和毒不良反应,发现问题及时处理等。

(四)心理护理

复苏后部分患者会对曾发生的猝死产生明显的恐惧和焦虑心情,应帮助患者正确评估所面对情况,鼓励患者和积极参与治疗和护理计划的制订,使之了解心源性猝死的高危因素和救治方法。帮助患者建立良好有效的社会支持系统,帮助患者克服恐惧和焦虑的情绪。

(五)健康教育

1.高危人群

对高危人群,如冠心病患者应教会患者及家属了解心源性猝死早期出现的症状和体征,做到早发现、早诊断、早干预。教会家属基本救治方法和技能,患者外出时随身携带急救物品和救助电话,以方便得到及时救助。

2.用药原则

按时、正确服用相关药物,让患者了解常用药物不良反应及自我观察要点。

五、急救效果的评估

(1)患者意识清醒。

(2)患者恢复自主呼吸和心跳。

(3)患者瞳孔缩小。

(4)患者大动脉搏动恢复。

(刘爱花)

第三节 心源性休克

心源性休克系指由于严重的心脏泵功能衰竭或心功能不全导致心排血量减少,各重要器官和周围组织灌注不足而发生的一系列代谢和功能障碍综合征。

一、临床表现

多数心源性休克患者,在出现休克之前有相应心脏病史和原发病的各种表现,如急性肌梗死

患者可表现严重心肌缺血症状,心电图可能提示急性冠状动脉供血不足,尤其是广泛前壁心肌梗死;急性心肌炎者则可有相应感染史,并有发热、心悸、气短及全身症状,心电图可有严重心律失常;心脏手术后所致的心源性休克,多发生于手术1周内。

心源性休克目前国内外比较一致的诊断标准是:

(1)收缩压低于12.0 kPa(90 mmHg)或原有基础血压降低4.0 kPa(30 mmHg),非原发性高血压患者一般收缩压小于10.7 kPa(80 mmHg)。

(2)循环血量减少:①尿量减少,常少于20 mL/h。②神志障碍、意识模糊、嗜睡、昏迷等。③周围血管收缩,伴四肢厥冷、冷汗、皮肤湿凉、脉搏细弱快速、颜面苍白或发绀等末梢循环衰竭表现。

(3)纠正引起低血压和低心排血量的心外因素(低血容量、心律失常、低氧血症、酸中毒等)后,休克依然存在。

二、诊断

(1)有急性心肌梗死、急性心肌炎、原发或继发性心肌病、严重的恶性心律失常、具有心肌毒性的药物中毒、急性心脏压塞以及心脏手术等病史。

(2)早期患者烦躁不安、面色苍白,诉口干、出汗,但神志尚清;后逐渐表情淡漠、意识模糊、神志不清直至昏迷。

(3)体检心率逐渐增快,常>120次/分。收缩压<10.6 kPa(80 mmHg),脉压<2.7 kPa(20 mmHg)严重时血压测不出。脉搏细弱,四肢厥冷,肢端发绀,皮肤出现花斑样改变。心音低纯,严重者呈单音律。尿量<17 mL/h,甚至无尿。休克晚期出现广泛性皮肤、黏膜及内脏出血,即弥散性血管内凝血,以及多器官衰竭。

(4)血流动力学监测提示心脏指数降低、左室舒张末压升高等相应的血流动力学异常。

三、检查

(1)血气分析。

(2)弥散性血管内凝血的有关检查。血小板计数及功能检测,出凝血时间,凝血酶原时间,凝血因子Ⅰ,各种凝血因子和纤维蛋白降解产物(FDP)。

(3)必要时做微循环灌注情况检查。

(4)血流动力学监测。

(5)胸部X线片,心电图,必要时做动态心电图检查,条件允许时行床旁超声心动图检查。

四、治疗

(一)一般治疗

(1)绝对卧床休息,有效止痛,由急性心肌梗死所致者吗啡3~5 mg或派替啶50 mg,静脉注射或皮下注射,同时予地西泮(安定)、苯巴比妥(鲁米那)。

(2)建立有效的静脉通道,必要时行深静脉插管。留置导尿管监测尿量。持续心电、血压、血氧饱和度监测。

(3)氧疗:持续吸氧,氧流量一般为4~6 L/min,必要时气管插管或气管切开,人工呼吸机辅助呼吸。

(二)补充血容量

首选低分子右旋糖酐 250～500 mL 静脉滴注,或 0.9% 氯化钠液、平衡液 500 mL 静脉滴注,最好在血流动力学监护下补液严格控制滴速,前 20 分钟内快速补液 100 mL,如中心静脉压上升不超过 0.2 kPa(1.5 mmHg),可继续补液直至休克改善,或输液总量达 500～750 mL。无血流动力学监护条件者可参照以下指标进行判断:诉口渴,外周静脉充盈不良,尿量<30 mL/h,尿比重>1.02,中心静脉压<0.8 kPa(6 mmHg),则表明血容量不足。

(三)血管活性药物的应用

首选多巴胺或与间羟胺(阿拉明)联用,从 2～5 μg/(kg·min)开始渐增剂量,在此基础上根据血流动力学资料选择血管扩张剂:①肺充血而心排血量正常,肺毛细血管嵌顿压>2.4 kPa(18 mmHg),而心脏指数>2.2 L/(min·m²)时,宜选用静脉扩张剂,如硝酸甘油 15～30 μg/min 静脉滴注或泵入,并可适当利尿。②心排血量低且周围灌注不足,但无肺充血,即心脏指数<2.2 L/(min·m²),肺毛细血管嵌顿压<2.4 kPa(18 mmHg)而肢端湿冷时,宜选用动脉扩张剂,如酚妥拉明 100～300 μg/min 静脉滴注或泵入,必要时增至 1 000～2 000 μg/min。③心排血量低且有肺充血及外周血管痉挛,即心脏指数<2.2 L/(min·m²),肺毛细血管嵌顿压<2.4 kPa(18 mmHg)而肢端湿冷时,宜选用硝普钠,10 μg/min 开始,每 5 分钟增加 5～10 μg/min,常用量为 40～160 μg/min,也有高达 430 μ/min 才有效。

(四)正性肌力药物的应用

1. 洋地黄制剂

一般在急性心肌梗死的 24 小时内,尤其是 6 小时内应尽量避免使用洋地黄制剂,在经上述处理休克无改善时可酌情使用毛花苷 C 0.2～0.4 mg,静脉注射。

2. 拟交感胺类药物

对心排血量低,肺毛细血管嵌顿压不高,体循环阻力正常或低下,合并低血压时选用多巴胺,用量同前;而心排血量低,肺毛细血管嵌顿压高,体循环血管阻力和动脉压在正常范围者,宜选用多巴酚丁胺 5～10 μg/(kg·min),亦可选用多培沙明 0.25～1.0 μg/(kg·min)。

3. 双异吡啶类药物

常用氨力农 0.5～2 mg/kg,稀释后静脉注射或静脉滴注,或米力农 2～8 mg,静脉滴注。

(五)其他治疗

1. 纠正酸中毒

常用 5% 碳酸氢钠或摩尔乳酸钠,根据血气分析结果计算补碱量。

2. 激素应用

早期(休克 4～6 小时内)可尽早使用糖皮质激素,如地塞米松(氟美松)10～20 mg 或氢化可的松 100～200 mg,必要时每 4～6 小时重复 1 次,共用 1～3 天,病情改善后迅速停药。

3. 纳洛酮

首剂 0.4～0.8 mg,静脉注射,必要时在 2～4 小时后重复 0.4 mg,继以 1.2 mg 置于 500 mL 液体内静脉滴注。

4. 机械性辅助循环

经上述处理后休克无法纠正者,可考虑主动脉内气囊反搏(IABP)、体外反搏、左室辅助泵等机械性辅助循环。

5.原发疾病治疗

如急性心肌梗死患者应尽早进行再灌注治疗,溶栓失败或有禁忌证者应在IABP支持下进行急诊冠状动脉成形术;急性心包填塞者应立即心包穿刺减压;乳头肌断裂或室间隔穿孔者应尽早进行外科手术修补等。

6.心肌保护

1,6-二磷酸果糖5～10 g/d,或磷酸肌酸(护心通)2～4 g/d,酌情使用血管紧张素转换酶抑制剂等。

(六)防治并发症

1.呼吸衰竭

包括持续氧疗,必要时呼气末正压给氧,适当应用呼吸兴奋剂,如尼可刹米(可拉明)0.375 g或洛贝林(山梗菜碱)3～6 mg静脉注射;保持呼吸道通畅,定期吸痰,预防感染等。

2.急性肾衰竭

注意纠正水、电解质紊乱及酸碱失衡,及时补充血容量,酌情使用利尿剂如呋塞米(速尿)20～40 mg静脉注射。必要时可进行血液透析、血液滤过或腹膜透析。

3.保护脑功能

使用脱水剂及糖皮质激素,合理使用兴奋剂及镇静剂,适当补充促进脑细胞代谢药,如脑活素、胞磷胆碱、三磷酸腺苷等。

4.防治弥散性血管内凝血(DIC)

休克早期应积极应用低分子右旋糖酐、阿司匹林(乙酰水杨酸)、双嘧达莫(潘生丁)等抗血小板及改善微循环药物,有DIC早期指征时应尽早使用肝素抗凝,首剂3 000～6 000 U静脉注射,后续以500～1 000 U/h静脉滴注,监测凝血时间调整用量,后期适当补充消耗的凝血因子,对有栓塞表现者可酌情使用溶栓药如小剂量尿激酶(25万～50万U)或链激酶。

五、护理

(一)急救护理

(1)护理人员熟练掌握常用仪器、抢救器材及药品。

(2)各抢救用物定点放置、定人保管、定量供应、定时核对,定期消毒,使其保持完好备用状态。

(3)患者一旦发生晕厥,应立即就地抢救并通知医师。

(4)应及时给予吸氧,建立静脉通道。

(5)按医嘱准、稳、快地使用各类药物。

(6)若患者出现心脏骤停,立即进行心、肺、脑复苏。

(二)护理要点

1.给氧用面罩或鼻导管给氧

面罩要严密,鼻导管吸氧时,导管插入要适宜,调节氧流量4～6 L/分,每天更换鼻导管一次,以保持导管通畅。如发生急性肺水肿时,立即给患者端坐位,两腿下垂,以减少静脉回流,同时加用30%酒精吸氧,降低肺泡表面张力,特别是患者咯大量粉红色泡沫样痰时,应及时用吸引器吸引,保持呼吸道通畅,以免发生窒息。

2.建立静脉输液通道

迅速建立静脉通道。护士应建立静脉通道一至两条。在输液时,输液速度应控制,应当根据心率、血压等情况,随时调整输液速度,特别是当液体内有血管活性药物时,更应注意输液通畅,避免管道滑脱、输液外渗。

3.尿量观察

记录单位时间内尿量的观察,是对休克病情变化及治疗有十分重要意义的指标。如果患者6小时无尿或每小时少于20~30 mL,说明肾小球滤过量不足,如无肾实质变说明血容量不足。相反,每小时尿量大于30 mL,表示微循环功能良好,肾血灌注好,是休克缓解的可靠指标。如果血压回升,而尿量仍很少,考虑发生急性肾功衰竭,应及时处理。

4.血压、脉搏、末梢循环的观察

血压变化直接标志着休克的病情变化及预后,因此,在发病几小时内应严密观察血压,15~30分钟一次,待病情稳定后1~2小时观察一次。若收缩压下降到10.7 kPa(80 mmHg)以下,脉压小于2.7 kPa(20 mmHg)或患者原有高血压,血压的数值较原血压下降2.7~4.0 kPa(20~30 mmHg)以上,要立即通知医师迅速给予处理。

脉搏的快慢取决于心率,其节律是否整齐,也与心搏节律有关,脉搏强弱与心肌收缩力及输出量有关。所以休克时脉搏在某种程度上反映心脏功能,同时,临床上脉搏的变化,往往早于血压变化。

心源性休克由于心排血量减少,末梢循环灌注量减少,血流留滞,末梢发生发绀,尤其以口唇、黏膜及甲床最明显,四肢也因血运障碍而冰冷,皮肤潮湿。这时,即使血压不低,也应按休克处理。当休克逐步好转时,末梢循环得到改善,发绀减轻,四肢转温。所以末梢的变化也是休克病情变化的一个标志。

5.心电监护的护理患者入院后

立即建立心电监护,通过心电监护可及时发现致命的室速或室颤。当患者入院后一般监测24~48小时,有条件可直到休克缓解或心律失常纠正。常用标准Ⅱ导联进行监测,必要时描记心电记录。在监测过程中,要严密观察心律、心率的变化。对于频发室早(每分钟5个以上)、多源性室早,室早呈二联律、三联律,室性心动过速、R-on-T、R-on-P(室早落在前一个P波或T波上)立即报告医师,积极配合抢救,准备各种抗心律失常药,随时做好除颤和起搏的准备,分秒必争,以挽救患者的生命。

最后,还必须做好患者的保温工作,防止呼吸道并发症和预防压疮等方面的基础护理工作。

(刘爱花)

第四节 心力衰竭

心力衰竭是由于心脏器质性或功能性疾病损害心室充盈和射血能力而引起的一组临床综合征。心力衰竭(简称心衰)是一种渐进性疾病,其主要临床表现是呼吸困难、疲乏和液体潴留,但不一定同时出现。绝大多数情况下是指各种心脏疾病引起心肌收缩力下降,使心排血量不能满足机体代谢需要,器官、组织血液灌注减少,出现肺循环和/或体循环静脉淤血的临床综合征。少数情况下心肌收缩力尚可使心排血量维持正常,但异常增高的左心室充盈压使肺静脉回流受阻,导致肺循环淤血。心力衰竭按发展速度可分为急性心力衰竭和慢性心力衰竭,以慢性居多;按发生的部位可分为左心、右心和全心衰竭;按左室射血分数是否正常可分为射血分数降低和射血分数正常两类,替代了以往收缩性心力衰竭和舒张性心力衰竭的概念。

一、慢性心力衰竭

慢性心力衰竭是大多数心血管疾病的最终归宿,也是最主要的死亡原因。在西方国家,引起慢性心力衰竭的基础心脏病以高血压、冠心病为主;在我国,过去以心瓣膜病为主,如今冠心病和高血压也已成为心力衰竭的最常见病因,瓣膜病和心肌病位于其后。

(一)病因

1.基本病因

(1)原发性心肌损害。①缺血性心肌损害:冠心病心肌缺血和/或心肌梗死是最常见的原因。②心肌炎和心肌病:各种类型的心肌炎和心肌病均可导致心力衰竭,其中病毒性心肌炎及原发性扩张型心肌病最多见。③心肌代谢障碍性疾病:最常见于糖尿病心肌病,而维生素 B_1 缺乏和心肌淀粉样变性等均属罕见。

(2)心脏负荷过重。①压力负荷(后负荷)过重:心脏收缩期射血阻力增加,常见原因有高血压、主动脉瓣狭窄、肺动脉高压、肺动脉瓣狭窄等。②容量负荷(前负荷)过重:心脏舒张期所承受的容量负荷增加,常见于主动脉瓣或肺动脉瓣关闭不全、房间隔缺损、室间隔缺损、动脉导管未闭等。③伴有全身血容量增多或循环血容量增多的疾病如慢性贫血、甲状腺功能亢进等,心脏的容量负荷也必然增加。

2.诱因

据统计有80%~90%慢性心力衰竭是在原有心脏病的基础上,由一些增加心脏负荷的因素所诱发,常见的诱发因素有以下几种。

(1)感染:呼吸道感染是最常见、最重要的诱因,其次为感染性心内膜炎、全身感染等。

(2)心律失常:心房颤动是诱发心力衰竭的重要因素,亦可见于其他各种类型的快速性心律失常和严重的缓慢性心律失常。

(3)血容量增加:摄入钠盐过多,输液或输血过多、过快等。

(4)生理或心理压力过大:过度体力活动或情绪激动、妊娠和分娩、愤怒等。

(5)其他:合并贫血和甲状腺功能亢进,不恰当停用洋地黄类药物或降压药及原有心脏病变加重等,也可成为发生心力衰竭的诱因。

(二)心功能分级

1.NYHA 心功能分级

(1)Ⅰ级:患者有心脏病,但体力活动不受限制。平时一般的体力活动不引起疲劳、心悸、呼吸困难或心绞痛等症状。

(2)Ⅱ级:体力活动稍受限制。休息时无自觉症状,但平时一般的体力活动会引起疲劳、心悸、呼吸困难或心绞痛,休息后很快缓解。

(3)Ⅲ级:体力活动明显受限。休息时尚无症状,但一般的轻体力活动就会引起疲劳、心悸、呼吸困难或心绞痛,休息较长时间方可缓解。

(4)Ⅳ级:患者有心脏病,体力活动能力完全丧失,休息时仍可存在心力衰竭症状或心绞痛,进行任何体力活动都会使症状加重。

2.ACC/AHA 心功能分级

(1)A 期:有发生心力衰竭的高危险因素但无心脏结构异常或心力衰竭表现。

(2)B 期:有心肌重塑或心脏结构的异常,但无心衰表现。

(3)C 期:目前或既往有心力衰竭表现,包括射血分数降低和射血分数正常两类。

(4)D 期:即难治性终末期心力衰竭。尽管采用了优化的药物治疗,患者症状仍未改善或迅速复发,典型表现为休息或轻微活动即有症状(包括明显的疲劳感),不能完成日常活动,常有心性恶病质表现,并且需要再次和/或延长住院接受强化治疗。

(三)临床表现

1.左心衰竭

左心衰竭临床上最常见,主要表现为肺循环静脉淤血和心排血量降低。

(1)症状:①呼吸困难是左心衰竭最重要和最常见的症状。劳力性呼吸困难最早出现,开始多发生在较重的体力活动时,休息后缓解,随着病情的进展,轻微体力活动时即可出现。发生机制是运动使回心血量增加,左心房压力升高,加重了肺淤血,引起呼吸困难的运动量随心衰程度加重而减少;夜间阵发性呼吸困难是指患者入睡后突然因憋气而惊醒,被迫坐起,轻者端坐休息后可缓解,重者可有哮鸣音,称为心源性哮喘。此为左心衰竭的典型表现。发生机制有睡眠平卧血液重新分布使肺血量增加,夜间迷走神经张力增高,小支气管收缩,横膈高位,肺活量减少等;端坐呼吸是严重心力衰竭的表现。当肺淤血达到一定程度时,患者不能平卧,因平卧时回心血量增多,且膈肌上抬,使呼吸更为困难。高枕卧位、半卧位甚至端坐位方能使呼吸困难减轻;急性肺水肿是左心衰呼吸困难最严重的形式。②咳嗽也是较早发生的症状,咳嗽多在体力劳动或夜间平卧时加重,同时可咳出白色浆液性泡沫状痰,偶见痰中带血丝,当肺淤血明显加重或有肺水肿时,可咳粉红色泡沫痰。发生机制为肺泡和支气管黏膜淤血所致。肺静脉因长期慢性淤血致压力升高,导致肺循环和支气管血液循环之间形成侧支,在支气管黏膜下形成扩张的血管,一旦破裂可引起大咯血。③低心排血量症状,如疲劳、乏力、头晕、嗜睡、心悸、发绀等,其原因主要是由于心排血量降低,器官、组织灌注不足及代偿性心率加快所致。④严重左心衰竭时肾血流量明显减少,患者可出现少尿,血尿素氮、肌酐升高,并可有肾功能不全的相关症状。

(2)体征:①呼吸加快、交替脉,血压一般正常,有时脉压减小,皮肤黏膜苍白或发绀。②由于肺毛细血管压增高,液体可渗出至肺泡而出现湿性啰音。开始两肺底闻及湿性啰音,有时伴哮鸣音,随病情加重,湿性啰音可遍及全肺。③除基础心脏病的固有体征外,多数患者有左心室增大,心率加快,心尖区可闻及舒张期奔马律,肺动脉瓣区第二心音亢进,亦可出现心律失常。

2.右心衰竭

单纯右心衰竭较少见,右心衰竭主要表现为体循环静脉淤血。

(1)症状。①胃肠道症状:食欲缺乏、恶心、呕吐、腹胀、便秘及上腹疼痛等症状,是右心衰竭最常见的症状,主要是由于胃肠道淤血引起。②劳力性呼吸困难:右心衰竭可由左心衰竭发展而来,单纯性右心衰多由先天性心脏病或肺部疾病所致,两者均可有明显的呼吸困难。

(2)体征。①水肿:是右心衰的典型体征。水肿首先发生在身体的最低垂的部位,起床活动患者,足、踝及胫骨前水肿较明显,尤以下午为甚,为对称性压陷性水肿。卧床患者,则以骶部和大腿内侧水肿较显著。右心衰严重者,可呈全身性水肿。②颈静脉征:颈外静脉充盈、怒张,是右心衰竭的主要体征,可出现明显搏动。肝颈静脉返流征阳性则更具有特征性。③肝脏体征:肝因淤血肿大常伴有压痛。持续慢性右心衰可引起心源性肝硬化,晚期可出现肝功能受损、黄疸及大量腹水。④心脏体征:除基础心脏病的相应体征外,单纯右心衰竭的患者,剑突下可见明显搏动,可闻及右室舒张期奔马律,亦可因三尖瓣相对关闭不全出现收缩期吹风样杂音。

3.全心衰竭

左、右心衰的临床表现同时存在。全心衰竭时,肺淤血可因右心衰竭、右心排血量减少而减轻,故表现为呼吸困难减轻而发绀加重。

(四)护理目标

患者的呼吸困难减轻,血气分析维持在正常范围;心排血量增加;水肿、腹水减轻或消失;活动耐力增强;无感染及洋地黄中毒和电解质紊乱发生,或一旦发生,能得以及时发现和控制。

(五)护理措施

1.一般护理

(1)休息与活动:休息包括体力和精神休息两个方面,良好的休息可减轻心脏负担,但长期卧床易发生静脉血栓形成甚至肺栓塞,同时也使消化功能降低,肌肉萎缩。因此,应根据心力衰竭患者的病情轻重安排休息。心功能Ⅰ级时,不限制一般的体力活动,积极参加体育锻炼,但避免剧烈运动及重体力劳动;心功能Ⅱ级时,适当限制体力活动,增加午睡时间,强调下午多休息,停止比较剧烈的运动,保证充足的睡眠;心功能Ⅲ级时,严格限制一般的体力活动,每天有充分的休息时间,但日常生活可自理或在他人协作下自理;心功能Ⅳ级时,绝对卧床休息,生活由他人照顾。定时改变体位,防止发生压疮。为防止长期卧床引起静脉血栓形成甚至肺栓塞,便秘、虚弱、直立性低血压的发生,可根据患者病情安排床上肢体运动、床边活动等。

(2)饮食:给予低盐、低热量、高蛋白、高维生素的清淡易消化饮食,避免产气的食物及浓茶、咖啡或辛辣刺激性食物;戒烟酒;多吃蔬菜、水果,少量多餐,不宜过饱,肥胖者更要适当限制饮食。限制水分和钠盐的摄入,根据患者的具体情况决定每天的饮水量,通常一半量在用餐时摄取,另一半量在两餐之间摄取。必要时行口腔护理,以减轻口渴感。食盐一般限制在每天 5 g 以下,告诉患者及家属低盐饮食的重要性并督促其执行。中度心力衰竭每天摄入量为 2.5~3 g,重度心力衰竭控制在 1 g 以下。除了低盐饮食外,还要控制腌制品、发酵的点心、味精、酱油、海产品、罐头、皮蛋、啤酒、碳酸饮料等含钠量高的食品。可用糖、醋、蒜调味以增进食欲。但在应用强效排钠利尿剂时,不宜过分严格限盐,以免引起低钠血症。

(3)排便的护理:指导患者养成每天按时排便的习惯,预防便秘。排便时切忌过度用力,以免增加心脏负荷,甚至诱发严重的心律失常。长期卧床的患者定期变换体位,腹部做顺时针方向的按摩,或每天收缩腹肌数次,必要时使用缓泻剂。

2.病情观察

密切观察患者呼吸困难程度,给氧后发绀情况,肺部啰音的变化,水肿变化情况,血气分析和血氧饱和度等,控制输液量及速度,滴速以 15~30 滴/分为宜,防止输液过多过快。详细记录 24 小时出入水量,准确测量体重并记录。

3.吸氧

一般采用持续吸氧,流量 2~4 L/min,随时清除鼻腔分泌物,保持输氧管通畅。同时观察患者呼吸频率、节律、深度的改变,随时评估呼吸困难的改善情况并作好记录。

4.用药护理

慢性心力衰竭有非药物治疗和药物治疗,前者如休息、限钠盐、吸氧、祛除诱因、避免刺激、加强营养等,后者包括利尿剂(是治疗心力衰竭最常用的药物)、血管扩张剂、正性肌力药物和其他如血管紧张素转换酶抑制剂(ACEI)、抗醛固酮制剂、β受体阻滞剂等。

(1)洋地黄类药物:①向患者讲解洋地黄类药物治疗的必要性及洋地黄中毒的表现。②给药前应检查心率、心律情况,若心率低于60次/分,或发生节律改变,应暂停给药,并通知医师。③静脉注射用药宜稀释后缓慢注射,一般需10~15分钟。注射后注意观察心率、心律改变及患者反应。④毒性反应的观察及护理。胃肠道症状最常见,表现为食欲缺乏、恶心、呕吐;神经精神症状,常见有头痛、乏力、烦躁、易激动;视觉异常,表现为视力模糊、黄视、绿视等。心脏表现主要有心律失常,常见室性期前收缩呈二联律或三联律、心动过缓、房室传导阻滞等各种类型的心律失常。用药后注意观察疗效,及有无上述毒性反应,发现异常时应及时报告医师,并进行相应的处理。⑤洋地黄中毒的处理包括停用洋地黄、补充钾盐、纠正心律失常。立即停用洋地黄是治疗洋地黄中毒的首要措施。可口服或静脉补充氯化钾、门冬氨酸钾镁,停用排钾利尿剂。若有快速性心律失常,可用利多卡因或苯妥英钠。若心动过缓可用阿托品静脉注射或临时起搏器。地高辛中毒可用抗地高辛抗体。

(2)利尿剂:①应用利尿剂前测体重,时间尽量在早晨或日间,以免夜间频繁排尿而影响患者休息;用药后准确记录出入量,以判断利尿效果。②观察各类利尿剂的不良反应。噻嗪类利尿剂主要不良反应有电解质紊乱(低钾、低钠、低氯)、高尿酸血症及高血糖;袢利尿剂主要不良反应有水与电解质紊乱、消化道症状、听力障碍等;潴钾利尿剂主要不良反应有胃肠道反应、嗜睡、乏力、皮疹等,不宜同时服用钾盐,高钾血症者禁用。

(3)β受体阻滞剂:β受体阻滞剂可产生心肌收缩力减弱、心率减慢、房室传导时间延长、支气管痉挛、低血糖、血脂升高的不良反应,因此,应监测患者的心音、心率、心律和呼吸,定期查血糖、血脂。

(4)非洋地黄类正性肌力药物和ACEI 长期应用非洋地黄类正性肌力药物可引起心律失常;应用ACEI,可出现低血压、高血钾、干咳、肾功能减退等。故应严密观察病情变化,发现异常及时处理。

5.心理护理

对有焦虑的心衰患者应鼓励患者说出焦虑的感受及原因。加强与患者的沟通,建立良好的护患关系。指导患者进行自我心理调整,减轻焦虑,如放松疗法、转移注意力等,保持积极乐观、轻松愉快的情绪,增强战胜疾病的信心。

6.健康指导

(1)疾病知识指导:指导患者积极治疗原发病,注意避免心力衰竭的诱发因素,如感染(尤其是呼吸道感染)、心律失常、过度劳累、情绪激动、饮食不当等。注意保暖,防止受凉感冒,保持乐观情绪。

(2)活动指导:合理休息与活动,活动应循序渐进,活动量以不出现心悸、气急为原则。保证充足的睡眠。适当活动有利于提高心脏储备力,提高活动耐力,改善心理状态和生活质量。

(3)饮食指导:坚持合理饮食,进食低盐、低脂、低热量、高蛋白、高维生素、清淡易消化的饮食;少量多餐,每餐不宜过饱,多食蔬菜、水果,防止便秘。戒烟、酒;避免浓茶、咖啡及辛辣刺激性食物。

(4)自我监测指导:教会患者及家属自我监测脉搏,观察病情变化,若足踝部出现水肿,突然气急加重、夜尿增多、体重增加,有厌食饱胀感,提示心力衰竭复发。

(5)用药指导：指导患者及家属强心剂、利尿剂等药物服用方法、剂量、不良反应及注意事项。定期复查，如有不适，及时复诊。

(六)护理评价

患者的呼吸困难得到改善；水肿、腹水减轻或消失，体重减轻，皮肤保持完整；能说出低盐饮食的重要性和服用利尿剂的注意事项；活动耐力增强；体液、电解质、酸碱维持平衡；无感染及洋地黄中毒发生或得到控制。

二、急性心力衰竭

急性心力衰竭是指由于急性心脏病变引起心排血量急剧下降，甚至丧失排血功能，导致组织器官灌注不足和急性淤血的综合征。临床上以急性左心衰竭较常见，主要表现为急性肺水肿，严重者伴心源性休克。是临床上最常见的急危重症之一，抢救是否及时合理与预后密切相关。

(一)病因

1. 急性弥漫性心肌损害

急性弥漫性心肌损害常见于急性广泛前壁心肌梗死、乳头肌梗死断裂、急性心肌炎等引起心肌收缩无力，心排血量急剧下降。

2. 急性心脏后负荷增加

急性心脏后负荷增加常见于高血压危象、严重瓣膜狭窄、心室流出道梗阻等。

3. 急性心脏前负荷增加

急性心脏前负荷增加常见于急性心肌梗死或感染性心内膜炎引起的瓣膜损害、腱索断裂所致瓣膜急性反流、室间隔破裂穿孔等，以及静脉输血、输液过多或过快。

4. 心律失常

心律失常常见于原有心脏病的基础上出现快速性（心率＞180次/分）或缓慢性（心率＜35次/分）心律失常。

(二)临床表现

1. 症状

急性左心衰竭患者病情发展常极为迅速且十分危重。临床表现为突发严重呼吸困难，呼吸频率达30～40次/分，端坐呼吸，面色灰白、发绀、极度烦躁、大汗淋漓，同时频繁咳嗽，咳出大量白色或粉红色泡沫样痰。极重者可因脑缺氧而致神志模糊。

2. 体征

发病刚开始可有一过性血压升高，病情如不缓解，血压可持续下降甚至休克。听诊时两肺满布湿啰音和哮鸣音，心率增快，心尖区第一心音减弱，可闻及舒张期奔马律，肺动脉瓣区第二心音亢进。如不及时抢救，可导致心源性休克而死亡。

(三)护理目标

患者呼吸困难和缺氧改善，情绪逐渐稳定。

(四)护理措施

1. 减轻呼吸困难，改善缺氧

(1)体位：立即将患者扶起坐在床边，两腿下垂或半卧位于床上，以减少回心血量、减轻水肿。同时注意防止患者坠床跌伤。

(2)氧疗：给予高流量吸氧，6～8 L/min，并通过20%～30%的乙醇湿化，以降低肺泡内泡沫的表面张力使泡沫消散,增加气体交换面积。通过氧疗将血氧饱和度维持在95%～98%水平。对于病情特别严重者可用面罩呼吸机持续加压给氧,一方面可使气体交换加强,另一方面也可对抗组织液向肺泡内渗透。也可加用50%的酒精湿化,以降低肺泡内泡沫的表面张力,使泡沫破裂,改善通气功能。

(3)迅速建立两条静脉通道,遵医嘱正确使用药物,观察药物疗效与不良反应。

(4)其他:可采用四肢轮流三肢结扎、静脉放血、气囊暂时阻塞下腔静脉、高渗腹膜透析及高位硬膜外麻醉等疗法,以减轻回心血量,改善心功能。

(5)病情观察:严密观察患者的呼吸频率、节律、深度,判断呼吸困难的程度;观察咳嗽的情况、痰的颜色和量、肺内啰音的变化;心率、心律、心音有无异常;患者皮肤的颜色及意识的变化。

2.心理护理

(1)急性期避免在患者面前讨论病情,以减少误解。护理人员在抢救时应镇静,态度热情,操作熟练、忙而不乱,安慰、鼓励患者,以增强其治疗疾病的信心,减轻恐惧与焦虑。

(2)缓解期分析产生恐惧的原因,鼓励患者说出内心的感受。指导患者进行自我放松,如深呼吸、放松疗法等。向患者解释恐惧对心脏的不利影响,使患者主动配合,保持情绪稳定。

3.健康指导

(1)向患者及家属讲解急性左心衰竭的病因及诱因,鼓励患者积极配合治疗原发病,避免诱发因素。定期复诊。

(2)在静脉输液前嘱患者主动告诉护士自己有心脏病史,以便护士在输液时控制输液量及滴速。

(五)护理评价

患者的缺氧得到改善,表现为动脉血气分析值正常,血氧饱和度>90%,呼吸平稳;未发生心源性休克,表现为生命体征平稳;患者对医疗护理的反应表现出平静和信任。

(刘爱花)

第五节 高血压急症

高血压急症是指短时间内(数小时或数天)血压明显升高,舒张压>16.0 kPa(120 mmHg)和/或收缩压>24.0 kPa(180 mmHg),伴有重要器官组织,如心脏、脑、肾、眼底、大动脉的严重功能障碍或不可逆性损害。高血压急症可以发生在高血压患者,表现为高血压危象或高血压脑病;也可发生在其他许多疾病过程中,主要在心、脑血管病急性阶段,如脑出血、蛛网膜下腔出血、缺血性脑卒中、急性左侧心力衰竭伴肺水肿、不稳定型心绞痛、急性主动脉夹层和急、慢性肾衰竭等情况时。

单纯的血压升高并不构成高血压急症,血压的高低也不代表患者的危重程度;是否出现靶器官损害以及哪个靶器官受累不仅是高血压急症诊断的关键,也直接决定治疗方案的选择。及时正确处理高血压急症,可在短时间内使病情缓解,预防进行性或不可逆性靶器官损害,降低死亡率。根据降压治疗的紧迫程度,高血压急症可分为紧急和次急两类。前者需要采用静脉途径给药,在几分钟到1小时内迅速降低血压;后者需要在几小时到24小时内降低血压,可使用快速起效的口服降压药。

一、发病机制

长期高血压及伴随的危险因素引起小动脉中层平滑肌细胞增生和纤维化,中动脉、大动脉粥样硬化,管壁增厚和管腔狭窄,导致重要靶器官,如心、脑、肾缺血。在此基础上或在其他许多疾病过程中,因紧张、疲劳、情绪激动、突然停服降压药、嗜铬细胞瘤阵发性高血压发作等诱因,小动脉发生强烈痉挛,血压急剧上升,使重要靶器官缺血加重而产生严重功能障碍或不可逆性损害;或由于过高的血压突破了脑血流自动调节范围,脑组织血流灌注过多引起脑水肿、脑功能障碍。

妊娠时子宫胎盘血流灌注减少,使前列腺素在子宫合成减少,从而促使肾素分泌增加,通过血管紧张素系统使血压升高。

二、临床表现

(一)高血压脑病

高血压脑病常见于急性肾小球肾炎,亦可见于其他原因高血压,但在醛固酮增多症和嗜铬细胞瘤者少见。常表现为剧烈头痛、烦躁、恶心、呕吐、抽搐、昏迷、暂时局部神经体征。舒张压常≥18.7 kPa(130 mmHg),眼底几乎均能见到视网膜动脉强烈痉挛,脑脊液压力可高达 3.9 kPa(400 mmH_2O),蛋白增加。经有效的降压治疗,症状可迅速缓解,否则将导致不可逆脑损害。

(二)急进型或恶性高血压

此类多见于中青年,血压显著升高,舒张压持续≥18.7 kPa(130 mmHg),并有头痛、视力减退、眼底出血、渗出和视盘水肿;肾损害突出,持续蛋白尿、血尿与管型尿;若不积极降压治疗,预后很差,常死于肾衰竭、脑卒中、心力衰竭。病理上以肾小球纤维样坏死为特征。

(三)急性脑血管病

急性脑血管病包括脑出血、脑血栓形成和蛛网膜下腔出血。

(四)慢性肾疾病合并严重高血压

原发性高血压可以导致肾小球硬化,肾功能损害,在各种原发或继发性肾实质疾病中,包括各种肾小球肾炎、糖尿病肾病、红斑狼疮肾炎、梗阻性肾病等,出现肾性高血压者可达80%~90%,是继发性高血压的主要原因。随着肾功能损害加重,高血压的出现率、严重程度和难治程度也加重。

(五)急性左侧心力衰竭

高血压是急性心力衰竭最常见的原因之一。

(六)急性冠脉综合征(ACS)

血压升高引起内膜受损而诱发血栓形成致 ACS。

(七)主动脉夹层

主动脉内的血液经内膜撕裂口流入囊样变性的中层,形成血肿,随血流压力的驱动,逐渐在主动脉中层内扩展。临床特点为急性起病,突发剧烈胸、背部疼痛,休克和血肿压迫相应的主动脉分支血管时出现的脏器缺血症状。多见于中老年患者,约 3/4 的患者有高血压。超高速 CT 和 MRI 能明确诊断,必要时主动脉造影。一旦诊断明确,立即进行解除疼痛、降低血压、减慢心率的治疗。

(八)子痫

先兆子痫是指以下三项中有两项者：血压＞21.3/14.7 kPa(160/110 mmHg)；尿蛋白≥3 g/24 小时；伴水肿、头痛、头晕、视物不清、恶心、呕吐等自觉症状。子痫指妊娠高血压综合征的孕产妇发生抽搐。辅助检查：血液浓缩、血黏度升高、重者肌酐升高、凝血机制异常，眼底可见视网膜痉挛、水肿、出血。

(九)嗜铬细胞瘤

嗜铬细胞瘤可产生和释放大量去甲肾上腺素和肾上腺素，常见的肿瘤部位在肾上腺髓质，也可在其他具有嗜铬组织的部位，如主动脉分叉、胸腹部交感神经节等。临床表现为血压急剧升高，伴心动过速、头痛、苍白、大汗、麻木、手足发冷。发作持续数分钟至数小时。通过发作时尿儿茶酚胺代谢产物香草基杏仁酸(VMA)和血儿茶酚胺的测定可以确诊。

高血压次急症，也称为高血压紧迫状态，指血压急剧升高而尚无靶器官损害。允许在数小时内将血压降低，不一定需要静脉用药。包括急进型或恶性高血压无心、肾和眼底损害，先兆子痫，围手术期高血压等。

三、诊断与评估

(一)诊断依据

(1)原发性高血压病史。
(2)血压突然急剧升高。
(3)伴有心功能不全、高血压脑病、肾功能不全、视盘水肿、渗出、出血等靶器官严重损害。

(二)评估

发生高血压急症的患者基础条件不同，临床表现形式各异，要决定合适的治疗方案，有必要早期对患者进行评估，做出危险分层，针对患者的具体情况制订个体化的血压控制目标和用药方案。

在病情诊断及评估中，简洁完整的病史收集有助于了解高血压的持续时间和严重性、并发症情况以及药物使用情况；需要明确患者是否有心血管、肾、神经系统疾病病史，检查是否有靶器官损害的相关征象；进行必要的辅助检查：血电解质、尿常规、ECG、检眼镜等。根据早期评估选择适当的急诊检查，如X线胸部平片、脑CT等。一旦发现患者有靶器官急性受损的迹象，就应该进行紧急治疗，绝不能一味等待检查结果。

四、治疗原则

(一)迅速降低血压

选择适宜有效的降压药物静脉滴注，在监测下将血压迅速降至安全水平，以预防进行性或不可逆性靶器官损害，避免使血压下降过快或过低，导致局部或全身灌注不足。

(二)降压目标

高血压急症降压治疗的第一个目标是在30～60 分钟将血压降到一个安全水平。由于患者基础血压水平各异，合并的靶器官损害不一，这一安全水平必须根据患者的具体情况决定。指南建议：①1 小时内使平均动脉血压迅速下降但不超过25%。一般掌握在近期血压升高值的2/3左右。但注意对于临床的一些特殊情况，如主动脉夹层和急性脑血管病患者等，血压控制另有要求。②在达到第一个目标后，应放慢降压速度，加用口服降压药，逐步减慢静脉给药的速度，逐渐将血压降低到第二个目标。在以后的2~6小时将血压降至21.3/13.3~14.7 kPa(160/100~110 mmHg),根据患者的具体病情适当调整。③如果这样的血压水平可耐受和临床情况稳定,在以后24~48小时逐步降低血压达到正常水平,即高血压急症血压控制的第三步。

五、常见高血压急症的急诊处理

(一)高血压脑病

高血压脑病临床处理的关键一方面要考虑将血压降低到目标范围内,另一方面要保证脑血流灌注,尽量减少颅内压的波动。脑动脉阻力在一定范围内直接随血压变化而变化,慢性高血压时,该设定点也相应升高,迅速、过度降低血压可能降低脑血流量,造成不利影响。因而降压治疗以静脉给药为主,1小时内将收缩压降低20%~25%,血压下降幅度不可超过50%,舒张压一般不低于14.7 kPa(110 mmHg)。在治疗时要同时兼顾减轻脑水肿、降颅压,避免使用降低脑血流量的药物。迅速降压过去首选硝普钠,起始量20 μg/min,视血压和病情可逐渐增至200~300 μg/min。但硝普钠可能引起颅内压增高,并影响脑血流灌注,以及可能产生蓄积中毒,在用药时需对患者进行密切监护。现多用尼卡地平、拉贝洛尔等。其中尼卡地平不仅能够安全平稳地控制血压,同时还能较好的保证脑部、心脏、肾等重要脏器的血供。尼卡地平急诊应用于高血压急症时,以静脉泵入为主,剂量为每分钟0.5~6 μg/kg,起始量每分钟0.5 μg/kg,达到目标血压后,根据血压调节点滴速度。拉贝洛尔50 mg缓慢静脉注射,以后每隔15分钟重复注射,总剂量不超过300 mg,或给予初始量后以0.5~2 mg/min的速度静脉点滴。对合并有冠心病、心功能不全者可选用硝酸甘油。颅压明显升高者应加用甘露醇、利尿药。一般禁用单纯受体阻滞剂、可乐定和甲基多巴等。二氮嗪可反射性地使心率增快,并可增加心搏量和升高血糖,故有冠心病、心绞痛、糖尿病者慎用。

(二)急性脑血管病

高血压患者在出现急性脑血管病时,脑部血流的调节机制进一步紊乱,特别是急性缺血性脑卒中患者,几乎完全依靠平均动脉血压的增高来维持脑组织的血液灌注。因而在严重高血压合并急性脑血管病的治疗中,需首先把握的一个原则就是"无害原则",避免血流灌注不足。急性卒中期间迅速降低血压的风险和好处并不清楚,因此,一般不主张对急性脑卒中患者采用积极的降压治疗,在病情尚未稳定或改善的情况下,宜将血压控制在中等水平[约21.3/13.3 kPa (160/100 mmHg)],血压下降不要超过20%。治疗时避免使用减少脑血流灌注的药物,可选用尼卡地平、拉贝洛尔、卡托普利等。联合使用血管紧张素转换酶抑制药(ACEI)和噻嗪类利尿药有利于减少卒中发生率。

1.脑梗死

许多脑梗死患者在发病早期,其血压均有不同程度的升高,且其升高的程度与脑梗死病灶大小及是否患有高血压有关。脑梗死早期的高血压处理取决于血压升高的程度及患者的整体情况和基础血压来定。如收缩压在24.0~29.3 kPa(180~220 mmHg)或舒张压在14.7~16.0 kPa (110~120 mmHg),一般不急于降压治疗,但应严密观察血压变化;如血压>29.3/16.0 kPa (220/120 mmHg),或伴有心肌缺血、心力衰竭、肾功能不全及主动脉夹层等,或考虑溶栓治疗的患者,则应给予降压治疗。根据患者的具体情况选择合适的药物及合适剂量。如尼卡地平5 mg/h作为起始量静脉点滴,每5分钟增加2.5 mg/h至满意效果,最大15 mg/h。拉贝洛尔50 mg缓慢静脉注射,以后每隔15分钟重复注射,总剂量不超过300 mg,或给予初始量后以0.5~

2 mg/min 的速度静脉点滴。效果不满意者可谨慎使用硝普钠。β受体阻滞剂可使脑血流量降低，急性期不宜用。

2. 脑出血

脑出血时血压升高是颅内压增高情况下保持正常脑血流的脑血管自动调节机制，脑出血患者合并严重高血压的治疗方案目前仍有争论，降压可能影响脑血流量，导致低灌注或脑梗死，但持续高血压可使脑水肿恶化。一般认为，在保持呼吸道通畅，纠正缺氧，降低颅内压后，如血压≥26.7/14.7 kPa(200/110 mmHg)时，才考虑在严密血压监测下使用经静脉降压药物进行治疗，使血压维持在略高于发病前水平或 24.0/14.0 kPa(180/105 mmHg)左右；收缩压在 22.7～26.7 kPa(170～200 mmHg)或舒张压在 13.3～14.7 kPa(100～110 mmHg)，暂不必使用降压药，先脱水降颅压，并严密观察血压情况，必要时再用降压药。可选择 ACEI、利尿药、拉贝洛尔等。钙通道阻滞剂能扩张脑血管、增加脑血流，但可能增高颅内压，应慎重使用。α受体阻滞剂往往出现明显的降压作用及明显的直立性低血压，应避免使用。在调整血压的同时，防止继续出血、保护脑组织、防治并发症，需要时采取手术治疗。

(三) 急性冠脉综合征

急性冠脉综合征包括不稳定性心绞痛和心肌梗死，其治疗目标在于降低血压、减少心肌耗氧量，但不可影响到冠脉灌注压，从而减少冠脉血流量。血压控制的目标是使其收缩压下降10%～15%。治疗时首选硝酸酯类药物，如硝酸甘油，开始时以 5～10 μg/min 速率静脉滴注，逐渐增加剂量，每 5～10 分钟增加 5～10 μg/min。早期联合使用其他降血压药物治疗，如β受体阻滞剂、ACEI、$α_1$ 受体阻滞剂，必要时还可配合使用利尿药和钙通道阻滞剂。另外，配合使用镇痛、镇静药等。特别是尼卡地平能增加冠状动脉血流、保护缺血心肌，静脉点滴能发挥降压和保护心脏的双重效果。拉贝洛尔能同时阻断 $α_1$ 和 β受体，在降压的同时能减少心肌耗氧量，也可选用。心肌梗死后的患者可选用 ACEI、β受体阻滞剂和醛固酮拮抗药。此外，原发病的治疗如溶栓、抗凝、血管再通等也非常重要，对 ST 段抬高的患者溶栓前应将血压控制在 20.0/12.0 kPa(150/90 mmHg)以下。

(四) 急性左侧心力衰竭

急性左侧心力衰竭主要是由收缩期高血压和缺血性心脏病导致的。严重高血压伴急性左侧心力衰竭治疗的主要手段是通过静脉用药，迅速降低心脏的前后负荷。在应用血管扩张药迅速降低血压的同时，配合使用强效利尿药，尽快缓解患者的缺氧和高度呼吸困难。就心脏功能而言，应力求将血压降到正常水平。血压被控制的同时，心力衰竭亦常得到控制。血管扩张药可选用硝普钠、硝酸甘油、酚妥拉明等，广泛心肌缺血引起的急性左侧心力衰竭，首选硝酸甘油。在降压的同时以吗啡 3～5 mg 静脉缓注，必要时每隔 15 分钟重复 1 次，共 2～3 次，老年患者酌减剂量或改为肌内注射；呋塞米 20～40 mg 静脉注射，2 分钟内推完，4 小时后可重复 1 次；并予吸氧、氨茶碱等。洋地黄仅在心脏扩大或心房颤动伴快速心室率时应用。

(五) 急性主动脉夹层

3/4 的主动脉夹层患者有高血压，血压增高是病情进展的重要诱因。治疗目标为通过扩张血管、减缓心动过速、抑制心脏收缩、降低血压及左心室射血速度、降低血流对动脉的剪切力，从而阻止夹层血肿的扩展。主动脉夹层在升主动脉及有并发症者尽快手术治疗；主动脉夹层病变局限在降主动脉者应积极内科治疗。患者应绝对卧床休息，严密监测生命体征和血管受累征象，给予有效止痛、迅速降压、镇静和吸氧，忌用抗凝或溶栓治疗。疼痛剧烈患者立即静脉使用较大剂量的吗啡或哌替啶。不论患者有无收缩期高血压,都应首先静脉应用β受体阻滞剂来减弱心肌收缩力,减慢心率,降低左心室射血速度。如普萘洛尔0.5 mg静脉注射,随后每3~5分钟注射1~2 mg,直至心率降至60~70次/分。心率控制后,如血压仍然很高,应加用血管扩张药。降压的原则是在保证脏器足够灌注的前提下,迅速将血压降低并维持在尽可能低的水平。一般要求在30分钟内将收缩降至13.3 kPa(100 mmHg)左右。如果患者不能耐受或有心、脑、肾缺血情况,也应尽量将血压维持在16.0/10.7 kPa(120/80 mmHg)以下。治疗首选硝普钠或尼卡地平静脉点滴。其他常用药物有乌拉地尔、艾司洛尔、拉贝洛尔等。必要时加用血管紧张素Ⅱ受体阻滞剂、ACEI,或小剂量利尿药,但要注意ACEI类药物可引起刺激性咳嗽,可能加重病情。肼苯达嗪和二氮嗪因有反射性增快心率,增加心排血量作用,不宜应用。主动脉大分支阻塞患者,因降压后使缺血加重,不宜采用降压治疗。

(六)子痫和先兆子痫

妊娠急诊患者的处理需非常小心,因为要同时顾及母亲和胎儿的安全。在加强母儿监测的同时,治疗时需把握三项原则:镇静防抽搐、止抽搐;积极降压;终止妊娠。

(1)镇静防抽搐、止抽搐:常用药物为硫酸镁,肌内注射或静脉给药,用药时监测患者血压、尿量、腱反射、呼吸,避免发生中毒反应。镇静药可选用冬眠1号或地西泮。

(2)积极降压:当血压升高>22.7/14.7 kPa(170/110 mmHg)时,宜静脉给予降压药物,控制血压,以防脑卒中及子痫发生。究竟血压应降至多少合适,目前尚无一致意见。注意避免血压下降过快、幅度过大,影响胎儿血供。保证分娩前舒张压在12.0 kPa(90 mmHg)以上,否则会增加胎儿死亡风险。紧急降压时可静脉滴注尼卡地平、拉贝洛尔或肼苯达嗪。尼卡地平是欧洲妊娠血压综合征治疗的首选药,它的胎盘转移率低,长时间使用对胎儿也无不良影响,能在有效降压的同时,延长妊娠,有利于改善胎儿结局,尤其适用于先兆子痫患者使用。另外,尼卡地平有针剂和口服两种剂型,适合孕产妇灵活应用。但应注意其可能抑制子宫收缩而影响分娩,在与硫酸镁合用时应小心产生协同作用。肼苯达嗪常用剂量为40 mg加于5%葡萄糖溶液500 mL静脉滴注,0.5~10 mg/h。血压稳定后改为口服药物维持。ACEI、血管紧张素Ⅱ受体阻滞剂可能对胎儿产生不利影响,禁用;利尿药可进一步减少血容量,加重胎儿缺氧,除非存在少尿情况,否则不宜使用利尿药;硝普钠可致胎儿氰化物中毒亦为禁忌。

(3)结合患者病情和产科情况,适时终止妊娠。

(七)特殊人群高血压急症的处理

1.老年性高血压急症

老年人患高血压比例较高,容易出现靶器官损害,甚至是多个靶器官损害,高血压急症的发展速度较快,危险度更高。降压治疗可减少老年患者的心脑血管病及死亡率。但是老年高血压患者血压波动大,控制效果差。另外,老年患者多有危险因素和复杂的基础疾病,因而在遵循一般处理原则的同时,需格外注意以下几点:①降压不要太快,尤其是对于体质较弱者。②脏器的低灌注对老年患者的危害更大,建议血压控制目标为收缩压降至20.0 kPa(150 mmHg),如能耐受可进一步降低。舒张压若<9.3 kPa(70 mmHg)可能产生不利影响。③大多数患者的药物初始剂量宜降低,注意药物不良反应。④常需要两种或更多药物控制血压。由于尼卡地平具有脏器保护功能的优势,对于老年人高血压急症,建议优先使用。⑤注意原有的和药物治疗后出现的直立性低血压。

2.肾功能不全患者

治疗原则为在强效控制血压的同时,避免对肾功能的进一步损害,通常需要联合用药,根据患者的具体情况选择合适的降压药物。血压一般以降至20.0～21.3/12.0～13.3 kPa(150～160/90～100 mmHg)为宜,第1小时使平均动脉压下降10%,第2小时下降10%～15%,在12小时内使平均动脉压下降约25%。选用增加或不减少肾血流量的降压药,首选 ACEI 和血管紧张素Ⅱ受体阻滞剂,常与钙通道阻滞剂、小剂量利尿药、β受体阻滞剂联合应用;避免使用有肾毒性的药物;经肾排泄或代谢的降压药,剂量应控制在常规用量的1/3～1/2。病情稳定后建议长期联合使用降压药,将血压控制在<17.3/10.7 kPa(130/80 mmHg)。

六、常用于高血压急症的药物评价

高血压急症的降压治疗除了选择起效迅速、作用持续时间短、停药后作用消失较快、不良反应小的静脉用药外,为增强降压作用、减少不良反应、保护重要脏器血流,以及出于特殊人群的需要,常需联合使用口服降压药,并且在血压控制后逐步减少静脉用药,转而用口服降压药物长期维持治疗。选择药物时应充分权衡血压与组织灌注、心脏负荷、血管损害、出凝血等的关系,合理控制降压的幅度与速度,考虑各种降压药物的作用和不良反应。

临床上用于降低血压的药物主要分为钙通道阻滞剂、ACEI、血管紧张素Ⅱ受体阻滞剂、α受体阻滞剂、β受体阻滞剂、利尿药及其他降压药7类,其中,常用于高血压急症的静脉注射药物为:硝普钠、尼卡地平、乌拉地尔、二氮嗪、肼苯达嗪、拉贝洛尔、艾司洛尔、酚妥拉明等。其他药物则根据患者的具体情况酌情配合使用,如紧急处理时可选用硝酸甘油、卡托普利等舌下含服;ACEI、血管紧张素Ⅱ受体阻滞剂对肾功能不全的患者有很好的肾保护作用;α受体阻滞剂可用于前列腺增生的患者;在预防卒中和改善左心室肥厚方面,血管紧张素Ⅱ受体阻滞剂均优于β受体阻滞剂;心力衰竭时需采用利尿药联合使用 ACEI、β受体阻滞剂、血管紧张素Ⅱ受体阻滞剂等药物。

部分常用药物比较如下。

(一)硝普钠

硝普钠能直接扩张动脉和静脉,降压作用迅速,停药后效果持续时间短,可用于各种高血压急症。但是由于快速降低血压的同时也带来一系列不良反应,从而使硝普钠在临床的应用具有一定的局限性。如其控制血压呈剂量依赖性,同时还可以降低脑血流量,增加颅内压;对心肌供血的影响可引起冠脉缺血,增加急性心肌梗死早期的死亡率。静脉滴注时需密切观察血压,以免过度降压,造成器官组织血流灌注不足。长期或大剂量应用时可导致血中氰化物蓄积中毒,引起急性精神病和甲状腺功能低下等。小儿、冠状动脉或脑血管供血不足、肝肾或甲状腺功能不全者禁用;代偿性高血压、动静脉并联、主动脉狭窄和孕妇禁用。高血压急症伴急性冠状动脉综合征、高血压脑病、急性脑血管病或严重肾功能不全者使用时应谨慎。

(二)尼卡地平

尼卡地平为二氢吡啶类钙通道阻滞剂,是世界上第一个取得抗高血压适应证的钙通道阻滞剂。尼卡地平主要扩张动脉,降低心脏后负荷,对椎动脉、冠状动脉、肾动脉和末梢小动脉的选择性远高于心肌,在降低血压的同时,能改善脑、心脏、肾的血流量,并对缺血心肌具有保护作用。另外,它还具有利尿作用,也不影响肺部的气体交换。基于以上机制,尼卡地平在治疗高血压急症时具有以下特点:降压作用起效迅速、效果显著、血压控制过程平稳、血压波动性小;能有效保护靶器官;不易引起血压的过度降低,用量调节简单、方便;不良反应少且症状轻微,停药后不易出现反跳,长期用药也不会产生耐药性,安全性很好。与硝普钠相比降压效果上近似,而其安全性及对靶器官的保护作用明显优于硝普钠,因而尼卡地平不仅是治疗高血压的一线药物,也是急诊科在处理大多数高血压急症的理想选择。

(三)乌拉地尔

乌拉地尔为选择性 α_1 受体阻滞剂,具有外周和中枢双重降压作用,起效快,效果显著,不影响心率,无反跳现象,对嗜铬细胞瘤引起的高血压危象有特效。暂不提倡与ACEI类药物合用;主动脉峡部狭窄、哺乳期妇女禁用;妊娠妇女仅在绝对必要的情况下方可使用;老年患者需慎用,初始剂量宜小,在脏器供血维持方面欠佳。

(四)拉贝洛尔

拉贝洛尔对 α_1 和 β 受体均有阻断作用,能减慢心率,减少心排血量,减小外周血管阻力。其降压作用温和,效果持续时间较长。特别适用于妊娠高血压。充血性心力衰竭、房室传导阻滞、心率过缓或心源性休克、肺气肿、支气管哮喘、脑出血禁用;肝、肾功能不全、甲状腺功能低下等慎用。

(五)艾司洛尔

艾司洛尔选择性 β_1 受体阻滞剂,起效快,作用时间短。能减慢心率,减少心排血量,降低血压,特别是收缩压。支气管哮喘、严重慢性阻塞性肺病、窦性心动过缓、二至三度房室传导阻滞、难治性心功能不全、心源性休克及对本品过敏者禁用。

七、急救护理

(一)保持安静

绝对卧床休息,半卧位。减少患者搬动,教会患者缓慢改变体位。避免一切不良刺激和不必要的活动。消除紧张恐惧心理、稳定情绪,必要时按医嘱使用镇静药。

(二)保持呼吸道通畅

吸氧 4~5 L/min,如呼吸道分泌物较多,患者呼吸功能较差,应用吸引器吸出。呕吐时头偏向一侧,防止误吸导致窒息。

(三)建立有效静脉通路

立即建立静脉通路,迅速按医嘱使用降压药及时降低血压。降低血管阻力,解除血管的痉挛状态。一般首选硝普钠,应避光静脉注射,以微量泵控制注入速度,缓慢降压。4~6小时更换1次,持续静脉注射一般不超过72小时,以免发生硫氰酸盐中毒,严重肝、肾疾病患者应慎用。

(四)密切监测病情变化

严密观察血压变化,尤其在更换药物或改变给药速度时,降压不宜过快或过低,应在短时间内把血压降至安全范围,并不要将血压降至完全正常水平,以免造成脑供血不足和肾血流量下降,如出现出汗、不安、头痛、心悸、胸骨后疼痛等血管过度扩张现象,应立即停止用药。也可选用硝酸甘油、硝苯地平舌下含服;制止抽搐用地西泮肌内注射或静脉注射;降低颅内压、减轻脑水肿用呋塞米或甘露醇快速静脉滴注。

严密观察脉搏、呼吸、心率、血压、神志、瞳孔、尿量变化,如发现异常,随时与医师联系。准确记录24小时出入量。

(五)提供保护性护理

患者意识不清时应加床栏以防止坠床;发生抽搐时用牙垫置于上、下磨牙间防止唇舌咬伤;避免屏气用力呼气或用力排便;保持周围安静,减少噪声的刺激。

(六)饮食护理

合理饮食,给予低盐、低脂、低胆固醇、清淡饮食,少量多餐,避免过饱及刺激性食物。适当控制能量,多食含维生素和蛋白质食物,增加蔬菜、水果、高膳食纤维食物的摄入,限烟酒,达到减轻心脏负荷、防止水钠潴留、预防便秘、降低血压的效果。

(七)心理护理

长期的抑郁或情绪激动、急剧而强烈的精神创伤可使交感-肾上腺素活性增强,血压升高,因此,保持良好的心理状态非常重要。可通过了解患者性格特征及有关社会心理因素进行心理疏导,说明本病需长期甚至终身治疗,取得患者的充分理解和配合,教会患者训练自我控制能力,消除紧张恐惧心理、安定情绪,保持最佳的心理状态。

(八)康复护理

指导并鼓励患者坚持非药物治疗,如给予低盐、低脂、低胆固醇和富含维生素食物,少量多餐,适当控制总热量;减肥、控制体重;合理安排休息和活动,保证充足的睡眠,参加适当的体育锻炼和劳动,避免重体力劳动,精神过度紧张和情绪激动等诱发因素。帮助患者建立长期治疗的思想准备,按时遵医嘱服药。定期门诊随访,教会患者及家属测量血压,病情变化时随时就医。

(刘爱花)

第六节 重症心律失常

心律失常是指心脏冲动的频率、节律、起源部位、传导速度或激动次序的异常。正常心脏冲动起源于窦房结,先后经结间束、房室结、希氏束、左和右束支及浦肯野纤维至心室。心律失常的发生是由于多种原因引起心肌细胞的自律性、兴奋性、传导性改变,导致心脏冲动形成和/或传导异常。临床上根据发作时心率的快慢,可将心律失常分为快速心律失常和缓慢心律失常。前者包括期前收缩、心动过速、心房颤动、心室颤动等,后者包括窦性缓慢心律失常、房室传导阻滞等。心律失常发生在无器质性心脏病者,大多病程短,可自行恢复,对血流动力学无明显影响,一般不增加心血管死亡危险性。发生于严重器质性心脏病或离子通道病的心律失常,病程较长,常有严重血流动力学障碍,可诱发心绞痛、休克、心力衰竭、昏厥甚至猝死,称重症心律失常。常见的病因为急性冠脉综合征、陈旧性心肌梗死、慢性充血性心力衰竭(射血分数<40%)、各类心肌病、长Q-T间期综合征、预激综合征等。

心律失常的诊断应从详尽采集病史入手,病史通常能提供对诊断有用的线索。心电图检查是诊断心律失常最重要的一项无创性检查技术,应记录12导联心电图,并记录清楚显示P波导联的心电图长条以备分析,通常选择V_1或Ⅱ导联。系统分析应包括:心房与心室节律是否规则,频率各为若干? P-R间期是否恒定? P波与QRS波群是否正常? P波与QRS波群的相互关系等。在确定心律失常类型后,对重症心律失常患者,在院前和院内对其进行急救时首先要判断有无严重血流动力学障碍,并建立静脉通道,给予吸氧、心电监护,使用电击复律和/或抗心律失常药物迅速纠正心律失常。在血流动力学稳定、心律失常已纠正的情况下再分析、判断导致心律失常的病因和诱因,并给予相应的处理。

一、阵发性室上性心动过速

阵发性室上性心动过速,简称室上速,是一种阵发性、规则而快速的异位心律。根据起搏点部位及发生机制的不同,包括窦房折返性心动过速、心房折返性心动过速、自律性房性心动过速、房室结内折返性心动过速等。此外,利用隐匿性房室旁路逆行传导的房室折返性心动过速习惯上也归属于室上性心动过速的范畴。由于心动过速发作时频率很快,P波往往埋伏于前一个T波中,不易判定起搏点的部位,故常统称为阵发性室上性心动过速。在全部室上速患者中,房室结内折返性心动过速和房室折返性心动过速占90%以上。

(一)病因

阵发性室上性心动过速常见于正常的青年,情绪激动、疲劳或烟酒过量常可诱发。亦可见于各种心脏病患者,如冠心病、风湿性心脏病、慢性肺源性心脏病、甲状腺功能亢进性心脏病等。

(二)发病机制

折返是阵发性室上性心动过速发生的主要机制。由触发活动、自律性增高引起者为数甚少。在房室结存在双径路、房室间存在隐匿性房室旁路、窦房结细胞群之间存在功能性差异、心房内三条结间束或心房肌的传导性能不均衡或中断的情况下,两条传导性和不应期不一致的传导通路如形成折返环,其中,一条传导通路出现单向传导阻滞时,适时的期前收缩或程序刺激在非阻滞通路上传导的时间使单向传导阻滞的通路脱离不应期,冲动在折返环中沿着一定的方向在折返环中运行,即可形成阵发性室上性心动过速。

(三)临床表现

心动过速发作突然起始与终止,持续时间长短不一。症状包括心悸、胸闷、焦虑不安、头晕,少数患者可出现晕厥、心绞痛、心力衰竭、休克。症状轻重取决于发作时心室率快速的程度、持续时间以及有无血流动力学障碍,亦与原发病的严重程度有关。体检心尖区第一心音强度恒定,心律绝对规则。

(四)诊断

1.心电图特征

(1)心率150~250次/分,节律规则。

(2)QRS波群形态与时限正常,发生室内差异性传导或原有束支传导阻滞时,QRS波群形态异常。

(3)P波形态与窦性心律时不同,且常与前一个心动周期的T波重叠而不易辨认。

(4)ST段轻度下移,T波平坦或倒置(图8-1)。

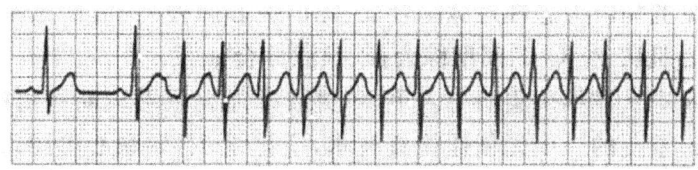

图8-1 阵发性室上性心动过速

2.评估

(1)判断有无严重的血流动力学障碍、缺氧、二氧化碳潴留和电解质紊乱。

(2)判断有无器质性心脏病、心功能状态和发作的诱因。

(3)询问既往有无阵发性心动过速发作,每次发作的持续时间、主要症状及诊治情况。

(五)急诊处理

在吸氧、心电监护、建立静脉通路后,根据患者基础的心脏状况、既往发作的情况、有无血流动力学障碍以及对心动过速的耐受程度做出处理。

1.同步直流电复律

当患者有严重的血流动力学障碍时,需要紧急电击复律。抗心律失常药物治疗无效亦应施行电击复律。能量一般选择100~150 J。电击复律时如患者意识清楚,应给予地西泮10~30 mg静脉注射。应用洋地黄者不应电复律治疗。

2.刺激迷走神经

如患者心功能与血压正常,可先尝试刺激迷走神经的方法。颈动脉窦按摩(患者取仰卧位,先行右侧,每次5~10秒,切不可两侧同时按摩,以免引起脑缺血)、ValsalVa动作(深吸气后屏气、再用力作呼气)、诱导恶心、将面部浸没于冰水中等方法可使心动过速终止。

3.腺苷与钙通道阻滞剂

首选治疗药物为腺苷,6~12 mg静脉注射,时间1~2秒。腺苷起效迅速,不良反应有胸部压迫感、呼吸困难、面部潮红、窦性心动过缓、房室传导阻滞等。由于其半衰期短于6秒,不良反应即使发生亦很快消失。如腺苷无效可改用维拉帕米,首次5 mg稀释后静脉注射,时间3~5分钟,无效间隔10分钟再静脉注射5 mg。亦可使用地尔硫䓬0.25~0.35 mg/kg。上述药物疗效达90%以上。如患者合并心力衰竭、低血压或为宽QRS波心动过速,尚未明确室上性心动过速的诊断时,不应选用钙通道阻滞剂,宜选用腺苷静脉注射。

4.洋地黄与β受体阻滞剂

毛花苷C(西地兰)0.4~0.8 mg稀释后静脉缓慢注射,以后每2~4小时静脉注射0.2~0.4 mg,24小时总量在1.6 mg以内。目前洋地黄已较少应用,但对伴有心功能不全患者仍为首选。

β受体阻滞剂也能有效终止心动过速,但应避免用于失代偿的心力衰竭患者,并以选用短效β受体阻滞剂(如艾司洛尔)较为合适,剂量50~200 $\mu g/(kg \cdot min)$。

5.普罗帕酮

1~2 mg/kg(常用70 mg)稀释后静脉注射,无效间隔10~20分钟再静脉注射1次,一般静脉注射总量不超过280 mg。由于普罗帕酮有负性肌力作用及抑制传导系统作用,且个体间存在较大差异,对有心功能不全者禁用,对有器质性心脏病、低血压、休克、心动过缓者等慎用或禁用。

6.其他

合并低血压者可应用升压药物,通过升高血压反射性地兴奋迷走神经,终止心动过速。可选用间羟胺10~20 mg或甲氧明10~20 mg,稀释后缓慢静脉注射。有器质性心脏病或高血压者不宜使用。

二、室性心动过速

室性心动过速简称室速,是指连续3个或3个以上的室性期前收缩,频率>100次/分所构成的快速心律失常。

(一)病因

室速常发生于各种器质性心脏病,以缺血性心脏病为最常见;其次为心肌病、心力衰竭、二尖瓣脱垂、瓣膜性心脏病等;其他病因包括代谢紊乱、电解质紊乱、长 Q-T 间期综合征、Brugada 综合征、药物中毒等。少数室速可发生于无器质性心脏病者,称为特发性室速。

(二)发病机制

1.折返

折返形成必须具备两条解剖或功能上相互分离的传导通路、部分传导途径的单向阻滞和另一部分传导缓慢这三个条件。心室内的折返可为大折返、微折返。前者具有明确的解剖途径;后者为发生于小块心肌甚至于细胞水平的折返,是心室内的折返最常见的形式。心肌的缺血、低血钾及代谢障碍等引起心室肌细胞膜电位改变,动作电位时间、不应期、传导性的非均质性,使心肌电活动不稳定而诱发室速。

2.自律性增高

心肌缺血、缺氧、牵张过度均可使心室异位起搏点 4 相舒张期除极坡度增加、降低阈电位或提高静息电位的水平,使心室肌自律性增高而诱发室速。

3.触发活动

由后除极引起的异常冲动的发放。常由前一次除极活动的早期后除极或延迟后除极所诱发。它可见于局部儿茶酚胺浓度增高、心肌缺血-再灌注、低血钾、高血钙及洋地黄中毒时。

(三)临床表现

室速临床症状的轻重视发作时心脏基础病变、心功能状态、频率及持续时间等不同而异,而有很大差别。非持续性室速的患者通常无症状。持续性室速常伴有明显的血流动力学障碍与心肌缺血。临床症状包括心悸、气促、低血压、心绞痛、少尿、晕厥等。听诊心律轻度不规则,第1、2心音分裂。室速发生房室分离时,颈静脉搏动出现间歇性 a 波,第 1 心音响度及血压随每次心搏而变化;室速伴有房颤时,则第 1 心音响度变化和颈静脉搏动间歇性 a 波消失。部分室速蜕变为心室颤动而引起患者猝死。

(四)诊断与鉴别诊断

1.心电图特征

(1)3 个或 3 个以上的室性期前收缩连续出现。

(2)QRS 波群宽大、畸形,时间>0.12 秒,ST-T 波方向与 QRS 波群主波方向相反。

(3)心室率通常为 100~250 次/分,心律规则,但亦可不规则。

(4)心房独立活动与 QRS 波群无固定关系,形成房室分离;偶尔个别或所有心室激动逆传夺获心房。

(5)通常发作突然开始。

(6)心室夺获与室性融合波:室速发作时少数室上性冲动可下传心室,产生心室夺获,表现为在 P 波之后提前发生一次正常的 QRS 波群。室性融合波的 QRS 波群形态介于窦性与异位心室搏动之间,其意义为部分夺获心室。心室夺获与室性融合波的存在对确立室速的诊断有重要价值(图 8-2)。

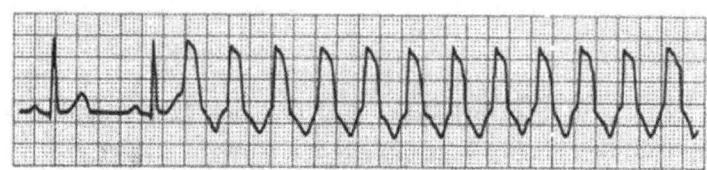

图 8-2 室性心动过速

2.室速的分类

(1)按室速发作持续时间的长短分为:①持续性室速,发作时间 30 秒以上,或室速发作时间未达 30 秒,但出现严重的血流动力学异常,需药物或电复律始能终止。②非持续性室速,发作时间短于 30 秒,能自行终止。

(2)按室速发作时 QRS 波群形态不同分为:①单形性室速,室速发作时,QRS 波群形态一致。②多形性室速,室速发作时,QRS 波群形态呈 2 种或 2 种以上形态。

(3)按室速发作时血流动力学的改变分为:①血流动力学稳定性室速。②血流动力学不稳定性室速。

(4)按室速持续时间和形态的不同分为:①单形性持续性室速。②单形性非持续性室速。③多形性持续性室速。④多形性非持续性室速。

3.鉴别诊断

室速与阵发性室上性心动过速伴束支传导阻滞或室内差异性传导或合并预激综合征的心电图十分相似,但各自的临床意义及治疗完全不同,因此应进行鉴别。

(1)阵发性室上性心动过速伴室内差异性传导:室速与阵发性室上性心动过速伴室内差异性传导酷似,均为宽 QRS 波群心动过速,二者应仔细鉴别。下述诸点有助于阵发性室上性心动过速伴室内差异性传导的诊断:①每次心动过速均由期前发生的 P 波开始。②P 波与 QRS 波群相关,通常呈 1∶1 房室比例。③刺激迷走神经可减慢或终止心动过速。

(2)预激综合征伴心房颤动:预激综合征患者发生心房颤动,冲动沿旁道下传预激心室表现为宽 QRS 波,沿房室结下传表现为窄 QRS 波,有时二者融合 QRS 波介于二者之间。当室率较快时易与室速混淆。下述诸点有助于预激综合征伴心房颤动的诊断:①心房颤动发作前后有预激综合征的心电图形。②QRS 时限>0.20 秒,且由于预激心室程度不同 QRS 时限可有差异。③心律明显不齐,心率多>200 次/分。④心动过速 QRS 波中有预激综合征心电图形时有利于预激综合征伴心房颤动的诊断。

4.评估

(1)判断血流动力学状态、有无脉搏:当心电图显示为室性心动过速或宽 QRS 波心动过速时,首先要判断患者血流动力学是否稳定、有无脉搏。

(2)确定室速的类型、持续时间。

(3)判断有无器质性心脏病、心功能状态和发作的诱因。

(4)判断 Q-T 间期有无延长、是否合并低血钾和洋地黄中毒等。

(五)急诊处理

室速的急诊处理原则是:对非持续性的室速,无症状、无晕厥史、无器质性心脏病者无须治疗;对持续性室速发作,无论有无器质性心脏病均应迅速终止发作,积极治疗原发病;对非持续性室速,有器质性心脏病患者亦应积极治疗。

第八章 心内科急危重症护理

1.吸氧

室性心动过速的患者,常有器质性心脏病,发作时间长时即有明显缺氧,应该注意氧气吸入。

2.直流电复律

无脉性室速、多形性室速应视同心室颤动,立即进行复苏抢救和非同步直流电复律,首次单相波能量为360 J,双相波能量为150 J或200 J。伴有低血压、休克、呼吸困难、肺水肿、心绞痛、晕厥或意识丧失等严重血流动力学障碍的单形性持续性室性心动过速者,首选同步直流电复律;药物治疗无效的单形性持续性室性心动过速者,也应行同步直流电复律。首次单相波能量为100 J,如不成功,可增加能量。如血流动力学情况允许应予短时麻醉。洋地黄中毒引起的室性心动过速者,不宜用电复律,应给予药物治疗。

3.抗心律失常药物的使用

(1)胺碘酮:静脉注射胺碘酮基本不诱发尖端扭转性室速,也不加重或诱发心力衰竭。适用于血流动力学稳定的单形性室速、不伴Q-T间期延长的多形性室速、未能明确诊断的宽QRS心动过速、电复律无效或电复律后复发的室速、普鲁卡因胺或其他药物治疗无效的室速。在合并严重心功能受损或缺血的患者,胺碘酮优于其他抗心律失常药,疗效较好,促心律失常作用低。首剂静脉用药150 mg,用5%葡萄糖溶液稀释后,于10分钟注入。首剂用药10~15分钟后仍不能转复,可重复静脉注射150 mg。室速终止后以1 mg/min速度静脉滴注6小时,随后以0.5 mg/min速度维持给药,原则上第一个24小时不超过1.2 g,最大可达2.2 g。第二个24小时及以后的维持量一般推荐720 mg/24小时。静脉胺碘酮的使用剂量和方法要因人而异,使用时间最好不要超过3~4天。静脉使用胺碘酮的主要不良反应是低血压和心动过缓,减慢静脉注射速度、补充血容量、使用升压药或正性肌力药物可以预防,必要时采用临时起搏。

(2)利多卡因:近年来,发现利多卡因对起源自正常心肌的室速终止有效率低;终止器质性心脏病或心力衰竭中室速的有效率不及胺碘酮和普鲁卡因胺;急性心肌梗死中预防性应用利多卡因,室颤发生率降低,但死亡率上升;此外终止室速、室颤复发率高;因此,利多卡因已不再是终止室速、室颤的首选药物。首剂用药50~100 mg,稀释后3~5分钟内静脉注射,必要时间隔5~10分钟后可重复1次,至室速消失或总量达300 mg,继以1~4 mg/min的速度维持给药。主要不良反应有嗜睡、感觉迟钝、耳鸣、抽搐、一过性低血压等。禁忌证有高度房室传导阻滞、严重心衰、休克、肝功能严重受损等。

(3)苯妥英钠:它能有效地消除由洋地黄过量引起的延迟性后除极触发活动,主要用于洋地黄中毒引起的室性和房性快速心律失常。也可用于长Q-T间期综合征所诱发的尖端扭转性室速。首剂用药100~250 mg,以注射用水20~40 mL稀释后5~10分钟内静脉注射,必要时每隔5~10分钟重复静脉注射100 mg,但2小时内不宜超过500 mg,1天不宜超过1 000 mg。治疗有效后改口服维持,第二、三天维持量100 mg,5次/天;以后改为每6小时1次。主要不良反应有头晕、低血压、呼吸抑制、粒细胞减少等。禁忌证有低血压、高度房室传导阻滞(洋地黄中毒例外)、严重心动过缓等。

(4)普罗帕酮:1~2 mg/kg(常用70 mg)稀释后以10 mg/min静脉注射,无效间隔10~20分钟再静脉注射1次,一般静脉注射总量不超过280 mg。由于普罗帕酮有负性肌力作用及抑制传导系统作用,且个体间存在较大差异,对心功能不全者禁用,对有器质性心脏病、低血压、休克、心动过缓者等慎用或禁用。

(5)普鲁卡因胺:100 mg稀释后3~5分钟内静脉注射,每隔5~10分钟重复1次,直至心律失常被控制或总量达 1~2 g,然后以 1~4 mg/min 的速度维持给药。为避免普鲁卡因胺产生的低血压反应,用药时应有另外一个静脉通路,可随时滴入多巴胺,保持在推注普鲁卡因胺过程中血压不降。用药时应有心电图监测。应用普鲁卡因胺负荷量时可产生 QRS 增宽,如超过用药前 50% 则提示已达最大耐受量,不可继续使用。

(六)特殊类型的室性心动过速

1.尖端扭转性室速

本病是多形性室速的一个特殊类型,因发作时 QRS 波群的振幅与波峰呈周期性改变,宛如围绕等电位线连续扭转而得名。往往连续发作 3~20 个冲动,间以窦性冲动,反复出现,频率 200~250 次/分(图 8-3)。在非发作期可有 Q-T 间期延长。当室性期前收缩发生在舒张晚期、落在前面 T 波的终末部分可诱发室速。由于发作时频率过快可伴有血流动力学不稳定的症状,甚至心脑缺血表现,持续发作控制不满意可恶化为心室颤动和猝死。临床见于先天性长 Q-T 间期综合征、严重的心肌损害和代谢异常、电解质紊乱(如低血钾或低血镁)、吩噻嗪和三环类抗抑郁药及抗心律失常药物(如奎尼丁、普鲁卡因胺或丙吡胺)的使用时。

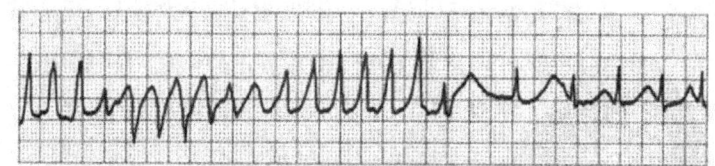

图 8-3 尖端扭转性室速

药物终止尖端扭转性室速时,首选硫酸镁,首剂 2 g,用 5% 葡萄糖溶液稀释至 40 mL 缓慢静脉注射,时间 3~5 分钟,然后以 8 mg/min 的速度静脉滴注。ⅠA 类和Ⅲ类抗心律失常药物可使 Q-T 间期更加延长,故不宜应用。先天性长 Q-T 间期综合征治疗应选用 β 受体阻滞剂。对于基础心室率明显缓慢者,可起搏治疗,联合应用 β 受体阻滞剂。药物治疗无效者,可考虑左颈胸交感神经切断术,或置入埋藏式心脏复律除颤器。

2.加速性室性自主心律

本病又称非阵发性室速、缓慢型室速。心电图常表现为连续发生 3~10 个起源于心室的 QRS 波群,心室率通常为 60~110 次/分。心动过速的开始与终止呈渐进性,跟随于一个室性期前收缩之后,或当心室异位起搏点自律性高于窦性频率时发生。由于心室与窦房结两个起搏点轮流控制心室节律,融合波常出现于心律失常的开始与终止时,心室夺获亦很常见。

加速性室性自主心律常发生于心脏病患者,特别是急性心肌梗死再灌注期间、心脏手术、心肌病、风湿热与洋地黄中毒。发作短暂或间歇。患者一般无症状,亦不影响预后。通常无须治疗。

三、心房扑动

心房扑动简称房扑,是一种快速而规则、药物难以控制的心房异位心律,较心房颤动少见。

(一)病因

心房扑动常发生于器质性心脏病,如风湿性心脏病、冠心病、高血压性心脏病、心肌病等。此外,肺栓塞、慢性充血性心力衰竭、二、三尖瓣狭窄与反流导致心房扩大,亦可出现心房扑动。其他病因有甲状腺功能亢进症、酒精中毒、心包炎等,亦可见于一些无器质性心脏病的患者。

(二)发病机制

心脏电生理研究表明,房扑系折返所致。因这些折返环占领了心房的大部分区域,故称为"大折返"。下腔静脉至三尖瓣环间的峡部常为典型房扑折返环的关键部位。围绕三尖瓣环呈逆钟向折返的房扑最常见,称典型房扑(Ⅰ型);围绕三尖瓣环呈顺钟向折返的房扑较少见,称非典型房扑(Ⅱ型)。

(三)临床表现

心房扑动往往有不稳定的倾向,可恢复为窦性心律或进展为心房颤动,亦可持续数月或数年。按摩颈动脉窦能突然成比例减慢心房扑动者的心室率,停止按摩后又恢复至原先心室率水平。令患者运动、施行增加交感神经张力或降低迷走神经张力的方法,可促进房室传导,使心房扑动的心室率成倍数增加。

房扑患者常有心悸、呼吸困难、乏力或胸痛等症状。有些房扑患者症状较为隐匿,仅表现为活动时乏力。如房扑伴有极快的心室率,可诱发心绞痛、心力衰竭。体检可见快速的颈静脉扑动。房室传导比例发生改变时,第一心音强度也随之变化。未得到控制且心室率极快的房扑,长期发展会导致心动过速性心肌病。

(四)诊断

1.心电图特征

(1)反映心房电活动的窦性 P 波消失,代之以规律的锯齿状扑动波称为 F 波,扑动波之间的等电位线消失,在Ⅱ、Ⅲ、aVF 或 V_1 导联最为明显,典型房扑在Ⅱ、Ⅲ、aVF 导联上的扑动波呈负向,V_1 导联上的扑动波呈正向,移行至 V_6 导联时则扑动波演变成负向波。心房率为 250~350 次/分。非典型房扑,表现为Ⅱ、Ⅲ、aVF 导联上的正向扑动波和 V_1 导联上的负向扑动波,移行至 V_6 导联时则扑动波演变正向扑动波,心房率为 340~430 次/分。

(2)心室率规则或不规则,取决于房室传导比例是否恒定。当心房率为 300 次/分,未经药物治疗时,心室率通常为 150 次/分(2∶1 房室传导)。使用奎尼丁、普罗帕酮等药物,心房率减慢至 200 次/分以下,房室传导比例可恢复 1∶1,导致心室率显著加速。预激综合征和甲状腺功能亢进症并发房扑,房室传导比例如为 1∶1,可产生极快的心室率。不规则的心室率是由于房室传导比例发生变化,如 2∶1 与 4∶1 传导交替所致。

(3)QRS 波群呈室上性,时限正常。当合并预激综合征、室内差异性传导和束支传导阻滞时,QRS 波增宽、畸形(图 8-4)。

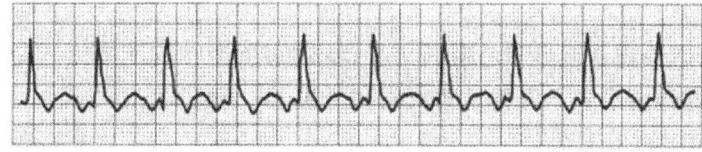

图 8-4 心房扑动

2.评估

(1)有无严重的血流动力学障碍。

(2)判断有无器质性心脏病、心功能状态和发作的诱因。

(3)判断房扑的持续时间。

(五)急诊处理

心房扑动常发生于器质性心脏病,在吸氧、心电监护、建立静脉通路后,根据患者基础的心脏状况、有无血流动力学障碍做出处理。房扑急诊处理的目的是在对原发病进行治疗的基础上将其转复为窦性心律,预防复发或单纯减慢心率以缓解临床症状。

1.心律转复

(1)直流电同步复律:是终止房扑最有效的方法。房扑发作时有严重的血流动力学障碍或出现心衰,应首选直流电复律;对持续性房扑药物治疗无效者,亦宜用电复律。大多数房扑仅需50 J的单相波或更小的双相波电击,即能成功地将房扑转复为窦性心律。成功率为95%～100%。

(2)心房快速起搏:适用于电复律无效者,或已应用大剂量洋地黄不适宜复律者。成功率为70%～80%。对典型房扑(Ⅰ型)效果较好而非典型房扑(Ⅱ型)无效。对于房扑伴1:1传导或旁路前向传导,由于快速心房起搏可诱发快速心室率甚至心室颤动,故为心房快速起搏禁忌。将电极导管插至食管的心房水平,或经静脉穿刺插入电极导管至右心房处,以快于心房率10～20次/分开始,当起搏至心房夺获后突然终止起搏,常可有效地转复房扑为窦性心律。当初始频率不能终止房扑时,在原来起搏频率基础上增加10～20次/分,必要时重复上述步骤。终止房扑最有效的起搏频率一般为房扑频率的120%～130%。

(3)药物复律:对房扑复律有效的药物有以下几种。①伊布利特:转复房扑的有效率为38%～76%,转复时间平均为30分钟。研究证实,其复律成功与否与房扑持续时间无关。严重的器质性心脏病、Q-T间期延长或有窦房结病变的患者,不应给予伊布利特治疗。②普罗帕酮:急诊转复房扑的成功率为40%。③索他洛尔:1.5 mg/kg转复房扑成功率远不如伊布利特。

2.药物控制心室率

对血流动力学稳定的患者,首先以降低心室率为治疗目的。

(1)洋地黄制剂:是房扑伴心功能不全患者的首选药物。可用毛花苷 C(西地兰)0.4～0.6 mg稀释后缓慢静脉注射,必要时在2小时后再给0.2～0.4 mg,使心率控制在100次/分以下后改为口服地高辛维持。房扑大多数先转为房颤,如继续使用或停用洋地黄过程中,可能恢复窦性心律;少数从心房扑动转为窦性心律。

(2)钙通道阻滞剂:首选维拉帕米,5～10 mg 稀释后缓慢静脉注射,偶可直接复律,或经房颤转为窦性心律,口服疗效差。静脉应用地尔硫䓬亦能有效控制房扑的心室率。主要不良反应为低血压。

(3)β受体阻滞剂:可减慢房扑之心室率。

(4)对于房扑伴1:1房室传导,多为旁道快速前向传导。可选用延缓旁道传导的普罗帕酮、胺碘酮、普鲁卡因胺等,禁用延缓房室传导、增加旁道传导而加快室率的洋地黄和维拉帕米等。

3.药物预防发作

多非利特、氟卡尼、胺碘酮均可用于预防发作。但ⅠC类抗心律失常药物治疗房扑时必须与β受体阻滞剂或钙通道阻滞剂合用,原因是ⅠC类抗心律失常药物可减慢房扑频率,并引起1:1房室传导。

4.抗凝治疗

新近观察显示,房扑复律过程中栓塞的发生率为1.7%～7.0%,未经充分抗凝的房扑患者直流电复律后栓塞风险为2.2%。房扑持续时间超过48小时的患者,在采用任何方式的复律之前均应抗凝治疗。只有在下列情况下才考虑心律转复:患者抗凝治疗达标(INR值为2.0～3.0)、房扑持续时间少于48小时或经食管超声未发现心房血栓。食管超声阴性者,也应给予抗凝治疗。

四、心房颤动

心房颤动亦称心房纤颤,简称房颤,指心房丧失了正常的、规则的、协调的、有效的收缩功能而代之以 350~600 次/分的不规则颤动,是一种十分常见的心律失常。绝大多数见于器质性心脏病患者,可呈阵发性或呈持续性。在人群中的总发病率约为 0.4%,65 岁以上老年人发病率为 3%~5%,80 岁后发病率可达 8%~10%。合并房颤后心脏病病死率增加 2 倍,如无适当抗凝,脑卒中增加 5 倍。

(一)病因

房颤常发生于原有心血管疾病者,常见于风湿性心脏病、冠心病、高血压性心脏病、甲状腺功能亢进、缩窄性心包炎、心肌病、感染性心内膜炎以及慢性肺源性心脏病等。房颤发生在无心脏病变的中青年,称为孤立性房颤。老年房颤患者中部分是心动过缓-心动过速综合征的心动过速期表现。

(二)发病机制

目前得到公认的是多发微波折返学说和快速发放冲动学说。多发微波折返学说认为:多发微波以紊乱方式经过心房,互相碰撞、再启动和再形成,并有足够的心房组织块来维持折返。快速发放冲动学说认为:左右心房、肺静脉、腔静脉、冠状静脉窦等开口部位,或其内一定距离处(存在心房肌袖)有快速发放冲动灶,驱使周围心房组织产生心房颤动,由多发微波折返机制维持,快速发放冲动停止后心房颤动仍会持续。

(三)临床表现

房颤时心房有效收缩消失,心排血量比窦性心律时减少 25% 或更多。症状的轻重与患者心功能和心室率的快慢有关。轻者可仅有心悸、气促、乏力、胸闷;重者可致急性肺水肿、心绞痛、心源性休克甚至昏厥。阵发性房颤者自觉症状常较明显。房颤伴心房内附壁血栓者,可引起栓塞症状。房颤的典型体征是第一心音强弱不等,心律绝对不规则,脉搏短绌。

(四)诊断

1.心电图特点

(1)各导联中正常 P 波消失,代之以形态、间距及振幅均绝对不规则的心房颤动波(f 波),频率350~600 次/分,通常在 Ⅱ、Ⅲ、aVF 或 V_1 导联较为明显。

(2)R-R 间期绝对不规则,心室率较快;但在并发完全性房室传导阻滞或非阵发性交界性心动过速时,R-R 规则,此时诊断依靠 f 波的存在。

(3)QRS 波群呈室上性,时限正常。当合并预激综合征、室内差异性传导和束支传导阻滞时,QRS 波群增宽、畸形,此时心室率又很快时,极易误诊为室速,食管导联心电图对诊断很有帮助。

(4)在长 R-R 间期后出现的短 R-R 间期,其 QRS 波群呈室内差异性传导(常为右束支传导阻滞型)称为 Ashman 现象;差异传导连续发生时称为蝉联现象(图 8-5)。

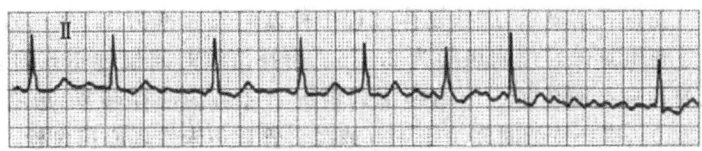

图 8-5　心房颤动

2. 房颤的分类

(1)阵发性房颤:持续时间<7天(通常在48小时内),能自行终止,反复发作。

(2)持续性房颤:持续时间>7天,或以前转复过,非自限性,反复发作。

(3)永久性房颤:终止后又复发,或患者无转复愿望,持久发作。

3. 评估

(1)根据病史和体格检查确定患者有无器质性心脏病、心功能不全、电解质紊乱,是否正在使用洋地黄制剂?

(2)心电图中是否间歇出现或持续存在δ波?如存在则表明为WPW,洋地黄制剂和维拉帕米为禁忌药物。

(3)紧急复律是否有益处?如快速心室率所致的心肌缺血、肺水肿、血流动力学不稳定。

(4)复律后是否可维持窦律?如甲状腺疾病、左心房增大、二尖瓣疾病。

(5)发生栓塞并发症的危险因素有哪些?即是否需要抗凝治疗?

(五)急诊处理

房颤急诊处理的原则及目的:①恢复并维持窦性心律。②控制心室率。③抗凝治疗预防栓塞并发症。

1. 复律治疗

(1)直流电同步复律:急性心肌梗死、难治性心绞痛、预激综合征等伴房颤患者,如有严重血流动力学障碍,首选直流电同步复律,初始能量200 J。初始电复律失败,保持血钾在4.5~5.0 mmol/L,30分钟静脉注射胺碘酮300 mg(随后24小时静脉滴注900~1200 mg),尝试进一步除颤。血流动力学稳定、房颤时心室率快(>100次/分),用洋地黄难以控制,或房颤反复诱发心力衰竭或心绞痛,药物治疗无效,也需尽快电复律。

(2)药物复律:房颤发作在7天内的患者药物复律的效果最好。大多数这样的患者房颤是第一次发作,不少患者发作后24~48小时可自行复律。房颤时间较长的患者(>7天)很少能自行复律,药物复律的成功率也大大减少。复律成功与否与房颤的持续时间的长短、左心房大小和年龄有关。已证实有效的房颤复律药物有:胺碘酮、普罗帕酮、氟卡尼、伊布利特、多非利特、奎尼丁。①普罗帕酮:用于≤7天的房颤患者,单剂口服450~600 mg,转复有效率可达60%左右。但不能用于75岁以上的老年患者、心力衰竭、病态窦房结综合征、束支传导阻滞、QRS≥0.12秒、不稳定心绞痛、6个月内有过心肌梗死、二度以上房室传导阻滞者等。②胺碘酮:可静脉或口服应用。口服用药住院患者1.2~1.8 g/d,分次服,直至总量达109,然后0.2~0.4 g/d维持;门诊患者0.6~0.8 g/d,分次服,直至总量达10 g后0.2~0.4 g/d维持。静脉用药者为30~60分钟内静脉注射5~7 mg/kg,然后1.2~1.8 g/d持续静脉滴注或分次口服,直至总量达10 g后0.2~0.4 g/d维持。转复有效率为20%~70%。③伊布利特:适用于7天左右的房颤。1 mg静脉注射10分钟,若10分钟后未能转复可重复1 mg。应用时必须心电监护4小时。转复有效率为20%~75%。

2. 控制心室率

(1)短期迅速控制心室率:血流动力学稳定的患者最初治疗目标是迅速控制心室率,使患者心室率≤100次/分,保持血流动力学稳定,减轻患者症状,以便赢得时间,进一步选择最佳治疗方案。初次发作且在24~48小时的急性房颤或部分阵发性患者心室率控制后,可能自行恢复为窦性心律。①毛花苷C(西地兰):是伴有心力衰竭、肺水肿患者的首选药物。0.2~0.4 mg稀释后缓慢静脉注射,必要时于 2~6 小时后可重复使用,24 小时内总量一般不超过 1.2 mg。若近期曾口服洋地黄制剂者,可在密切观察下给毛花苷 C 0.2 mg。②钙通道阻滞剂:地尔硫䓬 15 mg,稀释后静脉注射,时间 2 分钟,必要时 15 分钟后重复 1 次,继以 15 mg/h 维持,调整静脉滴注速度,使心室率达到满意控制。维拉帕米 5~10 mg,稀释后静脉注射,时间 10 分钟,必要时 30~60 分钟后重复 1 次。应注意这两种药物均有一定的负性肌力作用,可导致低血压,维拉帕米更明显,伴有明显心力衰竭者不用维拉帕米。③β受体阻滞剂:普萘洛尔 1 mg 静脉注射,时间 5 分钟,必要时每 5 分钟重复 1 次,最大剂量至 5 mg,维持剂量为每 4 小时 1~3 mg;或美托洛尔 5 mg 静脉注射,时间 5 分钟,必要时每 5 分钟重复 1 次,最大剂量 10~15 mg;艾司洛尔 0.25~0.5 mg/kg 静脉注射,时间>1 分钟,继以 50 μg/(kg·min) 静脉滴注维持。低血压与心力衰竭者忌用β受体阻滞剂。上述药物应在心电监护下使用,心室率控制后应继续口服该药进行维持。地尔硫䓬或β受体阻滞剂与毛花苷 C 联合治疗能更快控制心室率,且毛花苷 C 的正性肌力作用可减轻地尔硫䓬和β受体阻滞剂的负性肌力作用。④特殊情况下房颤的药物治疗。预激综合征伴房颤:控制心室率避免使用β受体阻滞剂、钙通道阻滞剂、洋地黄制剂和腺苷等,因这些药物延缓房室结传导、房颤通过旁路下传使心室率反而增快。对心功能正常者,可选用胺碘酮、普罗帕酮、普鲁卡因胺或伊布利特等抗心律失常药物,使旁路传导减慢从而降低心室率,恢复窦律。胺碘酮用法:150 mg(3~5 mg/kg),用 5%葡萄糖溶液稀释,于 10 分钟注入。首剂用药 10~15 分钟后仍不能转复,可重复 150 mg 静脉注射。继以 1.0~1.5 mg/min 速度静脉滴注 1 小时,以后根据病情逐渐减量,24 小时总量不超过 1.2 g。急性心肌梗死伴房颤:提示左心功能不全,可静脉注射毛花苷 C 或胺碘酮以减慢心室率,改善心功能。甲状腺功能亢进症伴房颤:首先予以积极的抗甲状腺药物治疗。应选用非选择性β受体阻滞剂(如卡维地洛)。急性肺疾患或慢性肺部疾病伴房颤:应纠正低氧血症和酸中毒,尽量选择钙通道阻滞剂控制心室率。

(2)长期控制心室率:持久性房颤的治疗目的为控制房颤过快的心室率,可选用β受体阻滞剂、钙通道阻滞剂或地高辛。但应注意这些药物的禁忌证。

3.维持窦性心律

房颤心律转复后要用药维持窦性心律。除伊布利特外,用于复律的药物也用于转复后维持窦律,因此,常用普罗帕酮、胺碘酮和多非利特,还可使用阿奇利特、索他洛尔。

4.预防栓塞并发症

慢性房颤(永久性房颤)患者有较高的栓塞发生率。过去有栓塞病史、瓣膜病、高血压、糖尿病、老年患者、左心房扩大、冠心病等使发生栓塞的危险性增大。存在以上任何一种情况,均应接受长期抗凝治疗。口服华法林,使凝血酶原时间国际标准化比率(INR)维持在 2.0~3.0,能安全而有效的预防脑卒中的发生。不宜应用华法林的患者以及无以上危险因素者,可改用阿司匹林(每天 100~300 mg)。房颤持续时间不超过 2 天,复律前无须做抗凝治疗。否则应在复律前接受 3 周的华法林治疗,待心律转复后继续治疗 4 周。紧急复律治疗可选用静脉注射肝素或皮下注射低分子肝素,复律后仍给予 4 周的抗凝治疗。在采取上述治疗的同时,要积极寻找房颤的原发疾病和诱发因素,给予相应处理。对房颤发作频繁、心室率很快、药物治疗无效者可施行射频消融、外科手术等。

五、心室扑动与心室颤动

心室扑动和心室颤动是最严重的心律失常,简称室扑和室颤。前者心室有快而微弱的收缩,后者心室各部分肌纤维发生快而不协调的颤动,对血流动力学的影响等同于心室停搏。室扑常为室颤的先兆,很快即转为室颤。而室颤则是导致心脏性猝死的常见心律失常,也是临终前循环衰竭的心律改变。原发性室颤为无循环衰竭基础上的室颤,常见于冠心病,及时电除颤可逆转。在各种心脏病的终末期发生的室扑和室颤,为继发性室扑和室颤,预后极差。

(一)病因

各种器质性心脏病及许多心外因素均可导致室扑和室颤,以冠心病、原发性心肌病、瓣膜性心脏病、高血压性心脏病为最常见。原发性室颤则好发于急性心肌梗死、心肌梗死溶栓再灌注后、原发性心肌病、病态窦房结综合征、心肌炎、触电、低温、麻醉、低血钾、高血钾、酸碱平衡失调、奎尼丁、普鲁卡因胺、锑剂和洋地黄等药物中毒、长 Q-T 间期综合征、Brugada 综合征、预激综合征合并房颤等。

(二)发病机制

室颤可以被发生于心室易损期的期前收缩所诱发,即"R-on-T"现象。然而,室颤也可在没有"R-on-T"的情况下发生,故有理论认为当一个行进的波正面碰到解剖障碍时可碎裂产生多个子波,后者可以单独存在并作为高频率的兴奋起源点触发室颤。多数学者认为,心室肌结构的不均一是形成自律性增高和折返的基质,而多个研究都提示起源于浦肯野系统的触发活动在室颤发生起始阶段的重要作用。

(三)诊断

1.临床特点

典型的表现为阿-斯(Adams-Stokes)综合征:患者突然抽搐,意识丧失,面色苍白,几次断续的叹息样呼吸之后呼吸停止;此时心音、脉搏、血压消失、瞳孔散大。部分患者阿-斯综合征表现不明显即已猝然死亡。

2.心电图

(1)心室扑动:正常的 QRS-T 波群消失,代之以连续、快速、匀齐的大振幅波动,频率 150～250 次/分,一般在发生心室扑动后,常迅速转变为心室颤动,但也可转变为室性心动过速,极少数恢复窦性心律。室扑与室性心动过速的区别在于后者 QRS 与 T 波能分开,波间有等电位线,且 QRS 时限不如室扑宽。

(2)心室颤动:QRS-T 波群完全消失,代之以形状不同、大小各异、极不均匀的波动,频率 250～500 次/分,开始时波幅尚较大,以后逐渐变小,终于消失。室颤与室扑的区别在于前者波形及节律完全不规则,且电压极小(图 8-6)。

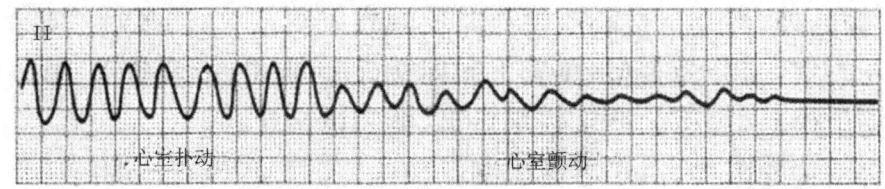

图 8-6　心室扑动与心室颤动

3.临床分型

(1)据室颤波振幅分型。①粗颤型:室颤波振幅＞0.5 mV,多见于心肌收缩功能较好的患者,心肌蠕动幅度相对粗大有力,张力较好,对电除颤效果好。②细颤型:室颤波振幅＜0.5 mV,

多见于心肌收缩功能较差的情况。对电除颤疗效差。

(2)据室颤前心功能分型。①原发性室颤：又称非循环衰竭型室颤。室颤前无低血压、心力衰竭或呼吸衰竭，循环功能相对较好。室颤的发生与心肌梗死等急性病变有关。除颤成功率为80%。②继发性室颤：又称循环衰竭型室颤。室颤前常有低血压、心力衰竭或呼吸衰竭，常同时存在药物、电解质紊乱等综合因素，除颤成功率低(<20%)。③特发性室颤：室颤发生前后均未发现器质性心脏病，室颤常突然发生，多数来不及复苏而猝死，部分自然终止而幸存。室颤幸存者常有复发倾向，属于单纯的心电疾病。④无力型室颤：又称临终前室颤。临终患者有50%可出现室颤，室颤波频率慢，振幅低。

(四)急诊处理

1.非同步直流电击除颤

心室扑动或心室颤动一旦发生，紧急给予非同步直流电击除颤1次，单相波能量选择360 J，双相波选择150～200 J。电击除颤后不应检查脉搏、心律，应立即进行胸外心脏按压，2分钟或5个30：2按压/通气周期后如仍然是室颤，再予除颤1次。

2.药物除颤

2～3次电击后仍为室颤首选胺碘酮静脉注射，无胺碘酮或有Q-T间期延长，可使用利多卡因，并重复电除颤。

3.病因处理

由严重低血钾引起的室颤反复发作，应静脉滴注大量氯化钾，一般用2～3 g氯化钾溶于5%葡萄糖溶液500 mL内，在监护下静脉滴注，最初24小时内常需给氯化钾10 g左右，持续到心电图低血钾表现消失为止。由锑剂中毒引起的室颤反复发作，可反复用阿托品1～2 mg静脉注射或肌内注射，同时亦需补钾。由奎尼丁或普鲁卡因胺引起的室颤不宜用利多卡因，需用阿托品或异丙肾上腺素治疗。

4.复苏后处理

若经以上治疗心脏复跳，但仍有再次骤停的危险，并可能继发脑、心、肾损害，从而发生严重并发症和后遗症。因此应积极的防治发生心室颤动的原发疾患，维持有效的循环和呼吸功能及水、电解质和酸碱平衡，防治脑水肿、急性肾衰竭和继发感染。

六、房室传导阻滞

房室传导阻滞又称房室阻滞，是指房室交界区脱离了生理不应期后，冲动从心房传至心室的过程中异常延迟、传导部分中断或完全被阻断。房室传导阻滞可为暂时性或持久性。根据心电图上的表现分三度：一度房室传导阻滞，指P-R间期延长，如心率>50次/分且无明显症状，一般不需要特殊处理，但在急性心肌梗死时要观察发展变化；二度房室传导阻滞指心房冲动有部分不能传入心室，又分为Ⅰ型(莫氏Ⅰ型即文氏型)与Ⅱ型(莫氏Ⅱ型)；三度房室传导阻滞指房室间传导完全中断，可引起严重临床后果，要积极治疗。

二度以上的房室传导阻滞，由于心搏脱漏，可有心动过缓及心悸、胸闷等症状；高度或完全性房室传导阻滞时严重的心动过缓可致心源性晕厥，需急诊抢救治疗。

(一)病因

正常人或运动员可发生二度Ⅰ型房室传导阻滞，与迷走神经张力增高有关，常发生于夜间。导致房室传导阻滞的常见病变为：急性心肌梗死、冠状动脉痉挛、病毒性心肌炎、心肌病、急性风湿热、钙化性主动脉瓣狭窄、心脏肿瘤(特别是心包间皮瘤)、原发性高血压、心脏手术、电解质紊乱、黏液性水肿等。

(二)发病机制

一度及二度Ⅰ型房室传导阻滞,阻滞部位多在房室结,病理改变多不明显,或仅有暂时性房室结缺血、缺氧、水肿、轻度炎症。二度Ⅱ型及三度房室传导阻滞,病理改变广泛而严重,且常持久存在,包括传导系统的炎症或局限性纤维化、急性前壁心肌梗死及希氏束、左右束支分叉处或双侧束支坏死、束支的广泛纤维性变。先天性完全性房室传导阻滞,可见房室结或希氏束的传导组织完全中断或缺如。

(三)临床表现

一度房室传导阻滞常无自觉症状。二度房室传导阻滞由于心搏脱漏,可有心悸、乏力等症状,亦可无症状。三度房室传导阻滞的症状决定于心室率的快慢与伴随病变,症状包括疲倦、乏力、头晕、晕厥、心绞痛、心力衰竭。如合并室性心律失常,患者可感到心悸不适。当一度、二度突然进展为三度房室传导阻滞,因心室率过缓,每分钟心排血量减少,导致脑缺血,患者可出现暂时性意识丧失,甚至抽搐,称为阿-斯综合征,严重者可引起猝死。往往感觉疲劳、软弱、胸闷、心悸、气短或晕厥,听诊心率缓慢规律。

一度房室传导阻滞,听诊时第一心音强度减弱。二度Ⅰ型房室传导阻滞的第一心音强度逐渐减弱并有心搏脱漏。二度Ⅱ型房室传导阻滞亦有间歇性心搏脱漏,但第一心音强度恒定。三度房室传导阻滞的第一心音强度经常变化。第二心音可呈正常或反常分裂,间或听到响亮亢进的第一心音。凡遇心房与心室同时收缩,颈静脉出现巨大的 a 波(大炮波)。

(四)诊断

1.心电图特征

(1)一度房室传导阻滞:每个心房冲动都能传导至心室,仅 P-R 间期>0.20 秒,儿童>0.16~0.18 秒(图 8-7)。房室传导束的任何部位传导缓慢,均可导致 P-R 间期延长。如 QRS 波群形态与时限正常,房室传导延缓部位几乎都在房室结,极少数在希氏束。QRS 波群呈现束支传导阻滞图形者,传导延缓可能位于房室结和/或希氏束-浦肯野系统。希氏束电图记录可协助确定部位。

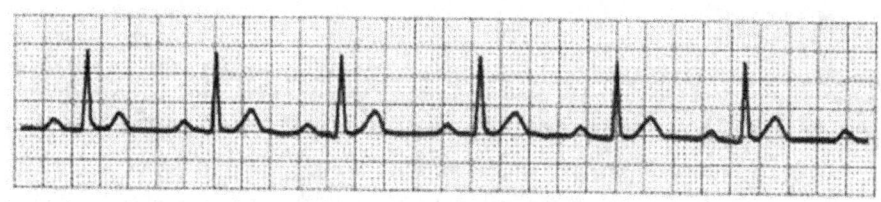

图 8-7 一度房室传导阻滞

(2)二度Ⅰ型房室传导阻滞:是最常见的二度房室传导阻滞类型。表现为 P-R 间期随每一心搏逐次延长,直至一个 P 波受阻不能下传心室,QRS 波群脱漏,如此周而复始;P-R 间期增量逐次减少;脱漏前的 P-R 间期最长,脱漏后的 P-R 间期最短;脱漏前 R-R 间期逐渐缩短,且小于脱漏后的 R-R 间期(图 8-8)。最常见的房室传导比率为 3:2 和 5:4。在大多数情况下,阻滞位于房室结,QRS 波群正常,极少数位于希氏束下部,QRS 波群呈束支传导阻滞图形。二度Ⅰ型房室传导阻滞很少发展为三度房室传导阻滞。

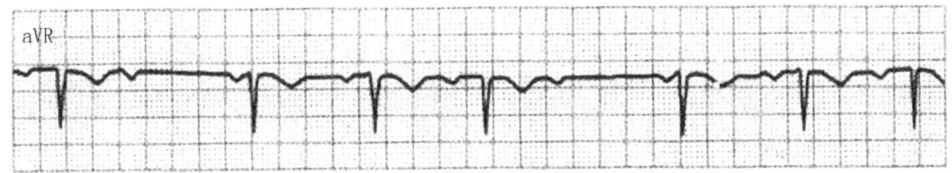

图 8-8 二度Ⅰ型房室传导阻滞

(3)二度Ⅱ型房室传导阻滞:P-R 间期固定,可正常或延长,QRS 波群呈周期性脱漏,房室传导比例可为 2∶1、3∶1、3∶2、4∶3、5∶4 等。房室传导比例呈 3∶1 或 3∶1 以上者称为高度房室传导阻滞。当 QRS 波群增宽、形态异常时,阻滞位于希氏束-浦肯野系统。若 QRS 波群正常,阻滞可能位于房室结(图 8-9)。

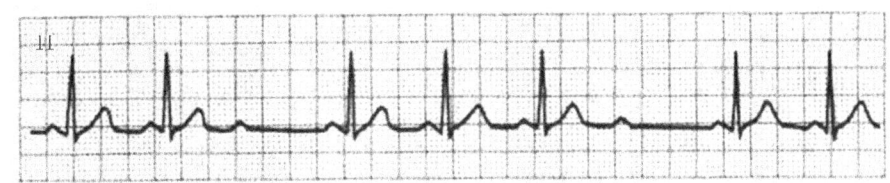

图 8-9 二度Ⅱ型房室传导阻滞

(4)三度房室传导阻滞:又称完全性房室传导阻滞。全部 P 波不能下传,P 波与 QRS 波群无固定关系,形成房室脱节。P-P 间期＜R-R 间期。心室起搏点在希氏束分叉以上或之内为房室交界性心律,QRS 波群形态与时限正常,心室率 40~60 次/分,心律较稳定;心室起搏点在希氏束以下,心室率 30~40 次/分,心律常不稳定(图 8-10)。

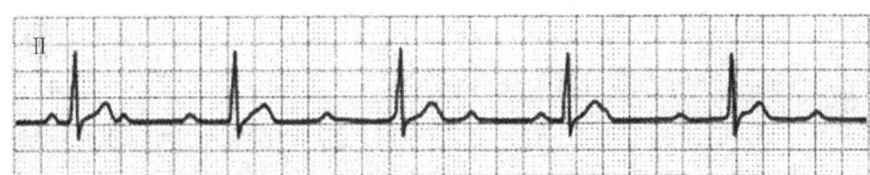

图 8-10 三度房室传导阻滞

2.评估

(1)据病史、体格检查、实验室和其他检查判断有无器质性心脏病、心功能状态和诱因。

(2)判断血流动力学状态。

(五)急诊处理

病因治疗主要针对可逆性病因和诱因。如急性感染性疾病控制感染,洋地黄中毒的治疗和电解质紊乱的纠正等。应急治疗可用药物和电起搏。

1.二度Ⅰ型房室传导阻滞

二度Ⅰ型房室传导阻滞常见于急性下壁心肌梗死,阻滞是短暂的。若心室率>50 次/分,无症状者不必治疗,可先严密观察,注意勿发展为高度房室传导阻滞。当心室率<50 次/分,有头晕、心悸症状者可用阿托品 0.5~1.0 mg 静脉注射,或口服麻黄碱 25 mg,3 次/天。异丙肾上腺素 1~2 mg 加入生理盐水 500 mL,静脉滴注,根据心室率调节滴速。

2.二度Ⅱ型房室传导阻滞

二度Ⅱ型房室传导阻滞可见于急性前壁心肌梗死,病变范围较广泛,常涉及右束支、左前分支、左后分支或引起三度房室传导阻滞,病死率极高。经用上述药物治疗不见好转,需安装临时起搏器。

3.洋地黄中毒的治疗

洋地黄中毒可停用洋地黄;观察病情,非低钾者一般应避免补钾;静脉注射阿托品;试用抗地高辛抗体。

4.药物应急治疗的选择

(1)异丙肾上腺素:为肾上腺能β受体兴奋药。兴奋心脏高位节律点窦房结和房室结,增快心率,加强心肌的收缩力,改善传导功能,提高心律的自律性,适用于三度房室传导阻滞伴阿-斯综合征急性发作、病态窦房结综合征。心肌梗死、心绞痛患者禁用或慎用。

(2)肾上腺素:兴奋α受体及β受体,可增强心肌收缩力,增加心排血量,加快心率;扩张冠状动脉,增加血流量,使周围小血管及内脏血管收缩(对心、脑、肺血管收缩作用弱);松弛平滑肌,解除支气管及胃肠痉挛;可兴奋心脏的高位起搏点及心脏传导系统,故心脏停搏时肾上腺素是首选药物。可用于二度或三度房室传导阻滞者。

(3)麻黄碱:为间接及直接兼有作用的拟肾上腺素药,对α受体、β受体有兴奋作用,升压作用弱而持久,有加快心率作用,适用于二度或三度房室传导阻滞症状较轻的患者。

(4)阿托品:主要是解除迷走神经对心脏的抑制作用,使心率加快。适用于治疗各种类型的房室传导阻滞、窦性心动过缓、病态窦房结综合征。

(5)肾上腺皮质激素:具有消炎、抗过敏、抗内毒素、抑制免疫反应,减轻机体对各种损伤的病理反应,有利于房室传导改善,适用于炎症或水肿等引起的急性获得性完全性心脏传导阻滞。5%碳酸氢钠或11.2%乳酸钠,除能纠正代谢性酸中毒外,还有兴奋窦房结的功能。适用于酸中毒、高血钾所致完全性房室传导阻滞及心脏停搏。

5.起搏

起搏适用于先天性或慢性完全性心脏传导阻滞。通常选用永久按需起搏器,急性获得性完全性心脏传导阻滞可选用临时按需起搏器。

七、重症心律失常的护理

(一)护理目标

(1)及时发现并记录严重心律失常,提供诊断依据。

(2)保障最佳治疗契机,提高抢救成功率。

(3)有效配合紧急电除颤、起搏等治疗。

(4)减轻患者身体、心理的不适。

(二)护理措施

1.严密监测病情

发生严重心律失常时立即连续监测心率、心律、血压、呼吸变化。当突发心室纤颤时,心脏有效机械收缩骤停,血液循环中断,脑供血停止,立即出现意识丧失,全身抽搐,呼吸微弱或喘息样呼吸以致呼吸停止,心音及大动脉搏动消失,全身发绀,瞳孔散大,神经反射消失,心电图正常QRS波群消失,代之以不规则的连续快速极不均匀的颤动波。即使是无心电监护的条件下,患者一旦出现上述表现,首先应考虑为室颤发生,是最紧急的恶性心律失常。若发现其他快速或缓慢心律失常,患者出现血压下降、意识不清、抽搐等症状时,均应迅速做好抢救准备,建立静脉通道,备好除颤器、临时起搏器、心律失常药物及其他抢救药品,配合医师开始抢救及复苏。

心律失常发作时的心电图是确诊心律失常的重要依据,因此护士在协助医师抢救的同时,立即记录体表心电图,紧急情况下从监护导联或者连接肢体导联记图,最好记录Ⅱ或V_1导联的长图,对临床诊断有重要帮助。恶性心律失常具有突发性、复杂多变性、致死性等特点,护士要掌握心电图的基本知识,识别恶性心律失常的前兆心电图表现,如急性心肌梗死患者出现短阵室速或有多源、频发室性早搏、室性早搏"R-on-T"者;预激综合征伴发房颤且心室率较快者;心房扑动2∶1传导伴心功能较差、有可能突然发生1∶1下传而引发阿-斯综合征;快速房颤心室率大于180次/分等均属危险征兆,必须立即通知医师尽快处理,避免病情进展或发生猝死。

2.紧急电复律的护理

凡血流动力学不稳定的快速性心律失常均应电复律。护士要熟练掌握电复律操作流程,反复模拟练习,强化操作过程,建立自信心,遇到紧急情况要沉着、冷静、准确做出判断,通知值班医师。保证在紧急情况下协助或准确无误地使用除颤器,提高心源性猝死等突发事件的抢救成功率。

(1)除颤器准备:连接电源或使用直流电,开机,电极板涂导电膏,选择非同步或同步,选择能量,充电。非同步电复律仅适用于心室颤动或扑动,后者是电复律的紧急指标,能量360 J。同步电复律适用于心房颤动、心房扑动、室上性及室性心动过速等的复律。复律电量:心房颤动(房颤)150～250 J,心房扑动(房扑)、室性心动过速(室速)100～150 J;室上性心动过速50～100 J。

(2)患者准备:使要实施紧急电复律的患者仰卧于木板床上,暴露前胸,解开衣领,心室颤动者立即电击复律。对清醒患者实施紧急电复律时,建立静脉通道,按医嘱给予镇静药或诱导麻醉药如咪唑安定、地西泮、氯胺酮等,记录心电图和各项生命体征的数据,解释到位。备抢救车,吸氧、吸痰装置,气管插管装置。

(3)电复律后护理:立即记录全导联心电图,记录神志、心率、心律、血压、呼吸、瞳孔、皮肤及肢体活动情况,注意有无局部皮肤灼伤,可对症处理。连续监护和卧床休息至少24小时。神志不清时头转向一侧,防止呕吐物误吸。清醒后2小时内禁食。遵医嘱给予抗心律失常药物,以维持窦性心律。

(4)维护电复律机:用后检查,保证机器各部件完好,保持预充电状态,接线板连线要充足,确保不受地点限制。每天检查并交接班。做好使用、检查、送修情况登记,定位放置。

3.刺激迷走神经终止心动过速的护理配合

确诊为阵发性室上性心动过速时,可首先采用刺激迷走神经的方法终止发作。在进行颈动脉窦按摩、按压眼球时,为避免发生低血压、心脏停搏等意外,护士先将患者置平卧位并做心电图监测,开通静脉通道,做好抢救准备。

4.抗心律失常药物护理

护士要熟悉常用抗心律失常药物的分类、作用、不良反应、用量、用法,用药过程中要密切观察心律、心率、血压的变化,严格掌握配药浓度和注药速度,避免操作不当导致的不良反应。抗心律失常药物有致心律失常作用,即服用治疗量或亚治疗量抗心律失常药物后引起用药前没有的新的心律失常或使原有的心律失常恶化,因此在用药后应注意观察疗效和不良反应。

Vaughn Williams分类法将抗心律失常药物分四大类。Ⅰ类是细胞钠通道阻滞剂,抑制心房、心室及浦肯野纤维快反应组织的传导速度。可再分为Ⅰa、Ⅰb和Ⅰc三个亚类,分别以奎尼丁、利多卡因和普罗帕酮为代表性药物;Ⅱ类为肾上腺素能β受体阻滞剂;Ⅲ类延长心脏复极过程,延长动作电位时程和不应期,胺碘酮为代表性药物;Ⅳ类为钙通道阻滞剂,以维拉帕米、地尔硫䓬为代表性药物。

Ⅰ类药物增加病死率主要由于其致心律失常作用,如 Q-T 间期≥0.55 秒,QRS 间期≥原有的 150%,是停药指征。对器质性心脏病者应用时,要特别慎重,尽量采用短期少量用药,并进行严密心电监护,注意观察有无 Q-T 间期延长、新出现心律失常尤其是室性早搏及室内传导阻滞,注意防止和纠正低钾血症,及时处理心肌缺血,控制合并的严重高血压等,避免发生严重不良反应;Ⅲ类抗心律失常药胺碘酮每分子含 2 个碘原子,胺碘酮脱碘后每天释放 6 mg 游离碘进入血循环,比日常摄入量高 20~40 倍,容易造成甲状腺功能损害,胺碘酮导致的心动过缓也很常见;Ⅲ类药物索他洛尔、多非利特和伊布利特会引起尖端扭转性室速,当患者有低钾血症、心动过缓或肾功能异常时,护士要加倍注意观察其心电图和症状的变化。

5.临时起搏器的护理

临时性心脏起搏可通过经静脉、经食道、经胸壁等途径来实现。经静脉临时心脏起搏是目前最常用的方法,用于紧急抢救心脏停搏和严重心动过缓患者。

(1)临时起搏的途径:通常采用经皮穿刺股静脉、颈内静脉、锁骨下静脉路径,在 X 线透视下(紧急或不具备条件时用心电图引导)的引导下将起搏电极送入起搏心腔(右心室心尖),最后连接电极导线近端与起搏器,起搏心内膜。临床上采用股静脉途径最多,此时下肢活动略受限制,但电极不易发生移位。

(2)临时起搏适用的临床情况:各种原因引起的心脏停搏导致的阿-斯综合征;急性心肌梗死合并房室传导阻滞或严重的缓慢心律失常药物治疗无效时;某些室速的转复;预防性临时起搏等。

(3)安置临时性起搏器的护理。

1)术前护理。①物品准备:静脉置管穿刺包(内有必需的无菌扩张管、外套管、导引钢丝等);起搏电极(5F~7F 的双极电极)。提前做好电路导通、阻抗测试及消毒工作。体外携带式临时起搏器,注意电源更新。准备急救药物及设备。②患者准备。a.术前指导:给清醒患者讲解手术过程、术后注意事项,消除紧张、恐惧、焦虑等不良情绪,使患者配合治疗。b.备皮:根据穿刺部位备皮。如行经胸壁起搏,电极放置前要清洁并擦干皮肤,如有胸毛应用剪除,不必剃刮,保证电极与皮肤的良好接触。③检查确认是否签署手术知情同意书。

2)术后护理:①护士要明确临时起搏设定的频率,该起搏方式应有的心电图表现,并记录 12 导联心电图。持续监护心电变化,观察心率、心律、起搏信号,及时发现并报告医师处理与起搏相关的或其他的心律失常。②随时观察脉冲发生器与电极导线的连接是否可靠,定时遵医嘱测定起搏参数并调整,以免发生起搏及感知障碍。③固定好体外的起搏电极,防止意外脱落或移位。固定电极时避免任何张力。锁骨下静脉入路,用托板保持上肢伸直,股静脉入路不能下床步行。鼓励患者卧床 24~48 小时,平卧或左侧卧位。起搏器电极与皮肤之间予以衬垫,预防皮肤破损。④体外起搏器固定在患者身体上或者床上,外用硅胶套包裹,起到绝缘作用。各种操作前事先将其安置好,以免参数被意外碰触而改变。⑤定时观察穿刺部位有无红、肿、压痛、分泌物。穿刺部位每天消毒,更换覆盖的无菌敷料,保持局部干燥,预防感染。每天 4 次测量体温,如有体温升高立即通知医师。⑥确保用电安全,所有使用的电器要接地良好,避免电干扰。保证患者床单位干燥。

3)停用临时性起搏器:由股静脉插入的导管一般不宜超过2周,防止引起静脉血栓。拔除后轻压伤口10~15分钟,预防出血。放置永久性的起搏电极后,临时电极不宜立即拔除,观察病情稳定后再去除,以免急需时使用。

6.永久起搏器的护理

永久人工心脏起搏器植入术是将人工心脏起搏器脉冲发生器永久埋藏在患者皮下组织内,发放脉冲电流刺激心脏,使之兴奋和收缩,以代替心脏起搏点,控制心脏按脉冲电流的频率有效地搏动。永久心脏起搏器由脉冲发生器、电极及导线、电源3部分组成。

永久人工心脏起搏器植入术常用于各种原因引起的心脏起搏或传导功能障碍,如病态窦房结综合征、窦性心动过缓、高度或完全性房室传导阻滞等缓慢性心律失常。近年来也用于肥厚性心肌病、慢性难治性心力衰竭等的治疗。

(1)永久心脏起搏器植入术的术前护理。

术前教育:①向患者及家属介绍起搏器植入术的目的、治疗价值和安全性,术中需要配合的地方、可能出现的不适及术后注意事项。②向患者简要介绍导管室的环境、麻醉方法、手术过程、手术医师等,并告诉患者在清醒状态下接受手术。安排导管室护士术前访视,增强与患者沟通,消除其紧张情绪。③指导患者适应床上用餐、排便,训练床上排便。④患者因担心手术意外、起搏器失灵、术中的危险性等产生焦虑心情,护士配合医师主动与患者交流沟通,给予精神上的安慰。向患者介绍手术的重要性和技术的成熟性,鼓励患者配合手术。

术前准备:①遵医嘱留取术前常规检查标本,查血、尿、粪常规及出凝血时间、肝功能、肾功能、乙肝5项等,协助患者外出做超声心动图、心电图、胸片等检查。②遵医嘱停用口服阿司匹林、华法林5~7天。③皮肤清洁准备,预防切口感染。部位包括左侧颈部、左肩、左胸部、左上臂、手术部位20 cm范围、会阴部、左大腿内侧。④做好抗生素药物过敏试验并做好记录。⑤术前4~6小时禁食、禁水,避免术中呕吐。停用低分子肝素等抗凝剂。⑥术前用镇静剂,使情绪安定。⑦患者去导管室后更换消毒被服,紫外线消毒床单位和病室空气消毒。

(2)永久心脏起搏器植入术的术中护理配合。①导管室要提前消毒,患者进入前设定好适宜的室温。②备齐各种急救药品。检查除颤器、临时起搏器的状态及性能,使之处于备用状态。校准生理记录仪。备齐术后监护仪等设备。③亲切迎接患者,减轻其紧张感,脱去多余衣物。术前即刻描记全导联心电图以备案。建立静脉通道。连接监护。④植入起搏器过程中,护士巡视监护,时刻注意患者的生命体征,密切心电、血压监护,记录患者的心率、心律。电极到达心室时刺激室壁可引起室早、室速甚至室颤,此时要加强监护,一旦出现意外及时处理。⑤配合临时性起搏器的连接、遵医嘱设置参数和启用。⑥配合永久起搏器参数的测定。

(3)永久心脏起搏器植入术后护理。①保持水平体位安置患者至床上,连续心电监护,监测心率变化,注意起搏器的感知功能是否正常,有无异常心律。记录全导心电图,术后3天内每6小时描记1次心电图,观察起搏心电图波形有无改变、脉冲信号、脉冲信号与QRS波群的关系,如果只有脉冲信号而其后无宽大畸形的左束支传导阻滞型的波形,提示阈值升高、电极移位或阻抗增加,应即刻报告医师,及时处理。观察体温变化,每2小时测量体温1次,一旦有发热立即报告医师。②注意用于患者的各种电子医疗仪器接地良好。③局部伤口处沙袋压迫4~6小时。每天观察伤口有无红、肿、热、痛、分泌物等发炎征象,按无菌原则更换敷料。④起搏器安置后早期电极导管移位90%发生于术后1周内,发生的原因之一与患者起床活动过早有关。因此,患者术后体位护理非常重要。患者术后48小时内取平卧或略向左侧卧位,其间患侧肩肘关节制动,最好用绷带固定,卧床期间腕关节以下包括手指可以活动,健侧肢体和双下肢活动、颈项活动不受限制,卧床期间护士协助生活护理,协助患者每2小时深呼吸、咳嗽1次。48小时后可抬高头部或半卧位,72小时后逐渐下床活动。术后第一次下床要有护士协助,动作宜缓慢,防止摔倒,下床活动幅度不宜过大。⑤术后1周协助医师检测起搏器的感知功能和起搏等各项参数,如电流、电阻、能量、阈值等。

(4)永久心脏起搏器植入术后健康指导:由于起搏器是植入体内的电子设备,可能受外界的干扰发生故障,危及患者生命,护士必须做好起搏器的相关指导。①告知患者术后可进行一般性运动,但应避免造成胸部冲击和剧烈的甩手、外展等动作的运动,如打网球、举重、从高处往下跳,以免电极导线发生移位、断裂。②避免接近高压电区及强磁场如大功率发电机、变电站、电台发射器、理疗用的微波治疗仪、电刀、电钻、磁共振检查等。但家庭用电一般不影响起搏器工作,告诉患者电视机、收音机、洗衣机、微波炉、电饭煲、电冰箱、吸尘器、电动剃须刀等电器可照常使用。手提电话使用时要距离起搏器15 cm以外(用植入起搏器的对侧肢体)。嘱患者一旦接触某种环境或电器后出现胸闷、头晕等不适应立即离开现场或不再使用该电器。③告知患者及家属植入起搏器的设定频率,学会自测脉搏,指导患者每天早晚各测脉搏1次,并注意与起搏器设定频率是否一致。若脉搏比原起搏心率少并且感觉胸闷、心悸、头晕、乏力、黑矇等应立即来医院就诊;如果脉搏与设置起搏心率一致,但患者出现心悸、头晕、易疲劳、活动耐力下降、血管搏动等不适,要警惕起搏器综合征,也应就诊。④外出时要携带起搏器识别卡,注明姓名、住址、联系人电话、起搏器型号、生产商、植入日期、植入医院地址、医师姓名和电话、起搏器设定频率、工作方式等,以便发生起搏器失灵等突发事件时,及时联络处理。另外,就医或通过机场安全门时,将识别卡展示给医师或检查人员,便于进行医源性的预防措施或解除金属警报以通过检查。⑤保持局部清洁、干燥,局部体表隆起处需用棉垫保护皮肤。衣着应宽大,患侧不宜过紧,以免皮损引起感染。嘱患者如发现伤口有渗液、红肿、起搏器外突等异常情况应立即就医。⑥强调术后定期复查的重要性,与医师共同制定复查时间表。出院后1、3、6个月各随访1次,测试起搏功能,以后每半年随访1次。告知患者及家属起搏器使用年限,接近有效期时出现脉搏减少是电池耗竭的预兆,应随时来院检测、更换起搏器。

7.射频消融术的护理

射频消融术(radiofrequency catheter ablation,RFCA)是目前临床治疗快速性心律失常的最有效的方法。RFCA是通过放入心脏的射频导管头端的电极,释放射频电能,在导管头端与局部心肌之间,这种低电压高频电能转化为热能,使靶点组织温度升高,细胞水分蒸发、产生局部凝固坏死,从而消除病灶,根治快速心律失常。具有疗效好、创伤小、复发率低的特点。

(1)RFCA的适应证:适用于各种机制的室上性心动过速;房性心动过速;特发性室速;持续性心房颤动;预激综合征合并阵发性心房颤动和快速心室率;发作频繁、心室率不易控制的典型房扑;发作频繁、心室率不易控制的非典型房扑等。

(2)RFCA的基本方法:首先进行心内电生理检查,明确诊断和确定合适的消融靶点,选用大头导管引入射频电流。消融左侧房室旁路时,大头导管经股动脉逆行置入;消融右侧房室旁路或改良房室结时,大头导管经股静脉置入,到达靶点并放电消融。

(3)术前护理。

协助完善术前检查:安排尽快完成血、尿、便常规和常规生化(血糖、肝功能、肾功能,必要时查心肌肌酶谱等)、凝血功能4项、肝炎病毒标志物、抗HIV、梅毒等化验及胸片、12导联心电图、心脏超声等检查,必要时做动态心电图、运动负荷心电图等检查。给患者讲解术前检查的意义,取得配合。

术前患者准备:①术前指导护士简单介绍手术过程及术中可能的不适、需患者配合的事项。告知患者手术医师、麻醉方式。安排导管室护士术前访视患者。条件许可安排患者参观导管室环境。通过术前指导降低患者紧张和恐惧感。术前1~2天练习床上排便。②遵医嘱停用所有抗心律失常药物至少5个半衰期。术前晚睡前口服地西泮5 mg,术前30分钟肌内注射地西泮(安定)10 mg。③术前1天沐浴,双侧腹股沟、会阴部、前上胸部、双侧颈部、腋窝备皮。检查双侧足背动脉搏动情况并记录。④术前禁食、禁水6小时,术前30分钟排空大小便。⑤确认手术协议书签字手续完善(患者及家属共同签字)后,更换消毒病员服,备好病历、沙袋、平车,护送患者入导管室。

环境准备:患者进入导管室之前,应紫外线消毒床单位和病室空气消毒。准备好心电监护仪。

(4)术中护理配合。

亲切迎接患者,帮助摆好体位。测血压、心率、心律和呼吸频率等,记录一份12导联心电图,录入患者基本资料,连接电生理仪,保证接地良好。准确安放背部电极板。

导管室物品准备:备好消融导管、各种电极导管、急救药物、肝素、生理盐水,多导电生理仪、射频仪、除颤器、心电图机、血压计及负压吸引器等。确保物品齐备,抢救物品处于备用状态。

术中观察:①手术开始后经常询问患者有无不适,安抚患者。密切观察生命体征、一般情况、体表及心内电图。多巡视,鼓励患者说出不适,解答患者疑虑,发现异常及时提醒医师处理。②密切注意医师操作进程和意图,主动进行配合,及时发现病情变化或设备异常。在射频消融放电时,应特别密切监护生命体征,观察患者反应,并告知患者此时心前区可能有烧灼感或者刺痛,如果疼痛难忍要及时通知医护人员。③详细记录放电次数、时间、功率、电流、阻抗值、温度等参数,防止房室传导阻滞发生。如阻抗迅速升高,说明局部组织烧焦、碳化,应立即通知医师停止放电。密切观察X线影像有无心影扩大、心脏搏动显著减弱、肺脏有无压缩或胸腔液平等,及时发现心包填塞并发症。出现严重心律失常协助抢救。④对于手术时间较长的患者,要注意是否因出汗而脱水,注意补液速度。对于全身麻醉的患者,要注意保障呼吸道通畅,密切观察呼吸情况和血氧饱和度的变化。

手术结束后再次记录1份12导联心电图。帮助医师局部包扎固定,检查静脉通路并妥善固定。将患者移动到运送床或担架上,护送其回病房。

(5)术后护理。①患者回病室后持续心电监护24~48小时,密切观察患者神志、血压、心律、心率、呼吸等变化。少数患者偶有发作心动过速的感觉,心电图显示窦性心动过速,心率可达100次/分左右,在很短时间内可以恢复正常,无须处理。②观察穿刺部位有无出血、穿刺侧肢体温度及颜色、足背动脉搏动情况,并记录。穿刺动脉时沙袋加压6小时,穿刺静脉时沙袋加压4小时,术后绝对卧床12小时,术后72小时内避免剧烈活动,防止穿刺部位出血。穿刺侧肢体给予被动按摩,防止动脉血栓及下肢静脉血栓形成。帮助患者取舒适卧位。③密切观察患者有无胸痛、胸闷及呼吸困难,及时发现心包填塞、房室传道阻滞等并发症。有异常症状和心电变化及时报告医师检查和处理。④遵医嘱常规应用抗生素3~4天。

(石惠姗)

第七节 主动脉夹层动脉瘤

主动脉夹层动脉瘤(dissecting aortic aneurysm,DAA)又叫主动脉夹层血肿(简称主动脉夹层),是主动脉内膜撕裂、血液进入动脉壁中层所形成的血肿或血流旁路,男性发病是女性的2～3倍。DAA如未得到及时有效的治疗死亡率极高,有58%死亡于24小时以内,仅30%～35%的患者可过渡为慢性。

一、病因与发病机制

任何破坏中层弹性或肌肉成分完整性的疾病都可使主动脉易患夹层分离。中层胶原及弹性硬蛋白变性所致的中层退行性变是首要的易患因素。囊性中层退行病变是多种遗传性结缔组织缺陷(马凡和Ehlers Danlos综合征)的内在特点。年龄增长和高血压可能是中层退行病变两个重要因素。主动脉夹层的好发年龄为60～70岁,男性为女性发病率的2倍。某些其他先天性心血管畸形,如主动脉瓣单瓣畸形和主动脉缩窄也易并发主动脉夹层。另外,动脉内导管术及主动脉内球囊反搏等诊疗操作也可能引起主动脉夹层。

主动脉夹层开始于主动脉内膜撕裂,血液穿透病变中层,将中层平面一分为二,主动脉壁即出现夹层。由于管腔压力不断推动,分离过程沿主动脉壁推进,典型的为顺行推进,即被主动脉血流向前的力推动,有时也可见从内膜撕裂处逆向推进。主动脉壁分离层之间被血液充盈的空间成为一个假腔,剪切力可能导致内膜进一步撕裂,为假腔内的血流提供出口或额外的进口。假腔可由于血液充盈而扩张,引起内膜突入真腔内,使血管腔狭窄变形。

二、分类

绝大多数主动脉夹层起源于升主动脉和/或降主动脉。主动脉夹层有三种主要的分类方法,对累及的主动脉的部位及范围进行定义(表8-2,图8-11)。考虑预后及治疗的不同,所有这三种分类方法都是基于主动脉夹层是否累及升主动脉而定。一般而言,夹层分离累及升主动脉有外科手术指征,而对那些未累及升主动脉的夹层分离可考虑药物保留治疗。

三、诊断

(一)临床表现特点

1.症状

急性主动脉夹层最常见的症状是剧烈疼痛,而慢性夹层分离多数可能并无疼痛。典型的疼痛突然发生,开始时即为剧痛。患者主诉疼痛呈撕裂、撕扯或刀刺样。当夹层分离沿主动脉伸展时,疼痛可沿着夹层分离的走向逐步向其他部位转移。疼痛部位对判断主动脉夹层的部位有帮助,因为局部的症状通常反应累及的主动脉。如胸痛只在前胸部,或最痛之处在前胸部,提示夹层绝大多数累及升主动脉。如胸痛只在肩胛之间,或最痛之处在肩胛之间,则绝大部分累及降主动脉。颈、喉、颌、面部的疼痛强烈提示夹层累及升主动脉。另外,疼痛在背部的任何部位,或腹部和下肢,强烈提示累及降主动脉。

表 8-2 常用的主动脉夹层分类方法

分类	起源和累及的主动脉范围
DeBakey 分类法	
Ⅰ型	起源于升主动脉,扩展至主动脉弓或其远端
Ⅱ型	起源并局限于升主动脉
Ⅲ型	起源于降主动脉沿主动脉向远端扩展
Stanford 分类法	
A型	所有累及升主动脉的夹层分离
B型	所有不累及升主动脉的夹层分离
解剖描述分类法	
近端	包括 DeBakeyⅠ型和Ⅱ型,Stanford法 A 型
远端	包括 DeBakeyⅢ型,Stanford法 B 型

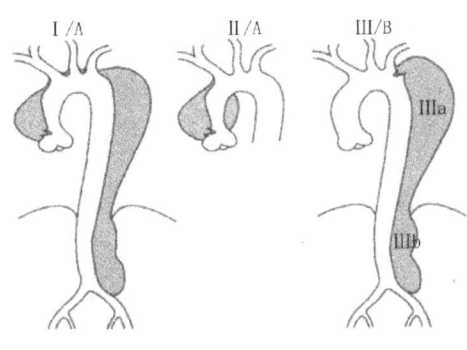

图 8-11 主动脉夹层分类

Ⅰ/A:DeBakeyⅠ型/StanfordA 型；Ⅱ/A:DeBakeyⅡ型/StanfordA 型；Ⅲ/B:DeBakeyⅢ型/StanfordB 型

其他一些不常见情况包括充血性心力衰竭、晕厥、脑血管意外、缺血性周围神经病变、截瘫、猝死等。急性充血性心力衰竭几乎均由近端主动脉夹层所致的严重主动脉瓣反流引起。无神经定位体征的晕厥占主动脉夹层的 4%～5%,一般需紧急外科手术。

2.体征

在一些患者中,单纯的体检结果就足以提示诊断,而在另外一些情况下,即使存在广泛的主动脉夹层,相应的体征也不明显。远端主动脉夹层患者 80%～90% 以上存在高血压,但在近端主动脉夹层患者中高血压较少见。近端主动脉夹层患者与远端主动脉夹层患者相比更易发生低血压。低血压通常是由于心脏压塞、胸腔或腹腔内动脉破裂所致。与主动脉夹层相关的最典型体征如脉搏短缺、主动脉反流杂音、神经系统表现更多见于近端夹层分离。急性胸痛伴脉搏短缺(减弱或缺如)强烈提示主动脉夹层。近端主动脉夹层分离中的 50% 有脉搏短缺,而远端主动脉夹层中只占 15%。

主动脉瓣反流是近端主动脉夹层的重要并发症,一些患者可听到主动脉瓣反流杂音。与近端主动脉夹层相关的主动脉瓣膜反流杂音常呈乐音样,胸骨右缘比胸骨左缘听诊更清晰。根据反流的严重程度不同,可能存在其他主动脉瓣关闭不全的周围血管征象,如水冲脉和脉压增宽。

许多疾病的表现可酷似主动脉夹层,包括急性心肌梗死或严重心肌缺血、非主动脉夹层引起的急性主动脉反流、非夹层分离引起的胸主动脉瘤、腹主动脉瘤、心包炎、肌肉骨骼痛或纵隔肿瘤。

(二)实验室和其他辅助检查特点

临床上,一旦诊断上已怀疑主动脉夹层,必须迅速并准确地确定诊断。目前可用的诊断方法包括主动脉造影、造影增强CT扫描、磁共振成像(MRI)、经胸或经食管的心脏超声。

1.胸片

最常见的异常是主动脉影变宽,占患者的80%～90%,局限性的膨出往往出现于病变起源部位。一些患者可出现上纵隔影变宽。如见主动脉内膜钙化影,则可估测主动脉壁的厚度,正常为2～3 mm,如主动脉壁厚度增加到10 mm以上,高度提示主动脉夹层。虽然绝大多数患者有一种或多种胸片的异常表现,但相当部分患者胸片改变不明显。因此,正常的X线胸片绝不能排除主动脉夹层。

2.主动脉造影

逆行主动脉造影是主动脉夹层的最可靠诊断技术,如考虑行手术治疗或血管内支架治疗,术前须行主动脉造影。血管造影诊断主动脉夹层的直接征象包括主动脉双腔或分离内膜片,提示夹层分离的间接征象包括主动脉腔变形、主动脉壁变厚、分支血管异常,以及主动脉瓣反流。主动脉造影的主要优点在于能明确主动脉夹层和累及的分支血管范围,也能显示主动脉夹层的一些主要并发症,如假腔内血栓和主动脉瓣反流。

3.计算机体层摄影(CT)

增强CT扫描时,如发现内膜片分割或以造影剂密度差来区分的两个明显的主动脉腔时即可诊断主动脉夹层。与主动脉造影不同,CT扫描的优点在于它是无创的,但需要使用静脉内造影剂。CT还有助于识别假腔内的血栓,发现心包积液。但CT扫描不能可靠地发现有无主动脉瓣反流和分支血管病变。

4.磁共振成像(MRI)

MRI特别适用于诊断主动脉夹层,能显示主动脉夹层的真假腔、内膜的撕裂位置、剥离的内膜片和可能存在的血栓等。MRI是无创性检查,也不需使用静脉内造影剂从而避免了离子辐射。虽然MRI以其高度的准确性成为目前无创性诊断主动脉夹层的主要标准,但它存在一些缺点,如对已植入起搏器、血管夹、人工金属心脏瓣膜和人工关节患者禁忌。MRI也仅提供有限的分支血管图像,不能可靠地识别主动脉瓣反流的存在。另外,由于显影所需时间较长,急性主动脉夹层患者行MRI有风险。

5.超声心动图(UCG)

UCG对诊断升主动脉夹层具有重要意义,且易识别并发症(如心包积血、主动脉瓣关闭不全和胸腔积血等)。在M型超声中可见主动脉根部扩大,夹层分离处主动脉壁由正常的单条回声带变成两条分离的回声带。在二维超声中可见主动内分离的内膜片呈内膜摆动征,主动脉夹层形成主动脉真假双腔征。有时可见心包或胸腔积液。多普勒超声不仅能检出主动脉夹层管壁双重回声之间的异常血流,而且对主动脉夹层的分型、破口定位及主动脉瓣反流的定量分析都具有重要的诊断价值。经食管超声心动图(TEE)克服了经胸廓UCG的一些局限性。它可以采用更高频率的超声检查,从而提供更好的解剖细节。

几种影像方法都各有其特定的优缺点。在选择时,必须考虑各种检查的准确性、安全性和可行性(表8-3)。

表 8-3　几种影像学方法诊断主动脉夹层的性能

诊断性能	ANGIO	CT	MRI	TEE
敏感性	++	++	+++	+++
特异性	+++	+++	+++	++/+++
内膜撕裂部位	++	+	+++	+
有无血栓	+++	++	+++	+
有无主动脉关闭不全	+++	−	+	+++
心包积液	−	++	+++	+++
分支血管累积	+++	+	++	+
冠状动脉累及	++	−	−	++

注：+++极好，++好，+一般，−无法检测。ANGIO：主动脉造影；CT：计算机体层摄影；MRI：磁共振成像；TEE：经食管超声心动图。

四、治疗

治疗主动脉夹层的主要目的在于阻止夹层分离的进展。那些致命的并发症并不是内膜撕裂本身，而是随之而来的主动脉夹层的并发症，如分离主动脉破裂、急性主动脉瓣关闭不全、急性心包压塞等。如果不进行及时、适当的治疗，主动脉夹层有很高的死亡率。

(一)紧急内科处理

所有高度怀疑有急性主动脉夹层的患者必须予以监护。首要的治疗目的在于解除疼痛并将收缩压降至 13.3~14.7 kPa(100~110 mmHg)。无论是否存在疼痛和高血压，均应使用β受体阻滞剂以降低 dp/dt。对可能要进行手术的患者要避免使用长效降压药物，以免使术中血压控制变得复杂。疼痛本身可以加重高血压和心动过速，可静脉注射吗啡以缓解疼痛。

硝普钠对紧急降低动脉血压十分有效。开始滴速 20 μg/min，然后根据血压反应调整滴速，最高可达 800 μg/min。当单独使用时，硝普钠可能升高 dp/dt，这一作用可能潜在地促进夹层分离的扩展。因此，同时使用足够剂量的β受体阻滞剂十分必要。

为了迅速降低 dp/dt，应静脉内剂量递增地使用β受体阻滞剂，直至出现满意的β受体阻滞效应(心率 60~70 次/分)。超短效β受体阻滞剂艾司洛尔对动脉血压不稳定准备行手术治疗的患者十分有用，因为如果需要可随时停用。当存在使用β受体阻滞剂的禁忌证，如窦缓、二度或三度房室传导阻滞、充血性心力衰竭、气管痉挛，应当考虑使用其他降低动脉压和 dp/dt 的药物，如钙通道阻滞剂。

当分离的内膜片损害一侧或双侧肾动脉时，可引起肾素大量释放，导致顽固性高血压。在这种情况下可静脉内注射血管紧张素转化酶(ACE)抑制剂。

如果患者血压正常而非高血压，可单独使用β受体阻滞剂降低 dp/dt，如果存在禁忌证，可选择使用非二氢吡啶类钙阻滞剂，如地尔硫䓬或维拉帕米。

如果可疑主动脉夹层的患者表现为严重低血压，提示可能存在心脏压塞或主动脉破裂，应快速扩容。如果迫切需要升压药治疗顽固性低血压，可使用去甲肾上腺素。

治疗后一旦患者情况稳定，应立即进行诊断检查。如果病情不稳定，优先使用 TEE，因为它能在急诊室或重症监护病房床边操作而不需停止监护和治疗。如果一个高度可疑夹层分离的患者病情变得极不稳定,很可能发生了主动脉破裂或心脏压塞,患者应立即送往手术室而不是进行影像学诊断。在这种情况下可使用术中 TEE 确定诊断,同时指导手术修补。

(二)心脏压塞的处理

急性近端主动脉夹层经常伴有心脏压塞,这是患者死亡的最常见原因之一。心脏压塞往往是主动脉夹层患者低血压的常见原因。在这种情况下,在等待外科手术修补时通常应进行心包穿刺以稳定病情。

(三)外科手术治疗

主动脉夹层的手术指征见表 8-4。应该尽可能在患者就诊之初决定是否手术,因为这将帮助选择何种诊断检查方法。手术目的包括切除最严重的主动脉病变节段,切除内膜撕裂部分,通过缝合夹层分离动脉的近端和远端以闭塞假腔的入口。下列因素增加患者的手术风险:高龄、伴随其他严重疾病(特别是肺气肿)、动脉瘤破裂、心脏压塞、休克、心肌梗死、脑血管意外等。

表 8-4 主动脉夹层外科手术和药物治疗的指征

手术指征	药物治疗指征
1.急性近端夹层分离	1.无并发症的远端夹层分离
2.急性远端夹层分离伴下列情况之一	2.稳定的孤立的主动脉弓夹层分离
·重要脏器进行性损害	3.稳定的慢性夹层分离
·主动脉破裂或接近破裂	
·主动脉瓣反流	
·夹层逆行进展至升主动脉	
·马凡综合征并发夹层分离	

(四)血管内支架技术

使用血管内介入技术可治疗主动脉夹层的高危患者。如夹层分离累及肾动脉或内脏动脉时手术死亡率超过 50%,血管内支架置入可降低死亡率。带膜支架植入血管隔绝术主要适用于 stanfordB 型夹层。

五、急救护理

(一)护理目标

(1)密切注意病情变化,维持生命体征稳定性。
(2)协助患者迅速进入诊疗程序,适应监护室环境,挽救患者生命。
(3)做好各项基础护理,增加患者舒适感。
(4)加强心理护理,增强患者战胜疾病的信心。
(5)加强术后监护,提高患者生存质量。
(6)帮助患者及家庭了解疾病,掌握自护知识。

(二)护理措施

1.密切注意病情变化

严密监测患者呼吸、血压、脉搏的变化及颈静脉充盈度、末梢循环情况,持续心电图监护,观察患者心电图、心率、心律的变化。严格记录出入量,备好抢救药品、物品等,做好心肺复苏等应急准备。

(1)休克的观察和护理:注意休克的特殊性。在急性发病期约有1/3的患者出现面色苍白、出汗、四肢皮肤湿冷、脉搏快而弱和呼吸急促等休克现象。休克早期患者血压反而升高,这种情况下有效地降压、止痛是治疗休克的关键。

(2)血肿压迫症状的观察:夹层动脉瘤可向近段扩展,影响主动脉瓣的功能和冠状动脉血流,导致急性左心衰竭、急性心肌缺血甚至急性心肌梗死。因此要经常听诊心脏杂音,严密监测心电图,观察有无P波和ST段改变,及早发现冠状动脉供血不足和缺血征象。

(3)神经系统的观察:夹层动脉瘤向远段扩展,影响主动脉弓的三大分支。任何一支发生狭窄,均可引起脑部或上肢供血不足,出现偏瘫甚至昏迷。注意观察患者意识、肢体活动情况。

(4)泌尿系统和胃肠道的观察:夹层动脉瘤向远段发展,可延及腹主动脉下端,累及肠系膜上动脉或肾动脉,引起器官供血不足和缺血症状。每1~2小时观察1次尿量、尿色、性状,准确记录24小时出入量;并观察有无便秘、便血、呕血、腹痛。

(5)下肢及脏器功能观察:部分主动脉夹层动脉瘤患者因夹层隔膜阻塞主动脉分支开口,往往会引起肢体及重要器官急性缺血,必须密切观察肢体的皮温、皮色、动脉搏动情况,有无腹痛、腹胀情况,密切观察患者的肌酐、尿素氮及尿量变化。

(6)周围血管搏动观察:本病发病后数小时常出现周围动脉阻塞现象,经常检查四肢动脉(桡、股、足背动脉)和颈动脉搏动情况,观察搏动是否有消失现象或双侧足背动脉是否对称。

2.协助患者迅速进入诊疗程序,适应监护室环境,挽救患者生命

(1)确诊为夹层动脉瘤的患者即入急诊监护室,绝对卧床休息,镇痛,吸氧,进行心电监护及血压监测,迅速建立静脉通道,确保静脉降压药物的使用。

(2)疼痛的护理:剧烈的疼痛为DAA发病时最明显的症状。注意疼痛的性质、部位、时间及程度。DAA疼痛的高峰时间一般较急性心肌梗死早,并为持续性、撕裂样尖锐疼痛或跳痛,有窒息甚至伴濒死感。动脉夹层撕裂部位不同,疼痛的部位及放射方向各异。疼痛一般是沿着血管夹层分离的走向放射至头颈、胸腹、背部等引起疼痛。疼痛缓解是夹层血肿停止扩展和治疗显效的重要指标,如果疼痛减轻后又再出现,提示夹层动脉瘤继续扩展;疼痛突然加重则提示血肿有破裂趋势;血肿溃入血管腔,疼痛可骤然减轻。因此,疼痛性质及部位的改变都是病情变化的重要标志。护士一旦发现立即测量生命体征,同时报告医师处理。本病引起的疼痛用一般镇痛药效果较差,可遵医嘱给予吗啡5~10 mg、哌替啶(度冷丁)50~100 mg,肌内注射,同时嘱患者疼痛处忌拍打、按压、热敷。使用吗啡等镇痛药物,注意观察呼吸、血压,呕吐时防止窒息、误吸。

(3)严密监测血压,避免其过高或过低。迅速建立静脉通路,同时每5~10分钟测量血压,血压明显升高可增加主动脉管壁压力,易导致血管瘤破裂。护士遵医嘱及时、准确地给予静脉降压药物,根据血压调整给药量。病情平稳后继续遵医嘱给予硝普钠等药物,每30~60分钟测量1次血压。同时积极予以镇痛治疗,提供舒适的环境,保证患者能够得到充分的休息和稳定的心理状态,从而减少诱发血压升高的因素。另外,夹层动脉瘤影响主动脉弓的三大分支,导致上肢供血不足,可出现受累侧上肢脉搏减弱,血压降低。因此测量血压应该双侧对比,避免提供错误信息。

(4)安全护送患者病情稳定时,应及时遵医嘱送患者做必要的检查(CT、MRI)以进一步确诊,或及时送患者入CCU继续治疗,而主动脉夹层患者在运送途中常因路上车床推动引起的振动会发生病情突变,因此在运送患者前,应做好充分的准备。

3. 加强基础护理

(1)患者应绝对卧床休息,避免情绪激动,以免交感神经兴奋,导致心率加快、血压升高,加重血肿形成。床上用餐、大小便。避免体位突然改变,避免引起腹压升高的因素如震动性咳嗽、屏气等。

(2)饮食以粗纤维、低脂、易消化、营养丰富的流质、半流质饮食或软食为主,少量多餐,每餐不宜过饱。

(3)保持大便通畅,预防便秘。主动脉夹层动脉瘤患者发病急性期常常是绝对卧床休息,大部分患者由于活动减少或不习惯床上大小便而引起便秘。便秘时,由于用力排便使腹压增加导致血压增高易引起夹层动脉血肿的破裂,所以在急性期,常采用如下的护理措施:指导患者养成按时排便的习惯;合理调节饮食,每天补充足够的水分,多食新鲜的水果、蔬菜及粗纤维食物;按摩、热敷下腹部,促进肠蠕动。常规给予缓泻剂,如酚酞等口服,以保证每天排便 1 次。

(4)病室整洁、安静通风,保持合适温湿度,限制探视。

4. 心理护理

剧烈疼痛感受以及该病起病突然、进展迅速、病情凶险,特殊的住院监护环境、绝对卧床的限制,使患者紧张、无助,易产生恐惧、焦虑心理。护理人员要避免只忙于抢救而忽略患者的感受。对于意识清楚的患者,用和蔼的语言安慰、体贴患者,消除患者的紧张、恐惧情绪,增强患者的信任和安全感,树立战胜疾病的信心。可将 Orem 护理系统理论中的支持教育、部分补偿性护理,用于主动脉夹层动脉瘤患者的护理,给患者提供情感支持,以启发患者乐观期待,淡化对预后的忧虑。同时,给予患者信息支持,使他们获得疾病治疗及护理知识,从被动接受治疗、护理转为主动参与治疗、护理,帮助他们形成新的生活方式,为回归家庭、社会及提高生存质量打下良好的基础。

5. 加强术后监护,提高患者生存质量

(1)术后出血的观察:因为转机时间长,凝血功能破坏,吻合口张力过大,主动脉压力过高而发生手术创面及人造血管吻合口渗血或裂开,如不及时处理可导致休克、缺血性肾衰竭、心律失常等。术后应派专人护理,持续心电、血压监测,常规使用止血药,随时观察引流液的量、颜色、性质,定时挤压胸导管,保持引流管在位通畅。如引流液超过 100 mL/h,连续 2 小时或短期内引流出大量鲜红色血液,要警惕活动性出血的可能并及时向医师报告病情的变化。值班护士必须严格记录出入量,保持出入量平衡,特别是尿量的观察。

(2)循环系统的观察与护理:术中失血、心肌创伤都会导致术后患者血容量不足、心肌收缩无力、血管扩张改变,植入的人造血管渗血及大量利尿剂的使用均使血容量更加不足,因此要尽快补充血容量,以提高心室充盈度,增加心排量。值班护士必须严格记录出入量,保持出入量平衡,特别是尿量的观察。动脉瘤患者术后大部分表现为高动力状态,心率快,血压高,术后尽早使用血管扩张剂减轻血管阻力,首选药物硝普钠,使动脉平均压维持正常较低水平,以防止高血压所致的吻合口出血或破裂。同时适量应用正性肌力药物如多巴胺或毛花苷 C(西地兰)强心,用药期间严密观察血压。

(3)神经系统的观察:手术经股动脉插管逆行转机,阻断主动脉时间较长,术后吻合口及移植血管内血栓形成易导致脑组织缺血,也可因血供恢复后引起脑组织缺血、再灌注损伤等引起神志异常和肢体功能障碍,出现昏迷、抽搐、偏瘫等,因此,护理方面要特别注意患者术后神志是否清醒,瞳孔大小,双侧是否对称,对光反射以及有无病理反射;肢体的感觉、运动功能有无障碍。

(4)呼吸道的护理：术后常规应用呼吸机辅助呼吸，由于术后早期需充分镇静，故辅助时间应适当延长。每30分钟听肺部呼吸音1次，如有痰鸣音，及时吸痰。定时监测血气，根据血气结果，调整呼吸机参数。严禁使用呼气末正压(PEEP)，以减少胸腔内压力，使吻合口承受最小压力。拔除气管插管后，给予面罩吸氧，鼓励咳嗽、排痰，无肺部并发症。咳嗽时不宜过于剧烈，以免增加吻合口张力。

(5)消化系统的观察：夹层动脉瘤或腹部主动脉手术可累及腹腔动脉、肠系膜动脉，引起消化道出血、坏死。临床表现为便血、肠梗阻、腹痛等症状。故应注意有无发热、恶心、食欲下降、黄疸等症状。还应注意胃液的颜色、量和性状，听诊肠鸣音，监测腹围的变化。

(6)预防感染：术后遵医嘱进行抗菌治疗，预防感染，伤口敷料遵循外科换药原则，严格无菌操作，监测体温变化，如有异常及时向医师汇报。病情稳定后，尽早拔除体内各种管道，减少异物感染机会。另一方面，给予患者高热量、高蛋白饮食，以促进吻合口愈合。

6.介入手术后的护理

(1)术后患者返回CCU，严密监测生命体征的变化，特别是血压、心率、血氧饱和度、尿量等。

(2)术后护理同时应注意切口护理，由于术中应用抗凝剂，术后应严密观察切口出血、渗血情况，动脉穿刺口加压包扎止血，用1 kg沙袋放在右侧股动脉处压迫止血8小时。观察伤口有无血肿或瘀斑及感染。若发现敷料浸润，要及时更换敷料。术后3周内避免剧烈活动，以利于血管内、外膜的生长。

(3)肢体血供的观察及护理。术中在支架释放后有可能将左锁骨下动脉封堵，导致左上肢缺血。带膜支架也可能封堵脊椎动脉，影响脊髓供血导致截瘫。因此，应密切注意监测患者上下肢的血压、动脉搏动(桡动脉、足背动脉)、皮肤颜色及温度，同时注意患者的肢体感觉、运动及排便情况。

(三)健康教育

1.宣传、教育

在疾病的不同阶段根据患者的文化程度做好有关知识的宣传和教育，讲解急性期绝对卧床休息的意义和必要性，让患者知晓需控制血压骤升，警惕瘤体破裂，若出现突发胸、背、腰、腹剧烈疼痛应及时报告，以便医务人员立即采取有效降压止痛措施。

2.活动和休息

本病急性期应严格卧床休息。提供舒适安静的环境以利于患者休息，指导患者平卧位休息，预防体位改变的血压变化对动脉瘤的不利压力，不可活动过度，最重要的是防止跌倒。由于跌倒可致动脉瘤破裂，所以降低环境中跌倒的潜在危险因素很重要。恢复期患者生命体征稳定后可逐步开展床上、床边活动，并嘱避免剧烈咳嗽、活动过度和情绪波动等。

3.用药

嘱患者严格按医嘱用药，按时服药，不要随意增减药物剂量及种类。行主动脉瓣置换术者需终生服用华法林。服药过程中，需定期抽血监测凝血酶，以指导用药剂量。

4.观察病情

教育患者自己观察病情变化，如有背痛、胸痛、肢体活动障碍时，及时报告医护人员。密切观察血压变化，保持血压的稳定状态，并指导患者掌握自测血压的方法。另外需密切观察有无出血倾向，如牙龈出血、血尿、皮肤瘀斑等，如有不适随时就诊。

5.饮食

由于夹层动脉瘤的患者多与动脉硬化有关,因此饮食治疗是必要的。嘱患者采用低盐、低脂、低胆固醇饮食,不宜过饱,并戒烟、酒,多食新鲜水果、蔬菜及富含粗纤维的食物,以保持大便通畅。

6.预防感冒

及时增减衣服,冬春季节尽量避免到人群集中的场所。

7.心理护理

不管患者是否接受外科手术治疗,多会害怕和恐惧夹层动脉瘤的破裂及其可能死亡的后果。护士评估患者对其潜在危险性的理解程度,鼓励患者改变高危行为,密切配合医护人员,避免动脉瘤的破裂。评估患者的焦虑程度,向患者解释治疗原则,因焦虑可导致血流动力学改变,必要时可遵医嘱使用镇静剂。指导患者学会自我调整心理状态,调控不良情绪。

8.出院指导

指导患者出院后仍以休息为主,活动量要循序渐进。

9.复查

出院后1个月内来院复查1~2次,出现情况随时来院复查。

(石惠姗)

第九章 消化内科急危重症护理

第一节 上消化道出血

一、概论

上消化道出血是指屈氏韧带以上的消化道包括食管、胃、十二指肠、胆管及胰管的出血,胃空肠吻合术后的空肠上段出血也包括在内。大量出血是指短时间内出血量超过 1 000 mL 或达血容量 20% 的出血。上消化道出血为临床常见急症,以呕血、黑便为主要症状,常伴有血容量不足的临床表现。

(一) 病因

上消化道疾病和全身性疾病均可引起上消化道出血,临床上最常见的病因是消化性溃疡、食管胃底静脉曲张破裂、急性胃黏膜损害及胃癌。糜烂性食管炎、食管贲门黏膜撕裂综合征引起的出血也不少见。其他原因见表9-1。

表9-1 上消化道出血的常见病因

1.食管疾病	食管静脉曲张、食管贲门黏膜撕裂症(Mallory-Weiss综合征)、糜烂性食管炎、食管癌
2.胃部疾病	胃溃疡、急性胃黏膜损害、胃底静脉曲张、门脉高压性胃黏膜损害、胃癌、胃息肉
3.十二指肠疾病	溃疡、十二指肠炎、憩室
4.邻近器官疾病	胆管出血(胆石症、肝胆肿瘤等)、胰腺疾病(假性囊肿、胰腺癌等)、主动脉瘤破裂入上消化道
全身性疾病	血液病(白血病、血小板减少性紫癜等)、尿毒症、血管性疾病(遗传性出血性毛细血管扩张症等)

(二) 诊断

1.临床表现特点

(1) 呕血与黑便:是上消化道出血的直接证据。幽门以上出血且出血量大者常表现为呕血。呕出鲜红色血液或血块者表明出血量大、速度快,血液在胃内停留时间短。若出血速度较慢,血液在胃内经胃酸作用后变性,则呕吐物可呈咖啡样。幽门以下出血表现为黑便,但如出血量大而迅速,幽门以下出血也可以反流到胃腔而引起恶心、呕吐,表现为呕血。黑便的颜色取决于出血的速度与肠道蠕动的快慢。粪便在肠道内停留的时间短,可排出暗红色的粪便。反之,空肠、回肠,甚至右半结肠出血,如在肠道中停留时间长,也可表现为黑便。

(2)失血性周围循环衰竭:急性周围循环衰竭是急性失血的后果,其程度的轻重与出血量及速度有关。少量出血可因机体的代偿机制而不出现临床症状。中等量以上出血常表现为头晕、心悸、口渴、冷汗、烦躁及昏厥。体检可发现面色苍白、皮肤湿冷、心率加快、血压下降。大量出血者可在黑便排出前出现晕厥与休克,应与其他原因引起的休克鉴别。老年人大量出血可引起心、脑方面的并发症,应引起重视。

(3)氮质血症:上消化道出血后常出现血中尿素氮浓度升高,24~28小时达高峰,一般不超过14.3 mmol/L(40 mg/dL),3~4天降至正常。若出血前肾功能正常,出血后尿素氮浓度持续升高或下降后又再升高,应警惕继续出血或止血后再出血的可能。

(4)发热:上消化道出血后,多数患者在24小时内出现低热,但一般不超过38 ℃,持续3~4天降至正常。引起发热的原因尚不清楚,可能与出血后循环血容量减少,周围循环障碍,导致体温调节中枢的功能紊乱,再加以贫血的影响等因素有关。

2.实验室及其他辅助检查特点

(1)血常规:红细胞及血红蛋白在急性出血后3~4小时开始下降,血细胞比容也下降。白细胞稍有反应性升高。

(2)隐血试验:呕吐物或黑便隐血反应呈强阳性。

(3)血尿素氮:出血后数小时内开始升高,24~28小时内达高峰,3~4天降至正常。

3.诊断与鉴别诊断

根据呕血、黑便和血容量不足的临床表现,以及呕吐物、黑便隐血反应呈强阳性,红细胞计数和血红蛋白浓度下降的实验室证据,可做出消化道出血的诊断。下面几点在临床工作中值得注意。

(1)上消化道出血的早期识别:呕血及黑便是上消化道出血的特征性表现,但应注意部分患者在呕血及黑便前即出现急性周围循环衰竭的征象,应与其他原因引起的休克或内出血鉴别。及时进行直肠指检可较早发现尚未排出体外的血液,有助于早期诊断。

呕血和黑便应和鼻出血、拔牙或扁桃体切除术后吞下血液鉴别,通过询问发病过程与手术史不难加以排除。进食动物血液、口服铁剂、铋剂及某些中药,也可引起黑色粪便,但均无血容量不足的表现与红细胞、血红蛋白降低的证据,可以借此加以区别。呕血有时尚需与咯血鉴别,支持咯血的要点是:①患者有肺结核、支气管扩张、肺癌、二尖瓣狭窄等病史。②出血方式为咯出,咯出物呈鲜红色,有气泡与痰液,呈碱性。③咯血前有咳嗽、喉痒、胸闷、气促等呼吸道症状。④咯血后通常不伴黑便,但仍有血丝痰。⑤胸部X线片通常可发现肺部病灶。

(2)出血严重程度的估计:由于出血大部分积存于胃肠道,单凭呕出或排出量估计实际出血量是不准确的。根据临床实践经验,下列指标有助于估计出血量。出血量每天超过5 mL时,粪便隐血试验则可呈阳性;当出血量超过60 mL,可表现为黑便;呕血则表示出血量较大或出血速度快。若出血量在500 mL以内,由于周围血管及内脏血管的代偿性收缩,可使重要器官获得足够的血液供应,因而症状轻微或者不引起症状。若出血量超过500 mL,可出现全身症状,如头晕、心悸、乏力、出冷汗等。若短时间内出血量>1 000 mL,或达全身血容量的20%时,可出现循环衰竭表现,如四肢厥冷、少尿、晕厥等,此时收缩压可<12.0 kPa(90 mmHg)或较基础血压下降25%,心率>120次/分,血红蛋白<70 g/L。事实上,当患者体位改变时出现血压下降及心率加快,说明患者血容量明显不足、出血量较大。因此,仔细测量患者卧位与直立位的血压与心率,对估计出血量很有帮助。另外,应注意不同年龄与体质的患者对出血后血容量不足的代偿功能

相差很大,因而相同出血量在不同患者引起的症状也有很大差别。

(3)出血是否停止的判断:上消化道出血经过恰当的治疗,可于短时间内停止出血。但由于肠道内积血需经数天(3天)才能排尽,因此不能以黑便作为判断继续出血的指征。临床上出现以下情况应考虑继续出血的可能:①反复呕血,或黑便次数增多,粪质转为稀烂或暗红。②周围循环衰竭经积极补液输血后未见明显改善。③红细胞计数、血红蛋白测定与血细胞比容继续下降,网织红细胞持续增高。④在补液与尿量足够的情况下,血尿素氮持续或再次增高。

一般来讲,一次出血后48小时以上未再出血,再出血的可能性较小。而过去有多次出血史,本次出血量大或伴呕血,24小时内反复大出血,出血原因为食管胃底静脉曲张破裂、有高血压病史或有明显动脉硬化者,再出血的可能性较大。

(4)出血的病因诊断:过去病史、症状与体征可为出血的病因诊断提供重要线索,但确诊出血原因与部位需靠器械检查。①内镜检查:是诊断上消化道出血最常用与准确的方法。出血后24~48小时内的紧急内镜检查价值更大,可发现十二指肠降部以上的出血灶,尤其对急性胃黏膜损害的诊断更具意义,因为该类损害可在几日内愈合而不留下痕迹。有报道,紧急内镜检查可发现90%的出血原因。在紧急内镜检查前需先补充血容量,纠正休克。一般认为,患者收缩压≥12.0 kPa(90 mmHg)、心率<110次/分、血红蛋白浓度≥70 g/L时,进行内镜检查较为安全。若有活动性出血,内镜检查前应先插鼻胃管,抽吸胃内积血,并用生理盐水灌洗至抽吸物清亮,然后拔管行胃镜检查,以免积血影响观察。②X线钡餐检查:上消化道出血患者何时行钡餐检查较合适,各家有争论。早期活动性出血期间胃内积血或血块影响观察,且患者处于危急状态,需要进行输血、补液等抢救措施而难以配合检查。早期行X线钡餐检查还有引起再出血之虞,因此目前主张X线钡餐检查最好的出血停止和病情稳定数天后进行。③选择性腹腔动脉造影:若上述检查未能发现出血部位与原因,可行选择性肠系膜上动脉造影。若有活动性出血,且出血速度≥0.5 mL/min时,可发现出血病灶。可同时行栓塞治疗而达到止血的目的。④胶囊内镜:用于常规胃、肠镜检查无法找到出血灶的原因未明消化道出血患者,是近年来主要用于小肠疾病检查的新技术。国内外已有较多胶囊内镜用于不明原因消化道出血检查的报道,病灶检出率为50%~75%,显性出血者病变检出率高于隐性出血者。胶囊内镜检查的优点是无创、患者容易接受,可提示活动性出血的部位。缺点是胶囊内镜不能操控,对病灶的暴露有时不理想,也不能取病理活检。⑤小肠镜:推进式小肠镜可窥见Treitz韧带远端约100 cm的空肠,对不明原因消化道出血的病因诊断率可达40%~65%。该检查需用专用外套管,患者较痛苦,有一定的并发症发生率。近年应用于临床的双气囊小肠镜可检查全小肠,大大提高了不明原因消化道出血的病因诊断率。据国内外报道,双气囊全小肠镜对不明原因消化道出血的病因诊断率在60%~77%。双气囊全小肠镜的优势在于能够对可疑病灶进行仔细观察、取活检,且可进行内镜下止血治疗,如氩离子凝固术、注射止血术或息肉切除术等。对原因未明的消化道出血患者有条件的医院应尽早行全小肠镜检查。⑥放射性核素^{99m}Tc:标记红细胞扫描注射^{99m}Tc标记红细胞后,连续扫描10~60分钟,如发现腹腔内异常放射性浓聚区则视为阳性。可依据放射性浓聚区所在部位及其在胃肠道的移动来判断消化道出血的可能部位,适用于怀疑小肠出血的患者,也可作为选择性腹腔动脉造影的初筛方法,为选择性动脉造影提供依据。

(三)治疗

上消化道出血病情急,变化快,严重时可危及患者生命,应采取积极措施进行抢救。这里叙述各种病因引起的上消化道出血的治疗的共同原则,其不同点在随后各节中分别叙述。

1.抗休克

上消化道出血的初步诊断一经确立,则抗休克、迅速补充血容量应放在一切医疗措施的首位,不应忙于进行各种检查。可选用生理盐水、林格液、右旋糖酐或其他血浆代用品。出血量较大者,特别是出现循环衰竭者,应尽快输入足量同型浓缩红细胞或全血。出现下列情况时有紧急输血指征:①患者改变体位时出现晕厥。②收缩压<12.0 kPa(90 mmHg)。③血红蛋白浓度<70 g/L。对于肝硬化食管胃底静脉曲张破裂出血者应尽量输入新鲜血,且输血量适中,以免门静脉压力增高导致再出血。

2.迅速提高胃内酸碱度(pH)

当胃内 pH 提高至 5 时,胃内胃蛋白酶原的激活明显减少,活性降低。而 pH 升高至 7 时,则胃内的消化酶活性基本消失,对出血部位凝血块的消化作用消失,起到协助止血的作用。自身消化作用的减弱或消失,对溃疡或破损部位的修复也起促进作用,有利于出血病灶的愈合。

3.止血

根据不同的病因与具体情况,因地制宜选用最有效的止血措施。

4.监护

严密监测病情变化,患者应卧床休息,保持安静,保持呼吸道通畅,避免呕血时血阻塞呼吸道而引起窒息。严密监测患者的生命体征,如血压、脉搏、呼吸、尿量及神志变化。观察呕血及黑便情况,定期复查红细胞数、血红蛋白浓度、血细胞比容。必要时行中心静脉压测定。对老年患者根据具体情况进行心电监护。

留置鼻胃管可根据抽吸物颜色监测胃内出血情况,也可通过胃管注入局部止血药物,有助于止血。

二、消化性溃疡出血

胃及十二指肠溃疡出血占全部上消化道出血病因的 50% 左右。

(一)诊断

(1)根据本病的慢性过程、周期性发作及节律性上腹痛,一般可做出初步诊断。出血前上腹部疼痛常加重,出血后可减轻或缓解。应注意 15% 患者可无上腹痛病史,而以上消化道出血为首发症状。也有部分患者虽有上腹部疼痛症状,但规律性并不明显。

(2)胃镜检查常可发现溃疡灶。对无明显病史、诊断疑难或有助于治疗时,应争取行紧急胃镜检查。若有胃镜检查禁忌证或无条件行胃镜检查,可于出血停止后数天行 X 线钡餐检查。

(二)治疗

治疗原则与上述相同。一般少量出血经适当内科治疗后可于短期内止血,大量出血则应引起高度重视,宜采取综合治疗措施。

1.饮食

目前不主张过分严格的禁食。若患者无呕血或明显活动性出血的征象,可予流质饮食,并逐渐过渡到半流质饮食。但若患者有频繁呕血或解稀烂黑便,甚至暗红色血便,则主张暂时禁食,直至活动性出血停止才予以进食。

2.提高胃内 pH 的措施

主要措施是静脉内使用抑制胃酸分泌的药物。静脉使用质子泵抑制剂如奥美拉唑首剂 80 mg,然后每 12 小时 40 mg 维持。国外有报道首剂注射 80 mg 后以每小时 8 mg 的速度持续静脉滴注,认为可稳定提高胃内 pH,提高止血效果。当活动性出血停止后,可改口服治疗。

3.内镜下止血

内镜下止血是溃疡出血止血的首选方法,疗效肯定。常用方法包括注射疗法,在出血部位附近注射 1∶10 000 肾上腺素溶液,热凝固方法(电极、热探头、氩离子凝固术等)。目前主张首选热凝固疗法或联合治疗,即注射疗法加热凝固方法,或止血类药物加注射疗法。可根据条件及医师经验选用。

4.手术治疗

经积极内科治疗仍有活动性出血者,应及时邀请外科医师会诊。手术治疗仍是消化性溃疡出血治疗的有效手段,其指征为:①严重出血经内科积极治疗仍不止血,血压难以维持正常,或血压虽已正常,但又再次大出血的。②以往曾有多次严重出血,间隔时间较短后又再次出血的。③合并幽门梗阻、穿孔,或疑有癌患者。

三、食管胃底静脉曲张破裂出血

此为上消化道出血常见病因,出血量往往较大,病情凶险,病死率较高。

(一)诊断

(1)起病急,出血量往往较大,常有呕血。

(2)有慢性肝病史。若发现黄疸、蜘蛛痣、肝掌、腹壁静脉曲张、脾脏肿大、腹水等有助于诊断。

(3)实验室检查可发现肝功能异常,特别是清/球蛋白比例倒置、凝血酶原时间延长、血清胆红素增高。血常规检查有红细胞、白细胞及血小板减少等脾功能亢进表现。

(4)胃镜检查或食管吞钡检查发现食管静脉曲张。

值得注意的是,有不少的肝硬化消化道出血原因不是食管胃底静脉曲张破裂出血所致,而是急性胃黏膜糜烂或消化性溃疡。急诊胃镜检查对出血原因部位的诊断具有重要意义。

(二)治疗

除按前述紧急治疗、输液及输血抗休克、使用抑制胃酸分泌药物外,下列方法可根据具体情况选用。

1.药物治疗

药物治疗是各种止血治疗措施的基础,在建立静脉通路后即可使用,为后续的各种治疗措施创造条件。

(1)生长抑素及其类似品:可降低门静脉压力。国内外临床试验表明,该类药物对控制食管胃底曲张静脉出血有效,止血有效率在 70%~90%,与气囊压迫相似。目前供应临床使用的有 14 肽生长抑素,用法是首剂 250 μg 静脉注射,继而 3 mg 加入 5% 葡萄糖液 500 mL 中,250 μg/h 连续静脉滴注,连用 3~4 天。因该药半减期短,若输液中断超过 3 分钟,需追加 250 μg 静脉注射,以维持有效的血药浓度。奥曲肽是一种合成的 8 肽生长抑素类似物,具有与 14 肽相似的生物学活性,半减期较长。其用法是奥曲肽首剂 100 μg 静脉注射,继而 600 μg,加入 5% 葡萄糖液 500 mL 中,以 25~50 μg/h 速度静脉滴注,连用 3~4 天。生长抑素治疗食管静脉曲张破裂出血止血率与气囊压迫相似,其最大的优点是无明显的不良反应。在硬化治疗前使用有利于减少活动性出血,使视野清晰,便于治疗。硬化治疗后再静脉滴注一段时间可减少再出血的机会。

(2)血管升压素:作用机制是通过对内脏血管的收缩作用,减少门静脉血流量,降低门静脉及其侧支的压力,从而控制食管、胃底静脉曲张破裂出血。目前推荐的疗法是 0.2 U/min,持续静脉滴注,视治疗反应,可逐渐增加剂量,至 0.4 U/min。如出血得到控制,应继续用药 8～12 小时,然后停药。如果治疗 4～6 小时后仍不能控制出血,或出血一度中止而后又复发,应及时改用其他疗法。由于血管升压素具有收缩全身血管的作用,其不良反应包括血压升高、心动过缓、心律失常、心绞痛、心肌梗死、缺血性腹痛等。

目前主张在使用血管升压素同时使用硝酸甘油,以减少前者引起的全身不良反应,取得良好效果,尤以有冠心病、高血压病史者效果更好。具体用法是在应用血管升压素后,舌下含服硝酸甘油 0.6 mg,每 30 分钟 1 次。也有主张使用硝酸甘油 40～400 μg/min 静脉滴注,根据患者血压调整剂量。

2.内镜治疗

(1)硬化栓塞疗法(EVS):在有条件的医疗单位,EVS 为当今控制食管静脉曲张破裂出血的首选疗法。多数报道,EVS 紧急止血成功率超过 90%,EVS 治疗组出血致死率较其他疗法明显降低。

适应证:一般来说,不论什么原因引起的食管静脉曲张破裂出血,均可考虑行 EVS,下列情况下更是 EVS 的指征:重度肝功能不全、储备功能低下者如 Child C 级、低血浆蛋白质、血清胆红素升高的患者;合并有心、肺、脑、肾等重要器官疾病而不宜手术者;合有预后不良或无法切除之恶性肿瘤者,尤以肝癌为常见;已行手术治疗而再度出血,不可再次手术治疗,而常规治疗无效者;经保守治疗(包括三腔二囊管压迫)无效者。

禁忌证:有效血容量不足,血循环状态尚不稳定者;正在不断大量呕血者,因为行 EVS 可造成呼吸道误吸,加上视野不清也无法进行治疗操作;已濒临呼吸衰竭者,由于插管可加重呼吸困难,甚至呼吸停止;肝性脑病或其他原因意识不清无法合作者;严重心律失常或新近发生心肌梗死者;出血倾向严重,虽然内科纠正治疗,但仍远未接近正常者;长期用三腔二囊管压迫,可能造成较广泛的溃疡及坏死者,EVS 疗效常不满意。

硬化剂的选择:常用的硬化剂有下列几种。①乙氧硬化醇(AS):主要成分为表面麻醉剂 polidocanol 与乙醇,AS 的特点是对组织损伤作用小,有较强的致组织纤维作用,黏度低,可用较细的注射针注入,是一种比较安全的硬化剂。AS 可用于血管旁与血管内注射,血管旁每点 2～3 mL,每条静脉内 4～5 mL,每次总量不超过 30 mL。②乙醇胺油酸酯(EO):以血管内注射为主,因可引起较明显的组织损害,每条静脉内不超过 5 mL,血管旁每点不超过 3 mL,每次总量不超过 20 mL。③十四羟基硫酸钠(TSS):据报道硬化作用较强,止血效果好,用于血管内注射。④纯乙醇:以血管内注射为主,每条静脉不超过 1 mL,血管外每点不超过 0.6 mL。⑤鱼肝油酸钠:以血管内注射为主,每条静脉 2～5 mL,总量不超过 20 mL。

术前准备:补充血容量,纠正休克;配血备用;带静脉补液进入操作室;注射针充分消毒,检查内镜、注射针、吸引器性能良好;最好使用药物先控制出血,使视野清晰,便于选择注射点。

操作方法:按常规插入胃镜,观察曲张静脉情况,确定注射部位。在齿状线上 2～3 cm 穿刺出血征象和出血最明显的血管,注入适量(根据不同硬化剂决定注射量)硬化剂。每次可同时注射 1～3 条血管,但应在不同平面注射(相隔 3 cm),以免引起术后吞咽困难。也有人同时在出血静脉或曲张最明显的静脉旁注射硬化剂,以达到直接压迫作用,继而化学性炎症、血管旁纤维结缔组织增生,使曲张静脉硬化。每次静脉注射完毕后退出注射针,用附在镜身弯曲部的止血气囊或直接用镜头压迫穿刺点 1 分钟,以达到止血的目的。若有渗血,可局部喷洒凝血酶或 25%孟氏液,仔细观察无活动性出血后出镜。

术后治疗:术后应继续卧床休息,密切注意出血情况,监测血压等生命指征,禁食24小时,补液,酌情使用抗生素,根据病情继续使用降低门静脉压力的药物(后述)。首次治疗止血成功后,应在1～2周后进行重复治疗,直至曲张静脉完全消失或只留白色硬索状血管,多数患者施行3～5次治疗后可达到此目的。

并发症。①出血:在穿刺部位出现渗血或喷血,可在出血处再补注1～2针,可达到止血作用。②胸痛、胸腔积液和发热:可能与硬化剂引起曲张静脉周围炎症、管溃疡、纵隔炎、胸膜炎的发生有关。③食管溃疡和狭窄。④胃溃疡及出血性胃炎:可能与EVS后胃血流淤滞加重、应激、从穿刺点溢出的硬化剂对胃黏膜的直接损害有关。

(2)食管静脉曲张套扎术(EVL):适应证、禁忌证与EVS大致相同。其操作要点是在内镜直视下把曲张静脉用负压吸引入附加在内镜前端特制的内套管中,然后通过牵拉引线,使内套管沿外套管回缩,把原放置在内套管上的特制橡皮圈套入已被吸入内套管内的静脉上,阻断曲张静脉的血流,起到与硬化剂栓塞相同的效果。每次可套扎5～10个部位。和EVS相比,两者止血率相近,可达90%左右。其优点是EVL不引起注射部位出血和系统并发症,值得进一步推广。

3.三腔二囊管

三腔二囊管压迫是传统的有效止血方法,其止血成功率在44%～90%,由于存在一定的并发症,目前大医院已较少使用。主要用于药物效果不佳,暂时无法进行内镜治疗者,也适用于基层单位不具备内镜治疗的技术或条件者。

(1)插管前准备:①向患者说明插管的必要性与重要性,取得其合作。②仔细检查三腔管各通道是否通畅,气囊充气后作水下检查有无漏气,同时测量气囊充气量,一般胃囊注气200～300 mL[用血压计测定内压,以5.3～6.7 kPa(40～50 mmHg)为宜],食管囊注气150～200 mL[压力以4.0～5.3 kPa(30～40 mmHg)为宜],同时要求注气后气囊膨胀均匀,大小、张力适中,并做好各管刻度标记。③插管时若患者能忍受,最好不用咽部麻醉剂,以保存喉头反射,防止吸入性肺炎。

(2)正确的气囊压迫:插管前先测知胃囊上端至管前端的距离,然后将气囊完全抽空,气囊与导管均外涂液体石蜡,通过鼻孔或口腔缓缓插入。当至50～60 cm刻度时,套上50 mL注射器从胃管作回抽。如抽出血性液体,表示已到达胃腔,并有活动性出血。先将胃内积血抽空,用生理盐水冲洗。然后用注射器注气,将胃气囊充气200～300 mL,再将管轻轻提拉,直到感到管子有弹性阻力时,表示胃气囊已压于胃底贲门部,此时可用宽胶布将管子固定于上唇一侧,并用滑车加重量500 g(如500 mL生理盐水瓶加水250 mL)牵引止血。定时抽吸胃管,若不再抽出血性液体,说明压迫有效,此时可继续观察,不用再向食管囊注气。否则应向食管囊充气150～200 mL,使压力维持在4.0～5.3 kPa(30～40 mmHg),压迫出血的食管曲张静脉。

(3)气囊压迫时间:第一个24小时可持续压迫,定时监测气囊压力,及时补充气体。每1～2小时从胃管抽吸胃内容物,观察出血情况,并可同时监测胃内pH。压迫24小时后每间隔6小时放气1次,放气前应让患者吞入液体石蜡15 mL,润滑食管黏膜,以防止囊壁与黏膜黏附。先解除牵拉的重力,抽出食管囊气体,再放胃囊气体,也有人主张可不放胃囊气体,只需把三腔管向胃腔内推入少许则可解除胃底黏膜压迫。每次放气观察15～30分钟后再注气压迫。间歇放气的目的在于改善局部血循环,避免发生黏膜坏死糜烂。出血停止24小时后可完全放气,但仍将三腔管保留于胃内,再观察24小时,如仍再无出血方可拔出。一般三腔二囊管放置时间以不超过

72小时为宜,也有报告长达 7 天而未见黏膜糜烂者。

(4)拔管前后注意事项:拔管前先给患者服用液体石蜡 15～30 mL,然后抽空 2 个气囊中的气体,慢慢拔出三腔二囊管。拔管后仍需禁食 1 天,然后给予温流质饮食,视具体情况再逐渐过渡到半流质和软食。

三腔二囊管如使用不当,可出现以下并发症:①曲张静脉糜烂破裂。②气囊脱出阻塞呼吸道引起窒息。③胃气囊进入食管导致食管破裂。④食管和/或胃底黏膜因受压发生糜烂。⑤呕吐反流引起吸入性肺炎。⑥气囊漏气使止血失败,若不注意观察可继续出血引起休克。

4.经皮经颈静脉肝穿刺肝内门体分流术(TIPS)

TIPS 是影像学 X 线监视下的介入治疗技术。通过颈静脉插管到达肝静脉,用特制穿刺针穿过肝实质,进入门静脉。放置导线后反复扩张,最后在这个人工隧道内置入 1 个可扩张的金属支架,建立人工瘘管,实施门体分流,降低门静脉压力,达到治疗食管胃底曲张静脉破裂出血的目的。TIPS 要求有相当的设备与技术,费用昂贵,推广普及尚有困难。

5.手术治疗

大出血时有效循环血量骤降,肝供血量减少,可导致肝功能进一步的恶化,患者对手术的耐受性低,急症分流术死亡率达 15%～30%,断流术死亡率达 7.7%～43.3%。因此,在大出血期间应尽量采用各种非手术治疗,若不能止血才考虑行外科手术治疗。急症手术原则上采取并发症少、止血效果确切及简易的方法,如食管胃底曲张静脉缝扎术、门-奇静脉断流术等。待出血控制后再行择期手术,如远端脾-肾静脉分流术等,以解决门静脉高压问题,预防再出血。

四、其他原因引起的上消化道出血

(一)急性胃黏膜损害

本病是以一组胃黏膜糜烂或急性溃疡为特征的急性胃黏膜表浅性损害,常引起急性出血。主要包括急性出血性糜烂性胃炎和应激性溃疡,是上消化道出血的常见病因。

1.病因

(1)服用非甾体抗炎药(阿司匹林、吲哚美辛等)。

(2)大量酗烈性酒。

(3)应激状态(大面积烧伤、严重创伤、脑血管意外、休克、败血症、心肺功能不全等)。

2.诊断

(1)具备上述病因之一者。

(2)出血后 24～48 小时内急诊胃镜检查发现胃黏膜(以胃体为主)多发性糜烂或急性浅表小溃疡;有时可见活动性出血。

3.治疗

本病以内科治疗为主。一般急救措施及补充血容量、抗休克与前述相同。本病的治疗要点如下。

(1)迅速提高胃内 pH,以减少 H^+ 反弥散,降低胃蛋白酶活力,防止胃黏膜自身消化,帮助凝血。可选用质子泵抑制剂如奥美拉唑或泮妥拉唑。

(2)内镜下直视止血:包括出血部位的注射疗法、电凝止血或局部喷洒止血药(凝血酶或去甲肾上腺素溶液等)。

(3)手术治疗:应慎重考虑,因本病病变范围广泛,加上手术本身也是一种应激。对经内科积极治疗无效、出血量大者可考虑手术治疗。

(二)胃癌出血

胃癌一般为持续小量出血,急性大量出血者占 20%～25%,对中年以上男性患者,近期内出现上腹部疼痛或原有疼痛规律消失,食欲下降,消瘦,贫血程度与出血量不符者,应警惕胃癌出血的可能。内镜、活检或 X 线钡餐检查可明确诊断。治疗方法是补充血容量后及早手术治疗。

(三)食管贲门黏膜撕裂综合征

由于剧烈干呕、呕吐或可致腹腔内压力骤增的其他原因,造成食管贲门部黏膜及黏膜下层撕裂并出血。本病为上消化道出血的常见病因之一,约占上消化道出血病因的 10%,部分患者可致严重出血。急诊内镜检查是确诊的最重要方法,镜下可见纵行撕裂,长 3～20 mm,宽 2～3 mm,大多为单个裂伤,以右侧壁最多,左侧壁次之,可见到病灶渗血或有血痂附着。

治疗上除按一般上消化道出血原则治疗外,可在内镜下使用钛夹、电凝、注射疗法等。使用抑制胃酸分泌药物可减少胃酸反流,促进止血与损伤组织的修复。

(四)胆管出血

本病是指胆管或流入胆管的出血,可分为肝内型和肝外型出血。肝内型出血多为肝外伤、肝脏活检、PTC、感染和中毒后肝坏死、血管瘤、恶性肿瘤、肝动脉栓塞等病因所致。肝外型出血多为胆结石、胆管蛔虫、胆管感染、胆管肿瘤、经内镜胆管逆行造影下十二指肠乳头括约肌切开术后、T 管引流等引起。

1.诊断

(1)有上述致病因素存在,临床上出现三大症状:消化道出血、胆绞痛及黄疸。

(2)经内镜检查未发现食管和胃内的出血病变,而十二指肠乳头部有血液或血块排出,即可确认胆管出血。必要时可行 ERCP、PTC、选择性动脉造影、腹部探查中的胆管造影、术中胆管镜直视检查等,均有助于确诊。

2.治疗

首先要查明原发疾病,只有原发病查明后才能制定正确的治疗方案。轻度的胆管出血,一般可用保守疗法止血,急性胆管大出血则应及时手术治疗。除按上述一般紧急治疗、输液及输血、止血药物使用外,以下措施应着重进行。

(1)病因治疗。①控制感染:由于肝内或胆管内化脓性感染所引起的出血,控制感染至关重要,可选用肝胆管系统内浓度较高的抗生素,如头孢菌素类、喹诺酮类等抗生素静脉滴注,可联合两种以上抗生素。②驱蛔治疗:由胆管蛔虫引起者,主要措施是驱蛔、防治感染、解痉镇痛。在内镜直视下钳取嵌顿在壶腹内的蛔虫是一种有效措施。

(2)手术治疗。有下列情况可考虑手术治疗:①持续胆管大出血,经各种治疗仍血压不稳,休克未能有效控制者。②反复的胆管出血,经内科积极治疗无效者。③肝内或肝外有需要外科手术治疗的病变存在者。

五、急救护理

(一)护理目标

(1)保持呼吸道通畅,防止窒息。

(2)保障快速补充血容量,维护血流动力学稳定,抢救生命。

(3)保障及时应用止血药物。

(4)保障三腔二囊管压迫止血安全、有效。
(5)维护患者舒适。

(二)护理措施

1.保持呼吸道通畅,防止窒息

发现卧床患者发生大呕血时,立即帮助其取头高侧卧位,患者取俯卧位呕吐时用手托扶其前额,防止大量血液涌入鼻腔或气道导致窒息。必要时用吸引器及时清除呼吸道、口、鼻咽部的呕吐物和血液。

2.维护血流动力学和生命体征稳定

(1)建立有效的静脉通道立即穿刺体表大静脉,开通2条静脉通道,连接三通接头。根据医嘱输注晶体液生理盐水、林格液等来进行最初的容量补充,同时送血标本检验血型、交叉配血等。待静脉充盈后在近端行留置针穿刺,多条通路补液,有休克者中心静脉置管,尽快补充血容量,纠正低血压休克。输液、输血速度开始要快,待血压回升后,根据血压、中心静脉压、尿量和患者心肺功能而定。大量输血前应加温使低温库存血接近体温时再输入,防止快速大量输入导致患者寒战等不良反应。输液、输血时保持通畅,管道连接处连接紧密,防止脱落。意识不清躁动者应安全约束,防止拔管。

(2)呕血暂停后,嘱患者绝对安静卧床休息,严禁自行下床以防晕厥。给予吸氧,禁饮食。休克患者平卧位,下肢抬高30°。

(3)监测患者血压、心率、呼吸等生命体征,老年或休克患者进行心电监护、中心静脉压测定。密切观察患者表情、意识、皮肤色泽、温度与湿度。留置导尿管,记录24小时出入量和每小时出入量。遵医嘱定期抽取标本检测血红蛋白、红细胞、白细胞、血小板计数、肝肾功能、电解质及血氨分析等。

(4)正确估计和记录出血量(呕血及便血):一般出现临床症状时失血已超过500 mL;超过1 000 mL的失血导致血压下降和脉速,如由仰卧位到直立位时,收缩压可下降1.3～2.7 kPa(10～20 mmHg),脉搏增加20次/分或更多;超过2 000 mL的急性出血常表现为临床休克,患者烦躁不安、面色苍白、脉搏细速、冷汗,收缩压低于12.0 kPa(90 mmHg)。

3.三腔两囊管(下称三腔管)压迫止血的护理

对出血病因明确,肝硬化门脉高压致食管-胃底静脉曲张破裂出血者,护士要做好三腔管压迫止血的物品准备,加强护理与观察,保障疗效,杜绝因护理不当而造成的危害和意外。

(1)检查气囊是否完好,有无漏气、偏心。置管后妥善固定,导管贴近鼻翼处要以脱脂棉衬垫,避免压伤局部皮肤。标记刻度,注意检查胃囊及食管囊压力,一般胃囊压力4.9～6.0 kPa(37～45 mmHg),食管囊压力3.0～4.0 kPa(22.5～30 mmHg)。每12小时放气10分钟,防止黏膜压迫坏死。抢救车上备剪刀,以备在胃囊意外滑出时迅速剪断胃管放气,防止堵塞咽喉引起窒息或造成急性食管损伤等意外危险。

(2)观察止血效果。置管后定时抽取胃内容物,必要时用生理盐水加止血药灌洗,观察抽出液的颜色,判断止血效果。连续抽出鲜血者,表明止血效果不好,应及时报告医师处理,可增加气囊气量。

(3)保持口腔清洁,每天口腔护理3次。及时吸尽咽喉分泌物,防止吸入性肺炎。三腔管放置时间不宜超过48小时,否则食管、胃底受压迫时间过长发生溃烂、坏死。患者翻身、大小便等活动后注意检查三腔管有无脱出或移位。

(4)如出血已停止,可先排空食管气囊,后排空胃气囊,再观察12~16小时,如再出血可随时再次压迫止血。拔管前,先给患者口服液体石蜡15~20 mL,然后缓慢慢将管拔出,擦拭面部,帮助患者漱口。

4.止血药物的应用及护理

(1)静脉用药制酸剂应现配现用,保证疗效,使胃内pH>6为最佳止血效果;垂体后叶素常用于食管-胃底静脉曲张破裂出血,应用时应逐步调整剂量,剂量过大可导致头痛、腹痛、排便次数增加,也可引起心肌缺血诱发心肌梗死等。输液时要加强巡视,并严防药液外渗导致皮肤坏死,一旦发生渗出,立即给予局部封闭治疗;常用降门静脉压的药物善宁、生长抑素,因半衰期短,中断5分钟后即需要再次给予冲击量,因此需用输液泵匀速泵入,防止中断,以免影响疗效和增加患者费用。该类药物用药速度过快、浓度过大可引起恶心、呕吐,诱发再次出血。

(2)胃管用药冰盐水洗胃或注入孟氏液、凝血酶等止血药物,注意防止呛咳、误吸和窒息。

5.药物治疗无效时,配合医师做好急诊内镜治疗和手术准备

(1)术前向患者及家属做好解释工作,讲明胃镜下止血的必要性及可能出现的问题。询问患者药物过敏史。舌咽部黏膜麻醉,用丁卡因喷咽喉部2~3次。

(2)术中配合准备冰生理盐水50~60 mL加去甲肾上腺素6 mg、凝血酶2 000 U加冰生理盐水20 mL,用于经内镜注入胃内。介入治疗过程中,随时严密观察病情,注意生命体征变化。

(3)术后护理术后应继续观察出血情况。用生理盐水漱口,清洁口腔,去除口腔内积血及麻醉药,防止误吸入气管。禁食、禁饮2小时,防止因咽部感觉迟钝导致呛咳。2小时后若病情平稳,可进温凉流质饮食。若病情严重则禁食24~72小时。

6.预防感染并发症

严格无菌技术操作,中心静脉置管处每天用碘伏消毒、更换无菌敷料,观察局部有无红肿、渗液等。每天更换输液器和三通接头;意识不清者,每2小时翻身1次,防止皮肤损伤,翻身时注意防止胃管等脱出。

7.维护患者舒适

呕血后帮助患者漱口或做口腔护理,擦净皮肤、地面的血迹,更换被服,及时倾倒容器内的污物,病室通风,保持空气清洁、无异味。帮助患者取舒适的治疗体位。抢救过程中要保持安静,操作准确、轻巧,尽量减少患者痛苦。

8.心理护理

消化道大出血患者见到排出大量鲜血会产生紧张、恐惧心理,不利于止血和休克的治疗。护士要陪伴、安抚和支持患者。尽快清除血迹,避免不良刺激。实施检查治疗前,向患者说明目的、过程、配合要点等,尽量减轻因强烈的不确定感带来的恐惧。

(邹爱霞)

第二节 急性出血性坏死性肠炎

急性出血性坏死性肠炎是由产生B毒素的C型产气荚膜梭状芽孢杆菌感染所致的肠道急性炎症,病变主要累及空、回肠,偶尔累及十二指肠、结肠。夏秋季发病多见,儿童多发,其次为青

少年,常见于食用变质肉食之后。

一、诊断

(一)急性腹痛
突发性左上腹、脐周疼痛,阵发性绞痛,逐渐转为持续性腹痛伴阵发性加重,常伴有恶心、呕吐,病情严重者局部有压痛、反跳痛与腹肌紧张。

(二)腹泻及便血
每天腹泻数次,有时达10次以上,初为糊状,带有粪质,继而发展为果酱样、鲜红或暗红色血便,具有腥臭味,有时混有腐肉状坏死黏膜。发生肠麻痹时可无腹泻,但肛门指检时可发现血便。

(三)发热
体温可达38~39 ℃,甚至40 ℃,伴有畏寒、乏力,白细胞升高,明显核左移,不同程度贫血。

(四)毒血症状
面色苍白、冷汗、口唇发绀,甚至谵语、嗜睡及休克。并有明显腹胀、肠麻痹,幼儿可出现高热抽搐。

(五)检查
大便镜检可见大量红、白细胞,需做厌氧菌培养。腹部平片见小肠胀气、肠腔扩张、肠间隙增宽,坏死肠段可呈不规则致密阴影团。

二、治疗

绝大多数内科治疗后康复,甚少复发。

(一)非手术治疗

1. 一般治疗

禁食、休息,待呕吐停止、便血减少、腹痛减轻予流质饮食,逐步过渡至正常饮食。

2. 支持疗法

输血、补液、补充清蛋白、各种维生素。注意水、电解质平衡。

3. 抗休克

补充血容量,纠正酸中毒,酌情应用血管活性药物间羟胺、多巴胺。短程静脉滴注肾上腺皮质激素,成人每天给予氢化可的松200~300 mg,或地塞米松5~10 mg。

4. 抗感染治疗

可选用头孢菌素、甲硝唑等联合使用。

5. 中药治疗

可予清热、解毒、行气、止血中药辨证施治。

(二)手术治疗

大部分患者非手术疗法而痊愈,仅有少数患者需手术治疗,手术探查的指征是:①反复大量便血,内科治疗无效。②有明显腹膜炎表现者,腹腔诊断性穿刺有脓性或血性渗液。③中毒性休克治疗后,病情仍不稳定,提示肠道毒素持续吸收者。④未能排除其他需手术的急腹症患者。

三、急救护理

(一)病情评估

1.患者评估

明确患者对有关疾病知识的了解程度、心理状态、自理能力。

2.生命体征观察

(1)密切观察体温、呼吸、脉搏、心率、心律、血压等变化。

(2)当患者表现为脉搏细数、血压下降、末梢循环衰竭等中毒性休克时,立即通知医师组织抢救。

(3)密切观察腹痛、便血变化,发现有肠穿孔的征兆,应及时通知医师处理。

(4)准确记录 24 小时出入量。

(5)密切观察意识变化。

3.有无潜在并发症发生

密切观察患者生命体征,预防潜在并发症。

(二)护理关键

(1)严密观察生命体征、精神状态,腹痛剧烈者立即报告医师。

(2)绝对卧床休息,立即禁食水,禁食期间输入静脉营养液。

(3)每天用生理盐水清洁口腔 2 次。

(4)做好心理护理,避免精神紧张。如保守治疗无明显效果,患者腹痛加剧,应考虑手术治疗并做好术前宣教。

(三)护理措施

1.腹痛、腹胀的护理

禁食水,胃肠减压,遵医嘱补液。

2.呕吐护理

(1)液体支持,对危重患者应建立有效的静脉通道,防止脱水和电解质失衡。

(2)呕吐时头偏向一侧,并记录呕吐物的色、质及量。及时清除呕吐物,保持皮肤及床单位清洁。

3.心理护理

让患者充分了解此病的情况,有助于患者消除恐惧感,配合各项检查。如保守治疗无明显效果,患者腹痛加剧,休克症状明显,应考虑手术治疗。做好术前宣教,让患者积极配合治疗,早日康复。

(四)健康指导

(1)帮助患者掌握有关饮食的控制、皮肤和口腔卫生等护理知识,并使其了解病情,取得配合。

(2)注意饮食卫生,不食腐败变质食物,避免暴饮暴食和过食生冷油腻食物,及时治疗肠道寄生虫病。

(邹爱霞)

第三节 肝性脑病

肝性脑病(HE)过去称肝昏迷,是肝脏严重受损引起的以代谢紊乱为基础、中枢神经系统功能失调的综合征,主要临床表现是意识障碍、行为异常和昏迷。

一、病因及发病机制

(一)病因

大部分肝性脑病是由各型肝硬化引起,小部分肝性脑病见于各类肝病的急性期或暴发性肝衰竭阶段。肝性脑病常有明显的诱因,如上消化道出血、大量排钾利尿、放腹水、高蛋白饮食、催眠镇静药、麻醉药、便秘、尿毒症、外科手术和感染等。

(二)发病机制

肝性脑病的发病机制迄今未完全明了。一般认为,产生肝性脑病的病理生理基础是肝细胞功能衰竭和门腔静脉之间有手术造成的或自然形成的侧支分流。主要是来自肠道的许多毒性代谢产物,未被肝脏解毒和清除,经侧支进入体循环,透过血-脑屏障而至脑部,引起大脑功能紊乱。肝性脑病的体内代谢紊乱是多方面的,是多种因素综合作用的结果。但含氮物质、蛋白质、氨基酸、氨、硫醇的代谢障碍和抑制性神经递质的积聚可能起主要作用。糖和水、电解质代谢紊乱以及缺氧可干扰大脑的能量代谢而加重脑病。脂肪代谢异常,特别是短链脂肪酸的增多也起重要作用。

二、临床表现

肝性脑病的临床表现包括两类。

(一)意识障碍

出现妄想、幻觉、精神错乱、精神恍惚,继而定向力和睡眠倒错,最后出现木僵、昏睡,昏迷逐步加深,最后死亡,也有狂躁再转为抑制状态者。

(二)行为运动异常

情绪低沉、衣冠不整、哭笑无常、随处便溺、讲话缓慢和口齿不清、理解力减退、书写错误、不能完成简单计算及智力活动(如用火柴棒摆五角星)等。特征性表现是扑翼样震颤,亦称肝震颤,即嘱患者双臂平伸,手指分开,可见双手向外侧偏斜,掌指关节和腕关节有快速不规则的扑翼样抖动。患者肌张力增高,腱反射亢进,甚至出现四肢屈曲和面肌抽搐。此外,患者呼气中具有特殊的肝臭味。

一般根据意识障碍程度、神经系统表现和脑电图改变,将肝性脑病自轻微的精神改变到深昏迷分为四期。

一期(前驱期):轻度性格改变和行为失常,例如:欣快激动或淡漠少言,衣冠不整或随地便溺。应答尚准确,但吐字不清且较缓慢,可有扑翼样震颤,脑电图多数正常,此期历时数天或数周,有时症状不明显,易被忽视。

二期(昏迷前期):以意识错乱、睡眠障碍、行为失常为主。前一期的症状加重,定向力和理解力均减退,不能完成简单的计算和智力构图。言语不清、书写障碍、举止反常也很常见。多有睡眠时间倒错,昼睡夜醒,甚至有幻觉、恐惧、狂躁,而被看成一般精神病。此期患者有明显神经体征,如腱反射亢进、肌张力增高、踝痉挛及阳性 Babinski 征等。此期扑翼样震颤存在,脑电图有特征性异常。患者可出现不随意运动及运动失调。

三期(昏睡期):以昏睡和精神错乱为主,各种神经体征持续或加重,大部分时间患者呈昏睡状态,但可以唤醒。醒时尚可应答问话,但常有神志不清和幻觉。扑翼样震颤仍可引出。肌张力增加,四肢被动运动常有抗力。

四期(昏迷期):神志完全丧失,不能唤醒。浅昏迷时,对痛刺激和不适体位尚有反应,腱反射和肌张力仍亢进;由于患者不能合作,扑翼样震颤无法引出。深昏迷时,各种反射消失,肌张力降低,瞳孔常散大,可出现阵发性惊厥、踝阵挛和换气过度。脑电图明显异常。

以上各期临床表现可有重叠,病情发展或经治疗好转时程度可进级或退级。

三、治疗措施

肝性脑病目前尚无特效疗法,治疗应采取综合措施。

(一)消除诱因

某些因素可诱发或加重肝性脑病。肝硬化时,药物在体内半衰期延长,廓清减少,脑病患者大脑的敏感性增加,多数不能耐受麻醉、镇痛、安眠、镇静等类药物,如使用不当,可出现昏睡,直至昏迷。当患者狂躁不安或有抽搐时,禁用吗啡及其衍生物、副醛、水合氯醛、哌替啶及速效巴比妥类,可减量使用(常量的 1/2 或 1/3)地西泮、东莨菪碱,并减少给药次数。必须及时控制感染和上消化道出血,避免快速和大量的排钾利尿和放腹水。注意纠正水、电解质和酸碱平衡失调。

(二)减少肠内毒物的生成和吸收

1.饮食

开始数天内禁食蛋白质。每天供给热量 1 200~1 600 kcal 和足量维生素,以碳水化合物为主要食物,昏迷不能进食者可经鼻胃管供食。三、四期患者应禁止从胃肠道补充蛋白质,可鼻饲或静脉注射 25% 葡萄糖溶液,每天可进 3~6 g 必需氨基酸。胃不能排空时应停鼻饲,改用深静脉插管滴注 25% 葡萄糖溶液维持营养。在大量输注葡萄糖的过程中,必须警惕低钾血症、心力衰竭和脑水肿。神志清楚后,可逐步增加蛋白质至 40~60 g/d,最好用植物蛋白,植物蛋白含蛋氨酸、芳香族氨基酸较少,含支链氨基酸较多,且能增加粪氮排泄。此外,植物蛋白含非吸收性纤维,被肠菌酵解产酸有利于氨的排除,且有利通便,故适用于肝性脑病患者。

2.灌肠或导泻

清除肠内积食、积血或其他含氮物质,可用生理盐水或弱酸性溶液(如稀醋酸液)灌肠,或口服或鼻饲 25% 硫酸镁 30~60 mL 导泻。

3.抑制细菌生长

口服新霉素 2~4 g/d 或选服巴龙霉素、卡那霉素、氨苄西林均有效。长期服新霉素的患者中少数出现听力或肾功能减损,故服用新霉素不宜超过 1 个月。口服甲硝唑 0.2 g,每天 4 次,疗效和新霉素相等,适用于肾功能不良者。乳果糖口服后在结肠中被细菌分解为乳酸和醋酸,使肠腔呈酸性,从而减少氨的形成和吸收。对忌用新霉素或需长期治疗的患者,乳果糖或乳山梨醇为首选药物。近年发现,乳糖在乳糖酶缺乏人群的结肠中,经细菌发酵产酸后也降低粪便 pH,减少氨含量,用以治疗肝性脑病,效果和乳果糖相同,但价格较便宜。

(三)促进有毒物质的代谢消除,纠正氨基酸代谢的紊乱

1.降氨药物

(1)谷氨酸钾和谷氨酸钠:加入葡萄糖液中静脉滴注,每天1~2次。谷氨酸钾、钠比例视血清钾、钠浓度和病情而定,尿少时少用钾剂,明显腹水和水肿时慎用钠剂。

(2)精氨酸:可促进尿素循环而降低血氨,10~20 g/d加入葡萄糖液中静脉滴注1次,药呈酸性,适用于血pH偏高的患者。降氨药对慢性反复发作的门体分流性脑病疗效较好,对重症肝炎所致的急性肝昏迷无效。

(3)苯甲酸钠:可与肠内残余氮质,如甘氨酸或谷氨酰胺结合,形成马尿酸,经肾脏排出,从而降低血氨。治疗急性门体分流性脑病的效果与乳果糖相当。剂量为每天2次,每次口服5 g。

(4)苯乙酸与肠内谷氨酰胺结合,形成无毒的马尿酸经肾排泄,也能降低血氨浓度。

(5)鸟氨酸-α-酮戊二酸和鸟氨酸门冬氨酸均有显著的降氨作用。

2.支链氨基酸

口服或静脉输注以支链氨基酸为主的氨基酸混合液,在理论上可纠正氨基酸代谢的不平衡,抑制大脑中假神经递质的形成,但对门体分流性脑病的疗效尚有争议。支链氨基酸比一般食用蛋白质所致昏迷作用较小,如患者不能耐受蛋白食物,摄入足量富含支链氨基酸的混合液对恢复患者的正氮平衡是有效和安全的。

3.GABA/BZ复合受体拮抗药

氟马西尼可以拮抗内源性苯二氮䓬所致的神经抑制。对三、四期患者有促醒作用且起效快,但维持时间短,通常在4小时之内。其采用的剂量为0.5~1 mg静脉注射或用1 mg/h持续滴注,对肝硬化伴发肝性脑病者的症状有很大改善。

(四)肝移植

肝移植是治疗各种终末期肝病的一种有效手段。由于移植操作过程的改良和标准化,供肝保存方法和手术技术上的进步,以及抗排异的低毒免疫抑制剂的应用,患者在移植后的生存率已明显提高。

(五)其他对症治疗

1.纠正水、电解质和酸碱平衡失调

每天入液总量以不超过2 500 mL为宜。肝硬化腹水患者的入液量应加以控制(一般约为尿量加1 000 mL),以免血液稀释、血钠过低而加重昏迷。及时纠正缺钾和碱中毒,缺钾者补充氯化钾;碱中毒者可用精氨酸盐溶液静脉滴注。

2.保护脑细胞功能

用冰帽降低颅内温度,以减少能量消耗,保护脑细胞功能。

3.保持呼吸道通畅

深昏迷者,可行气管切开,以利排痰和给氧。

4.防治脑水肿

静脉滴注高渗葡萄糖、甘露醇等脱水剂,防治脑水肿。

5.防治出血与休克

有出血倾向者,可静脉滴注维生素K_1或输鲜血,以纠正休克、缺氧和肾前性尿毒症。

6.腹膜或肾脏透析

如氮质血症是肝性脑病的原因,可以采用腹膜或血液透析治疗。

四、护理措施

肝性脑病（肝昏迷）是肝衰竭的最终表现，在临床中如能及时发现、及时治疗预后尚好。所以患者家属及医院护理工作者应注重预见性护理，即寻找并清除诱因。

（一）病情观察

1.观察患者的性格和行为变化

发病前有脾气、性格的改变，表现为烦躁、易怒、表情欣快或少言寡语。同时，患者伴有扑翼样震颤。尤其要观察夜间是否睡眠颠倒、异常行为表现。当患者出现上述症状时，用与患者交谈的方式，了解患者的反应性和回答问题的能力，肝昏迷早期患者在回答这些简单问题时常出现错误或反应迟钝。

2.观察患者有无诱因

发热、腹痛（腹膜炎）症状提示感染的发生；呕血、便血、黑便、皮肤紫癜提示出血；要准确记录24小时尿量，少尿、无尿提示肝肾综合征发生；头痛、烦躁、呼吸急促、血压升高提示可能有急性脑水肿。当患者出现肝昏迷前兆时，护理人员应及时报告医师，如果患者在家中出现，家属应立即拨打120急救电话送医院治疗。

（二）护理

1.饮食护理

昏迷前期开始数天内禁食蛋白质，供给足量维生素，以碳水化合物为主要食物，昏迷不能进食者给予鼻饲流质饮食。

2.安全防护

肝昏迷早期患者，可能会出现行为错乱、狂躁，可出现自伤或伤害他人的行为，护理人员要注意加强安全防护措施，并给患者的病床加床栏或保护带，以防坠床。

3.口腔护理

对肝昏迷患者，每天用生理盐水擦洗口腔，及时清理呕吐物，保持患者的头部偏向一侧，防止发生窒息。

4.皮肤护理

保持患者身体清洁，防止发生压疮。

5.保持呼吸道通畅

对吸氧患者要保持鼻管通畅、清洁，经常翻身拍背做胸部体疗，避免吸入性肺炎和坠积性肺炎的发生。

6.保持排便通畅，减少氨的吸收

每天了解排便情况，根据病情可用稀醋酸灌肠或口服乳果糖，每次20g，每天3次，使肠腔内酸化减少氨的吸收，也是预防肝性脑病发生的措施之一。

7.慎用安眠药，加强心理护理

疾病的困扰，心理上的烦恼，躯体上的不适往往影响患者睡眠，使病情加重，但应用安眠药又有可能诱发肝性脑病。因此，要做好耐心、细致的解释工作，减轻患者的心理负担，为患者创造舒适的休养环境。

（邹爱霞）

第四节 重型病毒性肝炎

大多数病毒性肝炎预后良好,少部分人出现肝衰竭,我国定名为重型病毒性肝炎,预后较差。起病10天内出现急性肝衰竭现象称急性重症型;起病10天以上出现肝衰竭现象称亚急性重症型;在有慢性肝炎、肝硬化或慢性病毒携带状态病史的患者,出现肝衰竭表现称慢性重型病毒性肝炎。

一、诊断

(一)病因

本病病原体为各型肝炎病毒。肝炎病毒与机体的免疫反应都与本病的发病有关。发病多有诱因,如急性肝炎起病后,未适当休息、治疗,嗜酒或服用损害肝脏药物、妊娠或合并感染等。

(二)诊断要点

1.病史

急、慢性肝炎患者有明显的恶心、呕吐、腹胀等消化道症状。肝功能严重损害,特别是黄疸急骤加深,血清总胆红素>171 μmol/L 或每天上升幅度>17 μmol/L。在胆红素增高的同时,血清转氨酶活性反而相对较低,呈"胆-酶分离"现象。凝血酶原活动≤40%,有肝性脑病、出血、腹水等表现。要注意区别急性、亚急性、慢性重型肝炎的不同点,发病10天以内出现的重型肝炎是急性重型肝炎,其特点为肝性脑病出现早、肝浊音界缩小较明显。发病10天至8周出现的重型肝炎为亚急性重型肝炎,临床表现主要为严重消化道症状、重度黄疸、浮肿及腹水,可有肝性脑病。慢性重型肝炎是在原有慢性肝炎或肝炎后肝硬化基础上出现的亚急性重型肝炎的临床表现,肝浊音界缩小不明显,病程一般较长。

2.危重指标

(1)突然出现精神、神志改变,即肝性脑病变化,从轻微的情绪与言行改变至严重的肝昏迷。

(2)短期内黄疸急剧加重,胆固醇或胆碱酯酶明显降低。

(3)腹胀明显加重,出现"胃型";腹水大量增加、尿量急剧减少等表现。

(4)凝血酶原活动度极度减低,出血现象明显,或有 DIC 表现。

(5)出现严重并发症如感染、肝肾综合征等。

3.辅助检查

(1)血常规:急性重型肝炎可有白细胞升高及核左移。慢性重型肝炎由于脾功能亢进,故白细胞总数升高不明显,血小板多有减少。

(2)肝功能明显异常:尤以胆红素升高明显,胆固醇(酯)与胆碱酯酶明显降低。慢性重型肝炎多有清蛋白明显减少,球蛋白升高,A/G 比值倒置。

(3)凝血酶原时间延长:凝血酶原活动度降低至40%以下。可有血小板减少、纤维蛋白原减少、纤维蛋白降解产物(FDP)增加等 DIC 的表现。

(4)血氨升高:正常血氨静脉血中应<58 μmol/L(100 μg/dL),动脉血氨更能反映肝性脑病的轻重。

(5)氨基酸谱的测定:支链氨基酸正常或轻度减少,而芳香氨基酸增多,故支/芳比值下降。

(6)脑电图:可有高电压及阵发性慢波。脑电图检查有助于肝性脑病的早期诊断及判断预后。

(7)肾功能检查:有肝肾综合征时常有尿素及血清肌酐升高。

(8)各种肝炎病毒标志物检查:可确定病原及发现多型病毒重叠感染患者。

(9)肝活检:对不易确诊的患者应考虑做肝穿刺活检。但术前、术后应做好纠正出血倾向的治疗。如注射维生素 K_1、凝血酶原复合物、新鲜血浆,以改善凝血酶原活动度。术前、术后还可注射止血药。加强监护以防意外。

(三)鉴别诊断

1.药物及肝毒性毒物引起的急性中毒性重型肝炎

本病应有服药史及毒物史,如抗结核药、磺胺类药、抗真菌药(酮康唑)等,中草药中的川楝子、雷公藤、黄药子也可引起,毒物中有毒蕈中毒、蛇毒等。

2.妊娠急性脂肪肝

本病多发生于第1胎,妊娠后期,急性上腹痛,频繁呕吐,黄疸深重,出血,很快出现昏迷、抽搐、B超检查可见肝脏回声衰减。

二、治疗

(一)治疗原则

主要是综合治疗,包括支持疗法,防止肝坏死,改善肝功能,促进肝细胞再生,防止出血、肝性脑病、肝肾综合征、合并感染等并发症。

(二)常规治疗

1.一般支持疗法

(1)绝对卧床休息,记24小时出入量,密切观察病情变化。

(2)保证必要的热量供应,尽可能减少饮食中的蛋白质,以控制肠内氨的来源。补充足量维生素C、维生素 K_1 及B族维生素。

(3)静脉输液,以10%葡萄糖液1 500~2 000 mL/d,内加水飞蓟素、促肝细胞生长素、维生素C 2.0~5.0 g,静脉滴注。大量维生素E静脉滴注,有助于消除氧自由基的中毒性损害。

(4)输新鲜血浆或全血,1次/2~3天,人血清蛋白5~10 g,1次/天。

(5)支链氨基酸250 mL,1~2次/天。

(6)根据尿量及血中钠、钾、氯化物检测结果,调整补充电解质,以维持电解质平衡,防止低血钾。

2.防止肝细胞坏死,促进肝细胞再生

(1)肝细胞再生因子(HGF)80~120 mg溶于10%葡萄糖液250 mL,静脉滴注,1次/天。

(2)胸腺素15~20 mg/d,溶于10%葡萄糖液内静脉滴注。

(3)10%葡萄糖液500 mL加甘利欣150 mg或加强力宁注射液80~120 mL,静脉滴注,1次/天。10%门冬氨酸钾镁30~40 mL,溶于10%葡萄糖液中静脉滴注,1次/天。长期大量应用注意观察血钾。复方丹参注射液8~16 mL加入500 mL右旋糖酐-40内静脉滴注,1次/天。改善微循环,防止DIC形成。

(4)前列腺素 E_1(PGE_1),开始为100 μg/d,以后可逐渐增加至200 μg/d,加于10%葡萄糖液500 mL中缓慢静脉滴注,半个月为1个疗程。

(5)胰高血糖素-胰岛素(G-I)疗法,方法为胰高血糖素 1 mg,普通胰岛素 10 U 共同加入 10%葡萄糖液 500 mL 内,缓慢静脉滴注,1~2 次/天。

3.防治肝性脑病

(1)严格低蛋白饮食,病情严重时可进无蛋白饮食,待病情好转后再逐渐增加。

(2)口服乳果糖糖浆 10~30 mL,3 次/天以使粪便 pH 降到 5 为宜,从而达到抑制肠道细菌繁殖、减轻内毒素血症。选用大黄煎剂、小量硫酸镁、20%甘露醇 20~50 mL 口服、口服新霉素、食醋保留灌肠等。

(3)防止低血钾与碱血症,用支链氨基酸或六合氨基酸 250 mL 静脉滴注,1~2 次/天。

(4)消除脑水肿,有脑水肿倾向者用 20%甘露醇 250 mL.加压快速静脉滴注。

4.防治出血

(1)观测血小板计数、凝血酶原时间、纤维蛋白原等,以便及早发现 DIC 征兆,尽早采取相应措施。早期应给改善微循环、防止血小板聚集的药物,如川芎嗪 160~240 mg,复方丹参注射液 8~18 mL,双嘧达莫 400~600 mg 等,加入葡萄糖液内静脉滴注。500 mL 右旋糖酐-40 加山莨菪碱注射液 10~20 mg,静脉滴注,如确已发生 DIC,应按 DIC 治疗。

(2)凝血因子的应用,纤维蛋白原 1.5 g 溶于 100 mL 注射用水中,缓慢静脉滴注,1 次/天。输新鲜血浆或新鲜全血。

(3)大剂量维生素 K_1 应早应用,有人认为大剂量维生素 K_1、维生素 C、维生素 E 合用,可使垂死的肝细胞复苏。

(4)酚磺乙胺 500 mg,静脉注射,1 或 2 次/天。

(5)对有消化道大出血者,除输血及全身用止血药外,应进行局部相应处理。消化道出血,可口服凝血酶,每次 2 000 U;奥美拉唑 40 mg 静脉注射,1 次/6 小时;西咪替丁,每晚 0.4~0.8 g,可防治胃黏膜糜烂出血。对门静脉高压引起的上消化道出血,在血压许可的条件下,持续静脉滴注酚妥拉明以降低门脉压,可起到理想的止血效果。酚妥拉明 20~30 mg 加入 10%葡萄糖液 1 000~1 500 mL 缓慢静脉滴注 8~12 小时,注意观察血压。

5.防治肾衰竭

(1)尽量避免用有肾毒性的药物。

(2)选用川芎嗪、复方丹参、山莨菪碱、右旋糖酐-40 等。如已有肾功能不全、尿少者,应按急性肾衰竭处理。注意水、电解质平衡,防止高血钾。

(3)适当用利尿药,可用呋塞米 20~100 mg 稀释后静脉注射。

(4)经用药不能缓解高血钾与氮质血症,应行腹膜透析。

6.防感染

(1)注意口腔护理,保持病室空气清新,防止交叉感染。及早发现感染征兆,要特别注意腹腔、消化道、呼吸道、口腔、泌尿系统感染。可用乳酸菌制剂,以<50 ℃的低温水冲服,以预防肠道感染。

(2)及早用抗生素,在没有找到致病菌前,一般首先考虑革兰阴性细菌感染,全面考虑选用抗生素。要特别注意避免使用肾毒性与肝毒性抗生素。

三、急救护理

(一)护理目标
(1)患者及家属了解重症肝炎的诱发因素。
(2)患者症状改善,无护理并发症。
(3)为患者提供优质的护理服务,提高危重患者的生存质量,降低病死率。
(4)护士熟练掌握重症肝炎护理及预防保健知识。

(二)护理措施

1.休息与活动

卧床休息,病情允许时尽量采取平卧位。症状好转,黄疸消退,肝功能改善后,可逐渐增加活动量,以不感到疲劳为宜。肝功能正常1~3个月后可恢复日常活动及工作。

2.饮食

(1)饮食原则:高热量、高维生素、低脂、优质蛋白、易消化饮食。

(2)肝性脑病神志不清时禁止摄入蛋白质饮食,清醒后可逐渐增加蛋白质含量,每天约20 g,以后每隔3~5天增加10 g,逐渐增加至40~60 g/d。最好以植物蛋白为宜。

(3)肝肾综合征时低盐或无盐饮食,钠限制每天250~500 mg,进水量限制在1 000 mL/d。

(4)为患者提供清洁、舒适的就餐环境,促进食欲。

3.预防感染

(1)保持病房空气清新,减少探视。加强病房环境消毒,每天常规进行地面、物表、空气消毒。

(2)注意饮食卫生及餐具的清洁消毒,避免交叉感染。

(3)加强无菌操作,防止医源性感染。

(4)严格终末消毒。

4.心理护理

重症肝炎患者病情危重,病死率高,患者及家属易形成恐惧的心理状态,对治疗失去信心。护士应详细了解患者及家属对疾病的态度,耐心倾听患者诉说,安慰患者,建立良好的护患关系。讲解好转的典型病例,使患者树立战胜疾病的信心。

5.症状护理

(1)观察患者生命体征、神志、瞳孔、尿量的变化,并做好记录。

(2)每周测量腹围和体重。利尿速度不宜过快,腹水伴水肿者,每天体重下降不超过1 000 g。单纯腹水患者,每天体重下降不超过400 g。

(3)避免肝性脑病的各种诱发因素:注意保持大便通畅,防治感染,禁用止痛、麻醉、安眠和镇静药物,维持水电解质和酸碱平衡。

(4)观察有无肝性脑病、出血、肝肾综合征等并发症的发生,如有病情变化及时汇报医师并配合抢救。

6.三腔二囊管护理

(1)胃气囊充气200~300 mL,食道囊充气150~200 mL。

(2)置管期间可因提拉过猛或患者用力咳嗽出现恶心,频繁期前收缩甚至窒息症状,应立即将气囊口放开,放出三腔管内气体,并行进一步处理。

(3)经常抽吸胃内容物,观察有无再出血。

(4)置管期间应保持口、鼻清洁,忌咽唾液、痰液,以免误入气管。

(5)置管 24 小时应放气 15~30 分钟,以免食管、胃底黏膜受压过久坏死。

(6)出血停止后放出气囊的气体,保留管道,继续观察 12~24 小时,无出血现象可考虑拔管,拔管前应吞服液体石蜡 20~30 mL。

7.健康教育

(1)向患者及家属讲解重症肝炎的诱因。

(2)按照医嘱合理用药,了解常用药物的作用、正确用量、用法、不良反应。勿自行使用镇静、安眠药物。

(3)合理饮食:高热量、高维生素、低脂、优质蛋白、易消化饮食。

(4)预防交叉感染:实施适当的家庭隔离,如患者的餐具、用具和洗漱用品应专用,定时消毒。

(5)避免劳累、饮酒及应用肝损害药物。

(6)定期复查肝功能。

(邹爱霞)

第五节　急性胰腺炎

一、概述

急性胰腺炎是指多种病因导致胰酶在胰腺内被激活后引起胰腺自身消化的炎症反应。临床上以急性腹痛及血、尿淀粉酶的升高为特点,病情轻重不等。按临床表现和病理改变,可分为轻症急性胰腺炎(MAP)和重症急性胰腺炎(SAP)。前者多见,临床上占急性胰腺炎的 90%,预后良好;后者病情严重,常并发感染、腹膜炎和休克等,死亡率高。

二、病因和发病机制

(一)病因

1.胆管疾病

胆结石、蛔虫或感染致使壶腹部出口处梗阻,使胆汁排出障碍,当胆管内压超过胰管内压时,胆汁、胆红素和溶血磷脂酰胆碱及细菌毒素可逆流入胰管,或通过胆胰间淋巴系统扩散至胰腺,损害胰管黏膜屏障,进而激活胰酶引起胰腺自身消化。

2.十二指肠疾病与十二指肠液反流

一些伴有十二指肠内压增高的疾病,如肠系膜上动脉压迫、环状胰腺、胃肠吻合术后输入段梗阻、邻近十二指肠乳头的憩室炎等,常有十二指肠内容物反流入胰管,激活胰酶,引起胰腺炎。

3.大量饮酒和暴饮暴食

大量饮酒和暴饮暴食可增加胆汁和胰液分泌,引起十二指肠乳头水肿和 Oddi 括约肌痉挛;乙醇还可使胰液形成蛋白"栓子",使胰液排泄受阻,引发胰腺炎。

4.胰管梗阻

胰管结石或蛔虫、狭窄、肿瘤、胰腺分裂症等均可引起胰管阻塞,管内压力增高,胰液渗入间质,导致急性胰腺炎。

5.手术与外伤

腹部手术可能直接损伤胰腺或影响其血供。ERCP检查时可因重复注射造影剂或注射压力过高,引起急性胰腺炎(3%)。腹部钝挫伤可直接挤压胰腺组织引起胰腺炎。

6.内分泌与代谢障碍

甲状旁腺功能亢进症、甲状旁腺肿瘤、维生素D过量等均可引起高钙血症,产生胰管钙化、结石形成,进而刺激胰液分泌和促进胰蛋白酶原激活而引起急性胰腺炎。高脂血症可使胰液内脂质沉着,引起血管的微血栓或损坏微血管壁而伴发胰腺炎。

7.感染

腮腺炎病毒、柯萨奇病毒B、埃可病毒、肝炎病毒感染均可伴急性胰腺炎,特别是急性重型肝炎患者可并发急性胰腺炎。

8.药物

与胰腺炎有关的药物有硫唑嘌呤、肾上腺糖皮质激素、噻嗪类利尿药、四环素、磺胺类、甲硝唑、阿糖胞苷等,使胰液分泌或黏稠度增加。

另外,有5%~25%的急性胰腺炎病因不明,称为特发性胰腺炎。

(二)发病机制

急性胰腺炎的发病机制尚未完全阐明。相同的病理生理过程是胰腺消化酶被激活而造成胰腺自身消化。胰腺分泌的消化酶有两种形式:一种是有活性的酶,如淀粉酶、脂肪酶等;另一种是以前体或酶原形式存在的无活性酶,如胰蛋白酶原、糜蛋白酶原、弹性蛋白酶原、磷脂酶A、激肽酶原等。胰液进入十二指肠后被肠激酶激活,使胰蛋白酶原转变为胰蛋白酶,胰蛋白酶又引起一连串其他酶原的激活,将磷脂酶原A、弹性蛋白酶原、激肽酶原分别激活为磷脂酶A、弹性蛋白酶、激肽酶。磷脂酶A使磷脂酰胆碱转变为溶血磷脂酰胆碱,破坏胰腺细胞和红细胞膜磷脂层,使胰腺组织坏死与溶血;弹性蛋白酶溶解血管壁弹性纤维而致出血;激肽酶将血中激肽原分解为激肽和缓激肽,从而使血管扩张和通透性增加,引起水肿和休克。脂肪酶分解中性脂肪引起脂肪坏死。激活的胰酶并可通过血行与淋巴途径到达全身,引起全身多脏器(如肺、肾、脑、心、肝)损害和出血坏死性胰腺炎。研究提示,胰腺组织损伤过程中一系列炎性介质(如氧自由基、血小板活化因子、前列腺素、白三烯、补体、肿瘤坏死因子等)起着重要介导作用,促进急性胰腺炎的发生和发展。

三、临床特点

(一)症状

1.腹痛

腹痛为本病最主要表现。95%急性胰腺炎患者腹痛是首发症状,常在大量饮酒或饱餐后突然发作,程度轻重不一,可以是钝痛、钻顶或刀割样痛,呈持续性,也可阵发性加剧,不能为一般解痉药所缓解。多数位于上腹部、脐区,也可位于左右上腹部,并向腰背部放射。弯腰或起坐前倾位可减轻疼痛。轻症者在3~4天即缓解;重症腹痛剧烈、且持续时间长。由于腹腔渗液扩散,可弥漫呈全腹痛。

2.恶心、呕吐

大多数起病后即伴恶心、呕吐,呕吐常较频繁。呕吐出食物或胆汁,呕吐后腹痛不能缓解。

3.发热

大多数为中等度以上发热。一般持续3～4天,如发热持续不退或逐日升高,则提示为出血坏死性胰腺炎或继发感染。

4.黄疸

常于起病后1～2天出现,多为胆管结石或感染所致,随着炎症消退逐渐消失,如病后5～7天出现黄疸,应考虑并发胰腺假性囊肿压迫胆总管的可能,或由于肝损害而引起肝细胞性黄疸。

5.低血压或休克

重症常发生低血压或休克,患者烦躁不安、皮肤苍白湿冷、脉搏细弱、血压下降,极少数可突然发生休克,甚至猝死。

(二)体征

轻症急性胰腺炎腹部体征较轻,上腹有中度压痛,无或轻度腹肌紧张和反跳痛,均有腹胀,一般无移动性浊音。

重症急性胰腺炎上腹压痛明显,并有腹肌紧张及反跳痛,出现腹膜炎时则全腹明显压痛、腹肌紧张,重者有板样强直。伴肠麻痹者有明显腹胀、肠鸣音减弱或消失,可叩出移动性浊音。腹水为少量至中等量,常为血性渗液。少数重症患者两侧胁腹部皮肤出现蓝-棕色瘀斑,称为Grey-Turner征;脐周皮肤呈蓝-棕色瘀斑,称为Cullen征,是因血液、胰酶、坏死组织穿过筋膜和肌层进入皮下组织所致。起病2～4周后因假性囊肿或胰及其周围脓肿,于上腹可扪及包块。

(三)并发症

1.局部并发症

(1)胰腺脓肿:一般在起病后2～3周,因胰腺或胰周坏死组织继发细菌感染而形成脓肿。

(2)假性囊肿:多在起病后3～4周形成。由于胰液和坏死组织在胰腺本身或胰周围被包裹而形成囊肿,囊壁无上皮,仅为坏死、肉芽、纤维组织。囊肿常位于胰腺体、尾部,数目不等、大小不一。

2.全身并发症

重症急性胰腺炎常并发不同程度的多脏器功能衰竭(MOF)。

(1)急性呼吸衰竭(呼吸窘迫综合征):呼吸衰竭可在胰腺炎发病48小时即出现。早期表现为呼吸急促,过度换气,可呈呼吸性碱中毒。动脉血氧饱和度下降,即使高流量吸氧,呼吸困难及缺氧也不易改善,乳酸血症逐渐加重。晚期CO_2排出受阻,呈呼吸性及代谢性酸中毒。

(2)急性肾衰竭:少尿、无尿,尿素氮增高,可迅速发展成为急性肾衰竭,多发生于病程的前4天,常伴有高尿酸血症。

(3)心律失常与心功能不全:胰腺坏死可释放心肌抑制因子,抑制心肌收缩,降低血压,导致心力衰竭。心电图可有各种改变,如ST-T改变、传导阻滞、期前收缩、心房颤动或心室颤动等。

(4)脑病:表现为意识障碍、定向力丧失、幻觉、躁动、抽搐等,多在起病后3～4天出现。若有精神症状者,预后差,死亡率高。

(5)其他:如弥散性血管内凝血(DIC)、糖尿病、败血症及真菌感染、消化道出血、血栓性静脉炎等。

(四)辅助检查

1.白细胞计数

多有白细胞增多及中性粒细胞核左移。

2.淀粉酶测定

淀粉酶升高对诊断急性胰腺炎有价值,但无助于水肿型和出血坏死型胰腺炎的鉴别。

(1)血淀粉酶:在起病后 6～12 小时开始升高,24 小时达高峰,常超过正常值 3 倍以上,维持 48～72 小时后逐渐下降。若淀粉酶反复升高,提示复发;若持续升高,提示有并发症可能。需注意:淀粉酶升高程度与病情严重性并不一致。在重症急性胰腺炎,如腺泡破坏过甚,血清淀粉酶可不高,甚或明显下降。某些胰外疾病也可引起淀粉酶升高,如胆囊炎、胆石症、溃疡穿孔、腹部创伤、急性阑尾炎、肾功能不全、急性妇科疾病、肠梗阻或肠系膜血管栓塞等,均可有轻度淀粉酶升高。

(2)尿淀粉酶:尿淀粉酶升高较血淀粉酶稍迟,发病后 12～24 小时开始升高,下降缓慢,可持续 1～2 周,急性胰腺炎并发肾衰竭者尿中可测不到淀粉酶。

3.血清脂肪酶测定

急性胰腺炎时,血清脂肪酶的增高较晚于血清淀粉酶,于起病后 24～72 小时开始升高,持续 7～10 天,对起病后就诊较晚的急性胰腺炎患者有诊断价值,而且特异性也较高。

4.血钙测定

急性胰腺炎时常发生低钙血症。低血钙程度和临床病情严重程度相平行。若血钙低于 1.75 mmol/L,仅见于重症胰腺炎患者,为预后不良征兆。

5.其他生化检查

急性胰腺炎时,暂时性血糖升高常见,与胰岛素释放减少和胰高糖素释放增加有关。持久性的血糖升高(>10 mmol/L)反映胰腺坏死。部分患者可出现高三酰甘油血症、高胆红素血症。胸腔积液或腹水中淀粉酶可明显升高。如出现低氧血症、低蛋白血症、血尿素氮升高等,均提示预后不良。

6.影像学检查

超声与 CT 显像对急性胰腺炎及其局部并发症有重要的诊断价值。急性胰腺炎时,超声与 CT 检查可见胰腺弥漫性增大,其轮廓及其与周围边界模糊不清,胰腺实质不均,坏死区呈低回声或低密度图像,并清晰显示胰内、外组织坏死的范围与扩展方向,对并发腹膜炎、胰腺囊肿或脓肿诊断也有帮助。肾衰竭或因过敏而不能接受造影剂者可行磁共振检查。

X 线胸片可显示与胰腺炎有关的肺部表现,如胸腔积液、肺不张、急性肺水肿等。腹部平片可发现肠麻痹或麻痹性肠梗阻征象。

四、诊断和鉴别诊断

急性上腹痛,血、尿淀粉酶显著升高时,应想到急性胰腺炎的可能,但重症胰腺炎淀粉酶可能正常,故诊断必须结合临床表现、必要的实验室检查和影像检查结果,并排除其他急腹症者方能确立诊断。具有以下临床表现者有助于重症胰腺炎的诊断。①症状:烦躁不安、四肢厥冷、皮肤呈斑点状等休克征象。②腹肌强直,腹膜刺激征阳性,Grey-Turner 征或 Cullen 征出现。③实验室检查:血钙降至 2 mmol/L 以下,空腹血糖>11.2 mmol/L(无糖尿病史),血尿淀粉酶突然下降。④腹腔穿刺有高淀粉酶活性的腹水。

前已述及,胰腺外疾病也可出现淀粉酶升高,许多胸腹部疾病也会出现腹痛,故在诊断急性胰腺炎时,应结合病史、体征、心电图、有关的实验室检查和影像学检查加以鉴别。

五、急诊处理

(一)一般处理

1.监护

严密观察体温、脉搏、呼吸、血压与尿量。密切观察腹部体征变化,不定期检测血、尿淀粉酶和电解质(K^+、Na^+、Cl^-、Ca^{2+})、血气分析、肾功能等。

2.维持血容量及水、电解质平衡

因呕吐、禁食、胃肠减压而丢失大量水分和电解质,需给予补充。尤其是重症急性胰腺炎,胰周大量渗出,有效血容量下降将导致低血容量性休克。每天补充 3 000~4 000 mL 液体,包括晶体溶液和胶体溶液,如输新鲜血、血浆或清蛋白,注意电解质与酸碱平衡,尤其要注意低钾和酸中毒。

3.营养支持

营养支持对重症胰腺炎尤为重要。早期给予全胃肠外营养(TPN),如无肠梗阻,应尽早进行空肠插管,过渡到肠内营养(EN)。可增强肠道黏膜屏障,防止肠内细菌移位。

4.止痛

可用哌替啶 50~100 mg 肌内注射,必要时可 6~8 小时重复注射。禁用吗啡,因吗啡对 Oddi 括约肌有收缩作用。

(二)抑制或减少胰液分泌

1.禁食和胃肠减压

其用以减少胃酸和胰液的分泌,减轻呕吐与腹胀。

2.抗胆碱能药物

如阿托品 0.5 mg,每 6 小时肌内注射 1 次,能抑制胰液分泌,并改善胰腺微循环,有肠麻痹者不宜使用。

3.制酸药

如 H_2 受体拮抗剂法莫替丁静脉滴注,或质子泵抑制剂奥美拉唑 20~40 mg 静脉注射,可以减少胃酸分泌以间接减少胰液分泌。

4.生长抑素及其类似物奥曲肽

可抑制缩胆囊素、促胰液素和胃泌素释放,减少胰酶分泌,并抑制胰酶和磷脂酶活性。

(三)抑制胰酶活性

可抑制胰酶分泌及已释放的胰酶活性,适用于重症胰腺炎早期治疗。

1.抑肽酶

抑肽酶作用:①抑制胰蛋白酶。②抑制纤溶酶和纤溶酶原的激活因子,从而阻止纤溶酶原的活化,可以防治纤维蛋白溶解引起的出血。

2.加贝酯

加贝酯是一种合成胰酶抑制药,具有强力抑制胰蛋白酶、激肽酶、纤溶酶、凝血酶等活性作用,从而阻止胰酶对胰腺的自身消化作用。

(四)抗生素

因胆管感染、急性胰腺炎继发感染及肠道细菌移位,故可给予广谱抗生素。

(五)并发症的处理

急性呼吸窘迫综合征除用地塞米松、利尿药外,还应做气管切开,并使用呼吸终末正压人工呼吸器。有高血糖或糖尿病时,使用胰岛素治疗;有急性肾衰竭者采用透析治疗。

(六)内镜下 Oddi 括约肌切开术(EST)

此法适用于胆源性胰腺炎合并胆管梗阻或胆管感染者,行 Oddi 括约肌切开术和/或放置鼻胆管引流。

(七)手术治疗

适应证有:①急性胰腺炎诊断尚未肯定,而又不能排除内脏穿孔、肠梗阻等急腹症时,应进行剖腹探查。②合并腹膜炎经抗生素治疗无好转者。③胆源性胰腺炎处于急性状态,需外科手术解除梗阻。④并发胰腺脓肿、感染性假性囊肿或结肠坏死,应及时手术。

六、急救护理

(一)护理目标

(1)维持生命体征稳定,降低病死率。
(2)减轻患者身体痛苦,提高舒适度。
(3)帮助预防并发症。
(4)减轻心理痛苦。

(二)护理措施

在 SAP 发病早期,尤其在发病 72 小时内,生命体征监护和生命支持是护理工作的主要内容,重点应放在有效循环和呼吸通气方面,纠正循环障碍,改善呼吸功能。

1.维持有效循环的护理

SAP 早期由于大量炎性介质释放、液体渗出、频繁呕吐等导致有效循环量严重不足。

(1)密切观察生命体征及意识变化,持续心电、血压、中心静脉压监护;严格记录 24 小时出入量,持续导尿,观察每小时尿量(尿量应≥30 mL/h),根据监测结果调节输液速度及液体成分,快速有效地补充体液。

(2)保持有效的静脉通道,深、浅静脉置管,连接三通接头,预留一通道作抢救用药专用。应用输液泵,保证特殊用药安全和最佳效果。静脉置管处严格无菌操作,每天碘伏消毒,更换肤贴,保持清洁干燥,输液器每 12 小时更换 1 次。观察置管处局部有无红肿、压痛等。

(3)维持呼吸功能的护理:SAP 时 ARDS 发生率高达 60%,病死率极高。应早期给予呼吸支持、机械通气等措施。①密切观察患者呼吸频率、节律、形态、呼吸困难、发绀的程度,动态观察脉搏血氧饱和度、动脉血气分析结果,出现变化及时报告医师处理。②轻者面罩给氧,流量 4~6 L/min。重者随时协助医师进行气管插管,正压机械通气。每 30 分钟抽血做 1 次血气分析,根据监测结果及时调整通气方式、通气量和吸氧浓度,病情稳定后改为每天测定 1 次或 2 次。③维持呼吸道通畅,及时清除气道分泌物,鼓励患者主动排痰,雾化吸入湿化呼吸道。帮助患者每小时变换体位 1 次,有助于改善通气和血流灌注,利于痰液排出,对治疗 ARDS 及预防肺部感染均有益。

2. 维持其他重要器官功能的护理

SAP时可发生急性肝、肾功能损害，胃肠道出血、胰性脑病等。①除密切监测生命体征变化外，还应注意监测血糖、血常规、肝肾功能、电解质(尤其是钾、钙离子)的变化情况。观察皮肤黏膜黄染情况。②注意呕吐物、排泄物的颜色、性状和量；持续胃肠减压者，观察引流物色、性质和量；动态观察腹部体征和肠鸣音改变。注意胃肠道出血、麻痹性肠梗阻的征象。③密切观察患者意识、瞳孔变化，及时发现患者早期神志改变及神经系统的阳性体征。注意有无烦躁不安、情绪反常、谵妄、狂躁、情感异常及反应迟钝等，警惕胰性脑病发生。发现异常立即报告医师并配合做相应急救和处理。意识障碍患者要防止意外坠床或其他伤害。

3. 药物治疗护理

SAP非手术治疗措施复杂，用药种类繁多，包括镇痛药、抗炎症介质药物、抗生素、抑制胰腺外分泌药物和胰酶抑制剂、血管活性物质等。护士要熟知药物的作用、剂量、给药方式、正确配制和输入方法、药物不良反应，观察患者对各种药物治疗的反应。对可能发生的不良反应有预见性，及时采取护理措施或报告医师处理。注意生长抑素及其类似物如奥曲肽(善得定)等应用时现配现用，用输液泵持续、准确给药，如果中断给药超过5分钟必须再次给予冲击量1次，确保药物疗效。

4. 营养支持疗法的护理

(1) SAP早期需禁食，先施行肠外营养，待病情缓解后再经鼻饲肠内营养，可辅以肠外营养，并观察患者的反应，如能耐受，则逐渐加大剂量。

(2) 进行肠内营养时，可先试探性滴注生理盐水0.5～1.0 L/d，1～2天后症状无加重，可给予要素膳或半要素膳，每天最好有4～6小时肠道休息时间。输注肠内营养液时掌握好浓度、速度、温度。应注意腹痛、肠麻痹、腹部压痛等胰腺炎症状和体征是否加重，并定期复查电解质、血脂、血糖、总胆红素、清蛋白水平、血常规及肾功能等，评价机体代谢状况，调整肠内营养的剂量。

(3) 患者腹痛、腹胀减轻或消失，肠道动力恢复或部分恢复时可以考虑开放饮食，不以血清淀粉酶活性高低作为开放饮食的必要条件。食物开始以糖类为主，逐步过渡至低脂饮食。

5. 腹痛的护理

剧烈腹痛是SAP突出的症状，导致患者不适、焦虑、恐惧情绪。护士帮助患者取舒适体位，安抚鼓励患者，疼痛剧烈时遵医嘱给予镇痛治疗，在严密观察下可注射盐酸哌替啶(度冷丁)，不应用吗啡或胆碱能受体阻滞剂，如阿托品、山莨菪碱(654-2)等，前者会收缩奥迪括约肌，后者则会诱发或加重肠麻痹。

6. 发热的护理

根据病情定时测量体温，观察体温变化及伴随症状。遵医嘱给予冰袋、温水擦浴或降温药物。每天进行皮肤清洁护理，及时擦干汗液，更换衣被，保持干燥舒适。

7. 基础护理

禁食，高热患者每天口腔清洁护理2次，保持口唇湿润，协助患者改变卧位姿势、翻身、拍背、按摩背部，增加舒适感。指导有效咳嗽及深呼吸，及时排除呼吸道分泌物，避免肺不张与坠积性肺炎。病房保持适宜的温度、湿度。保持床面平整干燥，防止褥疮。

8. 心理护理

由于本病重危并且容易反复波动，病痛剧烈、疗程长、治疗费用高，患者心理压力大，心理问题多见。主要表现为情绪不稳定、绝望、焦虑或抑郁。心理护理要适时、恰当,向患者介绍疾病的知识,解释及澄清其疑问,鼓励患者表达其担心及害怕的事情,提供舒适温馨的环境,安排亲属探视。指导患者亲属做好精神支持。

9.健康指导

使患者和家属了解本病基本诱因,如暴饮暴食、酗酒,帮助患者制定食谱和戒酒计划。指导患者掌握饮食卫生的基本知识;帮助患者掌握观察病情的方法;告知出院后定期复诊、随时复诊指征及联系电话;发现有胰腺和十二指肠疾病应及时治疗,避免急性胰腺炎复发。

(邹爱霞)

第十章 内分泌科急危重症护理

第一节 高血糖危象

高血糖危象指的是糖尿病昏迷,而糖尿病是由多种病因引起的以慢性高血糖为特征的代谢紊乱,其基本病理生理为绝对或相对性胰岛素分泌不足所引起的糖代谢紊乱,严重时可导致酸碱平衡失常。特征性的病理改变包括高血糖、高酮血症及代谢性酸中毒,发展到严重时可发生酮症酸中毒昏迷和高渗性非酮症性昏迷。

一、糖尿病酮症酸中毒

糖尿病酮症酸中毒(DKA)为最常见的糖尿病急症,是由于体内胰岛素缺乏引起的以高血糖、高血酮和代谢性酸中毒为主要表现的临床综合征。当代谢紊乱发展至脂肪分解加速、血清酮体积聚超过正常水平时称为酮血症,尿酮体排出增多称为酮尿,临床上统称为酮症。当酮酸积聚而发生代谢性酸中毒时称为酮症酸中毒,常见于1型糖尿病患者或β细胞功能较差的2型糖尿病患者伴应激时。

(一)病因

DKA发生在有糖尿病基础,在某些诱因作用下发病。DKA多见于年轻人,1型糖尿病易发,2型糖尿病可在某些应激情况下发生。发病过程大致可分为代偿性酮症酸中毒与失代偿性酮症酸中毒2个阶段。诱发DKA的原因如下。

1.急性感染

以呼吸、泌尿、胃肠道和皮肤的感染最为常见。伴有呕吐的感染更易诱发急性感染。

2.胰岛素和药物治疗中断

胰岛素和药物治疗中断是诱发DKA的重要因素,特别是胰岛素治疗中断。有时也可因体内产生胰岛素抗体致使胰岛素的作用降低而诱发。

3.应激状态

糖尿病患者出现精神创伤、紧张或过度劳累、外伤、手术、麻醉、分娩、脑血管意外、急性心肌梗死等。

4.饮食失调或胃肠疾病

严重呕吐、腹泻、厌食、高热等导致严重失水,过量进食含糖或脂肪多的食物,酗酒,或每天糖类摄入过少(<100 g)时。

5.不明病因

发生 DKA 时往往有几种诱因同时存在,但部分患者可能找不到明显诱因。

(二)发病机制

主要病理基础为胰岛素相对或绝对不足、拮抗胰岛素的激素(胰高血糖素、皮质醇、儿茶酚胺类、生长激素)增加以及严重失水等,因此产生糖代谢紊乱,血糖不能正常利用,导致血糖增高、脂肪分解增加、血酮增高和继发性酸中毒与水、电解质平衡失调等一系列改变。本病发病机制中各种胰岛素拮抗激素相对或绝对增多起重要作用。

1.脂肪分解增加、血酮增高与代谢性酸中毒的出现

DAK 患者脂肪分解的主要原因有:①胰岛素的严重缺乏,不能抑制脂肪分解。②糖利用障碍,机体代偿性脂肪动员增加。③生长激素、胰高血糖素和糖皮质激素的作用增强,促进脂肪的分解。此时因脂肪动员和分解加速,大量脂肪酸在肝经 β 氧化生成乙酰辅酶 A。正常状态下的乙酰辅酶 A 主要与草酰乙酸结合后进入三羧酸循环。DAK 时,由于草酰乙酸的不足,使大量堆积的乙酰辅酶 A 不能进入三羧酸循环,加上脂肪合成受抑制,使之缩合为乙酰乙酸,再转化为 β-羟丁酸、丙酮,三者总称为酮体。与此同时,胰岛素的拮抗激素作用增强,也成为加速脂肪分解和酮体生成的另一个主要方面。在糖、脂肪代谢紊乱的同时,蛋白质的分解过程加强,出现负氮平衡,血中生酮氨基酸增加,生糖氨基酸减少,这在促进酮血症的发展中也起了重要作用。当肝内产生的酮体量超过了周围组织的氧化能力时,便引起高酮血症。

病情进一步恶化将引起:①组织分解加速。②毛细血管扩张和通透性增加,影响循环的正常灌注。③抑制组织的氧利用。④先出现代偿性通气增强,继而 pH 下降,当 pH<7.2 时,刺激呼吸中枢引起深快呼吸(Kussmaul 呼吸),pH<7.0 时,可导致呼吸中枢麻痹,呼吸减慢。

2.胰岛素严重缺乏、拮抗激素增高及严重脱水

当胰岛素严重缺乏和拮抗激素增高情况下,糖利用障碍,糖原分解和异生作用加强,血糖显著增高,可超过 19.25 mmol/L,继而引起细胞外高渗状态,使细胞内水分外移,引起稀释性低钠。一般来说,血糖每升高 5.6 mmol/L,血浆渗量增加 5.5 mmol/L,血钠下降 2.7 mmol/L。此时,增高的血糖由肾小球滤过时,可比正常的滤过率[5.8~11 mmol/(L·min)]高出 5~10 倍,大大超过了近端肾小管回吸收糖[16.7~27.8 mmol/(L·min)]的能力,多余的糖由肾排出,带走大量水分和电解质,这种渗透性利尿作用必然使有效血容量下降,机体处于脱水状态。此外,由此而引起的机体蛋白质、脂肪过度分解产物(如尿素氮、酮体、硫酸、磷酸)从肺、肾排出,同时厌食、呕吐等症状,都可加重脱水的进程。在脱水状态下的机体,胰岛素利用下降与反调节激素效应增强的趋势又必将进一步发展。这种恶性循环若不能有效控制,必然引起内环境的严重紊乱。

3.电解质失衡

因渗透性利尿作用,从肾排出大量水分的同时也丢失 K^+、Na^+ 和 Cl^- 等离子。血钠在初期可由于细胞内液外移和排出增多而引起稀释性低钠,但若失水超过失钠程度,血钠也可增高。血钾降低多不明显,有时由于 DKA 时组织分解增加使大量细胞内 K^+ 外移而使测定的血钾不低,但总体上仍以低钾多见。

(三)临床表现

绝大多数 DKA 见于 1 型糖尿病患者,有使用胰岛素治疗史,且有明显诱因,小儿则多以 DKA 为首先症状出现。一般起病急骤,但也有逐渐起病者。早期患者常感软弱、乏力、肌肉酸

痛,是为 DKA 的前驱表现,同时糖尿病本身症状也加重,常因大量尿糖及酮尿使尿量明显增加,体内水分丢失,多饮、多尿更为突出,此时食欲缺乏、恶心、呕吐、腹痛等消化道症状及胸痛也很常见。老年有冠心病者可并发心绞痛,甚而心肌梗死及心律失常或心力衰竭等。由于 DKA 时心肌收缩力降低,每搏量减少,加以周围血管扩张,血压常下降,导致周围循环衰竭。

1. 严重脱水

皮肤黏膜干燥、弹性差,舌干而红、口唇樱桃红色,眼球下陷,心率增快,心音减弱,血压下降;并可出现休克及中枢神经系统功能障碍,如头痛、神志淡漠、恍惚,甚至昏迷。少数患者尚可在脱水时出现上腹部剧痛、腹肌紧张并压痛,酷似急性胰腺炎或外科急腹症,胰淀粉酶亦可升高,但非胰腺炎所致,系与严重脱水和糖代谢紊乱有关,一般在治疗 2～3 天后可降至正常。

2. 酸中毒

可见深而快的 Kussmaul 呼吸,呼出气体呈酮味(烂苹果味),但患者常无呼吸困难感觉,少数患者可并发呼吸窘迫综合征。酸中毒可导致心肌收缩力下降,诱发心力衰竭。当 pH<7.2 时中枢神经系统受抑制则出现倦怠、嗜睡、头痛、全身痛、意识模糊和昏迷。

3. 电解质失衡

早期低血钾常因病情发展而进一步加重,可出现胃肠胀气、腱反射消失和四肢麻痹,甚至有麻痹性肠梗阻的表现。当同时合并肾功能损害,或因酸中毒致使细胞内大量钾进入细胞外液时,血钾也可增高。

4. 其他

肾衰竭时少尿或无尿,尿检出现蛋白、管型;部分患者可有发热,病情严重者体温下降,甚至降至 35 ℃ 以下,这可能与酸血症时血管扩张和循环衰竭有关;尚有少数患者可因 6-磷酸葡萄糖脱氢酶缺乏而产生溶血性贫血或黄疸。

(四)实验室检查

1. 尿糖、尿酮检查

尿糖、尿酮强阳性,但当有严重肾功能损害时由于肾小球滤过率减少而导致肾糖阈增高时,尿糖和尿酮亦可减少或消失。

2. 血糖、血酮检查

血糖明显增高,多高达 16.7～33.3 mmol/L,有时可达 55.5 mmol/L 以上;血酮体增高,正常 <0.6 mmol/L,>1.0 mmol/L 为高血酮,>3.0 mmol/L 提示酸中毒。

3. 血气分析

代偿期 pH 可在正常范围,HCO_3^- 降低;失代偿期 pH<7.35,HCO_3^- 进一步下降,BE 负值增大。

4. 电解质测定

血钾正常或偏低,尿量减少后可偏高,血钠、血氯多偏低,血磷低。

5. 其他

肾衰竭时,尿素氮、肌酐增高,尿常规可见蛋白、管型,白细胞计数多增加。

(五)诊断及鉴别诊断

DKA 的诊断基于如下条件:①尿糖强阳性。②尿酮体阳性,但在肾功能严重损伤或尿中以 β-羟丁酸为主时尿酮可减少甚至消失。③血糖升高,多为 16.7～33.3 mmol/L,若>33.3 mmol/L,要注意有无高血糖高渗状态。④血 pH 常<7.35,HCO_3^-<10 mmol/L。在早期代偿阶段血 pH

可正常,但 BE 负值增大。关键在于对临床病因不明的脱水、酸中毒、休克、意识改变进而昏迷的患者应考虑到 DKA 的可能。若尿糖、尿酮体阳性,血糖明显增高,无论有无糖尿病史,都可结合临床特征而确立诊断。

DKA 可有昏迷,但在确立是否为 DKA 所致时,除需与高血糖高渗状态、低血糖昏迷和乳酸性酸中毒进行鉴别外,还应注意脑血管意外的出现,应详查神经系统体征,特别要急查头颅 CT,以资鉴别,必须注意二者同时存在的可能性。

(六)急诊处理

治疗原则为尽快纠正代谢紊乱,去除诱因,防止各种并发症。补液和胰岛素治疗是纠正代谢紊乱的关键。

1.补液

输入液体的量及速度应根据患者脱水程度、年龄及心脏功能状态而定。一般每天总需量按患者原体重的 10% 估算。首剂生理盐水 1 000~2 000 mL,1~2 小时静脉滴注完毕,以后每 6~8 小时输 1 000 mL 左右。补液后尿量应在每小时 100 mL 以上,如仍尿少,表示补液不足或心、肾功能不佳,应加强监护,酌情调整。昏迷者在苏醒后,要鼓励口服液体,逐渐减少输液,较为安全。

2.胰岛素治疗

常规以小剂量胰岛素为宜,这种用法简单易行,不必等血糖结果;无迟发低血糖和低血钾反应,经济、有效。实施时可分两个阶段进行:

(1)第 1 阶段:患者诊断确定后(或血糖>16.7 mmol/L),开始先静脉点滴生理盐水,并在其中加入短效胰岛素,每小时给予每千克体重 0.1 U 胰岛素,使血清胰岛素浓度恒定达到 100~200 μU/mL,每 1~2 小时复查血糖,如血糖下降<30%,可将胰岛素加量;对有休克和/或严重酸中毒和/或昏迷的重症患者,应酌情静脉注射首次负荷剂量 10~20 U 胰岛素;如下降>30%,则按原剂量继续静脉滴注,直至血糖下降为≤13.9 mmol/L 后,转第 2 阶段治疗;当血糖≤8.33 mmol/L 时,应减量使用胰岛素。

(2)第 2 阶段:当患者血糖下降至≤13.9 mmol/L 时,将生理盐水改为 5% 葡萄糖(或糖盐水),胰岛素的用量则按葡萄糖与胰岛素之比为(3~4):1(即每 3~4 g 糖给胰岛素 1 U)继续点滴,使血糖维持在 11.1 mmol/L 左右,酮体阴性时,可过渡到平日治疗剂量,但在停止静脉滴注胰岛素前 1 小时酌情皮下注射胰岛素 1 次,以防血糖的回升。

3.补钾

DKA 者从尿中丢失钾,加上呕吐与摄入减少,必须补充。但测定的血钾可因细胞内钾转移至细胞外而在正常范围内,因此,除非患者有肾功能障碍或无尿,一般在开始治疗即进行补钾。补钾应根据血钾和尿量:治疗前血钾低于正常,立即开始补钾,前 2~4 小时通过静脉输液每小时补钾为 13~20 mmol/L(相当于氯化钾 1.0~1.5 g);血钾正常、尿量>40 mL/h,也立即开始补钾;血钾正常、尿量<30 mL/h,暂缓补钾,待尿量增加后再开始补钾;血钾高于正常,暂缓补钾。使用时应随时进行血钾测定和心电图监护。如能口服,用肠溶性氯化钾 1~2 g,3 次/天。用碳酸氢钠时,鉴于它有促使钾离子进入细胞内的作用,故在滴入 5% 碳酸氢钠 150~200 mL 时,应加氯化钾 1 g。

4.纠正酸中毒

患者酸中毒是因酮体过多所致,而非 HCO_3^- 缺乏,一般情况下不必用碳酸氢钠治疗,大多可在输注胰岛素及补液后得到纠正。反之,易引起低血钾、脑水肿、反常性脑脊液 pH 下降和因抑制氧合血红蛋白解离而导致组织缺氧。只有 pH<7.1 或 CO_2CP<4.5 mmol/L、HCO_3^-<5 mmol/L 时给予碳酸氢钠 50 mmol/L。

5.消除诱因,积极治疗并发症

并发症是关系到患者预后的重要方面,也是酮症酸中毒病情加重的诱因,如心力衰竭、心律失常、严重感染等,都须积极治疗。此外,对患者应用鼻导管供氧,严密监测神志、血糖、尿糖、尿量、血压、心电图、血气、血浆渗量、尿素氮、电解质及出入量等,以便及时发现病情变化,及时予以处理。

(七)急救护理

1.急救护理要点

(1)补液:是抢救 DKA 首要的、极其关键的措施。补液可以迅速纠正失水以改善循环血容量与肾功能。通常使用0.9%氯化钠注射液。一般补液应遵循以下原则。①若血压正常或偏低,血钠小于 150 mmol/L,静脉输入 0.9%氯化钠注射液。发生休克者,还应间断输入血浆或全血。②若血压正常,血钠高于或等于 150 mmol/L,或伴有高渗状态,可开始就用低渗液体。③血糖降至 13.9 mmol/L 以下,改用 5%葡萄糖注射液。补充的量及速度需视失水程度而定。一般按患者体重(kg)的 10%估计输液。补液按先快后慢的原则进行。头 4 个小时补充总量的 1/4~1/3,头 8~12 小时补充总量的 2/3,其余的量在 24~48 小时内补足。补液途径以静脉为主,辅以胃肠内补液。

(2)应用胰岛素:静脉滴注或静脉推注小剂量胰岛素治疗,此法简单易行,安全有效,较少发生低血钾、脑水肿及后期低血糖等严重不良反应。每小时胰岛素用量 0.1 U/kg(可用 50 U RI 加入 500 mL 0.9%氯化钠注射液中以 1 mL/min 的速度持续静脉滴注)。

(3)保持呼吸道通畅,吸氧,提供保护性措施。

2.一般护理要点

(1)严密观察生命体征和神志变化,低血钾患者应做心电图监测,为病情判断和观察治疗反应提供客观依据。

(2)及时采血、留尿,送检尿糖、尿酮、血糖、血酮、电解质及血气等。

(3)准确记录 24 小时出入量。

(4)补液时密切监测肺水肿发生情况。

(5)遵医嘱用药,纠正电解质及酸碱失衡:轻症患者经补液及胰岛素治疗后,酸中毒可逐渐得到纠正,不必补碱。重症酸中毒,二氧化碳结合力<8.92 mmol/L,pH<7.1,应根据血 pH 和二氧化碳结合力变化,给予适量碳酸氢钠溶液静脉输入。酸中毒时细胞内缺钾,治疗前血钾水平不能真实反映体内缺钾程度,治疗后 4~6 小时血钾常明显下降,故在静脉输入胰岛素及补液同时应补钾,最好在心电监护下,结合尿量和血钾水平,调整补钾量和速度。在使用胰岛素 4 小时后,只要有尿排出(>30 mL/h),则应当补钾。

(6)对症护理:针对休克、严重感染、心力衰竭、心律失常、肾衰竭、脑水肿等进行处理,加强护理,注意口腔、皮肤的护理,预防压疮和继发性感染。昏迷患者应加强生活护理。

二、糖尿病高渗性非酮症昏迷

非酮症性高血糖高渗性糖尿病昏迷(NKHDC)是糖尿病的严重急性并发症。特点是血糖极高,没有明显的酮症酸中毒,因高血糖引起血浆高渗性脱水和进行性意识障碍的临床综合征。

(一)病因及发病机制

诱发因素常见的有:大量口服或静脉输注糖液,使用糖皮质激素、利尿剂(如呋塞米、噻嗪类、山梨醇)、免疫抑制剂、氯丙嗪、苯妥英钠、普萘洛尔等药物,急性感染,手术,以及脑血管意外、急性心肌梗死、心力衰竭等应激状态,腹膜透析和血液透析等。详细的发病机制还有待于进一步阐明。可能由于本病患者体内仍有一定数量的胰岛素,虽然由于各种不同原因而使其生物效应不足,但其数量足以抑制脂肪细胞脂肪分解,而不能抑制肝糖原分解和糖原异生,肝脏产生葡萄糖增加释入血流,同时葡萄糖因胰岛素不足不能透过细胞膜而为脂肪、肌肉摄取与利用,导致血糖上升。脂肪分解受抑制,游离脂肪酸增加不多,使肝脏没有足够的底物形成较多的酮体。加以本病患者抗胰岛素激素(如生长激素、糖皮质激素等)水平虽然升高,但其出现时间较酮症酸中毒患者晚,且其上升程度不足以引起生酮作用。血糖升高,大量尿糖从肾排出,引起高渗性利尿,从而导致脱水和血容量减少。

(二)临床表现

1.前驱期表现

NKHDC起病多隐蔽,在出现神经系统症状和进入昏迷前常有一段过程,即前驱期,表现为糖尿病症状如口渴、多尿和倦怠、无力等症状的加重,反应迟钝,表情淡漠,引起这些症状的基本原因是由于渗透性利尿失水。这一期可由几天到数周不等,发展比糖尿病酮症酸中毒慢,如能对NKHDC提高警惕,在前驱期及时发现并诊断,则对患者的治疗和预后大有好处,但可惜往往由于前驱期症状不明显,一则易被患者本人和医师所忽视,再者常易被其他并发症症状所掩盖和混淆,而使诊断困难和延误。

2.典型期的临床表现

如前驱期得不到及时治疗,则病情继续发展,由于严重的失水引起血浆高渗和血容量减少,患者主要表现为严重的脱水和神经系统两组症状和体征,我们观察的全部患者都有明显的脱水表现,外观患者的唇舌干裂、眼窝塌陷、皮肤失去弹性,由于血容量不足,大部分患者有血压降低、心跳加速,少数患者呈休克状态,有的由于严重脱水而无尿,神经系统方则表现为不同程度的意识障碍,从意识模糊、嗜睡直至昏迷,可以有一过性偏瘫。病理反射和癫痫样发作,出现神经系统症状常是促使患者前来就诊的原因,因此常误诊为一般的脑血管意外而导致误诊、误治,后果严重。和酮症酸中毒不一样,NKHDC没有典型的酸中毒呼吸,如患者出现中枢性过度换气现象时,则应考虑是否合并有败血症和脑血管意外。

(三)实验室及其他检查

(1)血常规。由于脱水血液浓缩,血红蛋白增高,白细胞计数多$>10\times10^9/L$。

(2)血糖极高>33.3 mmol/L(多数>44.4 mmol/L)。

(3)血电解质改变不明显。

(4)尿糖强阳性,尿酮体阴性或弱阳性。

(5)血浆渗透压增高血浆渗透压可按下面公式计算:

$$血浆渗透压(mmol/L)=2(Na^++K^+)+\frac{血糖\ mg/dL}{18}+\frac{BUN\ mg/dL}{2.8}$$

正常范围$280\sim300$ mmol/L,NKHDC多>340 mOms。

其他血肌酐和尿素氮多增高,原因可由于肾脏本身因素,但大部分患者是由于高度脱水肾前因素所致,因而血肌酐和尿素氮一般随急性期补液治疗后而下降,如仍不下降或特别高者预后不良。

(四)诊断

NKHDC 的死亡率极高,能否及时诊断直接关系到患者的治疗和预后。从上述 NKHDC 的临床表现看,对本症的诊断并不困难,关键是所有的临床医师要提高对本症的警惕和认识,特别是对中、老年患者有以下临床症状者,无论有无糖尿病历史,均提示有 NKHDC 的可能,应立即做实验室检查:①进行性意识障碍和明显脱水表现者。②中枢神经系统症状和体征,如癫痫样抽搐和病理反射征阳性者。③合并感染、心肌梗死、手术等应激情况下出现多尿者。④大量摄糖、静脉输糖或应用激素、苯妥英钠、普萘洛尔等可致血糖增高的药物时出现多尿和意识改变者。⑤水入量不足、失水和用利尿药、脱水治疗与透析治疗等。

实验室检查和诊断指标:对上述可疑 NKHDC 者应立即取血查血糖、血电解质(钠、钾、氯)、尿素氮和肌酐、CO_2CP,有条件做血酮和血气分析,查尿糖和酮体,做心电图。NKHDC 实验室诊断指标:①血糖>33.3 mmol/L。②有效血浆渗透压>320 mmol/L,有效血浆渗透压指不计算血尿素氮提供的渗透压。③尿糖强阳性,尿酮体阴性或弱阳性。

(五)鉴别诊断

首先,需与非糖尿病脑血管意外患者相鉴别,这种患者血糖多不高,或有轻度应激性血糖增高,但不可能>33.3 mmol/L。其次,需与其他原因的糖尿病性昏迷相鉴别。

(六)危重指标

所有的 NKHDC 患者均为危重患者,但有下列表现者大多预后不良。①昏迷持续 48 小时尚未恢复者。②高血浆渗透压于 48 小时内未能纠正者。③昏迷伴癫痫样抽搐和病理反射征阳性者。④血肌酐和尿素氮增高而持续不降低者。⑤患者合并有革兰阴性细菌感染者。

(七)治疗

尽快补液以恢复血容量,纠正脱水及高渗状态,降低血糖,纠正代谢紊乱,积极查询并清除诱因,治疗各种并发症,降低死亡率。

1.补液

迅速补液,扩充血容量,纠正血浆高渗状态,是本症治疗中的关键。

(1)补液的种类和浓度:具体用法可按以下 3 种情况。①有低血容量休克者,应先静脉滴注等渗盐水,以较快地提高血容量,升高血压,但因其含钠高,有时可造成血钠及血浆渗透压进一步升高而加重昏迷,故应在血容量恢复,血压回升至正常且稳定而血浆渗透压仍高时,改用低张液(4.5 g/L氯化钠或 6 g/L氯化钠)。②血压正常,血钠>150 mmol/L,应首先静脉滴注 4.5~6 g/L氯化钠溶液,使血浆渗透压迅速下降。因其含钠量低,输入后可有 1/3 进入细胞内,大量使用易发生溶血或导致继发性脑水肿及低血容量休克危险,故当血浆渗透压降至 330 mmol/L 以下,血钠在 140~150 mmol/L 时,应改输等渗氯化钠溶液。若血糖降至 13.8~16.5 mmol/L 时,改用 50 g/L有葡萄糖液或葡萄糖盐水。③休克患者或收缩压持续>10.6 kPa 者,除补等渗液外,应间断输血浆或全血。

(2)补液量估计:补液总量可按体重的 10% 估算。

(3)补液速度:一般按先快后慢的原则,前 4 小时补总量的 1/3,1.5~2 L,前 8、12 小时补总量的 1/2 加尿量,其余在 24~48 小时内补足。但在估计输液量及速度时,应根据病情随时调整,仔细观察并记录尿量、血压和脉率,应注意监测中心静脉压和心电图等。

(4)鼻饲管内补给部分液体:可减少静脉补液量,减轻心肺负荷,对部分无胃肠道症状患者可试用,但不能以此代替输液,以防失去抢救良机。

2.胰岛素治疗

本症患者一般对胰岛素较敏感,有的患者尚能分泌一定量的胰岛素,故患者对胰岛素的需要量比酮症酸中毒者少。目前多采用小剂量静脉滴注,一般 5~6 U/h 与补液同时进行,大多数患者在 4~8 小时后血糖降至 14 mmol/L 左右时,改用 50 g/L 葡萄糖液或葡萄糖盐水静脉注射,病情稳定后改为皮下注射胰岛素。应 1~2 小时监测血糖 1 次,对胰岛素却有抵抗者,在治疗 2~4 小时内血糖下降不到 30% 者应加大剂量。

3.补钾

尿量充分,宜早期补钾。用量根据尿量、血钾值、心电监护灵活掌握。

4.治疗各种诱因与并发症

(1)控制感染:感染是本症最常见的诱因,也是引起患者后期死亡的主要因素,必须积极控制各种感染并发症。强调诊断一经确立,即应选用强有力抗生素。

(2)维持重要脏器功能:合并心脏疾病者,如心力衰竭,应控制输液量及速度,避免引起低血钾和高血钾;保持血渗透压,血糖下降速度,以免引起脑水肿;加强支持疗法等。

(八)急救护理

1.急救护理要点

(1)补液:与 DKA 相近,但因患者失水更严重,应更积极补液。迅速补液以恢复血容量,纠正高渗性脱水。早期静脉输入 0.9% 氯化钠注射液,以便较快扩张微循环而补充血容量,迅速纠正血压。但需注意迅速大量输液不当时,可发生肺水肿等并发症。补充大量低渗溶液,有发生溶血、脑水肿及低血容量休克的危险。故应随时观察患者,如发现患者咳嗽、呼吸困难、烦躁不安、脉搏加快,特别是在昏迷好转过程中出现上述表现,提示可能输液过量,应立即减慢输液速度并及时处理。尿色变粉红提示发生溶血,应停止输入低渗溶液并对症处理。

(2)应用胰岛素:需要量相对酮症酸中毒昏迷为少,一般用普通胰岛素,剂量为 3~5 U/h。血糖降至 13.9 mmol/L 时停止注射胰岛素,防止因血糖下降太快、太低而发生脑水肿。也可一开始采用上述小剂量胰岛素治疗的方法,每 2~4 小时测定血糖。

2.一般护理要点

(1)严密观察病情:与糖尿病酮症酸中毒的观察大致相似,应随时观察患者的呼吸、脉搏、血压、神志变化,观察尿液颜色和量。

(2)遵医嘱用药,纠正电解质紊乱:主要是补充钾盐,若有低血钙、低血镁或低血磷时,可酌情给予葡萄糖酸钙、硫酸镁或磷酸钾缓冲液。

(3)积极治疗诱因及伴随症:患者死亡与潜在疾病和诱发因素密切相关,故应及时协助完善各项检查,仔细辨别原发疾病,包括控制感染,纠正休克,防止心力衰竭、肾衰竭、脑水肿的发生等。

3.健康教育

待病情稳定给予以下指导。

(1)增加对疾病的认识:指导患者和其亲属增加对疾病的认识,让患者和其亲属了解糖尿病的病因、临床表现,提高患者对治疗的依从性,使之积极配合治疗。

(2)了解糖尿病的控制目标,指导患者进行血糖的自我监测,掌握血糖仪的使用方法。了解糖尿病的控制目标。

(3) 用药及饮食指导：向患者讲解降糖药物的种类及作用、给药方法和时间，使用胰岛素的患者应教会患者或其亲属掌握正确的注射方法。强调饮食治疗的重要性，指导患者通过营养师制订切实可行的饮食计划。

(4) 指导患者定期复查，以了解病情控制情况。每 3~6 个月门诊定期复查，每年全身检查一次，以便及早防治慢性并发症。

(5) 指导患者外出时携带识别卡，以便发生紧急情况时及时处理。

（孙彦奇）

第二节　低血糖危象

低血糖危象又称低血糖症，是血葡萄糖（简称血糖）浓度低于正常的临床综合征。成人血糖低于 2.8 mmol/L 可认为血糖过低，但是否出现症状，个体差异较大。当血糖降低，引起交感神经过度兴奋和中枢神经异常的症状和体征时，就称为低血糖危象。

一、病因与发病机制

(一) 病因

引起低血糖的病因有很多，根据低血糖发作的特点可分为空腹低血糖、餐后低血糖、药物引起的低血糖三类。

1. 空腹低血糖

(1) 内分泌性：胰岛素或胰岛素样物质过多。

(2) 肝源性：肝炎，肝硬化，肝淤血，先天性糖原代谢酶缺乏。

(3) 营养障碍：尿毒症，严重营养不良。

2. 餐后低血糖

(1) 胃切除术后饮食性反应性低血糖。

(2) 功能性餐后低血糖：多在餐后 2~4 小时发作，特点是低血糖症状不经治疗可恢复。

(3) 晚期或迟发性餐后低血糖：为糖尿病早期表现之一，进食后引起迟发性低血糖。

3. 药物因素

(1) 胰岛素：糖尿病患者因胰岛素应用不当而致低血糖是临床最常见的原因。

(2) 口服降糖药：对初用降糖药的老年患者，若用量不当容易发生低血糖。

(3) 其他药物：如乙醇、水杨酸、磺胺类、β 受体阻滞药等。

(二) 发病机制

人体内维持血糖正常有赖于消化道、肝肾及内分泌腺体等多器官功能的协调一致。人体通过神经体液调节机制来维持血糖的稳定，当血糖下降时，体内胰岛素分泌减少，而胰岛素的反调节激素如肾上腺素、胰高血糖素、皮质醇分泌增加。使肝糖原产生增加，糖利用减少，以保持血糖稳定。其主要生理意义在于保证对脑细胞的供能。当血糖降到 ≤2.8 mmol/L 时，一方面引起交感神经兴奋，大量儿茶酚胺释放，另一方面由于能量供应不足使大脑皮质功能抑制，皮质下功能异常,即表现为中枢神经低糖和交感神经兴奋两组症状。

二、护理评估

(一)临床表现

1. 神经性低血糖症状

即脑功能障碍症状,受累部位可从大脑皮质开始,表现为精神不集中、头晕、迟钝、视物不清、步态不稳;也可有幻觉、躁动、行为怪异等精神失常表现;波及表层下中枢、中脑、延髓等时,表现为神志不清、幼稚动作、舞蹈样动作,甚至阵挛性、张力性痉挛,椎体束征阳性,乃至昏迷、血压下降。这些症状随着血糖逐渐下降而出现。

2. 交感神经过度兴奋症状

因释放大量肾上腺素,临床表现为出汗、颤抖、心悸、饥饿、焦虑、紧张、软弱无力、面色苍白、流涎、肢凉震颤、血压轻度升高等。这些症状的严重性与低血糖的程度、持续时间以及血糖下降速度有关。

(二)病情判断

可依据 Whipple 三联征确定低血糖:①低血糖症状。②发作时检测血糖低于 2.8 mmol/L。③供糖后低血糖症状迅速缓解。

三、急救护理

(一)急救护理要点

(1)立即采血、测血糖。

(2)如患者尚清醒,有吞咽动作时,马上喂糖水。

(3)如患者已昏迷,立即建立静脉通道,遵医嘱升高血糖。①注射 50% 葡萄糖注射液,大多数患者经过立即注射 50% 葡萄糖注射液 50~100 mL 后能迅速清醒。未清醒者可反复注射直到清醒。因口服降糖药物引起的低血糖症,血液中较高的药物浓度仍在继续起作用,患者易再度陷于昏迷,故应继续静脉滴注 5%~10% 的葡萄糖注射液。并应根据病情观察数小时至数天。②应用升糖激素:经上述处理患者神志仍不清醒或血糖未达到目标,必要时可选用以下方法。氢化可的松静脉推注或加入葡萄糖中静脉滴注,一天总量控制在 200~400 mg。胰升糖素 0.5~1 mg 皮下、肌内或静脉注射。

(二)一般护理要点

(1)严密观察病情:①密切监测血糖,观察生命体征及神志变化,持续多功能心电监护。②观察治疗前后的病情变化,评估治疗效果。③记录 24 小时出入量。

(2)采取适当的体位:采取头高脚低位,头部抬高 15°~30°,并偏向一侧。

(3)保持呼吸道通畅,持续氧气吸入,氧流量为 2~4 L/min。

(4)注意保暖。

(5)昏迷患者按昏迷常规护理,加强安全防范。

(三)健康教育

(1)教会糖尿病患者自我监测血糖、尿糖。

(2)按时应用降糖药,按时进食,一旦发生心慌、冷汗、饥饿感等低血糖现象时,应及时处理,如自服糖水或进食含糖食物,缓解病情。

（3）定期门诊随访，有异常及时就医。
（4）饮食指导：平日饮食应少食多餐，低糖、高纤维素、高蛋白饮食，必要时咨询营养师。

（高　雪）

第三节　甲状腺功能亢进危象

甲状腺功能亢进危象简称甲亢危象，是甲状腺毒症急性加重的一个临床综合征。甲亢危象是甲状腺功能亢进症患者在急性感染、精神创伤、高热、妊娠、甲状腺手术或放射碘治疗等诱因刺激下，病情突然恶化而发生的最严重并发症。主要表现为高热、大汗、心动过速、呕吐、腹泻、烦躁不安、谵妄甚至昏迷。甲亢危象病情凶险，必须及时抢救，否则患者常因高热、心力衰竭、肺水肿及水、电解质紊乱而导致死亡。

一、病因与诱因

（一）病因
本病病因尚未完全阐明，目前认为可能与交感神经兴奋，垂体-肾上腺皮质轴应激反应减弱，大量 T_3、T_4 释放入血有关。

（二）诱因
1. 严重感染

严重感染是临床上最常见的危象诱因，约占全部诱因的 40%，其中以呼吸道感染最为常见，其次为胃肠道、胆道及泌尿道，少数为败血症、腹膜炎、皮肤感染等，原虫、真菌、立克次体等全身性感染亦可诱发。危象发生一般与感染的严重程度成正比，且多发生于感染的高峰阶段。

2. 各种应激

过度紧张、高温环境、过度疲劳、情绪激动等应激可导致甲状腺素突然大量释放。

3. 精神创伤

甲亢患者受精神刺激时，交感神经-肾上腺兴奋性增强，机体对儿茶酚胺敏感性增加，很容易诱发危象的发生。

4. 药物治疗不当

突然停用抗甲状腺药物，致使甲状腺素大量释放；口服过量甲状腺药物，使甲亢症状迅速加重。

5. 严重躯体疾病

如心力衰竭、低血糖、脑卒中、急腹症等。

6. 其他

手术前准备不充分、^{131}I 治疗以及过度挤压甲状腺，使大量甲状腺素释入血。

二、发病机制

甲状腺危象确切的发病机制未完全阐明，目前认为是由多种因素综合作用所导致的，其中血液中甲状腺素含量的急骤增多，是甲状腺危象发病的基本条件和中心环节。甲状腺手术、放射性碘治疗后，大量甲状腺激素释放至循环血液中。使患者血中的甲状腺素升高，而感染、手术等应激因素使血中甲状腺素结合蛋白浓度减少，游离甲状腺激素增加，而各系统的脏器及周围组织对过多的甲状腺激素适应能力减低，同时应激因素导致血液中儿茶酚胺增加，在游离甲状腺激素增加的基础上，机体对儿茶酚胺的敏感性增强，最终导致机体丧失对甲状腺激素反应的调节能力，从而出现甲亢危象的各症状和体征。

三、临床表现

患者除原有甲亢症状加重外，典型表现为高热、大汗淋漓、心动过速、频繁呕吐、腹泻、谵妄，甚至昏迷。

（一）高热

体温骤然升高可达 39 ℃ 以上，甚至达 41 ℃，一般降温措施无效，患者面色潮红、大汗淋漓、呼吸急促，继而汗闭、皮肤黏膜干燥、苍白、明显脱水甚至休克。

（二）神经精神改变

患者可因脱水、电解质紊乱、缺氧等导致脑细胞代谢障碍而出现精神神经症状，表现焦虑、极度烦躁不安、谵妄、表情淡漠、嗜睡甚至昏迷。

（三）心血管系统

心动过速出现较早，心率可达 140～240 次/分，心率的增快与体温的升高的程度不成比例，心率越快，病情越严重。可出现其他各种心律失常，如期前收缩、房颤等。心脏搏动增强、心音亢进，可闻及收缩期杂音，血压升高，以收缩压升高明显，脉压增大，可有相应的周围血管体征。一般来说，伴有甲亢性心脏病患者，容易发生甲状腺危象，当发生危象以后，促使心脏功能进一步恶化，较易发生心力衰竭、肺水肿。

（四）消化系统

患者可出现厌食、恶心、频繁呕吐、腹痛、腹泻、体重锐减，严重者可致水、电解质紊乱；肝功能损害明显者，可有肝脏肿大、黄疸，少数患者可发生腹水、肝昏迷。

（五）水、电解质紊乱

频繁呕吐、腹泻、大量出汗、进食减少等常导致水、电解质紊乱，表现为脱水、低钠、低钾、低钙血症等。

部分患者的临床症状和体征很不典型，无明显高代谢综合征及甲状腺肿大和眼征，而主要表现为表情淡漠、嗜睡、木僵、反射减弱、低热、乏力、心率减慢、血压下降、进行性衰竭等，最后陷入昏迷，临床上称为"淡漠型"甲亢，多见于老年甲亢患者，容易被漏诊或误诊而延误救治，易发生危象，应予以重视。

四、辅助检查

（一）血清甲状腺激素测定

血清甲状腺激素（T_4）、三碘甲状腺原氨酸（T_3）可明显增高，也可在一般甲亢范围，少数患者由于 TBG 浓度下降使 TT_3、TT_4 下降，而甲亢危象患者血清中游离甲状腺激素水平（FT_3、FT_4）明显增高，可直接反映甲状腺功能状态，其敏感性明显高于总 T_3（TT_3）和总血清甲状腺激素 T_4（TT_4）。

(二)血常规

血中白细胞、血清转氨酶及胆红素可升高。

五、护理诊断及合作性问题

(一)体温过高

体温过高与血中甲状腺激素明显增高引起产热增多有关。

(二)有体液不足的危险

体液不足与高热、频繁呕吐、腹泻、大量出汗引起脱水有关。

(三)焦虑

焦虑与交感神经兴奋性增高、担心预后等有关。

(四)知识缺乏

缺乏疾病的预防观察的知识。

(五)潜在并发症

水、电解质紊乱,心力衰竭。

六、护理措施

(一)紧急救护

1.迅速降低血液中甲状腺激素水平

(1)抑制甲状腺激素的合成:首选丙硫氧嘧啶(PTU),可以抑制甲状腺内 T_3、T_4 的合成。同时抑制外周组织中 T_4 向 T_3 转化。首剂 600 mg,口服或由胃管灌入,以后每次 PTU 200 mg,每天 3 次,口服待危象消除后改用常规剂量。也可用其他抗甲状腺药。

(2)减少甲状腺激素释放:复方碘溶液可以抑制已经合成的甲状腺激素的释放,能够迅速降低循环血液中甲状腺激素水平。服用抗甲状腺药 1～2 小时后,用碘/碘化钾,首剂 30～60 滴,以后 5～10 滴,每 8 小时 1 次,口服或由胃管灌入,或碘化钠 0.5～1.0 g 加入 5%葡萄糖盐水 500 mL 中,缓慢静脉滴注 12～24 小时,视病情好转后逐渐减量,危象消除即可停用,一般使用 3～7 天停药。

(3)降低周围组织对甲状腺激素的反应:应用肾上腺素能阻滞药普萘洛尔可抑制甲状腺激素对交感神经的作用,并阻止 T_4 转化为 T_3。若无心功能不全,40～80 mg,每 6～8 小时口服 1 次。或 2～3 mg 加于 5%葡萄糖盐水 250 mL 中缓慢静脉滴注。同时密切注意心率、血压变化。一旦危象解除改用常规剂量。

(4)拮抗应激:可用糖皮质激素提高机体应激能力,降低周围组织对甲状腺激素的反应性。一般氢化可的松 100 mg 或地塞米松 20～30 mg 加入 5%葡萄糖盐水 500 mL 中静脉滴注,每 6～8 小时一次。危象解除后可停用或改用泼尼松(强的松)小剂量口服,维持数天。

(5)降低和清除血液中甲状腺激素:上述治疗效果不满意时,可进行血液透析、腹膜透析或血浆置换等措施,能够迅速降低血浆甲状腺激素浓度。

2.迅速降温

尽快采取降温措施,多用物理降温,如冰袋、乙醇擦浴、冷生理盐水保留灌肠、输入低温液体等或物理降温加入工冬眠,使体温控制在34~36℃之间,持续数天或更长,直至患者情况稳定为止。在应用人工冬眠时,注意体温的变化并以测肛温为准。

(二)护理要点

1.严密观察病情变化

持续进行心电监护,监测患者生命体征、神志、瞳孔等变化,及时发现有无危及生命的心律失常,发现异常情况及时通知医师,配合抢救。

2.活动与休息

绝对卧床休息,保持环境安静,避免一切不良刺激,协助做好生活护理。

3.对症护理

保持气道通畅,缺氧者给予氧气吸入。烦躁不安者遵医嘱给予地西泮10 mg肌内注射或静脉注射,或10%水合氯醛10~15 mL灌肠。

4.饮食护理

能进食者给予高热量、高蛋白、高纤维素、忌碘饮食,鼓励患者多饮水,每天饮水量不少于2 000 mL;昏迷患者给予鼻饲;极度消瘦、进食困难或厌食者,遵医嘱予以静脉补充营养。忌用咖啡、浓茶等兴奋性饮料。

5.用药护理

心功能不全、支气管哮喘、房室传导阻滞的患者慎用或禁用普萘洛尔;使用碘剂治疗者,应注意观察是否有碘过敏症状。

6.并发症观察护理

监测血清电解质,监护各重要器官功能,积极抗感染治疗,纠正水、电解质紊乱和防治各种并发症。

7.心理护理

以熟练的技术配合医师抢救,安慰患者及家属,稳定情绪,运用积极、镇静的态度给予心理支持。

(三)健康教育

(1)疾病知识指导:向患者及家人介绍甲亢及并发症防治知识,尤其是引起甲状腺危象的常见诱因,如感染、严重精神刺激、创伤、突然停抗甲状腺药等,指导如何预防及避免。合理安排工作与休息,避免过度紧张、劳累。学会自我调节,保持情绪稳定,增强应对能力。

(2)用药指导:指导教育患者严格按医嘱服药,强调抗甲状腺药物长期服用的重要性,不可随意减量、停药;指导患者避免摄入含碘多的饮食及药物;教会患者及家属观察病情,一旦出现发热、呕吐、大汗等表现,立即就医。

(3)上衣宜宽松,严禁用手挤压甲状腺以免甲状腺受压后甲状腺素分泌增多,加重病情。

(4)甲亢患者手术者,必须完善各项检查,做好充分的术前准备,防止手术诱发危象发生。

(高 雪)

第四节 垂体危象

一、概述

垂体危象即垂体功能减退性危象,是在垂体功能减退基础上,各种应激如感染、手术、创伤、寒冷、腹泻、呕吐、失水、饥饿,各种镇静剂、安眠剂、降血糖药物等可诱发垂体危象。根据临床表现分为高热型(体温>40 ℃)、低温型(体温≤30 ℃)、低血糖型、循环衰竭型、水中毒型及混合型。

二、病情观察与评估

(1)监测生命体征,观察有无体温升高或降低,有无心率加快、脉细速、血压下降、低血糖等表现。
(2)观察患者有无意识淡漠、神志模糊、谵妄、抽搐、昏迷等表现。
(3)观察神经系统体征以及瞳孔大小、对光反射的变化。
(4)观察有无心率加快、出冷汗、乏力等低血糖表现。

三、护理措施

(一)卧位
卧床休息,昏迷患者头偏向一侧。

(二)氧疗
遵医嘱吸氧,严重低氧血症和/或休克患者常给予气管插管呼吸机辅助通气,遵循气管插管护理常规。

(三)纠正低血糖
遵医嘱予50%葡萄糖40～60 mL快速静脉推注,每小时监测血糖,维持血糖在6～10 mmol/L。

(四)纠正休克
建立静脉双通道,快速补液及遵医嘱应用升压药物等抗休克治疗措施。

(五)体温监测与护理
低温与甲状腺功能减退有关,遵医嘱给予小剂量甲状腺激素,并注意监测心率,同时采取保暖措施。高热者(体温>40 ℃)采用冰帽及大动脉处冰敷。

(六)药物护理
(1)禁用或慎用吗啡等麻醉剂、镇静剂、催眠药、降糖药,以免诱发昏迷。
(2)使用糖皮质激素者观察有无上腹部饱胀、频繁呃逆、血压下降、黑便等消化道出血的不良反应。
(3)使用血管活性药物、高糖、钾、钠等,观察血管有无红、肿、疼痛等静脉炎的表现。注意血管的选择,防止药物外渗,最好使用中心静脉输注药物。

(七)饮食护理

昏迷者留置胃管,鼻饲流质饮食。患者清醒能进食后,给予富含高热量、高蛋白、高维生素、易消化的食物,少量多餐。

四、健康指导

(1)教会患者自测心率、心律、体温,识别垂体危象的征兆,如有感染、发热、腹泻、呕吐、外伤、头痛等情况,立即就医。

(2)告知家属若发现患者有精神异常行为如兴奋、多语、情绪不稳、烦躁等及时就医。

(3)告知患者避免过度劳累、外伤、寒冷等诱发因素。

(4)告知患者不可自行减药或停药,定期门诊复诊。

(5)随身携带急救卡,以便发生意外时得到及时救治。

(高　雪)

第十一章 肿瘤科急危重症护理

第一节 食管癌

一、概述

食管癌是常见的消化道恶性肿瘤,目前原因不明,与炎症、真菌感染、亚硝胺类化合物摄入、微量元素及维生素缺乏有关。其主要病理类型为鳞癌(90%),少部分为腺癌、肉瘤及小细胞癌等。可分为髓质型、缩窄型、蕈伞型、溃疡型。以胸中段食管癌较多见,下段次之,上段较少。食管癌发生于食管黏膜上皮的基底细胞,绝大多数是鳞状上皮癌(95%),腺癌起源于食管者甚为少见,多位于食管末端。贲门癌多为腺癌,贲门部腺癌可向上延伸累及食管下段。主要通过淋巴转移,血行转移发生较晚。

二、诊断

(一)症状

1.早期

常无明显症状,仅在吞咽粗硬食物时有不同程度的不适感,包括:①咽下食物哽噎感,常因进食固体食物引起,第一次出现哽噎感后,不经治疗而自行消失,隔数天或数月再次出现;②胸骨后疼痛,常在咽下食物后发生,进食粗糙热食或刺激性食物时加重;③食物通过缓慢并有滞留感;④剑突下烧灼样刺痛,轻重不等,多在咽下食物时出现,食后减轻或消失;⑤咽部干燥与紧缩感,食物吞下不畅,并有轻微疼痛;⑥胸骨后闷胀不适。症状时轻时重,进展缓慢。

2.中、晚期

(1)吞咽困难:进行性吞咽困难是食管癌的主要症状。初起时进食固体食物有哽噎感,以后逐渐呈进行性加重,甚至流质饮食亦不能咽下。吞咽困难的严重程度除与病期有关外,与肿瘤的类型亦有关系。缩窄型出现梗阻症状早而严重,溃疡型及腔内型出现梗阻症状较晚。

(2)疼痛和呕吐:见于严重吞咽困难病例,多将刚进食的食物伴唾液呕出,呕吐物呈黏液状。疼痛亦为常见症状,多位于胸骨后、肩胛间区,早期多呈间歇性,出现持续而严重的胸痛或背痛,需用止痛药止痛者,为晚期肿瘤外侵的征象。

(3)贲门癌:可出现便血、贫血。

(4)体重下降及恶病质:因长期吞咽困难,引起营养障碍,体重明显下降,消瘦明显。出现恶病质是肿瘤晚期的表现。

(5)邻近器官受累的症状:肿瘤侵及邻近器官可引起相应的症状。癌肿侵犯喉返神经,可发生声音嘶哑;侵入主动脉,溃烂破裂,可引起大量呕血;侵入气管,可形成食管气管瘘;高度阻塞可致食物反流,引起进食时呛咳及肺部感染;持续胸痛或背痛为晚期症状,表示癌肿已侵犯食管外组织。

(二)体征

1.一般情况

以消瘦为主,甚至出现恶病质,有的患者有贫血和低蛋白血症的表现。

2.专科检查

病变早期并无阳性体征;病变晚期可扪及锁骨上转移的淋巴结或上腹部有包块,并有压痛。

(三)检查

1.实验室检查

主要表现为低血红蛋白、低血浆蛋白,有的患者可有大便隐血试验阳性。

2.特殊检查

(1)钡餐检查:是食管癌诊断最常用,最有效、最安全的方法,可了解病灶的部位及范围,此外还可了解胃和十二指肠的情况,供手术设计参考;在钡餐检查时应采取正位、侧位和斜位不同的体位并应用双重造影技术仔细观察食管黏膜形态及食管运动的状况,以免漏诊早期病变。根据钡餐检查的形态将食管癌分为溃疡型(以食管壁不规则缺损的壁龛影为主)、蕈伞型(病灶如菌状或息肉状突入食管腔)、缩窄型(病变以环状狭窄为主,往往较早出现症状)和髓质型(病变以黏膜下肌层侵犯为主,此型病变呈外侵性生长,瘤体往往较大)。又根据食管癌发生的部位将其分为上段(主动脉弓上缘水平以上的食管段)、中段和下段(左下肺静脉下缘至贲门的食管)食管癌。由于能提取组织做病理定性,因此钡餐与食管镜是不能相互取代的检查;由于钡剂可覆盖的病灶表面造成假象,故最好在组织学检查后再进行钡餐检查。

(2)食管镜检查:可在直视下观察病灶的形态和大小,并采取活体组织做出病理学诊断,对病灶不明显但可疑的部位可用刷取脱落细胞检查。

(3)食管拉网检查:是我国学者发明的极其简便、有效、安全、经济的检查方法,尤其适用于大规模普查及早期食管癌的诊断,其诊断学的灵敏度甚至高于依靠肉眼观察定位的食管镜检查;分段食管拉网结合钡餐检查还可确定病变的部位。

(4)CT 和 MRI 检查:可了解食管癌纵隔淋巴转移的情况及是否侵及胸主动脉、气管后壁。

(5)纤维支气管镜检查:主要观察气管膜部是否受到食管癌侵犯,必要时可做双镜检查(即同时加做食管镜检查)。

(6)内窥镜式食管超声(endoscopic esophageal ultrasound,EEU)引导下细针穿刺活检(fine-needle aspiration,FNA):是少数患者在其他方法不能明确诊断但又高度怀疑食管恶性病变时可做此检查,用细针刺入食管壁抽吸少量组织病理检查以明确诊断。

(7)超声检查:主要了解肿瘤有无腹腔转移,尤其是食管下段肿瘤容易造成胃小弯、胰腺及肝脏的转移,对于这样的患者应避免外科手术并及时进行非手术治疗。

(四)诊断要点

(1)进食时有梗阻感或呛咳、咽部干燥紧束感,进行性吞咽困难等症状。

(2) 有消瘦、乏力、贫血、脱水、营养不良等恶病质表现。

(3) 中晚期患者可出现锁骨上淋巴结肿大,肝转移性肿块、腹水等。

(4) 纤维食管癌、食管吞钡 X 线造影等检查结果能明确诊断。

(五) 鉴别诊断

1. 食管平滑肌瘤

常见的食管平滑肌瘤可出现类似食管癌下咽困难的症状,通常有症状时间较长但无消瘦;在钡餐检查中可见肿块较圆滑突向食管腔,黏膜无损伤,并有特殊的"八字胡"征;食管拉网及食管镜检查均无癌细胞发现。

2. 食管良性狭窄

通常有吞服强酸、强碱液病史,化学性灼伤常造成全食管或食管节段性狭窄,发病以儿童和女性患者多见,根据病史不难鉴别。

3. 外压性食管梗阻

食管外的某些异常,如巨大的纵隔肿瘤、纵隔淋巴结、胸骨后甲状腺肿等均可压迫食管造成节段性狭窄致吞咽困难,但通常钡餐检查可见食管黏膜正常,拉网及食管镜检查也无病理学证据。

4. 贲门失弛缓症

病史较长,病情可有缓解期,常有呕吐宿食史,有特征性的食管钡餐表现,亚硝酸异戊酯试验阳性,病理学活检无食管癌的证据。

5. 食管静脉曲张

常发生在食管中下段,吞咽困难较轻,往往伴有门静脉高压,常见于肝硬化、布-加综合征等。钡餐检查可见食管黏膜紊乱,食管镜下可见黏膜下曲张的静脉,但黏膜表面完整无破坏。绝对禁止活检,以免造成大出血。

三、治疗

一般对较早期病变宜采用手术治疗;对较晚期病变,仍应争取手术治疗。位于中、上段的晚期病变,而年龄较高或有手术禁忌证者,则以放射治疗为佳。

(一) 手术疗法

手术是食管癌首选的治疗方法。早期切除常可达到根治效果。手术方法应根据病变大小、部位、病理分型及全身情况而定,原则上应切除食管大部分。中、晚期食管癌常浸润至黏膜下,食管切除范围应在距离癌瘤 5~8 cm。因此,食管下段癌,与代食管器官吻合多在主动脉弓上,而食管中段或上段癌则应吻合在颈部。代食管器官常用的是胃,有时用结肠或空肠。

1. 适应证

对病变的大小和部位、病理类型,以及患者的全身情况进行全面分析,在下列情况时,可以考虑外科手术治疗:①早期食管癌(0期及Ⅰ期),患者一般情况允许,应积极争取手术治疗;②中期内的Ⅱ、Ⅲ期,患者情况许可,无明显远处转移,条件允许时均应采用术前放射与手术切除或手术切除与术后放疗的综合治疗;③放射治疗后复发、穿孔,病变范围不大,无远处癌转移,周身情况良好,也应争取手术治疗;④食管癌高度梗阻,无明显远处转移,患者周身情况允许,应积极争取开胸手术,不能切除者,可行分流吻合术,然后辅以放疗和化疗。

2.禁忌证

随着手术技巧、围术期处理及癌症综合治疗观念的建立和发展某些手术禁忌证已得以改变。

(1)食管癌伴有锁骨上淋巴结转移的治疗:上段及颈段食管癌的锁骨上淋巴结转移实为局部淋巴结转移,在患者自身情况允许、无其他脏器转移、原发病灶可以切除的情况下,应行病灶切除及淋巴结切除术。术后辅以放、化疗。

(2)并发有其他脏器功能不全或损害的患者,只要病灶能够切除、患者能够耐受剖胸术,均应手术治疗。

3.影响切除率的因素

(1)食管癌病变长度:一般超过5 cm,大都说明肿瘤较为晚期。但早期食管癌要除外,早期食管癌,病灶表浅,有时范围较长。发现食管癌伴有巨大阴影或突出阴影,多数病例已外侵食管周围脏器并发生粘连。食管癌局部有软组织肿块,亦可说明肿瘤外侵。X线检查,有上述现象出现,可以判断手术切除率较低。

(2)胸背疼痛:胸骨后或背部肩胛区持续性钝痛常揭示肿瘤已有外侵,引起食管周围炎、纵隔炎,也可以是食管深层癌性溃疡所致。下段肿瘤引起的疼痛可以发生在上腹部。疼痛严重不能入睡或伴有发热者,不但手术切除的可能性较小,而且应注意肿瘤穿孔的可能。

(3)出血:有时患者也会因呕血或黑便就诊。肿瘤可浸润大血管特别是胸主动脉而造成致命性大出血。对于有穿透性溃疡患者,特别是CT检查显示肿瘤侵犯胸主动脉者,应注意出血的可能。

(4)声音嘶哑:常是肿瘤直接侵犯或转移性淋巴结压迫喉返神经所致。有时也可以是吸入性炎症引起的喉炎所致,间接纤维支气管镜检查有助于鉴别。提示肿瘤外侵及转移严重。

(5)手术径路:常用左胸切口,中、上段食管癌切除术有用右胸切口者。经食管裂孔剥除食管癌法可用于心肺功能差,不能耐受开胸手术者。此法可并发喉返神经麻痹及食管床大出血,应掌握适应证。

对于晚期食管癌,不能根治或放射治疗,进食较困难者,可作姑息性减轻症状手术,如食管腔内置管术、胃造瘘术、食管胃转流或食管结肠转流吻合术。这些减轻症状手术,可能发生并发症,故应严格掌握适应证。

(二)放射治疗

食管癌放射治疗包括根治性和姑息性两大类,单独放射治疗食管癌疗效差,故放射治疗一般仅作为综合治疗的一部分。照射方法包括放射和腔内放射、术前放射和术后放射。治疗方案的选择,需根据病变部位、范围、食管梗阻程度和患者的全身状况而定。颈段和上胸段食管癌手术的创伤大,并发症发生率高,而放疗损伤小放疗优于手术,应以放疗为首选。凡患者全身状况尚可、能进半流质或顺利进流质饮食、胸段食管癌而无锁骨上淋巴结转移及远处转移、无气管侵犯、无食管穿孔和出血征象、病灶长度<8 cm而无内科禁忌证者,均可做根治性放疗。其他患者则可进行旨在缓解食管梗阻、改善进食困难、减轻疼痛、提高患者生存质量和延长患者生存期的姑息性放疗。放疗源的选择可采取以下原则:颈段及上胸段食管癌选用^{60}Co或4~8 mV X线,中胸及下胸段食管癌选用18 mV或18 mV以上X线照射,也可选用^{60}Co远距离外照射。根治性放疗每周照射5次,每次1.8~2.0 Gy,总剂量为60~70 Gy/(7~8)周。姑息性放疗也尽量给予根治量或接近根治量。术前放疗主要适用于食管癌已有外侵,临床估计单纯手术切除有困难,但肿瘤在放疗后获得部分退缩可望切除者。术前照射能使癌肿及转移的淋巴结缩小、癌肿周围小

血管和淋巴管闭塞,可提高切除率,减少术中癌的播散。术前放疗的剂量为30～70 Gy/(4～8)周,放疗后4～6周再做手术切除。对姑息性切除后肿瘤有残留、术后病理检查发现食管切端有癌浸润,手术切缘过于狭窄,肿瘤基本切除但临床估计可能有亚临床病灶残留者,应进行术后放疗,以提高5年生存率。但是,对术中切除不完全的病变,局部可留置银夹标记,术后2～4周再做放射治疗,能否提高5年生存率尚有争论。术后放疗剂量为50～70 Gy。近有学者建议采用食管癌体外三野照射法、超分割分段放疗,以及采用^{60}Co、^{137}Cs、^{192}Yb食管腔内近距离放疗,以减少肺组织及脊髓所受的放射剂量而减轻放射损伤,提高放疗的疗效。

(三)药物治疗

由于全身性扩散是食管癌的特征,应用化疗是合乎逻辑的。然而化疗在永久控制此症的效果方面尚未得到证实;显效率在5%～50%,取决于选用的药物或药物之间的搭配,目前多为数种作用机制不同药物的联合用药。常用方法为:DMP、DBV、PMD等。但病情改善比较短暂且大多数有效的药物均有毒性。目前临床上常用联合化疗方案有DDP-BLM、BLMADM、DDP-DS-BLM以及DDP-ADM-氟尿嘧啶等。临床观察发现,DDP、氟尿嘧啶和BLM等化疗药物具有放射增敏作用。近10年来将此类化疗药物作为增敏剂与放疗联合应用治疗食管癌,并取得了令人鼓舞的疗效。

(四)综合治疗

1.新辅助化疗

又称诱导化疗或术前化疗,目的在于:①控制原发病灶,增加完全性手术切除的机会,也可减少术中肿瘤的播散;②肿瘤血供完整,允许更有效的化疗药物的输送;③早期的全身治疗可以消灭微小的转移病灶;④术前化疗允许更为客观地评价肿瘤反应情况,从而确定有效的化疗药物。

2.食管癌的术后化疗

食管癌的术后化疗及辅助化疗研究较少,但现有资料显示其可能明显提高术后生存率。

3.食管癌的术前化疗和放疗

一般是选用一种或数种化疗药物附加术前放疗,3～4周后手术切除。有些患者局部病灶可以完全消失。术前化疗加术前放疗目前有逐渐增加的趋势。

4.术前放射治疗

该方法能使癌肿及转移的淋巴结缩小,癌肿周围小血管和淋巴管闭塞,可提高切除率,减少术中癌的播散。对术中切除不完全的病变,局部可留置银夹标记,术后2～4周再进行放射治疗。能否提高5年生存率尚有争论。

5.食管支架或人工贲门

采用记忆合金做的人工支架可将癌瘤所致的狭窄食管腔撑开,可姑息性地解决患者的进食和营养;用高分子材料做的人工贲门可扩开食管下端贲门癌所致的狭窄,并有一定的抗反流作用。

6.食管癌激光切割术

为姑息性治疗食管癌,用激光在食管腔内切割腔内生长的肿瘤,解决患者的进食和营养问题。

四、病情观察

(一)非手术治疗

(1)放射治疗患者应该注意有无放射性肺炎,气管-食管瘘或食管穿孔发生,尤其是癌肿病变在胸主动脉附近时,要注意患者有无突然呕血、便血增加或有血性胸腔积液出现,以便及时停止照射,防止主动脉穿孔发生。

(2)监测患者的血常规,无论放疗还是化疗均对患者的造血系统有抑制,因此在治疗过程中每周至少查2次。

(3)生物制剂治疗应注意药物的不良反应和变态反应。

(4)对癌肿的大小应定期复查,以了解非手术治疗的效果并制订下一步治疗方案。

(二)肿瘤切除性手术治疗

(1)注意观察有无出血和感染这两项手术后早期的常见并发症。

(2)吻合口瘘是食管癌手术后最常见、后果最严重的并发症,术后早期较少发生,通常易将术后早期的残胃瘘误诊为吻合口瘘;吻合口瘘常在术后6~10天发生,主要表现为突然发热、胸痛、有胸腔积液和血常规增高,口服60%泛影葡胺或稀钡剂造影可明确诊断。

(三)姑息性治疗

如行激光切割手术须注意发生食管穿孔,可表现为突然发生纵隔气肿或气胸并伴有发热和胸腔积液。食管支架或人工贲门在安放后可出现脱落,患者可恢复手术前的症状,应注意检查确认植入物在位。

五、护理措施

(一)术前护理

1.心理护理

患者对手术的耐受力差,对治疗缺乏信心,同时对手术存在着一定程度的恐惧心理。因此,应针对患者的心理状态进行解释、安慰和鼓励,建立充分信赖的护患关系,使患者认识到手术是重要的治疗方法,使其乐于接受手术。

2.加强营养支持

尚能进食者应给予高热量、高蛋白、高维生素的流质或半流质饮食。不能进食者,应静脉补充水分、电解质及热量。低蛋白血症的患者,应输血或血浆蛋白予以纠正。

3.胃肠道准备

(1)注意口腔卫生。

(2)术前安置胃管和十二指肠管。

(3)术前禁食;有食物潴留者,术前晚用等渗盐水冲洗食管,有利于减轻组织水肿,降低术后感染和吻合口瘘的发生率。

(4)拟行结肠代食管者,术前须按结肠手术准备。

4.术前练习

教会患者深呼吸、有效咳嗽、排痰和床上排便等活动。

(二)术后护理

(1)按胸外科术后常规护理。

(2)术后应重点加强呼吸道护理。必要时,行鼻导管吸痰或气管镜吸痰,清除呼吸道分泌物,促进肺扩张。

(3)保持胃肠减压管通畅:术后24~48小时引流出少量血液,应视为正常,若引流出大量血液,应立即报告医师处理。胃肠减压管应保留3~5天,以减少吻合口张力,以利于吻合口愈合。

(4)密切观察胸腔引流量及性质:若胸腔引流液为大量血性液体,则提示胸腔内有活动性出血;若引流出浑浊液或食物残渣,应考虑食管吻合口瘘;若有粉红色液体伴有脂肪滴排出,则为乳糜胸。出现以上情况,应采取相应措施,明确诊断,予以认真处理。若无异常,术后2~3天即可拔除引流管。

(5)严格控制饮食:由于食管缺乏浆膜层,故吻合口愈合较慢,术后应严格禁食和禁水。禁食期间,每天由静脉补液。安放十二指肠营养管者,可于手术后第2~3天肠蠕动恢复后,经导管滴入营养液,可减少输液量。手术后第5天,若病情无特殊变化,可经口进食牛奶,每次60 mL每2小时1次,间隔期间可给等量开水。若无不良反应,可逐日增量。术后第10~12天改无渣半流质饮食,但应注意防止进食过快及过量。

(6)吻合口瘘的观察及护理:食管吻合口瘘的临床表现为高热、脉快、呼吸困难、胸部剧痛、患侧呼吸音低、叩诊浊音、白细胞升高,甚至发生休克。处理原则:行胸膜腔引流促使肺膨胀;选择有效的抗生素抗感染;补充足够的营养和热量。目前,多选用完全胃肠内营养支持经胃造口灌注治疗,效果确切、满意。

(三)健康教育

胃代食管术后,少量多餐,避免睡前、躺着进食,进食后务必慢走,或端坐半小时,防止反流。裤带不宜系得太紧。进食后避免有低头弯腰的动作。给予高蛋白、高维生素、低脂、少渣饮食,并观察进食后有无梗阻、疼痛、呕吐、腹泻等情况。若发现症状应暂停饮食。

(吴建霞)

第二节 肺 癌

一、概述

肺癌大多数起源于支气管黏膜上皮,因此也称支气管肺癌,是肺部最常见的恶性肿瘤。肺癌的发生与环境的污染及吸烟密切相关,肺部慢性疾病、人体免疫功能低下、遗传因素等对肺癌的发生也有一定影响。根据肺癌的生物学行为及治疗特点,将肺癌分为小细胞肺癌、鳞癌、腺癌、大细胞癌。根据肿瘤的位置分为中心型肺癌及周边型肺癌。肺癌转移途径有直接蔓延、淋巴结转移、血行转移及种植性转移。

二、诊断

(一)症状

肺癌的临床症状根据病变的部位、肿瘤侵犯的范围、是否有转移及肺癌副癌综合征全身表现不同而异,最常见的症状是咳嗽、咯血、气短、胸痛和消瘦,其中以咳嗽和咯血最常见,咳嗽的特征往往为刺激性咳嗽、无痰;咯血以痰中夹血丝或混有粉红色的血性痰液为特征,少数患者咯血可出现整口的鲜血,肺癌在胸腔内扩散侵犯周围结构可引起声音嘶哑、Hornet 综合征、吞咽困难和肩部疼痛。当肺癌侵犯胸膜和心包时可能表现为胸腔积液和心包积液,肿瘤阻塞支气管可引起阻塞性肺炎而发热,上腔静脉综合征往往是肿瘤或转移的淋巴结压迫上腔静脉所致。小细胞肺癌常见的副癌综合征主要表现恶病质、高血钙和肺性骨关节病或非恶病质患者清/球蛋白倒置、高血糖和肌肉分解代谢增加等。

(二)体征

1.一般情况

以消瘦和低热为常见。

2.专科检查

如前所述,肺癌的体征根据其病变的部位、肿瘤侵犯的范围、是否有转移及副癌综合征全身表现不同而异。肿瘤阻塞支气管可致一侧或叶肺不张而使该侧肺呼吸音消失或减弱,肿瘤阻塞支气管可继发肺炎出现发热和肺部啰音,肿瘤侵犯胸膜或心包造成胸腔或心包积液出现相应的体征,肿瘤淋巴转移可出现锁骨上、腋下淋巴结增大。

(三)检查

1.实验室检查

痰涂片检查找癌细胞是肺癌诊断最简单、最经济、最安全的检查,由于肺癌细胞的检出阳性率较低,因此往往需要反复多次的检查,并且标本最好是清晨首次痰液立即检查。肺癌的其他实验室检查往往是非特异性的。

2.特殊检查

(1)X 线摄片:可见肺内球形灶,有分叶征、边缘毛刺状,密度不均匀,部分患者见胸膜凹陷征(兔耳征),厚壁偏心空洞,肺内感染、肺不张等。

(2)CT 检查:已成为常规诊断手段,特别是对位于肺尖部、心后区、脊柱旁、纵隔后等隐蔽部位的肿瘤的发现有益。

(3)MRI 检查:在于分辨纵隔及肺门血管,显示隐蔽部的淋巴结,但不作为首选。

(4)痰细胞学:痰细胞学检查阳性率可达 80%,一般早晨血性痰涂片阳性率高,至少需连查 3 次以上。

(5)支气管镜检查:可直接观察气管、主支气管、各叶、段管壁及开口处病变,可活检或刷检取分泌物进行病理学诊断,对手术范围及术式的确定有帮助。

(6)其他:①经皮肺穿刺活检,适用于周围型肺内占位性病变的诊断,可引起血胸、气胸等并发症;②对于有胸腔积液者,可经胸穿刺抽液离心检查,寻找癌细胞;③PET 对于肺癌鉴别诊断及有无远处转移的判断准确率可达 90%,但目前价格昂贵。

其他诊断方法如放射性核素扫描、淋巴结活检、胸腔镜下活检术等,可根据病情及条件酌情采用。

(四)诊断要点

(1)有咳嗽、咯血、低热和消瘦的病史和长期吸烟史;晚期患者可出现声音嘶哑、胸腔积液及锁骨淋巴结肿大。

(2)影像学检查有肺部肿块并具有恶性肿瘤的影像学特征。

(3)病理学检查发现癌细胞。

(五)鉴别诊断

1.肺结核

(1)肺结核球:易与周围型肺癌混淆。肺结核球多见于青年,一般病程较长,发展缓慢。病变常位于上叶尖后段或下叶背段。在X线片上肿块影密度不均匀,可见到稀疏透光区和钙化点,肺内常另有散在性结核病灶。

(2)粟粒型肺结核:易与弥漫型细支气管肺泡癌混淆。粟粒型肺结核常见于青年,全身毒性症状明显,抗结核药物治疗可改善症状,病灶逐渐吸收。

(3)肺门淋巴结结核:在X线片上肺门肿块影可能误诊为中心型肺癌。肺门淋巴结结核多见于青少年,常有结核感染症状,很少有咯血。

2.肺部炎症

(1)支气管肺炎:早期肺癌产生的阻塞性肺炎,易被误诊为支气管肺炎。支气管肺炎发病较急,感染症状比较明显。X线片上表现为边界模糊的片状或斑点状阴影,密度不均匀,且不局限于一个肺段或肺叶。经抗菌药物治疗后,症状迅速消失。肺部病变吸收也较快。

(2)肺脓肿:肺癌中央部分坏死液化形成癌性空洞时,X线片上表现易与肺脓肿混淆。肺脓肿在急性期有明显感染症状,痰量多,呈脓性,X线片上空洞壁较薄,内壁光滑,常有液平面,脓肿周围的肺组织或胸膜常有炎性变。支气管造影空洞多可充盈,并常伴有支气管扩张。

3.肺部其他肿瘤

(1)肺部良性肿瘤:如错构瘤、纤维瘤、软骨瘤等有时需与周围型肺癌鉴别。一般良性肿瘤病程较长,生长缓慢,临床上大多没有症状。X线片上呈现接近圆形的块影,密度均匀,可以有钙化点,轮廓整齐,多无分叶状。

(2)支气管腺瘤:是一种低度恶性肿瘤。发病年龄比肺癌小,女性发病率较高。临床表现与肺癌相似,常反复咯血。X线片表现有时也与肺癌相似。经支气管镜检查,诊断未能明确者宜尽早做剖胸探查术。

4.纵隔淋巴肉瘤

可与中心型肺癌混淆。纵隔淋巴肉瘤生长迅速,临床上常有发热和其他部位浅表淋巴结肿大。在X线片上表现为两侧气管旁和肺门淋巴结肿大。对放射疗法高度敏感,小剂量照射后即可见到肿块影缩小。纵隔镜检查亦有助于明确诊断。

三、治疗

治疗肺癌的方法主要有外科手术治疗、放射治疗、化学药物治疗、中医中药治疗以及免疫治疗等。尽管80%的肺癌患者在明确诊断时已失去手术机会,但手术治疗仍然是肺癌最重要和最有效的治疗手段。然而,目前所有的各种治疗肺癌的方法效果均不能令人满意,必须适当地联合应用,进行综合治疗以提高肺癌的治疗效果。具体的治疗方案应根据肺癌的分级和TNM分期、病理细胞学类型、患者的心肺功能和全身情况以及其他有关因素等,进行认真详细地综合分析后再做决定。

(一)手术治疗

手术治疗的目的是彻底切除肺部原发癌肿病灶和局部及纵隔淋巴结,并尽可能保留健康的肺组织。

肺切除术的范围决定于病变的部位和大小。对周围型肺癌,一般施行肺叶切除术;对中心型肺癌,一般施行肺叶或一侧全肺切除术。有的病例,癌变位于一个肺叶内,但已侵及局部主支气管或中间支气管,为了保留正常的邻近肺叶,避免行一侧全肺切除术,可以切除病变的肺叶及一段受累的支气管,再吻合支气管上下切端,临床上称为支气管袖状肺叶切除术。如果相伴的肺动脉局部受侵,也可同时做部分切除,端端吻合,此手术称为支气管袖状肺动脉袖状肺叶切除术。

手术治疗效果:非小细胞肺癌、T_1 或 $T_2N_0M_0$ 病例经手术治疗后,约有半数的患者能获得长期生存,有的报道其 5 年生存率可达 70% 以上。Ⅱ期及Ⅲ期病例生存率则较低。据统计,我国目前肺癌手术的切除率为 85%～97%,术后 30 天病死率在 2% 以下,总的 5 年生存率为 30%～40%。

手术禁忌证:①远处转移,如脑、骨、肝等器官转移(即 M_1 患者);②心、肺、肝、肾功能不全,全身情况差的患者;③广泛肺门、纵隔淋巴结转移,无法清除者;④严重侵犯周围器官及组织,估计切除困难者;⑤胸外淋巴结转移,如锁骨上(N_3)等,肺切除术应慎重考虑。

(二)放射治疗

放射治疗是局部消灭肺癌病灶的一种手段。临床上使用的主要放疗设备有 ^{60}Co 治疗机和加速器等。

在各种类型的肺癌中,小细胞癌对放射疗法敏感性较高,鳞癌次之,腺癌和细支气管肺泡癌最低。通常是将放射疗法、手术与药物疗法综合应用,以提高治愈率。临床上常采用的是手术后放射疗法。对癌肿或肺门转移病灶未能彻底切除的患者,于手术中在残留癌灶区放置小的金属环或金属夹做标记,便于术后放疗时准确定位。一般在术后 1 个月左右患者健康状况改善后开始放射疗法,剂量为 40～60 Gy,疗程约 6 周。为了提高肺癌病灶的切除率,有的病例可手术前进行放射治疗。

晚期肺癌病例,并有阻塞性肺炎、肺不张、上腔静脉阻塞综合征或骨转移引起剧烈疼痛者以及癌肿复发的患者,也可进行姑息性放射疗法,以减轻症状。

放射疗法可引起倦乏、胃纳减退、低热、骨髓造血功能抑制、放射性肺炎、肺纤维化和癌肿坏死液化空洞形成等放射反应和并发症,应给予相应处理。

下列情况一般不宜施行放射治疗:①健康状况不佳,呈现恶病质者;②高度肺气肿放射治疗后将引起呼吸功能代偿不全者;③全身或胸膜、肺广泛转移者;④癌变范围广泛,放射治疗后将引起广泛肺纤维化和呼吸功能代偿不全者;⑤癌性空洞或巨大肿瘤,后者放射治疗将促进空洞形成。

对于肺癌脑转移患者,若颅内病灶较局限,可采用γ刀放射治疗,有一定的缓解率。

(三)化学治疗

有些分化程度低的肺癌,特别是小细胞癌,疗效较好。化学疗法作用遍及全身,临床上可以单独应用于晚期肺癌病例,以缓解症状,或与手术、放射等疗法综合应用,以防止癌肿转移复发,提高治愈率。

常用于治疗肺癌的化学药物有:环磷酰胺、氟尿嘧啶、丝裂霉素、多柔比星、表柔比星、丙卡巴肼(甲基苄肼)、长春碱、甲氨蝶呤、洛莫司汀(环己亚硝脲)、顺铂、卡铂、紫杉醇等。应根据肺癌的类型和患者的全身情况合理选用药物,并根据单纯化疗还是辅助化疗选择给药方法、决定疗程的长短以及哪几种药物联合应用、间歇给药等,以提高化疗的疗效。

需要注意的是,目前化学药物对肺癌疗效仍然较低,症状缓解期较短,不良反应较多。临床应用时,要掌握药物的性能和剂量,并密切观察不良反应。出现骨髓造血功能抑制、严重胃肠道反应等情况时要及时调整药物剂量或暂缓给药。

(四)中医中药治疗

按患者临床症状、脉象、舌苔等表现,应用辨证论治法则治疗肺癌,一部分患者的症状得到改善,生存期延长。

(五)免疫治疗

近年来,通过实验研究和临床观察,发现人体的免疫功能状态与癌肿的生长发展有一定关系,从而促使免疫治疗的应用。免疫治疗的具体措施如下。

1.特异性免疫疗法

用经过处理的自体肿瘤细胞或加用佐剂后,皮下接种进行治疗。此外尚可应用各种白介素、肿瘤坏死因子、肿瘤核糖核酸等生物制品。

2.非特异性免疫疗法

用卡介苗、短小棒状杆菌、转移因子、干扰素、胸腺素等生物制品,或左旋咪唑等药物以激发和增强人体免疫功能。

当前肺癌的治疗效果仍不能令人满意。由于治疗对象多属晚期,其远期生存率低,预后较差。因此,必须研究和开展以下几方面的工作,以提高肺癌治疗的总体效果:①积极宣传,普及肺癌知识,提高肺癌诊断的警惕性,研究和探索早期诊断方法,提高早期发现率和诊断率;②进一步研究和开发新的有效药物,改进综合治疗方法;③改进手术技术,进一步提高根治性切除的程度和同时最大范围地保存正常肺组织的技术;④研究和开发分子生物学技术,探索肺癌的基因治疗技术,使之能有效地为临床服务。

四、护理措施

(一)做好心理支持,克服恐惧绝望心理

当患者得知自己患肺癌时,会面临巨大的身心应激,而心理应对结果会对疾病产生明显的积极或消极影响,护士通过多种途径给患者及家属提供心理与社会支持。根据患者的性别、年龄、职业、文化程度、性格等,多与其交谈,耐心倾听患者诉说,尽量解答患者提出的问题和提供有益的信息,帮助患者正确估计所面临的情况,让其了解肺癌的有关知识及将接受的治疗、患者和家属应如何配合、在治疗过程中的注意事项,请治愈患者现身说法,增强对治疗的信心,积极应对癌症的挑战,与疾病做斗争。

(二)保持呼吸道通畅,做好咳嗽、咳痰的护理

分析患者病情,判断引起呼吸困难的原因,根据不同病因,采取不同的护理措施。

(1)如肿瘤转移至胸膜,可产生大量胸腔积液,导致气体交换面积减少,引起呼吸困难,要配合医师及时行胸腔穿刺置管引流术。

(2)若患者肺部感染痰液过多、纤毛功能受损、机体活动减少,或放疗、化疗导致肺纤维化,痰液黏稠,无力咳出而出现呼吸困难,应密切观察咳嗽、咳痰情况,详细记录痰液的色、量、质,正确收集痰标本,及时送检,为诊断和治疗提供可靠的依据,并采取以下护理措施。①提供整洁、舒适的环境,减少不良刺激,病室内维持适宜的温度(18~20 ℃)和湿度(50%~60%),以充分发挥呼吸道的自然防御功能;避免尘埃与烟雾等刺激,对吸烟的患者与其共同制订有效的戒烟计划;注意患者的饮食习惯,保持口腔清洁,避免油腻、辛辣等刺激性食物,一般每天饮水1 500 mL以上,可保证呼吸道黏膜的湿润和病变黏膜的修复,利于痰液稀释和排除。②促进有效排痰:指导患者

掌握有效咳嗽的正确方法,患者坐位,双脚着地,身体稍前倾,双手环抱一个枕头。进行数次深而缓慢的腹式呼吸,深吸气末屏气,然后缩唇,缓慢地通过口腔尽可能呼气(降低肋弓、使腹部往下沉)。在深吸一口气后屏气3~5秒,身体前倾,从胸腔进行2~3次短促有力的咳嗽,张口咳出痰液,咳嗽时收缩腹肌,或用自己的手按压上腹部,帮助咳嗽,有效咳出痰液。湿化和雾化疗法,湿化疗法可达到湿化气道、稀释痰液的目的。适用于痰液黏稠和排痰困难者。常用湿化液有蒸馏水、生理盐水、低渗盐水。临床上常在湿化的同时加入药物以雾化方式吸入。可在雾化液中加入痰溶解剂、抗生素、平喘药等,达到祛痰、消炎、止咳、平喘的作用。胸部叩击与胸壁震荡,适用于肺癌晚期长期卧床、体弱、排痰无力者,禁用于肺癌伴肋骨转移、咯血、低血压、肺水肿等患者。操作前让患者了解操作的意义、过程、注意事项,以配合治疗,肺部听诊,明确病变部位。叩击时避开乳房、心脏和骨突出部位及拉链、纽扣部位。患者侧卧,叩击者两手手指并拢,使掌侧呈杯状,以手腕力量,从肺底自下而上、由外向内、迅速而有节律地叩击胸壁,震动气道,每一肺叶叩击1~3分钟,120~180次/分,叩击时发出一种空而深的拍击音则表明手法正确。胸壁震荡法时,操作者双手掌重叠置于引流的胸壁部位,吸气时手掌随胸廓扩张慢慢抬起,不施加压力,从吸气最高点开始,在整个呼气期手掌紧贴胸壁,施加一定的压力并做轻柔的上下抖动,即快速收缩和松弛手臂和肩膀,震荡胸壁5~7次,每一部位重复6~7个呼吸周期,震荡法在呼气期进行,且紧跟叩击后进行。叩击力量以患者不感到疼痛为宜,每次操作时间5~15分钟,应在餐后2小时至餐前30分钟完成,避免治疗中呕吐。操作后做好口腔护理,除去痰液气味,观察痰液情况,复查肺部呼吸音及啰音变化。③机械吸痰:适用于意识不清、痰液黏稠无力咳出、排痰困难者。可经患者的口、鼻腔、气管插管或气管切开处进行负压吸痰,也可配合医师用纤维支气管镜吸出痰液。

(三)咯血或痰中带血患者的护理

应予以耐心解释,消除其紧张情绪,嘱患者轻轻将气管内存留的积血咯出,以保持呼吸道通畅,咯血时不能屏气,以免诱发喉头痉挛,血液引流不畅导致窒息。小量咯血者宜进少量凉或温的流质饮食,多饮水,多食富含纤维素食物,以保持大便通畅,避免排便时腹压增加而咯血加重;密切观察咯血的量、色,大咯血时,护理方法见应急措施。大量咯血不止者,可采用丝线固定双腔球囊漂浮导管经纤支镜气道内置入治疗大咯血的方法;同时做好应用垂体后叶素的护理,静脉滴注速度勿过快,以免引起恶心、便意、心悸、面色苍白等不良反应,监测血压、血氧饱和度;冠心病患者、高血压病患者及孕妇忌用;配血备用,可酌情适量输血。

(四)疼痛的护理

(1)采取各种护理措施减轻疼痛:提供安静的环境,调整舒适的体位,小心搬动患者,避免拖、拉、拽动作,滚动式平缓地给患者变换体位,必要时支撑患者各肢体,指导、协助胸痛患者用手或枕头护住胸部,以减轻深呼吸、咳嗽或变换体位所引起的胸痛;胸腔积液引起的疼痛,可嘱患者患侧卧位,必要时用宽胶布固定胸壁,以减少胸部活动幅度,减轻疼痛;采用按摩、针灸、经皮肤电刺激止痛穴位或局部冷敷等,以降低疼痛的敏感性。

(2)药物止痛,按医嘱用药,根据患者疼痛再发时间,提前按时用药,在应用镇痛药期间,注意预防药物的不良反应,如便秘、恶心、呕吐、镇静和精神紊乱等,嘱患者多进食富含纤维素的蔬菜和水果,缓解和预防便秘。

(3)患者自控镇痛,可自行间歇性给药,做到个体化给药,增加了患者自我照顾和对疼痛的自主控制能力。

(五)饮食支持护理

根据患者的饮食习惯,给予高蛋白、高热量、高维生素、易消化饮食,调配好食物的色、香、味,以刺激食欲,创造清洁舒适、愉快的进餐环境,促进食欲。病情危重者应采取喂食、鼻饲或静脉输入脂肪乳、复方氨基酸和含电解质的液体。对于有大量胸腔积液的患者,应酌情输血、血浆或清蛋白,以减少胸腔积液的产生,补充癌肿或大量抽取胸腔积液等因素所引起的蛋白丢失,增强机体抗病能力。有吞咽困难者应给予流质饮食,进食宜慢,取半卧位以免发生吸入性肺炎或呛咳,甚至窒息。

(六)做好口腔护理

向患者讲解放疗、化疗后口腔唾液腺分泌减少,pH下降,易发生口腔真菌感染和牙周病,使其理解保持口腔卫生的重要性,以便主动配合。患者睡前及三餐后进行口腔护理;戒烟酒,以防刺激黏膜;忌食辛辣及可能引起黏膜创伤的食物,如带刺或碎骨头的食物,用软牙刷刷牙,勿用牙签剔牙,并延期牙科治疗,防止黏膜受损;进食后,用盐水或复方硼砂溶液漱口,控制真菌感染;口唇涂润滑剂,保持黏膜湿润,黏膜口腔溃疡,按医嘱应用表面麻醉剂止痛。

(七)化疗药物毒性反应的护理

1. 骨髓抑制反应的护理

化疗后机体免疫力下降,发生感染、出血。护士接触患者之前要认真洗手,严格执行无菌操作,避免留置尿管或肛门指检,预防感染;告知患者不可到公共场所或接触感冒患者;在做全身卫生处置时,要特别注意易感染部位,如鼻腔、口腔、肛门、会阴等,各部位使用毛巾要分开,以免交叉感染;监测体温,观察皮肤温度、色泽、气味,早期发现感染征象;当白细胞总数降至1×10^9/L时,做好保护性隔离。对血小板计数低于50×10^9/L时,密切观察有无出血倾向,采取预防出血的措施,避免患者外出活动,防止身体受挤压或外伤,保持口腔、鼻腔清洁湿润,勿用手抠鼻痂、牙签剔牙,尽量减少穿刺次数,穿刺后应实施局部较长时间按压,必要时,遵医嘱输血小板控制出血。

2. 恶心呕吐的护理

化疗期间如患者出现恶心呕吐,按医嘱给予止吐药,嘱患者深呼吸,请勿大动作转动身体,给予高营养清淡易消化的饮食,少食多餐,不催促患者进食,忌食辛辣等刺激性食物,戒烟酒,不要摄入加香料、肉汁和油腻的食物,建议平时咀嚼口香糖或含糖果,加强口腔护理去除口腔异味。对已有呕吐患者灵活掌握进食时间,可在其间歇期进食,多饮清水,多食薄荷类食物及冷食等。

3. 静脉血管的保护

在给化疗药时,要选择合适的静脉,给化疗药前,先观察是否有回血,强刺激性药物护士应在床旁监护,或采用静脉留置针及中小静脉插管;观察药物外渗的早期征象,如穿刺部位疼痛、烧灼感、输液速度减慢、无回血、药液外渗,应立即停止输注,应用地塞米松加利多卡因局部封闭,24小时内给予冷敷,50%硫酸镁湿敷,24小时后可给予热敷。

4. 应用化疗药后

常出现脱发,影响患者形象,增加其心理压力,护士要告诉患者脱发是暂时的,停药后头发会再生,鼓励其诉说自己的感受,帮助其调整外观的变化,让患者戴假发或帽子、头巾遮挡,改善自我形象,夜间睡眠可佩戴发帽,减轻头发掉在床上而至的心理不适;指导患者头发的护理,如动作轻柔减少头发梳、刷、洗、烫、梳辫子等,可用中性洗发护发素。

五、健康教育

(1) 宣传吸烟对健康的危害,提倡不吸烟或戒烟,并注意避免被动吸烟。
(2) 对肺癌高危人群要定期进行体检,早期发现肿瘤,早期治疗。
(3) 改善工作和生活环境,防止空气污染。
(4) 给予患者和家属心理上的支持,使之正确认识肺癌,增强治疗信心,维持生命质量。
(5) 督促患者坚持化疗或放疗,告诉患者出现呼吸困难、咯血或疼痛加重时应立即到医院就诊。
(6) 指导患者加强营养支持,合理安排休息,适当活动,保持良好精神状态,避免呼吸道感染以调整机体免疫力,增强抗病能力。
(7) 对晚期癌肿转移患者,要指导家属对患者临终前的护理,告知患者及家属对症处理的措施,使患者平静地走完人生最后一程。

(吴建霞)

第三节 乳 腺 癌

一、概述

乳腺癌是一种常见的恶性肿瘤,大多发生于 40～60 岁的妇女,男性少见,女性的发病率约为男性的 100 倍。乳腺癌的发生率不断上升,尽管在大多数病例中,致癌的原因仍然不清楚,但许多因素已经得到证实。这些因素中如初潮早、绝经迟及未经产或高龄妊娠有一定的临床意义。与全身其他恶性肿瘤一样,乳腺癌的病因尚未完全明确,已证实的某些发病因素仍存在不少争议。绝经前和绝经后雌激素是刺激发生乳腺癌的明显因素。

二、诊断

(一)症状

1.乳房肿块

乳腺内无痛性肿块,常是患者就诊的主要症状,多由患者或其配偶无意中发现,也有体格检查时发现。但也有 10%～15% 可伴疼痛。

2.乳头溢液

约有 5% 的乳腺癌可有乳头溢液症状或为乳腺导管内乳头状瘤恶变。患者更换内衣时发现有少许污迹而来就诊。

3.乳头和乳房皮肤改变

乳头扁平、回缩,皮肤凹陷,皮肤水肿,此表现常被患者忽视。晚期乳房出现溃破而形成溃疡。乳头粗糙、糜烂如湿疹样,进而形成溃疡,是乳头湿疹样乳腺癌的表现,而常被误诊为普通皮肤湿疹。炎性乳腺癌表现为局部皮肤可呈炎症样表现,即皮肤发红、水肿、增厚。

4.腋窝淋巴结

晚期可出现腋窝肿大淋巴结。也有患者乳房病灶很小未被发现而先出现腋窝肿大淋巴结。

5.乳房疼痛

不是乳腺癌常见症状,晚期乳腺癌疼痛为癌肿直接侵犯神经所致。

(二)体征

1.乳房肿块

早期多为无痛、单发的小肿块。以乳房外上象限为常见,质硬、表面不光滑,与周围组织分界不清楚,在乳房内不易被推动。随着肿瘤增大,可引起乳房局部隆起。若累及Cooper韧带,可使其缩短而致肿瘤表面皮肤凹陷,即所谓"酒窝征"。癌肿继续增大,如皮下淋巴管被癌细胞堵塞,引起淋巴回流障碍,出现真皮水肿,皮肤呈"橘皮样"改变。乳腺癌发展至晚期,可侵入胸筋膜、胸肌,以致癌肿块固定于胸壁而不易推动。如癌细胞侵入大片皮肤,可出现多数小结节,甚至彼此融合。有时皮肤可溃破而形成溃疡,这种溃疡常有恶臭,容易出血。

2.腋窝淋巴结

乳腺癌淋巴转移最初多见于腋窝。肿大淋巴结质硬、无痛、可被推动;以后数目增多,并融合成团,甚至与皮肤或深部组织粘连。

3.远处转移

乳腺癌转移至肺、骨、肝脏时,可出现相应的症状。例如:肺转移可出现胸痛、气急;骨转移可出现局部疼痛;肝转移可出现肝大、黄疸等。

4.特殊类型

有两种特殊类型乳腺癌的临床表现与一般乳腺癌不同,即炎性乳腺癌和乳头湿疹样乳腺癌。炎性乳腺癌并不多见,特点是发展迅速、预后差,局部皮肤可呈炎症样表现,开始时比较局限,不久即扩展到乳房大部分皮肤,皮肤发红、水肿、增厚、粗糙、表面温度升高。乳头湿疹样乳腺癌少见,恶性程度低,发展慢,乳头有瘙痒、烧灼感,以后出现乳头变粗糙、糜烂如湿疹样,进而形成溃疡,有时覆盖黄褐色鳞屑样痂皮。部分病例于乳晕区可扪及肿块。较晚发生腋淋巴转移。

(三)检查

1.钼靶X线摄片

诊断乳房疾病的重要手段。乳腺癌的表现为边界不规则的肿块影,密度较高,肿块边缘有长短不一的毛刺。病灶内存在钙化点是乳腺癌在X线摄片上的另一个特点。

2.B超检查表现

为单发的实性低回声肿块,边界不清,周围常有晕征,内部回声不均匀,有不同程度的后方声影衰减,可有点状强回声的钙化点,肿块血流丰富,上方皮肤可能增厚或凹陷,腋下可能触及肿大的淋巴结。

3.CT检查

乳腺癌可表现为瘤体密度高于腺体密度的不规则肿块,边缘不光滑有毛刺,肿块内可能有钙化微粒,亦可能有液化坏死的低密度区。皮肤可能有增厚,可看到Cooper韧带受侵皮肤凹陷,受累的乳头可回缩。累及胸壁时,乳腺后间隙可消失。增强扫描时,肿块有明显强化。CT亦可同时清楚显示腋淋巴结和内乳淋巴结的情况。

4.MRI检查

可表现为乳腺内境界不清的肿块,边界不规则有毛刺,可能显示有钙化微粒。T_1象肿块强度低于周围组织,T_2象肿块强度明显增高。

5.乳管镜检查

常可见到 2 级、3 级导管腔内有不规则隆起,或多发性小结节,沿导管内壁纵向蔓延。基底宽,易出血,管壁僵硬,弹性差。

6.液晶及远红外热像图

乳腺癌血供丰富,肿瘤所在部位的皮肤温度比正常部位要高,液晶及热像图即利用这一现象来探测肿瘤部位。

7.穿刺活检

细针穿刺细胞学检查是一种安全、简便、快速而有效的诊断方法,一般主张在做好必要的根治术的术前准备后,再行穿刺活检,或穿刺证实为恶性肿瘤后,应尽快行根治性手术,间隔时间应控制 1 周之内,最多不超过 2 周。

8.切除活检或切取活检

切除活检或切取活检是应用最广泛、结果最可靠的诊断方法。对于乳腺内肿块凡考虑为肿瘤病变或不能排除肿瘤可能性者均应行切除活检,若怀疑为恶性病变者则应在有冷冻切片设备及做好根治性手术准备的情况下进行。只有肿瘤巨大或已有周围广泛粘连,甚至破溃者,才用切取活检方法。

(四)诊断要点

(1)乳腺癌大多发生于 40～50 岁妇女,近年有年龄提前的倾向。月经初潮早、绝经晚、生育、未生育、乳腺癌家族史及长期高脂饮食者为高危人群。

(2)无痛性肿块为常见症状,少数可有疼痛,肿块质地较硬,边界不清,活动度差,表面不光滑。

(3)局部皮肤凹陷、水肿,呈"橘皮样"改变,晚期可破溃、感染、坏死呈"火山口"样改变并伴有恶臭,肿瘤细胞向皮肤扩散而形成"卫星"结节。

(4)乳头凹陷、抬高,可有乳头溢液(血性或浆液性)。乳晕可有糜烂、渗出、皲裂、增厚等湿疹样变。

(5)淋巴结肿大,早期同侧腋窝淋巴结肿大,质硬,无压痛,分散分布或融合成团及锁骨上淋巴结肿大。

(6)可有上肢水肿及血行转移到肺、肝、脑、骨骼而出现相应症状。

(7)B 超、CT、钼靶摄片及 MRI、红外线等辅助检查可协助诊断。穿刺细胞学检查及病理活检可明确诊断。

(五)鉴别诊断

1.纤维腺瘤

常见于青年妇女,肿瘤大多为圆形或椭圆形,边界清楚、活动度大,发展缓慢,一般易于诊断。但 40 岁以后的妇女不要轻易诊断为纤维腺瘤,必须排除恶性肿瘤的可能。

2.乳腺增生症

多见于中年妇女,特点是乳房胀痛,肿块可呈周期性,与月经周期有关。肿块或局部乳腺增厚与周围乳腺组织分界不明显。可观察 1 至数个月经周期,若月经来潮后肿块缩小、变软,则可继续观察,如无明显消退,可考虑手术切除及活检。

3.浆细胞性乳腺炎

乳腺组织的无菌性炎症,炎性细胞中以浆细胞为主。临床上60%呈急性炎症表现,肿块大时皮肤可呈橘皮样改变。40%患者开始即为慢性炎症,表现为乳晕旁肿块,边界不清,可有皮肤粘连和乳头凹陷。

4.乳腺结核

由结核杆菌所致乳腺组织的慢性炎症。好发于中、青年女性。病程较长,发展较缓慢。局部表现为乳房内肿块,肿块质硬韧,部分区域可有囊性感。肿块边界有时不清楚。活动度可受限。

三、治疗

(一)手术治疗

手术治疗是乳腺癌的主要方法之一,还有辅助化学药物、内分泌、放射和生物治疗等。对病灶仍局限于局部及区域淋巴结的患者,手术治疗是首选。目前应用的5种手术方式均属治疗性手术,而不是姑息性手术。

1.乳腺癌根治术

手术应包括整个乳房、胸大肌、胸小肌、腋窝及锁骨下淋巴结的整块切除。有多种切口设计方法,可采取横向或纵行梭形切口,皮肤切除范围一般距肿瘤3 cm,手术范围上至锁骨,下至腹直肌上段,外至背阔肌前缘,内至胸骨旁或中线。该术式可清除腋下组(胸小肌外侧)、腋中组(胸小肌深面)及腋上组(胸小肌内侧)3组淋巴结。乳腺癌根治术的手术创伤较大,故术前必须明确病理诊断,对未确诊者应先将肿瘤局部切除,立即进行冰冻切片检查,如证实是乳腺癌,随即进行根治术。

2.乳腺癌扩大根治术

即在上述清除腋下、腋中、腋上3组淋巴结的基础上,同时切除胸廓内动、静脉及其周围的淋巴结(即胸骨旁淋巴结)。

3.乳腺癌改良根治术

有2种术式:①保留胸大肌,切除胸小肌;②保留胸大、小肌。前者淋巴结清除范围与根治术相仿,后者不能清除腋上淋巴结。根据大量病例观察,认为Ⅰ、Ⅱ期乳腺癌应用根治术及改良根治术的生存率无明显差异,且该术式保留了胸肌,术后外观效果较好,目前已成为常用的手术方式。

4.全乳房切除术

手术范围必须切除整个乳腺,包括腋尾部及胸大肌筋膜。该术式适宜于原位癌、微小癌及年迈体弱不宜做根治术者。

5.保留乳房的乳腺癌切除术

手术包括完整切除肿块及腋淋巴结清扫。肿块切除时要求肿块周围包裹适量正常乳腺组织,确保切除标本的边缘无肿瘤细胞浸润。术后必须辅以放射治疗、化学治疗。

手术方式的选择还应根据病理分型、疾病分期及辅助治疗的条件而定。对可切除的乳腺癌患者,手术应达到局部及区域淋巴结最大限度地清除,以提高生存率,然后再考虑外观及功能。对Ⅰ、Ⅱ期乳腺癌可采用乳腺癌改良根治术及保留乳房的乳腺癌切除术。在综合辅助治疗较差的地区,乳腺癌根治术还是比较适合的手术方式。胸骨旁淋巴结有转移者如术后无放疗条件可行扩大根治术。

(二)化学药物治疗

浸润性乳腺癌术后应用化学药物辅助治疗,可改善生存率。乳腺癌是实体瘤中应用化疗最有效的肿瘤之一,化疗在整个治疗中占有重要的地位。常用的有 CMF 方案(环磷酰胺、甲氨蝶呤、氟尿嘧啶)。根据病情可在术后尽早(1 周内)开始用药。剂量为环磷酰胺(C)400 mg/m^2,甲氨蝶呤(M)20 mg/m^2,氟尿嘧啶(F)400 mg/m^2,均为静脉注射,在第 1 天及第 8 天各用 1 次,为 1 个疗程,每 4 周重复,6 个疗程结束。因单药应用多柔比星的效果优于其他抗癌药,所以对肿瘤分化差、分期晚的患者可应用 CAF 方案(环磷酰胺、多柔比星、氟尿嘧啶)。环磷酰胺(C)400 mg/m^2,静脉注射,第 1 天;多柔比星(A)40 mg/m^2,静脉注射,第 1 天;氟尿嘧啶(F)400 mg/m^2,静脉注射第 1、8 天,每 28 天重复给药,共 8 个疗程。化疗前患者应无明显骨髓抑制,白细胞计数$>4\times10^9$/L,血红蛋白>80 g/L,血小板计数$>50\times10^9$/L。化疗期间应定期检查肝、肾功能,每次化疗前要查白细胞计数,如白细胞计数$<3\times10^9$/L,应延长用药间隔时间。应用多柔比星者要注意心脏毒性,或用表柔比星替代,其心脏毒性比较轻。

术前化疗目前多用于Ⅲ期病例,可探测肿瘤对药物的敏感性,并使肿瘤缩小,减轻与周围组织的粘连。药物治疗一般可采用 CMF、CAF 方案,一般用 2～3 个疗程。

(三)内分泌治疗

癌肿细胞中雌激素受体(ER)含量高者,称激素依赖性肿瘤,这类患者对内分泌治疗有效。而 ER 含量低者,称激素非依赖性肿瘤,内分泌治疗效果差。因此,对手术切除标本除做病理检查外,还应测定 ER 和孕激素受体(PGR)。不仅可帮助选择辅助治疗方案,对判断预后也有一定作用。

三苯氧胺为非甾体激素的抗雌激素药物,其结构式与雌激素相似,可在靶器官内与雌二醇争夺 ER,三苯氧胺、ER 复合物能影响 DNA 基因转录,从而抑制肿瘤细胞生长。临床应用表明,该药可降低乳腺癌术后复发及转移,对 ER、PGR 阳性的绝经后妇女效果尤为明显。同时可减少对侧乳腺癌的发生率。三苯氧胺的用量为每天 20 mg,一般服用 5 年。该药安全有效,不良反应有潮热、恶心、呕吐、静脉血栓形成、眼部不良反应、阴道干燥或分泌物多。长期应用后小部分患者可能发生子宫内膜癌。

新近发展的芳香化酶抑制剂如来曲唑等,有资料证明其效果优于三苯氧胺,这类药物能抑制肾上腺分泌的雄激素转变为雌激素过程中的芳香化环节,从而降低雌二醇,达到治疗乳腺癌的目的。

(四)放射治疗

乳腺癌局部治疗的手段之一。在保留乳房的乳腺癌手术后,放射治疗是一重要组成部分,应于肿块局部广泛切除后给予较高剂量放射治疗。单纯乳房切除术后可根据患者年龄、疾病分期、分类等情况,决定是否应用放疗。根治术后是否应用放疗,多数认为对Ⅰ期病例无益,对Ⅱ期以后病例可能降低局部复发率。

目前根治术后不做常规放疗,而对复发高危病例,放疗可降低局部复发率,提高生存质量。指征如下:①病理报告有腋中或腋上淋巴结转移者;②阳性淋巴结占淋巴结总数 1/2 以上或有 4 个以上淋巴结阳性者;③病理证实胸骨旁淋巴结阳性者(照射锁骨上区);④原发灶位于乳房中央或内侧而做根治术后,尤其是腋淋巴结阳性者。

(五)生物治疗

近年临床上已逐渐推广使用的曲妥珠单抗注射液,系通过转基因技术制备,对 C-erbB-2 过度表达的乳腺癌患者有一定效果,特别是对其他化疗药无效的乳腺癌患者也能有部分疗效。

四、护理措施

(一)术前护理

1.心理护理

针对患者对病情的发展、手术及对预后的恐惧心理,加强心理疏导,向患者和家属说明手术的必要性,告诉患者术后择期行乳房再造手术,以弥补手术造成的胸部缺陷,树立其战胜疾病的信心。

2.支持疗法

加强营养,改善患者心、肝、肺、肾功能,提高患者对手术的耐受力。

3.皮肤准备

乳腺癌根治术切除范围大,应做好手术区皮肤的准备。需要植皮的患者,要做好供皮区皮肤的准备。

(二)术后护理

1.体位

患者血压平稳后取半卧位,有利于切口引流,防止积液导致皮瓣坏死和切口感染,也利于呼吸和有效咳嗽,预防肺不张和肺炎。

2.饮食和营养

手术后6小时,若患者没有出现胃肠道反应,可正常进食,并保证有足够的热量和维生素,促进术后康复。

3.切口护理

切口用多层敷料或棉垫加压包扎,使皮瓣紧贴创面,包扎松紧度适宜,维持正常血供。若患侧上肢远端皮肤发绀、温度降低、上肢脉搏不能扪及,应及时调整胸带的松紧度。若绷带松脱,应及时加压包扎。必要时用沙袋压迫。若发现皮下有积液,在严格消毒后抽液,并局部加压包扎;若皮瓣边缘发黑坏死,应予以剪除,防止感染,待肉芽组织生长良好后再植皮。

4.引流通畅

保持皮下的负压引流管通畅,观察引流液性质和颜色。术后1~2天,每天有50~100 mL,血性引流液,2~3天渗出基本停止,可拔除引流管,用绷带加压包扎切口。

5.预防并发症的发生

(1)患侧上肢水肿:术后引起患侧上肢水肿的原因有上肢淋巴回流不畅、头静脉被结扎、腋静脉栓塞、局部积液等。手术后指导患者抬高患侧上肢,制动,下床活动时用吊带固定患侧上肢,防止皮瓣滑动影响切口愈合。同时手术后避免在患侧上肢进行测血压、静脉注射、抽血等治疗。

(2)气胸:手术若损伤胸膜,可引起气胸。术后要严密观察患者的呼吸情况,以便及早发现和及时处理。

6.功能锻炼

鼓励并协助患者开展患侧上肢的功能锻炼,减少或避免术后的残疾。术后3天内,患侧上肢制动,避免外展,可做手指的运动、伸指、握拳等活动。术后4天,活动肘部。术后1周皮瓣基本愈合,可进行肩部活动、做手指爬墙运动等,直至患者能自行用患侧手梳头或手高举过头。

7. 放疗或化疗的护理

放、化疗期间,定期复查肝、肾功能及血常规,若出现严重肝、肾功能损害,骨髓抑制现象,应立即停止放、化疗。

8. 健康指导

(1)宣传乳腺癌的早期自我检查及普查的重要性,成年女性每月乳房自我检查1次。

(2)术后患侧上肢避免负重,5年内避免妊娠。

(3)定期门诊随访,术后1~2年,每3个月随诊1次;3~5年后每半年随诊1次,包括体检、血常规、肝肾功能及细胞免疫功能检查、胸透、肝B型超声检查,必要时,行骨核素扫描或CT检查;5年后每年随诊1次,共10年。

(吴建霞)

第四节 胃 癌

胃癌是源自胃黏膜上皮细胞的恶性肿瘤,是常见的消化道癌肿之一。临床有进行性上腹疼痛、体重下降,伴恶心呕吐、呕血、黑便、贫血等表现。胃癌是人类常见的恶性肿瘤,占全部恶性肿瘤20%左右,居全球肿瘤发病和癌症病死率的第二位。其发病率和病死率与国家、种族及地区有很大的关系。日本、中国、智利、俄罗斯和冰岛为高发国家,我国西北地区发病率最高。胃癌可发生于任何年龄,高发年龄40~60岁,男女之比2∶1~3∶1。发病率和病死率随年龄增长而上升。全国平均年病死率为16/10万。近年来,发病有下降趋势,与诊断手段提高、其他消化道癌症增加和环境改变有关。早诊断、早治疗为本病的关键,手术治疗为首选措施。若治疗护理得当,可延长患者的生命和提高患者的生活质量。

一、病因及发病机制

胃癌的病因尚未明确,一般认为与下列因素有关。

(一)饮食与环境因素

食物品种和饮食习惯是影响胃癌发生的重要因素,流行病学研究表明,长期食用霉变食品、咸菜、高盐食物、烟熏及腌制品均可增加发生胃癌的危险性。腌制食品中含有高浓度的硝酸盐,能在胃内被细菌还原酶转变成亚硝酸盐,与胺结合成为致癌的亚硝酸铵,长期作用可致胃黏膜发生癌变。环境因素也起到重要的作用,近期研究发现本病高发区与火山来源的土壤有关。

(二)幽门螺杆菌感染

大量研究表明,幽门螺杆菌是胃癌发病的危险因素。幽门螺杆菌所分泌的毒素能使胃黏膜病变,从而发生癌变。

(三)癌前病变

所谓癌前病变是指易恶变的全身性或局部疾病或状态。胃癌的癌前病变有:①慢性萎缩性胃炎伴有肠上皮化生和重度不典型增生者;②腺瘤型或绒毛型胃息肉,息肉>2 cm,癌变率为15%~40%;③残胃炎,毕氏Ⅱ式术后残胃癌较多见,其发生率为5%~16%;④恶性贫血胃体黏膜有严重萎缩者,其发生率是正常人群的5~10倍;⑤胃溃疡患者约占5%。

(四)遗传因素

胃癌的发病具有家族聚集倾向,可发生于同卵同胞,胃癌发病率较无家族史人群高 2~3 倍。据报道,致癌物质对遗传易感者作用更大。

胃癌好发于胃窦部,其次为胃贲门与胃体。早期癌细胞浸润范围局限黏膜层,无局部淋巴转移,进展期癌细胞浸润黏膜下层及肌层;晚期癌细胞浸润浆膜层或其以外。胃癌的转移有直接扩散、淋巴转移、血行播散和种植性转移。

二、临床表现

(一)症状

1. 早期胃癌

多无症状,有时出现上腹隐痛不适、嗳气、反酸、食欲减退等非特异性上消化道症状,容易被忽视。

2. 进展期胃癌

最早出现的症状为上腹痛,伴食欲缺乏、体重下降,贫血等。开始仅为上腹饱胀不适,继之呈现持续性隐痛,进食后加重,解痉及抗酸剂无效。胃壁受累可有易饱感;胃窦部癌,因幽门梗阻而发生严重的恶心、呕吐;贲门癌和高位小弯癌累及食管下端,出现进食梗阻感、吞咽困难;溃疡型胃癌,因癌肿侵蚀血管,造成上消化道出血,常见呕血及黑便;癌肿破溃致胃黏膜急性穿孔,常见有剧烈腹痛。

3. 并发症及转移症状

癌肿浸润胃血管壁可有消化道出血,幽门梗阻时出现呕吐,贲门癌累及食管下段可出现吞咽困难,癌肿溃疡可导致胃穿孔。此外,当癌转移至肝出现腹水、肝大、黄疸,转移至骨骼可出现全身骨骼剧痛。

(二)体征

早期胃癌无明显体征。患者进展期可有消瘦、精神状态差。晚期出现上腹部肿块和其他转移表现:呈恶病质,上腹部可触及坚实、可移动结节状肿块,有压痛;发生肝转移时有肝大,并触及坚硬结节,常伴黄疸;发生腹膜转移时有腹水,表现为移动性浊音;远处淋巴结转移时在左锁骨上内侧触到质硬、固定的淋巴结等。

三、辅助检查

(一)X 线钡餐检查

早期呈局限性表浅的充盈缺损,边缘不规则的龛影,或黏膜有灶性积钡,胃小区模糊不清等;进展期为较大而不规则的充盈缺损,溃疡型为龛影位于胃轮廓内,边缘不整齐,周围黏膜有中断的皱襞,浸润型为胃壁僵硬、蠕动消失、胃腔狭窄。

(二)胃镜检查

观察病变部位、性质,取活组织检查。其准确率达 95%~99%,是诊断早期胃癌的最佳方法。

(三)实验室检查

长期失血或营养缺乏患者的红细胞数减少、血红蛋白下降;粪便隐血实验对持续阳性,药物治疗不转阴,有诊断意义。

(四) CT 检查

了解胃肿瘤侵犯情况,与周围脏器关系,有无切除可能。

四、诊断要点

有癌前病变患者,应定期做 X 线钡餐检查、胃镜检查及活组织病理检查,能够早期发现。

五、治疗要点

胃癌治疗效果取决于病期分类和病理组织分型。

(一) 手术治疗

为首选治疗方法。只要患者心、肝、肾功能容许,无远处转移,应力求手术根治,残留的癌组织越少越好。

(二) 化学治疗

多种抗癌药物联合应用,如氟尿嘧啶(5-Fu)、呋喃氟尿嘧啶、亚叶酸钙(CF)丝裂霉素或多柔比星等,可增加抗癌的效果。抗癌药物多有骨髓抑制、消化道反应、肝肾功能损害、静脉炎、脱发和皮肤表现等不良反应。

(三) 胃镜下治疗

对不宜行手术治疗者,可在胃镜直视下用激光、微波及注射无水乙醇等达到根治效果。

(四) 支持治疗

补充足够的营养,以提高机体体质,有利于耐受手术和化疗。应用免疫增强剂,如干扰素、白介素、LAK 细胞、TIL 细胞等可调节机体免疫力。

六、常用护理诊断

(一) 营养失调

低于机体需要量,与疾病消耗、吞咽困难和手术化疗有关。

(二) 疼痛

与肿瘤细胞浸润有关。

(三) 活动无耐力

与食欲缺乏、疾病消耗、疼痛有关。

(四) 有感染的危险

与化疗致机体免疫功能低下及营养不良有关。

七、护理措施

(一) 一般护理

1.饮食护理

鼓励能进食的患者进食易消化、营养丰富的流质或半流质饮食;不能进食或进食不足者,如吞咽困难者或中、晚期患者,遵医嘱静脉输注高营养物质;幽门梗阻时,行胃肠减压,遵医嘱静脉补充液体,必要时输清蛋白、全血或血浆等。提高患者对手术的耐受力,择期手术患者采取少量多餐的饮食原则。

2.预防感染

患者因抵抗力低,易发生感染,每天给患者温水擦浴,保持皮肤清洁、干燥;长期卧床患者,定时更换卧位;床铺保持清洁、干燥、平整,避免潮湿、摩擦以及排泄物的刺激,防止患者发生压疮;鼓励和帮助患者做床上肢体运动,防止血栓性静脉炎;做好口腔护理,餐后及晚睡前或呕吐后,立即做口腔清洗。保持良好舒适的环境,适宜的温度、湿度,让患者在安静的环境下休养。

(二)病情观察

注意观察腹痛的部位、性质、持续时间,进食是否缓解;对呕血和黑便、突发性腹部剧痛,应注意有无消化道出血和穿孔的发生;对出现咳嗽、咯血、胸痛、腰酸、血尿、头痛、头晕、智力障碍、皮肤破溃、结节、黄疸、腹水等表现,提示有癌肿转移。

(三)健康教育

1.疾病知识指导

向患者介绍疾病知识,使其了解疾病发生的原因及诱发因素;指导患者保持情绪稳定,学会放松、宣泄及缓解压力的技巧,以乐观态度面对人生。

2.生活指导

养成良好的饮食习惯,多食营养丰富、富含维生素 C、维生素 A 等食物;少进咸菜、高盐食物、烟熏及腌制品;避免生、冷、硬、辛辣等刺激性食物;合理科学的贮存粮食;遵循少量多餐的饮食原则,烹调方式忌煎、炸。合理安排休息时间,尽可能做一些运动量较低的活动,如外出散步,做广播体操,以不感到疲劳为度。鼓励患者坚持做好个人卫生,保持室内空气流通,注意季节变化,外出加防护措施,尽量减少到人群集中的地方。

3.用药指导

嘱患者按医嘱用药,保证疗程,学习观察药物疗效和不良反应,学会减轻不良反应的办法,不要随意停药,避免影响疗效。

4.自我监测指导

大力推广普及防癌知识,提高防癌意识,监测易感人群,如 40 岁以上成人,近期发生上腹部不适,或有溃疡病史者,近期出现疼痛规律变化、大便潜血试验持续阳性等,及时到医院进行相关检查;癌前病变者,如胃溃疡、萎缩性胃炎、胃息肉等,定期检查,做到早期发现、早期诊断、早期根治。坚持定期复诊,发现异常及时治疗。

(吴建霞)

第五节 原发性肝癌

原发性肝癌是指由肝细胞或肝内胆管上皮细胞发生的恶性肿瘤,是我国常见的恶性肿瘤之一,病死率较高,在恶性肿瘤死亡排位中占第二位。近年来发病率有上升趋势,肝癌的五年生存率很低,预后凶险。原发性肝癌的发病率有较高的地区分布性,本病多见于中年男性,男女性别之比在肝癌高发区中 3∶1～4∶1,低发区则为 1∶1～2∶1。高发区的发病年龄高峰为 40～49 岁。

一、病因及发病机制

病因及发病机制尚不清楚,根据高发区的流行病学调查结果表明,下列因素与肝癌的发病关系密切。

(一)病毒性肝炎

在我国,乙型肝炎是原发性肝癌发生的最重要病因,原发性肝癌患者中 1/3 曾有慢性肝炎病史。肝癌患者血清中乙型肝炎标志物高达 90% 以上,近年来丙型肝炎与肝癌关系也逐渐引起关注。

(二)肝硬化

原发性肝癌合并肝硬化者占 50%~90%,乙肝病毒持续感染与肝细胞癌有密切关系。其过程可能是乙型肝炎病毒引起肝细胞损害继而发生增生或不典型增生,从而对致癌物质敏感。在多病因参与的发病过程中可能有多种基因发生改变,最后导致癌变。

(三)黄曲霉毒素

在肝癌高发区,尤其南方以玉米为主粮的地方调查提示,肝癌流行可能与黄曲霉毒素对粮食的污染有关,其代谢产物黄曲霉毒素 B_1 有强烈致癌作用。

(四)饮水污染

江苏启东的流行病学调查结果发现,饮用池塘水者与饮用井水者的肝癌发病率和病死率有明显差异,可能与池塘水的蓝绿藻产生的微囊藻毒素污染饮用水源有关。

(五)遗传因素

在高发区肝癌有时出现家族聚集现象,尤以共同生活并有血缘关系者的肝癌罹患率高。可能与肝炎病毒垂直传播有关。

(六)其他

饮酒、亚硝胺、农药、某些微量元素含量异常如铜、锌、钼等、肝吸虫等因素也被认为与肝癌有关。吸烟和肝癌的关系还待进一步明确。

二、临床表现

(一)症状

肝癌起病隐匿,早期缺乏典型症状,多在肝病随访中或体检普查中,应用血清甲胎蛋白(AFP)及 B 超检查偶然发现肝癌,此时患者既无症状,体格检查亦缺乏肿瘤本身的体征,此期称为亚临床肝癌。一旦出现症状而来就诊者其病程大多已进入中晚期。不同阶段的肝癌,其临床表现有明显差异。

1.肝区疼痛

最常见,半数以上患者呈间歇性或持续性的钝痛或胀痛,是由于肿块生长迅速、使肝包膜绷紧牵拉所致。当肿瘤侵犯膈肌时,疼痛可向右肩或右背部放射。向右后生长的肿瘤可致右腰疼痛。突然出现剧烈腹痛和腹膜刺激征提示癌结节包膜下出血或向腹腔破溃。

2.消化道症状

食欲缺乏、恶心、呕吐、腹泻、消化不良等,缺乏特异性。

3.全身症状

低热。发热与癌肿坏死物质吸收有关。此外还有乏力、消瘦、贫血、全身衰弱等,少数患者晚期呈恶病质。这是由于癌症所致的能量消耗和代谢障碍所致。

4.转移灶症状

如肺转移可出现咳嗽、咯血；胸膜转移可引起胸痛和血性胸腔积液；癌栓栓塞肺动脉,引起肺梗死,可突然出现严重呼吸困难和胸痛；癌栓栓塞下肢静脉,可出现下肢严重水肿；骨转移和脊柱转移,可引起局部压痛或神经受压症状；颅内转移可出现相应的神经定位症状和体征。

5.伴癌综合征

癌肿本身代谢异常,癌组织对机体发生影响而引起的内分泌或代谢异常的一组症候群称为伴癌综合征。如自发性低血糖症、红细胞增多症,其他罕见的有高脂血症、高钙血症、类癌综合征等。

(二)体征

1.肝大

进行性肝大是常见的特征性体征之一。肝质地坚硬,表面及边缘不光滑,有大小不等结节,伴不同程度的压痛。如癌肿突出于右肋弓下或剑突下,上腹可出现局部隆起或饱满。

2.脾肿大

多见于合并肝硬化门静脉高压患者。因门静脉或脾静脉有癌栓或癌肿压迫门静脉引起。

3.腹水

因合并肝硬化门静脉高压、门静脉或肝静脉癌栓所致。当癌肿表面破溃时可引起血性腹水。

4.黄疸

当癌肿浸润、破坏肝细胞时,可引起肝细胞性黄疸；当癌肿侵犯肝内胆管或压迫胆管时,可出现阻塞性黄疸。

5.转移灶相应体征

锁骨上淋巴结肿大、胸腔积液的体征,截瘫、偏瘫等。

(三)并发症

肝性脑病；上消化道出血；肝癌结节破裂出血；血性胸腹水；继发感染。上述并发症可由肝癌本身或并存的肝硬化引起,常为致死的原因。

三、辅助检查

(一)血清甲胎蛋白(AFP)测定

AFP是目前诊断肝细胞肝癌最特异性的标志物,是体检普查的项目之一。肝癌患者AFP阳性率为70%～90%,诊断标准为：①AFP>500 μg/L持续4周；②AFP在>200 μg/L的中等水平持续8周；③AFP由低浓度升高后不下降。

(二)影像学检查

(1)超声显像是目前肝癌筛查的首选检查之一,有助于了解占位性病变的血供。

(2)CT在反映肝癌的大小、形态、部位、数目等方面有突出的优点,被认为是补充超声显像检查的非侵入性诊断的首选方法。

(3)肝动脉造影是肝癌诊断的重要补充方法,对直径2 cm以下的小肝癌的诊断较有价值。

(4)MRI优点是除显示如CT那样的横断面外,还能显示矢状位、冠状位以及任意切面。

(三)肝组织活检或细胞学检查

在超声或CT引导下活检或细针穿刺行组织学或细胞学检查,是目前确诊直径2 cm以下小肝癌的有效方法。缺点是易引起近边缘的肝癌破裂，有促进转移的危险。在非侵入性操作未能确诊时考虑使用。

四、诊断要点

有慢性肝炎病史，原因不明的肝区不适或疼痛，或原有肝病症状加重伴有全身不适、明显的食欲缺乏和消瘦、乏力、发热；肝进行性肿大、压痛、质地坚硬、表面和边缘不光滑。对高危人群血清 AFP 的检测及影像学检查。对既无症状也无体征的亚临床肝癌的诊断主要靠血清 AFP 的检测联合影像学检查。

五、治疗要点

早期治疗是改善肝癌预后的最主要的手段，而治疗方案的选择取决于肝癌的临床分期及患者的体质。

(一)手术治疗

首选的治疗方法，是影响肝癌预后的最主要因素，是提高生存率的关键。

(二)局部治疗

1.肝动脉化疗栓塞治疗(TACE)

TACE 为原发性肝癌非手术的首选方案，效果较好，应反复多次治疗。机制为先栓塞肿瘤远端血供，再栓塞肿瘤近端肝动脉，使肿瘤难以建立侧支循环，最终引起病灶缺血性坏死，并在动脉内灌注化疗药物。常用栓塞剂有吸收性明胶海绵和碘化油。

2.无水酒精注射疗法(PEI)

PEI 是肿瘤直径小于 3 cm，结节数在 3 个以内，伴肝硬化不能手术患者的首选治疗方法。在 B 超引导下经皮肝穿刺入肿瘤内注入无水酒精，促使肿瘤细胞脱水变性、凝固坏死。

3.物理疗法

局部高温疗法，如微波组织凝固技术、射频消融、高功率聚焦超声治疗、激光等。

(三)其他治疗方法

1.放射治疗

在肝癌治疗中仍有一定地位。适用于肿瘤较局限，但不能手术者，常与其他治疗方法组成综合治疗。

2.化学治疗

常用多柔比星(ADM)及其衍生物、顺铂(CDDP)、氟尿嘧啶(5-FU)、丝裂霉素(MMC)和甲氨蝶呤(MTX)等。主张联合用药，单一用药疗效较差。

3.生物治疗

常用干扰素、白介素、LAK 细胞、TIL 细胞等，作为辅助治疗之一。

4.中医中药治疗

用于晚期肝癌患者和肝功能严重失代偿无法耐受其他治疗者，可作为辅助治疗之一。

5.综合治疗

根据患者的具体情况，选择一种或多种治疗方法联合使用，为中晚期患者的主要治疗方法。

六、常用护理诊断

(一)疼痛(肝区痛)

其与肿瘤迅速增大、牵拉肝包膜有关。

(二)预感性悲哀

其与获知疾病预后有关。

(三)营养失调(低于机体需要量)

其与肝功能严重损害、摄入量不足有关。

七、护理措施

(一)一般护理

1. 休息与体位

给患者创造安静舒适的休息环境,减少各种不良刺激。协助并指导患者取舒适卧位。为患者创造安静、舒适环境,提高患者对疼痛的耐受性。

2. 饮食护理

鼓励进食,给予高蛋白、适量热量、高维生素、易消化饮食,如出现肝性昏迷,禁食蛋白质。伴腹水患者,限制水钠摄入。如出现恶心、呕吐现象,做好口腔护理。在化疗过程中患者往往胃肠道反应明显,可根据其口味适当调整饮食。

3. 皮肤护理

晚期肝癌患者极度消瘦,严重营养不良,因为疼痛影响,常拒绝体位变动。因此要加强翻身、皮肤按摩,如出现压疮,做好相应处理。

(二)病情观察

监测生命体征,观察有无肝区疼痛、发热、腹水、黄疸、呕血、便血、24小时尿量等,以及实验室各项血液生化和免疫学指标。观察有无转移征象。

(三)疼痛护理

晚期癌症患者大部分有中度至重度的疼痛,多为顽固性的剧痛,严重影响生存质量。通过询问病史、观察或运用评估工具来判断疼痛的部位、性质、程度。

1. 三阶梯疗法

目前临床普遍推行WTO推荐的三阶梯疗法,其原则为:①按阶梯给药,依药效的强弱顺序递增使用;②无创性给药,可选择口服给药,直肠栓剂或透皮贴剂给药等方式;③按时给药,而不是按需给药;④剂量个体化。按此疗法多数患者能满意止痛。

(1)第一阶梯:轻度癌痛,可用非阿片类镇痛药,如阿司匹林等。

(2)第二阶梯:中度癌痛及第一阶梯治疗效果不理想时,可选用弱阿片类药,如可卡因。

(3)第三阶梯:重度癌痛及第二阶梯治疗效果不理想者,选用强阿片类药,如吗啡。多采用口服缓释或控释剂型。癌痛的治疗中提倡联合用药的方法,加用一些辅助药以协同主药的疗效,减少其用量与不良反应,常用辅助药物有:①弱安定药,如地西泮和艾司唑仑等;②强安定药,如氯丙嗪和氟哌利多等;③抗抑郁药,如阿米替林。

向患者说明接受治疗的效果及帮助患者正确用药,对于已掌握的规律性疼痛,在疼痛发生前使用镇痛剂。疼痛减轻或停止时应及时停药。观察止痛疗效及不良反应。

2.其他方法

(1)放松止痛法:通过全身松弛可以阻断或减轻疼痛反应。

(2)心理暗示疗法:可结合各种癌症的治疗方法,暗示患者进行自身调节,告诉患者配合治疗就一定能战胜疾病。

(3)物理止痛法:可通过刺激疼痛周围皮肤或相对应的健侧达到止痛目的。

(4)转移止痛法:让患者取舒适体位,通过回忆、冥想、听音乐、看书报等方法转移注意力,减轻疼痛反应。

(四)肝动脉栓塞化疗护理

肝动脉栓塞化疗护理是肝癌非手术治疗的首选方法,已在临床上广泛应用,是一种创伤性的非手术治疗。

1.术前护理

(1)向患者和家属解释治疗的必要性、方法、效果。

(2)评估患者的身体状况,必要时先给予支持治疗。

(3)做好各种检查,如血常规、出凝血时间、肝肾功能、心电图、影像学检查等;检查股动脉和足背动脉搏动的强度。

(4)做好碘过敏试验和普鲁卡因过敏试验,如碘过敏试验阳性可用非离子型造影剂。

(5)术前6小时禁食禁饮。

(6)术前0.5小时可给予镇静剂,并测量血压。

2.术中护理

(1)准备好各种抢救用品和药物。

(2)护士应尽量陪伴在患者的身边,安慰及观察患者。

(3)注射造影剂时,应严格控制注射速度,注射完毕后应密切观察患者有无恶心、心悸、胸闷、皮疹等过敏症状,观察血压的变化。

(4)注射化疗药物后应观察患者有无恶心、呕吐,一旦出现应帮助患者头偏向一侧,备污物盘,指导患者做深呼吸,如使用的化疗药物胃肠道反应很明显,可在注入化疗药物前给予止吐药。

(5)观察患者有无腹痛,如出现轻微腹痛,可向患者解释腹痛的原因,安慰患者,转移注意力;如疼痛较剧,患者不能耐受,可给予止痛药。

3.术后护理

(1)预防穿刺部位出血:拔管后应压迫股动脉穿刺点15分钟,绷带包扎后,用沙袋(1~2 kg)压迫6~8小时;保持穿刺侧肢体平伸24小时;术后8小时内,应每隔1小时观察穿刺部位有无出血和渗血,保持敷料的清洁干燥;一旦发现出血,应立即压迫止血,重新包扎,沙袋压迫;如为穿刺点大血肿,可用无菌注射器抽吸,24小时后可热敷,促进其吸收。

(2)观察有无血栓形成:应检查两侧足背动脉的搏动是否对称,患者有无肢体麻木、胀痛、皮肤温度降低等,出现上述症状与体征,应立即报告医师及时采取溶栓措施。

(3)观察有无栓塞后综合征:发热、恶心、呕吐、腹痛。如体温超过39 ℃,可物理降温,必要时用退热药。术中或术后用止吐药,可有效地预防和减轻恶心、呕吐的症状,鼓励患者进食,尽可能满足患者对食物的要求。腹痛是因肿瘤组织坏死、局部组织水肿而引起的,可逐渐缓解,如疼痛剧烈,可使用药物止痛。

(4)密切观察化疗后反应,及时检查肝、肾功能和血常规,及时治疗和抢救。补充足够的液体,鼓励患者多饮水、多排尿,必要时应用利尿剂。

(五)心理护理

肝癌患者的五个阶段的心理反应往往比其他癌症患者更为明显。要充分认识患者的心理反应,对部分出现过激行为,如绝望甚至自杀的患者,要给予正确的心理疏导;同时建立良好的护患关系,减轻患者恐惧。对于晚期患者,特别要维护其尊严,并做好临终护理。

(六)健康教育

1.疾病知识指导

原发性肝癌应以预防为主。临床证明,肝炎-肝硬化-肝癌的关系密切。因此,患病毒性肝炎的患者应及时正确治疗,防止转变为肝硬化,非乙型肝炎病毒携带者应注射乙型肝炎疫苗。加强锻炼,增强体质,注意保暖。

2.生活指导

禁食含有黄曲霉素的霉变食物,特别是发霉的花生和玉米,禁饮酒。肝癌伴有肝硬化者,特别是伴食管-胃底静脉曲张的患者,应避免粗糙饮食。

3.用药指导

在化疗过程中,应向患者做好解释工作,消除紧张心理,并介绍药物性质、毒副反应,使患者心中有数。①药物反应较重者,宜安排在睡前或饭后用药,以免影响进食。呕吐严重者应少食多餐,辅以针刺足三里、合谷、曲池等穴,对减轻胃肠道反应有一定作用。②注意防止皮肤破损,观察皮肤有无瘀斑、出血点,有无牙龈出血、鼻出血、血尿及便血等症状。③鼓励患者多饮水或强迫排尿,使尿液稀释。遵医嘱适量地服用碳酸氢钠以碱化尿液。④常选用1∶5 000高锰酸钾溶液坐浴,预防会阴部感染。

4.自我监测指导

出现右上腹不适、疼痛或包块者应尽早到医院检查。肝癌的疗效取决于早发现、早治疗,一旦确诊应尽早治疗,以手术为主的综合治疗可明显延长患者生命。观察肿瘤有无并发症和有无远处转移的表现,应警惕肝癌结节破裂、肝性脑病、消化道出血和感染等。手术后的癌肿患者应观察有无复发,定期复诊。化疗患者应定期检查肝肾功能、心电图、血常规、血浆药物浓度等,及时了解脏器功能和有无药物蓄积。

(吴建霞)

第六节 胰 腺 癌

一、概述

胰腺癌是一种较常见的恶性肿瘤。在我国胰腺癌的发病率也有逐年增多的趋势。40岁以上好发,男性比女性多见。胰腺癌包括胰头癌和胰体尾部癌,前者在临床常与壶腹部癌和胆总管下段癌难以区别,过去统称壶腹部周围癌。胰腺癌70%～80%发生于头部,体尾部约占25%,全胰腺癌少见,约占5%。胰腺癌多由胰管和腺泡发生,以导管细胞癌最多,其次为腺泡细胞癌、鳞状上皮细胞癌、黏液癌、囊腺癌等。胰腺癌的转移途径主要为淋巴转移和直接浸润,其次为血行转移和沿神经束蔓延。胰腺癌早期诊断困难,手术切除率低,预后很差。

二、诊断

(一)症状

1.上腹痛和上腹饱胀、不适

此为最常见的首发症状,易与胃肠、肝胆疾病相混淆。腹痛为隐痛、胀痛或钝痛,后期可呈持续性疼痛并且加重,向腰背部放射,夜间疼痛明显。

2.黄疸

梗阻性黄疸是胰腺癌最突出、最主要的症状。大部分患者出现黄疸时已属中晚期,黄疸呈进行性加重,伴皮肤瘙痒、大便呈白陶土色。

3.消瘦、乏力

消瘦、乏力是胰腺癌的常见症状。

4.消化道症状

食欲下降、腹胀、消化不良、腹泻或便秘,部分患者可有恶心、呕吐,晚期癌肿侵及十二指肠可出现上消化道梗阻或消化道出血。

5.其他

部分患者早期表现为轻度糖尿病,故对中老年人突发糖尿病应提高警惕,有患胰腺癌可能。少数为胆管感染表现。

(二)体征

1.一般情况

可有消瘦、贫血或营养不良、巩膜及皮肤黄染,晚期还可有锁骨上淋巴结肿大、肛门指检触及直肠外转移灶。

2.腹部体检

可有肝大、胆囊肿大、腹内肿块、移动性浊音阳性。

(三)检查

1.实验室检查

半乳糖转移同工酶-Ⅱ(GT-Ⅱ)是恶性肿瘤的酶标记物,对胰腺癌的敏感性为67.2%,特异度为98.2%。黄疸患者其血清胆红素常超过256.5 $\mu mol/L$(15 mg/dL),用于诊断胰腺癌的肿瘤标记有CA19-9、POA、PCAA、CEA、CA50、SpaN-1、DU-PAN-2等,其中CA19-9是特异度和敏感性较高的一种。

2.B超检查

可提示肝内外胆管有无扩张、肝外胆管梗阻的部位、胰头或胆总管下端有无肿块,能发现直径<2 cm的小胰癌,超声内镜可发现直径更小的肿瘤。

3.CT检查

能清晰显示胰腺形态、肿瘤位置及肿瘤与邻近血管、器官的关系,是胰腺疾病具有高度可靠性的检查方法,可发现直径1 cm的肿瘤。

4.ERCP

可观察十二指肠乳头改变,造影显示胆管狭窄和扩张,胰管扩张、中断,管壁僵硬,造影剂排空延迟。可收集胰液进行细胞学、生化、酶学和分子生物学检查。

5.PTC

可显示肝内、外胆管扩张、狭窄、充盈缺损、中断、移位、管壁僵硬改变。

6.磁共振胰胆管成像(MRCP)

磁共振胰胆管成像(MRCP)是一新发展的无创性胰胆管检查方法,与PTC和ERCP相比,更能反映胰胆管系统的全貌,对胆管梗阻的存在及其水平、范围和病因的诊断准确率达90%～100%,在胰管扩张、狭窄、充盈缺损方面与ERCP的一致率达80%～100%。

(四)诊断要点

(1)不明原因的上腹痛或上腹饱胀、不适,进行性黄疸伴尿黄、大便白陶土色。通常无寒战、高热。

(2)食欲下降、腹胀、消化不良、腹泻或便秘、消瘦、乏力等症状。

(3)CA19-9、CEA等血清肿瘤标记物增高。

(4)B超、CT、ERCP、MRCP等影像学检查发现胰腺占位和胆管扩张。

(五)鉴别诊断

1.急、慢性胆管疾病

胆管炎、胆总管结石可引起发作性右上腹和上腹部绞痛、畏寒发热和黄疸,腹部体征方面有不同程度的腹膜刺激征,血白细胞增高,B超检查有助确诊。

2.慢性胰腺炎

常有胆管疾病或酗酒史,腹痛、体重下降、糖尿病和脂肪泻为其四联症,血清CA 19-9及CT、ERCP等影像学检查和K-ras基因突变检测有助诊断。

3.胆总管下段肿瘤

CT显示肝内胆管及肿瘤梗阻以上肝外胆管扩张,胰腺无占位性病变;ERCP可显示胆总管肿瘤。

三、治疗

(一)手术治疗

1.胰十二指肠切除术

适用于胰腺头部癌。切除范围包括胰腺头部、胃远端、十二指肠全部、空肠上段10 cm和胆总管远端以及区域淋巴结。

手术指征:①患者全身情况较好,无肝转移和腹水;②术中检查癌肿未波及周围重要组织和器官,如门静脉、下腔静脉、肠系膜上动静脉;③术中检查幽门上、下无淋巴结转移者可行保留幽门的胰十二指肠切除术。

2.区域性胰十二指肠切除术

适用于胰腺头部癌侵犯门静脉系统而没有远处转移者。术中探查确有门静脉侵犯者,可行受累血管切除和重建。

3.胰腺体尾部及脾切除术

适用于胰体尾部癌无转移者。

4.全胰切除术

切除范围除胰十二指肠切除术范围外,还要切除余下的胰腺与清除脾脏、胰周围淋巴结、腹主动脉旁及肠系膜血管周围淋巴结。

手术指征:①胰头及体尾部多发癌无远处转移者;②胰头癌及体尾部有坏死者;③胰腺癌伴有慢性胰腺炎者。

5.姑息性手术

胰腺癌晚期不能行根治性手术者,行姑息性手术以改善全身情况,缓解胆总管和十二指肠梗阻症状,消除黄疸,延长生命。应用于胰腺癌已侵及肠系膜上动静脉、门静脉、肝转移或胰周围淋巴结广泛转移者。

(1)内引流减黄术:胆总管空肠 Roux-en-Y 手术;胆囊-空肠吻合术;胆总管-十二指肠吻合术。

(2)外引流减黄术:胆总管 T 形管引流术,胆囊造瘘术,术中经肝穿刺胆管引流术。

(3)胃-空肠吻合:解除十二指肠梗阻。

(4)胰管-空肠吻合:进行胰管减压,缓解背部疼痛等。

(5)化学性内脏神经切除术:50%～70%酒精溶液 20～40 mL 或 5%石炭酸杏仁油 40 mL 进行内脏神经阻滞。

(二)化疗

对于胰腺癌尤其是手术不能切除的胰腺癌,化疗是不可缺少的辅助治疗方法,但是目前临床疗效尚难令人满意。氟尿嘧啶是胰腺癌化疗中应用最广泛的药物,其他药物包括丝裂霉素 C(MMC)、多柔比星(ADM)、链脲霉素等,近年用于临床的吉西他滨可抑制胰腺癌的发展而延长生存期。

(三)放疗

放疗适用于术后辅助治疗和无法切除肿瘤的治疗,单纯放疗对不能切除的胰腺癌可改善其预后,有姑息治疗的作用;术后联合化疗能够明显提高胰腺癌患者的生存期及肿瘤的局部控制率。目前术后放疗已成为胰腺癌患者提高肿瘤局部控制率、改善患者生活质量、延长患者生存期的重要方法之一。

四、护理措施

(1)消除恐惧心理:评估患者恐惧的表现,协助患者寻找恐惧的原因。建立良好的护患关系,尽量解答患者提出的问题和提供有益的信息,缩短患者期待诊断的焦虑期。

(2)遵医嘱给予营养支持:静脉高营养(胃肠外营养)、要素饮食(胃肠道营养)以增强机体防御功能和组织修复能力。

(3)观察、记录腹部疼痛的部位、性质、程度、时间及伴随症状。指导患者使用松弛术减轻患者对疼痛的感受性。遵医嘱给予镇痛药。遵循用药原则,严格掌握用药时间和剂量,并详细观察、记录用药后的效果。

(4)预防感染:加强皮肤护理,记录黄疸程度,保持床铺清洁、干燥,每 2 小时协助患者翻身 1 次,以预防皮肤破损而诱发感染。

(5)让患者了解胰腺癌的治疗方法、疗效、预后、不良反应等。化疗中应详细观察并记录患者所表现的各种不良反应并遵医嘱对症处理。

(6)观察和记录电解质失衡和脱水的症状、体征,遵医嘱给予静脉补水、电解质等,严格记录每天出入量。

五、应急措施

(1)出现出血征象时,密切观察生命体征变化,监测血常规各项指标。
(2)建立液路,遵医嘱静脉滴注止血药,输入新鲜血液。
(3)避免摔伤,禁食过硬、带渣食物,限制脂肪饮食。
(4)密切观察生命体征,准确记录出血量。

六、健康教育

(1)不饮烈性酒,禁止吸烟。
(2)保持生活规律,全面摄取营养,鼓励进高热量、高蛋白、低脂肪富含维生素饮食。
(3)指导患者了解疾病的治疗方法、药物的不良反应及处理方法。
(4)指导患者参加适宜的体育锻炼,增强机体抵抗力。
(5)指导患者正确使用止痛药物,了解三阶梯止痛知识。
(6)告知患者定期复查的时间。

(吴建霞)

第七节 肾肿瘤

肾肿瘤是泌尿系统常见的肿瘤之一,多为恶性,且发病率正逐年上升。在临床上常见的恶性肿瘤肾细胞癌(renal cell carcinoma,RCC)是起源于肾实质泌尿小管上皮系统的恶性肿瘤,又称肾腺癌,简称为肾癌。肾细胞癌在成人恶性肿瘤中占2%~3%,占肾恶性肿瘤的85%左右,各国或各地区发病率不同,发达国家高于发展中国家,城市地区高于农村地区。男性肾细胞癌发病率是女性的两倍。任何年龄都可能发病,但高峰期在60岁左右。肾盂癌较少见。肾母细胞瘤是小儿最常见的恶性实体肿瘤。

一、病因

引起肾癌的病因至今尚未明确,其病因可能与以下因素有关:

(一)职业因素

有报道长期接触金属铬和铅的工人,从事石棉、皮革相关工作的人群等患病危险性会增加。

(二)吸烟

吸烟导致肾癌的发病机制并不十分明确,但国外已经有前瞻性的研究证明吸烟人群的肾癌发病率会有所上升,升高约50%。亚硝基复合物可能起到一定作用。

(三)肥胖

越来越多的流行病学研究的证据都趋向肥胖是肾癌的危险因素,机制可能与某些激素水平升高有关。

(四)其他危险因素

与高血压、饮食、遗传因素、免疫功能障碍有关。有文献报道,在饮食方面多食蔬菜可降低肾癌发病风险。

二、病理生理

绝大多数肾癌多发于一侧肾,常为单个肿瘤,10%~20%为多发病灶。多双侧先后或同时发病者占2%左右。瘤体多数为类似圆形的实性肿瘤,肿瘤的大小不等,平均为7 cm多见,与周围肾组织相隔。肾癌的组织病理多种多样,透明细胞癌是其主要构成部分,占肾癌89%,主要由肾小管上皮细胞发生。

三、分类

美国癌症联合委员会(American Joint Committee on Cancer,AJCC)依据手术前影像学和/或手术后病理学将 T(tumor)、N(lymph nodes)、M(metastasis)三个方面的评价结果对恶性肿瘤进行 TNM 分期(表11-1)。

表11-1 AJCC 肾癌的 TNM 分期

分期	标准
原发性(T)	
T_x	原发肿瘤无法评估
T_0	未发现原发肿瘤的证据
T_1	肿瘤局限在肾内,最大直径≤7 cm
	T_{1a}肿瘤局限于肾内,肿瘤最大径≤4 cm
	T_{1b}肿瘤局限于肾内,肿瘤最大径>4 cm 但<7 cm
T_2	肿瘤局限于肾内,肿瘤最大径>7 cm
	T_{2a}肿瘤最大径>7 cm 但≤10 cm
	T_{2b}肿瘤局限于肾内,肿瘤最大径>10 cm
T_3	肿瘤侵及主要静脉、肾上腺、肾周围组织,但未超过肾周筋膜
	T_{3a}肿瘤侵及肾上腺、肾周围组织和/或肾窦脂肪组织,但未超过肾周筋膜
	T_{3b}肉眼见肿瘤侵入肾静脉或肾静脉段分支(含肌层)或膈下下腔静脉
	T_{3c}肉眼见肿瘤侵入膈上下腔静脉或侵犯腔静脉壁
T_4	肿瘤浸润超过肾周筋膜
区域淋巴结(N)	
N_x	区域淋巴结转移无法成功
N_0	无区域淋巴结转移
N_1	单个区域淋巴结转移
远处转移(M)	
M_0	无远处转移
M_1	有远处转移

四、临床表现

有30%～50%的肾癌患者缺乏早期临床表现,大多在健康体检或其他疾病检查时被发现。常见的临床表现如下。

(一)"肾癌三联症"

典型的临床症状是腹部肿块、腰痛和血尿,由于早期肾癌检出增多,临床这些症状只在少数患者中出现约为6%～10%。间歇无痛肉眼血尿为常见症状,大约50%的患者都会发生。血尿通常为肉眼血尿,偶尔为镜下血尿。出现血尿表明肿瘤已侵入肾盏、肾盂。疼痛常为腰部钝痛或隐痛,多由于肿瘤生长牵张肾包膜或侵犯腰肌,邻近器官所致,血块通过输尿管时可发生肾绞痛。肿瘤较大时在腹部或腰部易被触及。

(二)副瘤综合征

10%～40%有症状肾癌患者出现副瘤综合征,表现常有发热、高血压、血沉增快等。发热可能因肿瘤坏死、出血、毒性物质吸收引起,高血压可能因瘤体内动-静脉瘘或肿瘤压迫动脉及其分支,肾素分泌过多所致。20%的肾癌患者可出现副瘤综合征,容易与其他全身性疾病症状相混淆,应注意鉴别。

(三)转移症状

约有30%的患者因转移症状,如病理骨折、咳嗽、咯血、神经麻痹及转移部位出现疼痛等初次就诊,40%～50%的患者在初次诊断后出现远处转移。

五、辅助检查

肾癌的临床诊断主要依靠影像学检查,胸部X线片和腹部CT平扫加增强扫描、MRI扫描检查是治疗前临床分期的主要依据。

(一)实验室检查

实验室检查包括血、尿、便常规检查以及病毒指标、血生化以及血液肿瘤标志物检查,目前尚没有公认的、可用于肾癌诊断、鉴别诊断及预后判断的肿瘤标志物。

(二)影像学检查

1.X线检查

为肾癌患者的常规检查项目,泌尿系统平片(KUB)可见肾外形增大,偶然可见肿瘤散在钙化。胸部X线片是术前临床分期的主要依据之一。

2.B超

超声检查经济、简便、普及率高是首选的筛查方法。也是诊断肾肿瘤最常用的检查方法。B超也可判断恶性的指征,但部分RCC需借助CT和MRI进行鉴别诊断。

3.MRI

灵敏度与CT相似,MRI检查对肾肿瘤分期的准确性略优于CT,特别在静脉瘤栓大小、范围以及脑转移的判定方面MRI优于CT,在压脂序列中可以观察到少血供肿瘤。

4.CT

具有密度及空间分辨率高的特点,对肾脏肿块的检出率近100%,肿瘤诊断正确率达95%以上。

(三)组织学检查

在非肿瘤性肾病中肾穿刺活检已成为常规检测手段。但由于 CT 和 MRI 诊断肾肿瘤的准确性高达 95% 以上,而肾穿刺活检有 15% 假阴性率及 2.5% 假阳性率,可能出现并发症对影像学诊断难以判定性质的小肾肿瘤患者,可以选择行保留肾单位手术或定期(1～3 个月)随诊检查,不推荐对能够进行保留肾单位手术的肾肿瘤患者行术前穿刺检查。同时对具有较高的特异性和敏感性,但对准备进行手术的患者一般也不推荐穿刺活检。对不能手术治疗,需系统治疗或其他治疗的晚期肾肿瘤患者,治疗前为明确诊断,可选择肾穿刺活检获取病理诊断。

六、治疗原则

(一)局限性肾癌

外科手术是局限性肾癌治疗的首选方法。

1.根治性肾切除

根治性肾切除是肾癌最主要的治疗方法。根治性切除范围包括:肾周筋膜、肾周脂肪、患肾、区域淋巴结及髂血管分叉以上的输尿管。

2.保留肾单位手术

肾癌发生于解剖性或功能性的孤立肾,根治性肾切除术将会导致肾功能不全或尿毒症的患者,也可以选择保留肾单位手术。

(二)局部进展性肾癌

首选治疗方法为根治性肾切除术。对转移的淋巴结或血管瘤栓应根据病变程度、患者身体状况等选择是否切除。术后尚无标准辅助治疗方案。

(三)转移性肾癌

一般采用综合治疗。应用生物制剂,白细胞介素等免疫治疗对预防和治疗转移癌有一定疗效。肾癌具有多药物耐药基因,对放射治疗及化学治疗不敏感。

七、临床护理

(一)评估要点

1.术前评估

健康史及相关因素:包括家族相关疾病遗传史,了解肾癌的发生时间,有无对生活质量的影响,发病特点。

(1)一般情况:年龄、性别、婚姻和职业等。

(2)发病特点:患者血尿程度,有无排尿形态改变和经常性腰部疼痛。本次病情发现情况如发病是体检时无意发现、自己扪及包块、持续性腰痛而就医。

(3)相关因素:患者是否吸烟,吸烟的频率及数量。患者是否有饮咖啡的习惯、患者以前长期服用哪些药物等。

2.术后评估

是否有尿瘘、腹腔内脏器损伤、继发出血、感染等并发症发生。

(二)护理诊断/问题

1.营养失调

低于机体需要量,与长期血尿、癌肿消耗、手术创伤有关。

2.恐惧与焦虑

与对癌症和手术的恐惧有关。

3.疼痛

与疾病本身、手术创伤有关。

4.知识缺乏

缺乏疾病相关知识。

5.潜在并发症

出血、感染。

(三)护理目标

(1)患者营养失调得到纠正或改善。

(2)患者恐惧与焦虑程度减轻或消失。

(3)患者疼痛缓解或消失。

(4)患者了解疾病相关知识。

(5)并发症得到有效预防或发生后得到及时发现和处理。

(四)护理措施

1.改善患者的营养状况

(1)饮食:指导胃肠道功能健全的患者尽量选择高蛋白、高热量、高纤维素、低脂、易消化、少渣的食物,改善就餐环境,以促进患者食欲。

(2)营养支持:对胃肠功能障碍者,可以通过静脉途径给予营养。

2.心理护理

(1)疏导患者减轻其内在压力:对担心得不到及时有效的诊治的患者,护理人员要主动关心患者,倾听患者诉说,告知手术治疗的必要性和可行性,稳定患者情绪,鼓励患者表达自身感受。

(2)担心术后恢复的患者:应加强术前各项护理措施的落实,让患者体会到手术前的充分准备,树立战胜疾病的信心。亦可通过已手术患者的现身说法,消除患者的恐惧心理。争取患者的积极配合。

3.并发症的预防和护理

(1)预防术后出血:密切观察病情,定时监测生命体征。观察引流管引流物状况:若患者术后引流量较多,色鲜红且很快凝固,同时伴血压下降、脉搏增快,常提示有出血,应立即通知医师处理。

(2)预防感染:监测体温变化情况,保持伤口干燥,严格无菌操作。若体温升高或伤口出现红、肿、热、痛,有脓性分泌物应及时告知医师。遵医嘱应用抗菌类药物,防止感染的发生。

(五)健康教育

1.康复指导

保证充分的休息,适度身体锻炼,循序渐进运动,加强营养,饮食以清淡优质蛋白为主,增强体质。

2.用药指导

定时规律用药。由于肾癌对放、化疗均不敏感,生物素治疗可能是此类患者康复期的主要方法。在用药期间,患者不良反应如低热、乏力等,应及时就医,在医师指导下用药。

3.定期复查

本病的近、远期复发率均较高,患者需定期复查,术后1个月门诊随访,以后3个月复查一次,遵医嘱行后续治疗。

(吴建霞)

第十二章 眼科急危重症护理

第一节 视神经炎

一、概述

视神经炎泛指视神经的炎性脱髓鞘、感染、非特异性炎症等疾病,能够阻碍视神经传导功能,引起视功能发生一系列改变的视神经病变。

临床上常分为视盘炎和球后视神经炎。

球后视神经炎一般可分为急性和慢性,后者为多见。

病因:①局部炎症;②病毒感染;③全身感染;④营养和代谢性疾病;⑤中毒;⑥特发性,多发性硬化、糖尿病、甲状腺功能障碍与本病关系密切。

病理:早期白细胞渗出,慢性期以淋巴细胞和浆细胞为主。中等度损伤会形成少量瘢痕,而严重损伤则会发生神经纤维被神经胶质细胞增生代替的现象,引起视神经萎缩。

二、诊断思路

(一)病史要点

视盘炎症常突然发病,视力障碍严重,多累及双眼,多见于儿童或青壮年,经治疗一般预后较好,我国40岁以下患者约占80%。临床表现:视力急剧下降(<0.1),眼痛,早期前额部疼痛,眼球转动痛。

球后视神经炎突然发病,视力突然减退,甚至无光感。多单眼发病,眶深部痛或眼球转动痛。因球后视神经受累部位不同有以下几种类型:①轴性球后视神经炎,病变主要侵犯乳头黄斑束纤维,表现为视力下降严重,视野改变为中心暗点;②球后视神经周围炎,病变主要侵犯球后视神经鞘膜,多见梅毒,表现为视野向心性缩小;③横断性视神经炎,病变累及整个视神经横断面,表现为无光感(黑矇)。

(二)查体要点

1.视盘炎

瞳孔不同程度散大,对光的直接反射迟钝或消失,间接反射存在,单眼患者出现相对性传入性瞳孔障碍,称马库斯·冈恩(Marcus-Gunn)瞳孔。眼底可见视盘潮红,乳头表面毛细血管扩张,边缘不清,轻度隆起(<2～3 D),筛板模糊,生理凹陷消失,可出现少量出血点。视盘周围视网膜水肿,呈放射状条纹,乳头表面或边缘有小出血、静脉怒张弯曲或白鞘。

2.球后视神经炎

瞳孔中等大或极度散大。对光的直接反射消失,对光的间接反射存在。眼底早期无变化,3～4周时视神经色泽改变,颜色变淡。

"两不见"症状:患者看不见,医师早期检查无异常。

(三)辅助检查

1.必做检查

(1)视野检查:视盘炎表现为巨大而浓密的中心暗点,重者有周边视野缩小、色觉改变(红绿色觉异常)。球后视神经炎表现为中心、旁中心暗点或哑铃状暗点。

(2)头颅眼眶 CT:排除颅内病变。

(3)荧光素眼底血管造影(FFA):动脉期见视盘表层辐射状毛细血管扩张,同时见很多微动脉瘤,早期荧光素渗漏,视盘呈强荧光染色。

2.选做检查

视觉电生理检查,了解视神经功能。视觉诱发电位(VEP)可表现为不同程度的振幅降低,潜伏期延长。病变侵犯视盘黄斑束纤维,主要表现为振幅降低;病变侵犯球后视神经鞘膜,主要表现为潜伏期延长。

(四)诊断步骤

诊断步骤如图 12-1 所示。

(五)鉴别诊断

视盘炎需与以下疾病相区分。

1.视盘水肿

常累及双眼,视盘肿胀明显,隆起高达 6～9 D,但视功能多正常,或有阵发性黑矇史。视野早期生理盲点扩大而周边视野正常。常伴有其他全身症状,如头痛、呕吐等。

2.缺血性视神经病变

发病年龄多在 50 岁以上,突然发生无痛性、非进行性视力减退,早期视盘轻度肿胀,后期局限性苍白。视野检查可见弓形暗点或扇形暗点与生理盲点相连。FFA 示视盘早期弱荧光或充盈缺损,晚期视盘强荧光。

3.视盘血管炎

多见于年轻女性,视力轻度减退,视盘充血潮红,轻度隆起(<2～3 D),乳头表面或边缘有小出血。视野可为生理盲点扩大。FFA 显示乳头表面毛细血管扩张渗漏明显。激素治疗效果好。

4.假性视盘炎

常双侧,乳头边界不清,色稍红,隆起轻,多不超过 2 屈光度,无出血渗出,终身不变。视力正常,视野正常。FFA 正常。

球后视神经炎需与头颅或邻近组织肿瘤相区别,其症状与体征均与球后视神经炎相似,头颅 CT 或 MRI 提示颅内占位。

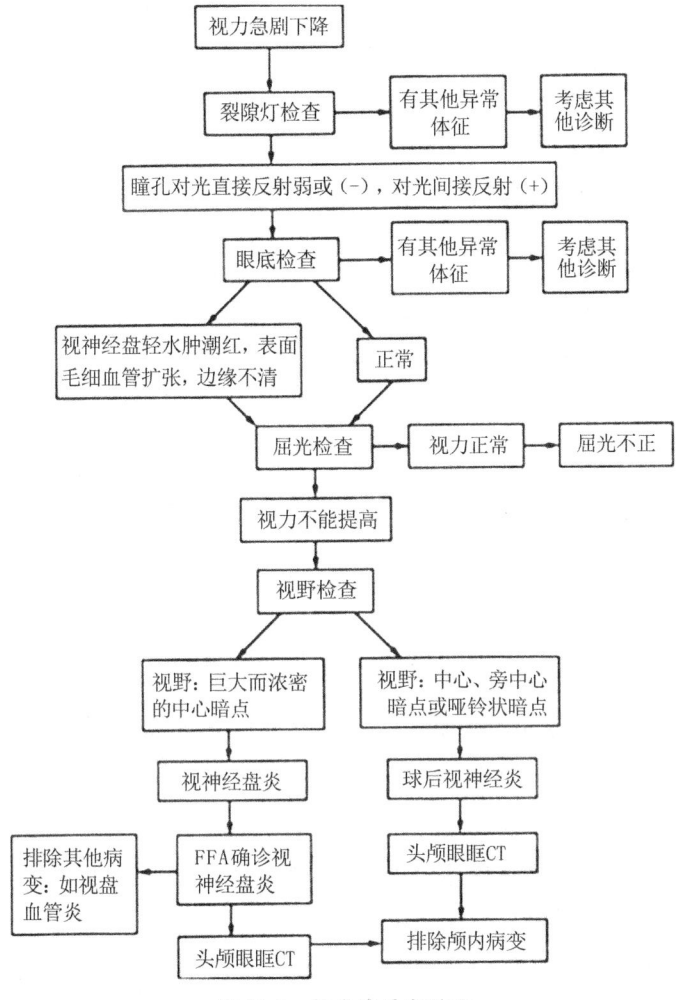

图 12-1 视盘炎诊断流程

三、治疗与护理措施

(一) 经典治疗

(1) 积极寻找病因,针对病因治疗。

(2) 大剂量糖皮质激素冲击治疗。视神经炎本身是一种自限性疾病,糖皮质激素治疗在短期内能促进视力的恢复,并延缓多发性硬化的发生,采用静脉大剂量、短期疗程。但在长期效果上没有明显的疗效,对最终的视力没有帮助。因此只适用于重型病例。

(3) 配合抗生素。

(4) 血管扩张药:局部及全身应用。

(5) 改善微循环及神经营养药:B族维生素、三磷酸腺苷(ATP)、辅酶A、肌苷等。

(6) 中医中药。

(二) 新型治疗

球后视神经炎,由于长时间视神经肿胀可导致神经变性坏死,应考虑开放视神经管治疗。如为蝶窦、筛窦炎症导致的球后视神经炎,视力下降严重时可考虑蝶窦、筛窦手术。神经内科治疗,如多发性硬化、脱髓鞘性疾病等。

(三)治疗流程

治疗流程如图12-2所示。

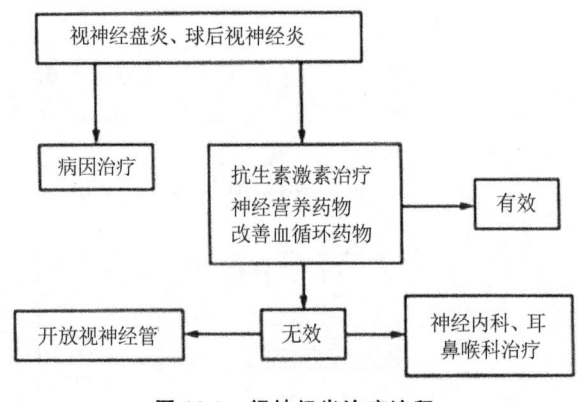

图12-2 视神经炎治疗流程

四、预后评价

经过积极治疗,大多数视盘炎病例都可恢复正常,而且病程较短,预后良好,视盘颜色变淡或苍白。少数重症患者治疗效果缓慢或无效,病程较久,炎症消退后视盘苍白萎缩,视力障碍,预后欠佳。

家族性球后视神经炎病例预后较差,家族性者,多发生于青春期后男性,女性则多为遗传基因携带者。

五、最新进展和展望

关于视神经炎的基础研究取得了很大的成就,如有研究表明 HLA-DRB1 * 15 基因可能是部分视神经炎患者的遗传易感基因。

很多家族性视神经炎都有特异性基因位点改变,因此基因治疗是目前研究的热点,基因治疗技术已开始被应用到视神经炎的动物实验模型中。基因治疗可能会为那些严重的进行性视神经脱髓鞘的患者带来益处。

随着脂肪抑制和弥散张量成像(DTI)等磁共振成像新技术的应用,以及钆喷酸葡胺(Gd-DTPA)等增强检查药物的应用,活体组织内的细微结构可以被更好地显示出来,为视神经炎的检查提供了较好的技术。功能性成像已开始用于评价视神经炎累及的视神经功能及追踪视神经恢复的情况。

(吴建霞)

第二节 视盘水肿

一、概述

视盘水肿指视盘被动水肿,无原发性炎症,早期无视功能障碍。多是其他全身病的眼部表现。

(一)病因

引起视盘水肿的疾病很多。①颅内原因有颅内肿瘤、炎症、外伤、先天畸形等;②全身原因有恶性高血压、肾炎、肺心病等;③眶内原因有眼眶占位、眶内肿瘤、血肿、眶蜂窝织炎等;④眼球疾病有眼球外伤或手术使眼压急剧下降等。

(二)发病机制

视神经的轴质流的运输受到阻滞。

二、诊断思路

(一)病史要点

1. 症状

常累及双眼,视力多不受影响,视功能可长期保持正常是视盘水肿的一个最大特征。少数患者有阵发性黑矇,晚期视神经继发性萎缩,引起视力下降。可伴有头痛、复视、恶心、呕吐等颅内高压症状,或其他全身症状。

2. 病史

可有高血压、肾炎、肺心病等其他全身病病史。

(二)查体要点

1. 早期型

视盘充血,上、下方边界不清,生理凹陷消失,视网膜中央静脉变粗,视网膜中央静脉搏动消失,视盘周围视网膜呈青灰色,视盘旁存在线状小出血。

2. 中期进展型

视盘肿胀明显,隆起 3~4 D,呈绒毛状或蘑菇形,外观松散,边界模糊,视网膜静脉怒张、迂曲,水肿的乳头表面及其周围可见火焰状出血和渗出,视盘周围视网膜呈同心性弧形线。

3. 晚期萎缩型

继发性视神经萎缩,视盘色灰白,边界模糊,视网膜血管变细。

(三)辅助检查

1. 必做检查

(1)视野:①早期生理盲点扩大(图 12-3);②视神经萎缩时中心视力丧失,周边视野缩窄。

(2)头颅眼眶 CT:排除颅内病变。

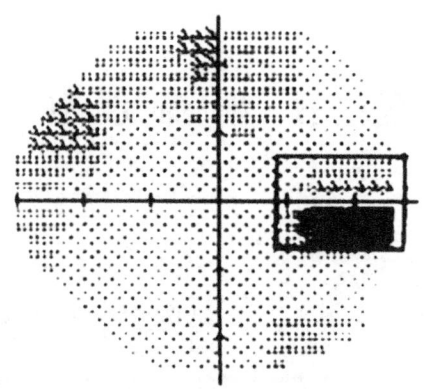

图 12-3 视盘水肿视野表现为生理盲点扩大

2.选做检查

(1)视觉电生理:了解视神经功能,VEP 表现为大致正常。

(2)FFA:动脉期见视盘表层毛细血管辐射状扩张,很快荧光素渗漏,视盘呈强荧光染色。

(四)诊断步骤

诊断步骤(图 12-4)。

(五)鉴别诊断

1.视盘炎

突然发病,视力障碍严重,多累及双眼,多见于儿童或青壮年,经激素治疗预后较好。伴眼痛。眼底检查可见视盘充血潮红,边缘不清,轻度隆起,表面或边缘有小出血,静脉怒张迂曲或有白鞘。视野检查为中心暗点,色觉改变(红绿色觉异常)。

2.缺血性视神经病变

发病年龄多在 50 岁以上,突然发生无痛性、非进行性视力减退,早期视盘轻度肿胀,后期局限性苍白。视野检查可见弓形暗点或扇形暗点与生理盲点相连。FFA 示视盘早期低荧光或充盈缺损,晚期视盘强荧光。

3.视盘血管炎

多见于年轻女性,视力轻度减退,视盘充血潮红,轻度隆起,乳头表面或边缘有小出血。视野可为生理盲点扩大。FFA 显示乳头表面毛细血管扩张渗漏明显。激素治疗效果好。

4.假性视盘炎

常双侧,视盘边界不清,色稍红,隆起轻,多不超过 2 屈光度,无出血渗出,终身不变。视力正常,视野正常。FFA 正常。

5.高血压性视网膜病变

视力下降,视盘水肿稍轻,隆起度不太高,眼底出血及棉绒斑较多,遍布眼底各处,有动脉硬化征象,血压较高,无神经系统体征。

6.视网膜中央静脉阻塞

视力下降严重,发病年龄较大。视盘轻微水肿,静脉充盈、怒张迂曲严重,出血多,散布视网膜各处,多单侧发生。

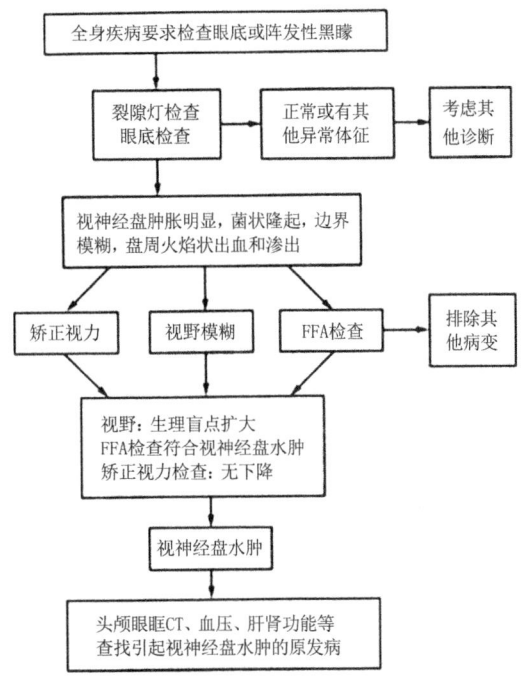

图 12-4 视盘水肿诊断流程

三、治疗与护理措施

(一)经典治疗

1.寻找病因及时治疗

在早期和中期进展时治疗能提高视力。

2.药物治疗

应用高渗脱水剂降低颅内压,如口服甘油、静脉注射甘露醇。辅助用能量合剂(ATP、辅酶A、肌苷等)、B族维生素类药物。

3.长期视盘水肿患者

经常检查视力及视野。

(二)新型治疗

不能去除病因,药物无效,在观察过程中发现视力开始减退、有频繁的阵发性黑矇发生,必须及时行视神经鞘减压术。

(三)治疗流程

治疗流程如图 12-5 所示。

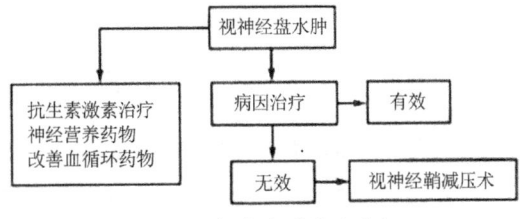

图 12-5 视盘水肿治疗流程

四、预后评价

视盘水肿可逐渐加重,视力障碍发生较晚。病因若及早得以去除,视盘水肿可于1~2月后消失,预后良好。然而,长期患有严重的视盘水肿,预后很差。视盘水肿长期高于5屈光度以上对视功能威胁很大。视网膜静脉明显怒张、迂曲,视网膜上广泛大片出血及棉绒斑的早期出现常提示视功能濒临危险关头,视网膜动脉明显狭窄变细表明视神经已经发生严重变化。视盘颜色变白表明视神经已经发生萎缩。

(吴建霞)

第三节 玻璃体积血

一、概述

玻璃体积血是各种原因造成视网膜、葡萄膜血管或新生血管破裂,血液流出并聚积于玻璃体腔。大量玻璃体积血时,不仅造成视力障碍,还可引起视网膜脱离、青光眼、白内障等并发症。

二、病情观察与评估

(一)生命体征

监测生命体征,观察患者有无血压异常。

(二)症状体征

(1)观察患者视力、眼压情况,眼前有无漂浮物、闪光感等症状。

(2)了解患者有无外伤史、手术史、视网膜血管病变史、高血压、糖尿病、血液病史等。

(三)安全评估

(1)评估患者有无因视力障碍导致跌倒/坠床的危险。

(2)评估患者对疾病的认知程度、心理状态及家庭支持系统。

三、护理措施

(一)术前护理

1.完善检查

协助完善术前常规及专科检查。

2.卧位

半卧位休息,减少活动。

3.用药护理

(1)滴用散瞳剂麻痹睫状肌,保证眼球休息,利于检查,防止术后瞳孔粘连。

(2)滴药后压迫泪囊2~3分钟,以减少药物经泪道进入鼻腔由鼻黏膜吸收引起全身毒副反应。

(3)若出现呼吸加速、神经兴奋症状、全身皮肤潮红等应高度警惕药物中毒,立即停药、吸氧,协助医师处理。

(4)糖尿病、高血压患者坚持治疗,监测血糖、血压变化,观察患者有无并发症。

4.心理护理

加强与患者沟通,了解患者对治疗的预期效果,给予正确的引导。讲解成功案例,增强战胜疾病的信心,积极配合治疗。

5.访视与评估

了解患者基本信息和手术相关信息,确认术前准备完善情况。

6.患者交接

与手术室工作人员核对患者信息、手术部位标识及患者相关资料,完成交接。

(二)术后护理

1.卧位

合并视网膜脱离行玻璃体腔注气/硅油填充者取裂孔处于最高位休息,根据气体吸收及视网膜复位的情况变换体位。

2.眼部护理

(1)勿碰撞揉搓术眼、用力咳嗽、打喷嚏、用力排便,3个月内勿过度用眼、避免剧烈活动,防止再出血及视网膜再脱离。

(2)观察眼压、眼内气体吸收、视网膜复位等情况,若有异常,协助医师处理。

3.预防跌倒/坠床

根据患者视力障碍程度及自理能力,协助患者完成生活护理,落实住院患者跌倒/坠床干预措施,如使用床栏、保持地面干燥、穿防滑鞋、将用物置于易取放处,保持病房和通道畅通等。

四、健康指导

(一)住院期

(1)告知患者眼底、三面镜、眼压、眼底血管造影、OCT、ERG、VEP、眼B超等检查的目的、重要性,积极配合检查。

(2)强调正确体位的重要性,提高患者特殊体位依从性。

(二)居家期

(1)球内注气未吸收者2个月内禁止乘坐飞机或至海拔1 200米以上的地方。硅油填充者3~6个月后取出。

(2)出院后1周门诊复查。如出现视物变形、遮挡感、眼前闪光感等,立即就医。

(吴建霞)

第四节　视网膜脱离

一、概述

视网膜脱离是指视网膜神经上皮与色素上皮之间的潜在间隙发生分离，根据发病原因可分为孔源性视网膜脱离、牵拉性视网膜脱离和渗出性视网膜脱离。高度近视、糖尿病性视网膜病变、高血压性视网膜病变、外伤等是发病的主要因素。早发现、早诊断、早治疗可有效减少视网膜脱离对视功能的损害。

二、病情观察与评估

(一)生命体征
监测生命体征，观察患者有无体温、脉搏、呼吸、血压异常。

(二)症状体征
(1)观察患者视力、眼压、眼底情况，有无视物变形、眼前黑影、遮挡感、闪光感等症状。
(2)了解患者有无高度近视、眼部外伤史、糖尿病、高血压、玻璃体积血等病史。

(三)安全评估
(1)评估患者有无因视力障碍导致跌倒/坠床的危险。
(2)评估患者对疾病的认知程度、心理状态，有无焦虑、抑郁等表现。

三、护理措施

(一)术前护理

1.完善检查
协助完善术前常规及专科检查。

2.体位与活动
(1)协助患者取视网膜裂孔处于最低位休息，减少视网膜下积液，促进视网膜回帖。如上方裂孔采取低枕卧位、下方裂孔采取高枕卧位。
(2)减少用眼，避免剧烈活动、突然转头、瞬目、咳嗽、打喷嚏、俯卧、埋头等动作，减少玻璃体对视网膜的牵拉，防止视网膜脱离范围扩大。

3.用药护理
(1)遵医嘱散瞳，麻痹睫状肌，保证眼球休息，利于检查，防止术后瞳孔粘连。
(2)滴药后压迫泪囊区2~3分钟，防止药物经泪道进入鼻腔由鼻黏膜吸收出现口干、视物模糊、皮肤潮红、心悸等毒副反应，若症状加重，立即停药，吸氧，协助医师进行处理。

4.预防跌倒/坠床
根据患者视力障碍程度及自理能力，协助其完成进食、洗漱、如厕等生活护理。将常用的物品置于随手可得之处，保持周围环境无障碍物，晚上使用夜灯，指导患者使用厕所、浴室、通道的扶手，活动及外出时有人全程陪同，避免跌倒/坠床。

5.糖尿病患者监测血糖变化,控制血糖在正常范围。
观察患者有无糖尿病足等并发症。

6.心理护理

加强与患者沟通,了解患者对治疗的期望值,给予正确的引导。讲解成功案例,增强战胜疾病的信心,积极配合治疗。

7.访视与评估

了解患者基本信息和手术相关信息,确认术前准备完善情况。

8.患者交接

与手术室工作人员核对患者信息、手术部位标识及患者相关资料,完成交接。

(二)术后护理

1.体位与休息

协助患者正确卧位,眼内注气或硅油填充患者术后取裂孔处于最高位休息,利用气体向上的浮力及硅油表面张力促进视网膜复位。可采取坐卧交替或按摩颈肩背部等方法以缓解手术后被动体位带来的身体不适。

2.眼部护理

(1)勿过度用眼,减少眼球转动,避免揉搓碰撞术眼、剧烈活动、咳嗽、打喷嚏、头部震动。
(2)观察患者眼压、眼内气体吸收、视网膜复位等情况,若有异常,协助医师处理。

3.饮食护理

(1)饮食清淡、软、易消化、富含维生素及蛋白质,保持大便通畅,避免过度咀嚼、用力排便引起视网膜再脱落。
(2)巩膜外垫压术或巩膜环扎术的患者,手术牵拉眼肌可引起恶心、呕吐等不适,应少量多餐进食。

4.疼痛护理

巩膜外垫压术或环扎术患者,因手术范围大、牵拉眼肌,术后疼痛明显,采用数字分级法(NRS)进行疼痛评分,分析疼痛原因,指导患者采取听音乐、默念数字等分散注意力的方法缓解疼痛。NRS≥4分时,遵医嘱用药,观察疼痛缓解情况。

四、健康指导

(一)住院期

(1)告知患者裂隙灯、眼底、三面镜、眼压、眼底血管造影及OCT、ERG、VEP、眼B超等检查的目的、重要性及配合要点。
(2)告知患者视网膜脱离的治疗原则是尽早封闭裂孔,促进视网膜复位。

(二)居家期

(1)告知患者选择适当交通工具避免剧烈颠簸,3个月内避免剧烈活动。
(2)球内注气或硅油填充者低头位休息,根据气体吸收及视网膜复位情况,确定更换体位时间。
(3)球内注气者2个月内禁止乘坐飞机或到海拔1 200米以上的地方;硅油填充者3~6个月后取出硅油。
(4)出院后1周门诊复查。如出现视力下降、眼前黑影遮挡、闪光感等立即就医。糖尿病性视网膜脱离患者需终身随访。

(吴建霞)

第五节 视网膜动脉阻塞

一、概述

视网膜动脉阻塞是指视网膜中央动脉或其分支阻塞。当动脉阻塞后,该血管供应的视网膜营养中断,引起视网膜功能障碍,是眼科急危症之一,若处理不及时,最终将导致失明。

二、病情观察与评估

(一)生命体征
监测生命体征,密切观察患者血压情况。

(二)症状体征
(1)观察患者视力、瞳孔对光反射、眼底等情况。
(2)了解患者视力下降时间、程度,有无一过性视力丧失。
(3)了解患者有无糖尿病、高血压、心脏病、动脉粥样硬化等病史。

(三)安全评估
(1)评估患者有无因视力下降导致跌倒/坠床的危险。
(2)评估患者及家属心理状况,对疾病的认知程度,对视力恢复的期望值。

三、护理措施

(一)紧急处理
1.给氧治疗

视网膜缺血超过90分钟光感受器将发生不可逆转的死亡,应争分夺秒积极抢救,给予95%氧气及5%二氧化碳的混合气体吸入,增加脉络膜毛细血管的氧含量,改善视网膜的缺氧状态,必要时行高压氧治疗。

2.药物治疗

立即给予硝酸甘油0.5 mg舌下含化或吸入亚硝酸异戊酯等扩血管治疗。

(二)用药护理
(1)口服降眼压药物,观察患者眼压变化,必要时行前房穿刺等降眼压治疗。
(2)遵医嘱使用视神经营养药物等。

(三)眼部护理
反复按摩放松眼球,使视网膜动脉被动扩张,将血管内的栓子冲到周边的分支血管中,解除阻塞,减少视功能的损伤。

(四)预防跌倒/坠床
视力不佳者佩戴老花镜,晚上使用夜灯,将常用的物品置于随手可取之处,保持周围环境无障碍物,指导患者使用厕所、浴室的扶手,避免跌倒/坠床。

(五)心理护理

加强与患者沟通,关心患者,了解患者心理状况,消除其悲观、恐惧心理,增强战胜疾病的信心,积极配合治疗。

四、健康指导

(一)住院期

(1)讲解疾病的病因、诱因、治疗方法及预后。

(2)告知患者视网膜动脉阻塞发病与糖尿病、高血压、动脉粥样硬化等疾病密切相关,积极治疗糖尿病、高血压、动脉粥样硬化等原发病,定期行眼底检查观察视网膜血管情况。

(二)居家期

(1)告知心脏病、高血压者应随身携带速效救心丸、硝酸甘油等扩血管急救药品。突发视力改变时立即服药并就医。

(2)保持良好生活习惯,避免情绪波动过大,避免用冷水洗头等。

(3)定期门诊复查,如有病情变化及时就诊。

(吴建霞)

第六节 视网膜静脉阻塞

一、概述

视网膜静脉阻塞是指视网膜中央静脉或分支静脉阻塞,以分支静脉阻塞最为常见,是常见的眼底血管病。主要与高血压、动脉粥样硬化、血液高黏度和血流动力学异常有密切关系。其特征为静脉扩张迂曲、视网膜出血、渗出、水肿。常导致玻璃体积血、牵拉性视网膜脱离、新生血管性青光眼等并发症。本病比视网膜中央动脉阻塞多见。

二、病情观察与评估

(一)生命体征

监测生命体征,密切观察患者血压情况。

(二)症状体征

(1)观察患者视力情况,有无视网膜水肿、渗出、出血等症状。

(2)了解患者有无高血压、动脉粥样硬化等病史;有无血液黏稠度及血流动力学改变等。

(三)安全评估

评估患者有无因视力障碍导致跌倒/坠床的危险。

三、护理措施

(一)用药护理

遵医嘱行溶栓抗凝治疗,观察患者皮肤黏膜有无出血点、有无瘀斑等症状,定期检查凝血酶原时间及纤维蛋白原。

(二)眼部护理

(1)观察患者视力恢复情况,有无玻璃体积血、牵拉性视网膜脱离、新生血管性青光眼等并发症。

(2)有新生血管或大面积毛细血管无灌注区者行全视网膜光凝治疗。

四、健康指导

(一)住院期

(1)告知患者眼底荧光造影、视网膜电图、视野等检查的目的及配合要点。

(2)告知患者积极治疗原发病,监测血糖、血压及血脂情况,饮食清淡易消化、低脂肪、低胆固醇。

(3)合理安排日常生活,戒烟酒,保持良好的睡眠习惯。

(二)居家期

(1)积极治疗原发病,出院后每半年或一年行体格及眼底检查。

(2)出院后1周门诊复查,若出现视力突然下降、部分视野缺损等情况应及时就医。

(吴建霞)

第七节 视网膜母细胞瘤

一、概述

视网膜母细胞瘤是由原始神经外胚层组织未成熟的视网膜细胞形成的原发性眼内恶性肿瘤。确切病因不明。多发生在3岁以下婴幼儿,可单眼、双眼先后或同时发病,具有家族遗传倾向。根据肿瘤的发展过程,临床上将视网膜母细胞瘤分为眼内期、青光眼期、眼外期、转移期。因本病易发生颅内及远处转移,危及患儿生命,因此应早发现、早诊断、早治疗。

二、病情观察与评估

(一)生命体征

监测生命体征,观察患儿体温、脉搏、呼吸有无异常。

(二)症状体征

(1)了解患儿发病年龄、有无家族史。

(2)了解患儿视网膜母细胞瘤的分期:眼内期、青光眼期、眼外期及转移期。

(三)安全评估

(1)评估患儿有无因年龄、视力障碍导致跌倒/坠床的危险。

(2)评估家属对疾病的认知程度、心理状态,如焦虑、悲观等。

三、护理措施

(一)术前护理

1.完善检查

协助完善术前常规及专科检查。

2.心理护理

向患儿家属讲解疾病的治疗方法和预后,关心患儿、安慰家属,减轻其焦虑、悲观情绪,协助家属做好患儿的心理安抚,积极配合治疗。

3.访视与评估

了解患儿基本信息和手术相关信息,确认术前准备完善情况。

4.患者交接

与手术室工作人员核对患儿信息、手术部位标识及患儿相关资料,完成交接。

(二)术后护理

1.卧位

协助患儿平卧位休息,头偏向健眼一侧,及时清除口鼻分泌物,保持呼吸道通畅,防止窒息。4~6小时后半卧位休息,减轻局部水肿。

2.观察生命体征

低流量吸氧、心电监护,监测并记录患儿生命体征、氧饱和度、尿量等。

3.眼部护理

(1)观察眼部加压包扎松紧度、是否压迫耳郭及鼻孔;观察敷料有无渗血、渗液,如有异常,协助医师处理。

(2)安抚患儿,减少哭闹,勿抓挠术眼,防止敷料脱落;术眼敷料去除后,勿揉搓、碰撞术眼,避免脏水进术眼。

4.预防跌倒/坠床

落实预防跌倒/坠床干预措施,如上床挡、保持地面干燥、防滑、协助患儿床旁活动,保障患儿安全。

四、健康指导

(一)住院期

(1)告知家属X线、CT、MRI、眼B超等检查的目的及配合要点。

(2)告知家属该病的手术方式为眼球摘除或眶内容物剜除术,以控制肿瘤生长及转移,挽救患儿生命。

(二)居家期

(1)告知需行放射治疗、化学治疗的患儿家属,及时到相关科室继续治疗。

(2)出院后1周门诊复查,病情变化及时就医。

(吴建霞)

参考文献

[1] 刘荣,骆琳,张哲.急诊科疾病临床诊疗思维[M].北京:外语教学与研究出版社,2023.
[2] 李小民,燕宪亮.现代医院急诊管理[M].北京:中国协和医科大学出版社,2023.
[3] 贾娟,贾素芳,冯姗.实用急危重症诊治与护理[M].北京:中国纺织出版社,2022.
[4] 高永莉.急危重症常用护理技术规范与风险防范[M].成都:四川科学技术出版社,2021.
[5] 于波.儿科急危重症护理指南[M].长春:吉林科学技术出版社,2020.
[6] 万荣珍,陈玲.急危重症护理学思维导图[M].重庆:西南师范大学出版社,2021.
[7] 王凤侠,苗润新.急救护理[M].武汉:华中科技大学出版社,2021.
[8] 董桂银,卢唤鸽.临床常见急危重症护理研究[M].北京:中国纺织出版社,2021.
[9] 褚忠霞,仇杰,姬生芹.儿科急危重症抢救与护理技能[M].成都:四川科学技术出版社,2022.
[10] 李春盛,谢苗荣.急诊科诊疗常规[M].北京:中国医药科技出版社,2021.
[11] 张云馨.神经重症典型病例精析[M].北京:科学普及出版社,2021.
[12] 蒋晨茜,雷雅彦.常见急危重症临床诊疗新思维[M].北京:中国纺织出版社,2021.
[13] 李国华,赵挺,裴鹭.急诊医学[M].北京:中国纺织出版社,2023.
[14] 熊旭东,封启明.实用危重症医学[M].上海:上海科学技术出版社,2023.
[15] 丁文文.急危重症临床救治与护理策略[M].北京:科学技术文献出版社,2020.
[16] 张文武.急诊内科手册[M].北京:人民卫生出版社,2021.
[17] 姜笃银,史继学.急危疑难典型案例[M].上海:上海科学技术文献出版社,2021.11.
[18] 徐知菲.临床急重症与麻醉学[M].西安:陕西科学技术出版社,2021.
[19] 宿英英.神经重症诊治共识与临床应用解析[M].北京:中华医学电子音像出版社,2021.
[20] 代月光.临床急危重症护理技术[M].北京:科学技术文献出版社,2021.
[21] 冯丽.急诊急救实用护理规范[M].上海:复旦大学出版社,2021.
[22] 朱晓萍,曾莉.急危重症护理常规与技术规范[M].上海:同济大学出版社,2022.
[23] 任广秀,杜洁琼,刘俊伟.急危重症护理管理与创新[M].北京:中国科协技术出版社,2021.
[24] 刘艳丽,王园园,张文娟,等.现代常见急诊急救与护理[M].北京:科学技术文献出版社,2021.
[25] 孙会亭.临床实用急救与护理[M].北京:科学技术文献出版社,2021.
[26] 芮炳峰,田芬霞.急救及常用护理技术[M].北京:中国医药科技出版社,2021.
[27] 李会勇.急危重症诊疗及护理[M].长春:吉林科学技术出版社,2020.

[28] 宋方强.实用急危重症诊疗与护理[M].长春:吉林科学技术出版社,2020.
[29] 迟玉春.现代急危重症护理[M].北京:科学技术文献出版社,2021.
[30] 张亚武,罗晓玲,居洁勤.临床常见急危重症规范化诊治与护理[M].上海:上海交通大学出版社,2022.
[31] 陈红霞.急危重症救治与护理[M].长春:吉林大学出版社,2020.
[32] 邵小平,黄海燕,胡三莲.实用危重症护理学[M].上海:上海科学技术出版社,2021.
[33] 苗军华,刘辉,牛永杰,等.临床急危重症疾病诊治与护理[M].青岛:中国海洋大学出版社,2022.
[34] 郑娜,郭静,杨雅景.实用重症护理技术[M].北京:中国纺织出版社,2022.
[35] 段霞,曾莉,姜金霞.临床急危重症护理理论与实践[M].北京:人民卫生出版社,2022.
[36] 楚荷莹,王峰,白勇,等.三联雾化吸入疗法对重症哮喘急性发作的疗效[J].深圳中西医结合杂志,2021,31(12):119-120.
[37] 马麒麟,杨慧.综合护理干预措施对提高急危重症护理质量的影响[J].医药卫生,2022(6):175-178.
[38] 刘金金,李文秀,冯健,等.基于Rockall危险性积分的分层护理干预对急性上消化道出血患者自我管理行为及预后的影响[J].中国医药导报,2021,18(24):150-153.
[39] 刘燕,周娅,钱晓琼,等.护生在急危重症护理实践教学中临床思维能力培养的探究与应用[J].南北桥,2022(20):115-117.
[40] 黄俭丽.心血管内科急危重症护理新进展[J].医药卫生,2022(3):219-221.